供呼吸治疗、临床医学、护理学等相关专业用

机械通气技术

Mechanical Ventilation Technology

主　编　罗凤鸣　梁国鹏　梁宗安

副主编　夏金根　葛慧青　王启星　邓　妮

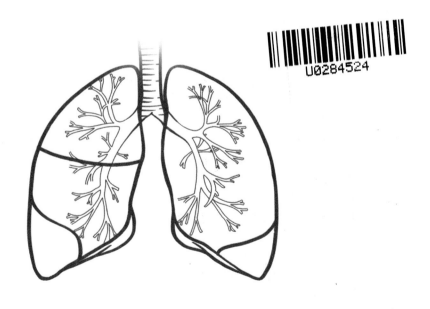

人民卫生出版社
·北京·

图书在版编目（CIP）数据

机械通气技术 / 罗凤鸣，梁国鹏，梁宗安主编 .

北京 ：人民卫生出版社，2024. 11. -- ISBN 978-7-117-37235-0

I. R459.6

中国国家版本馆 CIP 数据核字第 2024PB5526 号

| 人卫智网 | www.ipmph.com | 医学教育、学术、考试、健康，购书智慧智能综合服务平台 |
| 人卫官网 | www.pmph.com | 人卫官方资讯发布平台 |

机械通气技术

Jixie Tongqi Jishu

主　　编：罗凤鸣　梁国鹏　梁宗安

出版发行：人民卫生出版社（中继线 010-59780011）

地　　址：北京市朝阳区潘家园南里 19 号

邮　　编：100021

E - mail：pmph @ pmph.com

购书热线：010-59787592　010-59787584　010-65264830

印　　刷：北京铭成印刷有限公司

经　　销：新华书店

开　　本：850 × 1168　1/16　　印张：29

字　　数：799 千字

版　　次：2024 年 11 月第 1 版

印　　次：2024 年 12 月第 1 次印刷

标准书号：ISBN 978-7-117-37235-0

定　　价：239.00 元

打击盗版举报电话：010-59787491　E-mail：WQ @ pmph.com

质量问题联系电话：010-59787234　E-mail：zhiliang @ pmph.com

数字融合服务电话：4001118166　　E-mail：zengzhi @ pmph.com

王　波（四川大学华西医院）

王　振（四川大学华西医院）

王　蒙（北京大学第三医院）

王　鹏（四川大学华西医院）

王启星（同济大学附属第十人民医院）

尹万红（四川大学华西医院）

巴文天（中日友好医院）

邓　妮（四川大学华西医院）

代　冰（中国医科大学附属第一医院）

亚夏尔江·穆合塔尔（复旦大学附属中山医院）

吕　姗（北京大学人民医院）

吕垠遐（四川大学华西医院）

刘　丹（四川大学华西医院）

刘　凯（复旦大学附属中山医院）

刘　盼（复旦大学附属儿科医院）

刘　萍（中山大学附属第七医院）

刘婷婷（四川大学华西医院）

安　莉（中国人民解放军总医院）

许照敏（四川大学华西医院）

孙　兵（首都医科大学附属北京朝阳医院）

李　洁（美国芝加哥拉什大学呼吸治疗系）

李　敏（中日友好医院）

李　雅（四川大学华西第二医院）

李小钦（福州大学附属省立医院）

李柳村（中南大学湘雅二医院）

杨　姗（四川大学华西医院）

杨　婧（四川大学华西医院）

杨　薇（四川大学华西医院）

杨韵沁（四川大学华西医院）

杨福勋（四川省人民医院）

何国军（浙江大学医学院附属第一医院）

余　荷（四川大学华西医院）

邹同娟（四川大学华西医院）

张　伟（海军军医大学第一附属医院）

张智健（中国人民解放军总医院）

陈　超（四川大学华西第二医院）

罗　芩（四川泰康医院）

罗凤鸣（四川大学华西医院）

罗祖金（首都医科大学附属北京朝阳医院）

金晓东（四川大学华西医院）

周永方（四川大学华西医院）

周语嫣（四川大学华西医院）

赵菲璠（北京大学第三医院）

胡成功（四川大学华西医院）

胡兴硕（中国人民解放军总医院）

段　均（重庆医科大学附属第一医院）

饶志勇（四川大学华西医院）

秦　浩（海军军医大学第一附属医院）

夏金根（中日友好医院）

倪　忠（四川大学华西医院）

倪越男（四川大学华西医院）

徐　静（上海交通大学医学院附属瑞金医院）

徐培峰（浙江大学医学院附属邵逸夫医院）

徐菲菲（四川大学华西医院）

陶　程（中日友好医院）

桑贤印［树兰（杭州）医院］

龚胜兰（四川大学华西医院）

龚凌月（美国芝加哥拉什大学呼吸治疗系）

梁国鹏（四川大学华西医院）

梁宗安（四川大学华西医院）

葛慧青（浙江大学医学院附属邵逸夫医院）

董　薇（四川大学华西医院）

董美玲（四川大学华西医院）

温若譞（中国人民解放军总医院）

詹庆元（中日友好医院）

解立新（中国人民解放军总医院）

谭　伟（中国医科大学附属第一医院）

黎小庆（四川大学华西第二医院）

薛　杨（四川大学华西医院）

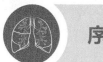
机械通气技术包括有创机械通气技术与无创机械通气技术，是一种重要的生命支持治疗手段，在对急危重症患者的救治中发挥着不可替代的作用。正确、高效地使用好呼吸机，是急危重症治疗相关从业者的一项基本技能。这项技能需要操作者掌握呼吸机的基本工作原理和操作方法、适应证、禁忌证，也需要操作者能够根据呼吸生理结合急危重症患者具体情况制订科学、合理的临床治疗方案。但呼吸机工作原理复杂、品牌众多、工作模式繁多，学好呼吸机是一项极具挑战的事情，需要花费大量的时间和精力，因此，许多国家和地区的呼吸支持均由呼吸治疗相关专业技术人才承担。

呼吸治疗于 20 世纪 40 年代起源于美国，呼吸治疗师最早从事氧气吸入治疗，后来逐步开展气溶胶吸入技术，随着医学设备和治疗技术的进步，历经几十年的发展，其执业范围已涵盖气道管理、有创与无创机械通气支持、呼吸康复等方面。

在我国，历经 20 余年呼吸治疗学科已迎来蓬勃发展的局面。近几年开设呼吸治疗相关专业的院校逐渐增多，现已初步构建较为完善的涵盖临床到教学、科研的呼吸治疗学科体系。但是各个院校均无统一的教材、规范的教学标准，不利于学生的规范化培养及本专业未来的职业资格评价与认证。在这样的背景下，编写适用于全国呼吸治疗相关专业学生的教材显得十分必要。基于目前国内机械通气相关的教材和参考书缺乏的现状，我们编写了该本呼吸治疗相关专业教材。此教材亦可作为临床医学、护理学专业学生，以及呼吸治疗相关临床从业人员学习的参考用书。

我们选择具有呼吸治疗相关专业本科与研究生教育背景、丰富临床一线呼吸治疗工作经验、本科教学经历的全国医学院校专业人员为编写主体，将理论与实践联系起来，更有利于读者对知识的掌握和应用。同时部分编者是呼吸、重症医学等相关领域的资深临床医生和教育工作者，保证了本教材相关理论知识和临床实践的规范性和实用性。

呼吸既是人类生命存在的征象，也是生命活动的基本保障。以呼吸支持为基础的呼吸治疗具有广阔的发展前景，希望此书可以成为呼吸治疗领域学生职业化的有用工具，也希望此书可以抛砖引玉，同时为全国呼吸治疗同仁的临床实践提供帮助，不断提高急危重症从业人员机械通气的应用水平。

2024 年 10 月

在现代医学领域,机械通气技术的应用已成为急危重症患者管理中不可或缺的一部分。无论是在重症监护病房、急诊科,还是在手术室,机械通气的使用都能对患者的呼吸支持乃至生命维持起到决定性作用。然而,机械通气不仅是一项技术操作,更涉及复杂的生理机制、病理变化及对患者个体化治疗需求的精确把握。因此,系统性地了解和掌握机械通气技术,对于医护人员,尤其是从事呼吸治疗、重症医学、麻醉学、急诊医学等相关领域的专业人员来说,至关重要。

目前国内机械通气技术相关教材缺乏,本教材的编写会助力呼吸治疗、临床医学、护理学相关专业人员的培养,助力呼吸治疗相关临床从业人员的学习实践。本教材包括绪论与四篇(三十六章内容),涵盖了从基础理论到临床应用再到不同疾病患者机械通气的临床实践,旨在为读者提供一个全面而深入的关于机械通气技术临床应用的指导,提升机械通气临床实践水平。

本教材的内容汲取了其他优秀教材、文献等著作的精华,对本教材所引用资料的作者深表谢意。当然随着医学的不断发展,教材所涵盖的内容需要不断更新和完善。因此,全体编者诚挚地希望使用本教材的师生能在使用过程中提出宝贵的意见和建议,共同推动机械通气技术的发展和进步。

最后,衷心感谢所有为本教材付出辛勤劳动的专家、学者和编辑团队,感谢他们的专业精神和无私奉献,使得本教材在"四川大学立项建设教材"项目资助下得以顺利完成。我们希望,本教材能够为广大的呼吸治疗师、临床医生、护理人员和医学生带来实际的帮助,并为推动机械通气技术的发展贡献一份力量。

罗凤鸣　梁国鹏　梁宗安

2024 年 11 月

绪 论

有效的肺通气和氧合功能是维持基本生命活动的重要前提,因此,保障急危重症患者呼吸功能稳定是对其最重要的治疗目标之一。呼吸支持是治疗呼吸衰竭,改善呼吸功能不全最常用的治疗手段,包括气道管理技术、普通氧疗、经鼻高流量氧疗、无创或有创机械通气和体外呼吸支持技术等。机械通气是对急危重症患者最常用的呼吸支持技术。其治疗的主要目的包括改善或纠正各种原因所致呼吸功能异常引起的机体病理生理改变,维持正常的呼吸生理过程;通过机械通气改善患者异常呼吸形式,维持其正常的临床生理指标。前者主要包括维持患者肺泡通气,改善氧合功能,降低呼吸做功,恢复正常肺容积状态;后者主要包括改善患者异常呼吸形式,维持血气指标正常;除了呼吸支持作用外,机械通气利用不同的生理学效应亦能达到一定的其他治疗作用,如改善心源性肺水肿患者的心肺功能、维持胸部外伤患者的胸廓稳定、复张不张或萎陷的肺泡等。

机械通气起源于公元 2 世纪,古希腊医学家 Galen 发现当通过芦苇对死亡动物的喉部吹气时,其胸部会逐渐扩张起来。18 世纪中期 Tossach 首次采用口对口人工呼吸的方式成功复苏了一名因火灾窒息的患者。随着人们对呼吸生理的认识和复苏技术的发展,机械通气逐渐应用于人类,到 19 世纪晚期至 20 世纪中期逐渐进入负压通气时代,但负压通气的临床应用仍存在诸多问题。随着科技进步,20 世纪中期开始进入正压通气时代,并持续至今。

机械通气技术从诞生至今已有 100 多年历史,临床症状及生理指标是指导应用机械通气的重要指征。随着机械通气形式的丰富以及机械通气设备性能的改进,机械通气的应用范围也在不断扩展、更新和改变。

经过数十余年的努力,我国临床机械通气技术现已逐渐成熟,并已在全国各级医院普及,但仍存在诸多不规范的地方,亦缺乏相关专业人才和培训教材。本教材内容涵盖广泛,包括从基础知识到最新前沿进展,旨在希望读者通过对机械通气相关基础知识、临床应用与前沿进展的详细学习,实现理论与实践的紧密结合,最终熟练掌握机械通气这一对急危重症患者重要脏器的支持手段,并在这个过程中逐渐推动我国机械通气技术的临床规范应用。

第一篇

机械通气基础

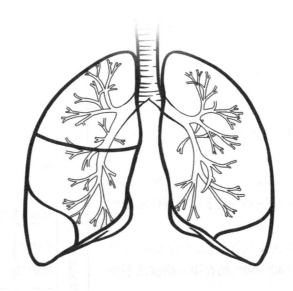

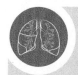

第一章　呼吸系统的解剖和生理

第一节　呼吸系统的结构与功能

本节主要介绍呼吸系统的结构与功能间的相互关系,包括氧气如何沿呼吸道被运送至肺泡,以及氧气如何从肺进入血液。肺泡是支气管树的终末部分,是进行吸入的空气与血液之间气体交换的部位。

一、呼吸道的结构特点与功能

呼吸道包括鼻、咽、喉、气管及各级支气管,其中喉及以上部分为上呼吸道,喉以下部分为下呼吸道。自鼻至终末细支气管的气道属于传导气道,不参与气体交换过程;自呼吸性细支气管开始出现肺泡,参与气体交换,属于呼吸气道。

(一)传导气道

传导气道包括上呼吸道和呼吸性细支气管以上的气管和各级支气管。

1. **上呼吸道**　由鼻、咽、喉组成,是气体进出肺的门户,除传导气体外,还有加温、湿化、净化空气及吞咽、嗅觉、发声及咳嗽等功能。

2. **气管**　是管状结构,上端起始于环状软骨下缘(约平第 6 颈椎),通过颈部向下延伸胸骨角平面(约平第 4 胸椎椎体下缘),分叉形成左、右主支气管。气管平均长10~13cm,直径 18~25mm。

3. **支气管**　气管下端分左、右主支气管。支气管自纵隔进入肺实质处称为肺门,通常由支气管、血管、神经、淋巴管等组成。

(1)右主支气管:粗短而陡直,平均长 1~2.5cm,与气管中轴延长线间的夹角为 20°~30°,约于第 5 胸椎水平经右肺门进入右肺。

(2)左主支气管:较右主支气管细长,长约 5cm,与气管中轴延长线间的夹角为 40°~50°,约在第 5 胸椎水平经左肺门进入左肺。

气管分为左、右主支气管,经肺门进入肺内后反复分支,分别为肺叶、肺段、亚段、细支气管,直至终末细支气管(图 1-1-1),以上所有支气管组成传导气道。其功能是传导吸入的气体到达气体交换场所,即呼吸气道和肺泡。

4. **气管与支气管的组织结构**　气管与支气管相似,

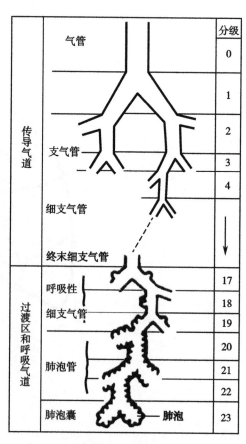

图 1-1-1　气管-支气管树分级示意图

均由黏膜、黏膜下层和外膜组成。

（1）黏膜：为假复层纤毛柱状上皮，其间散在杯状细胞，能分泌黏液，而纤毛是运输分泌物的主要结构。支气管分支越细，杯状细胞数目越少，细支气管部位黏膜仅为一层纤毛上皮和极少的杯状细胞。黏膜上常见到纵行皱襞，皱襞厚度由支气管平滑肌的张力决定。其主要作用是调节气道内径。

（2）黏膜下层：为疏松结缔组织层，紧附于上皮基底膜处，有毛细血管网，有丰富的黏液腺和浆液腺，还有沿黏膜皱襞分布的纵行弹性纤维束，并与黏膜及纤维软骨层中的软骨和环形弹性纤维相连接。在细支气管中，弹性纤维向外与肺泡弹性纤维相连。不同于较大气道以软骨作为支架，维持小气道正常结构的主要成分是弹性纤维网。其一旦被破坏，容易发生气道陷闭和肺气肿。

（3）外膜：由透明软骨和纤维组织构成。气管软骨呈马蹄形，缺口位于背侧。该缺口由平滑肌束和结缔组织连接，构成膜壁。平滑肌收缩时，气管管径变小。在4或5级以下的小支气管中，软骨环由不规则的软骨片所代替；随着支气管树深入周边部分，其中的软骨片逐渐变小，达细支气管时已不再有软骨。软骨消失是细支气管的标志，无软骨包绕的细支气管，其外膜平滑肌渐呈纵行排列如螺旋状，当平滑肌收缩时，支气管变细、变短。与主支气管和肺叶、段支气管的管壁相比，细支气管的平滑肌纤维最多，易受外源性和内源性因素的刺激而收缩。支气管外周围绕着疏松结缔组织，并与肺动脉和大静脉的周围组织相连，其中有支气管动/静脉、神经、淋巴管、淋巴组织和脂肪组织。中-小支气管管壁的破坏、水肿、平滑肌痉挛是导致阻塞性通气功能障碍的主要因素。

（二）呼吸气道

呼吸性细支气管、肺泡管、肺泡囊等部分因能进行气体交换，被称为呼吸气道。

1. **呼吸性细支气管** 实质是传导气道向呼吸气道过渡的管道。其起始部内径在0.5mm以下，管壁因有肺泡开口而不完整，与终末细支气管相续处的上皮为单层纤毛柱状上皮，由纤毛细胞和克拉拉细胞组成，近肺泡开口处为单层立方上皮，与肺泡上皮相续。在立方上皮细胞的胞质内可见多泡体和板层小体，是Ⅱ型肺泡上皮细胞的前身。上皮细胞下方为薄层结缔组织和分散的平滑肌束。管壁上的肺泡常沿着肺动脉分支分布。

2. **肺泡管** 每个呼吸性细支气管可分支形成2~11个肺泡管，平均内径约为0.1mm。由于其管壁上密布肺泡开口，因而其自身的管壁仅为相邻肺泡囊或肺泡之间的结节状膨大。管壁上皮为单层立方上皮，上皮下方有薄层结缔组织和少量平滑肌，其中弹性纤维和平滑肌呈螺旋状环绕于肺泡开口处。肺泡管是肺内最后具有平滑肌的管道，肌纤维的舒缩可改变肺泡口的直径，以调节进出肺泡的气体流量。

3. **肺泡囊** 一个肺泡管常分支形成2~3个肺泡囊。肺泡囊是多个肺泡的共同开口，切面常呈梅花形。其结构与肺泡管相似，但肺泡开口间无结节状膨大，也不含平滑肌，单层扁平上皮下只有少量结缔组织。

二、肺与肺泡

肺是具有弹性的海绵状器官，类似圆锥形。上端称肺尖，下端为肺底，内侧称为纵隔面，外侧称为肋面。

（一）终末呼吸单位

终末呼吸单位为终末细支气管以下的部分，是进行气体交换的唯一场所。每一终末呼吸单位包括两根呼吸性细支气管，每根再分级3次，最后形成肺泡管、肺泡囊和肺泡。

（二）肺泡

肺泡为圆形或多边形的薄壁囊泡，主要由Ⅰ型肺泡上皮细胞和Ⅱ型肺泡上皮细胞组成。其平均直径 200~250μm,可开口于肺泡囊、肺泡管和呼吸性细支气管。成人共有 3 亿~4 亿个肺泡,总面积为 70~80m²。肺泡的舒缩变化非常大,深呼气时的总面积仅为 30m²,深吸气时可达 100m²。肺泡是肺内唯一能进行气体交换的结构,壁很薄,表面衬以单层上皮。

1. I型肺泡上皮细胞 占上皮细胞总数的 25.3%,但覆盖了肺泡表面积的 97%。该细胞为扁平型,胞质薄而宽,是肺泡毛细血管膜的主要组成部分。I型肺泡上皮细胞间的连接为绝对不可渗型,因而既限制肺泡间质中的液体和蛋白样物质渗入肺泡腔,也防止肺泡腔内的流体和其他物质进入间质内。I型肺泡上皮细胞的分化程度高,无增殖能力,受损后主要由II型肺泡上皮细胞增殖、分化而来。

2. II型肺泡上皮细胞 胞体较小,呈立方形,散布于I型肺泡上皮细胞之间,突向肺泡腔;核呈圆形,位于细胞中央;胞质着色浅,常有空泡。游离面有较短的微绒毛。胞质中富含线粒体、粗面内质网、游离核糖体、较发达的高尔基体,核上区的胞质中还可见嗜锇性板层小体和多泡体。嗜锇性板层小体内含有以磷脂酰胆碱(phosphatidylcholine,PC)为主要成分的肺泡表面活性物质(pulmonary surfactant,PS)。肺泡表面活性物质以胞吐的方式出胞,在I型肺泡上皮表面形成一层薄膜,可降低肺泡表面张力,防止肺泡萎缩,稳定肺泡直径。

(三) 肺泡隔和肺泡毛细血管膜

相邻肺泡间的结构称为肺泡隔。肺泡之间存在相互依存关系,即邻近的肺泡通过小孔相连,当其中一个肺泡趋于塌陷时,周围肺泡壁的张力增加,以限制肺泡的进一步塌陷,通过肺泡的相互依存关系增加肺泡的稳定性。远端细支气管与邻近肺泡之间亦有由上皮细胞覆盖的小交通道,起到侧支通气的作用,故无论是自然平静呼吸、用力过度充气,还是正压通气,肺泡之间的压力很容易达到平衡,不容易发生肺泡破裂。

肺泡隔由肺泡壁、密集的毛细血管网和薄层结缔组织构成。毛细血管为连续型,厚度仅为 0.1~0.2μm,相邻内皮细胞间紧密连接,内皮下基膜完整。由于毛细血管紧贴肺泡上皮,致使内皮的基膜多与肺泡上皮的基膜融合,形成厚 0.1~0.2μm 的一层膜,少数部位的两层基膜间尚有少量结缔组织。肺泡腔与毛细血管腔之间的结构称为肺泡毛细血管膜,其总厚度<1μm,最薄处只有 0.2μm,有利于气体交换。肺泡隔间的结缔组织称为肺间质,含有胶原纤维、网状纤维和弹性纤维。这些纤维常呈网络状或薄板状排列,作为肺泡和毛细血管的支架。结缔组织中还含有成纤维细胞、巨噬细胞、肥大细胞和浆细胞。

第二节 肺通气功能

肺通气是气体在外界大气和肺泡之间的交换过程。其主要作用是吸入外界的氧气及排出体内的 CO_2。按照物理学原理,气体作为流体总是在压力差存在的情况下,从压力高处向压力低处流动。气体进出肺取决于肺通气的动力和肺通气的阻力的相互作用。

一、肺通气的动力

肺泡气与外界大气之间的压力差是实现肺通气的直接动力。在一定的海拔高度,人体所处外界环境的大气压力是相对恒定的,因而在呼吸过程中,只有通过肺容积增大或减小造成肺泡内气体的压力,即肺内压的周期性降低或升高来建立压力差。肺本身并不具有自主扩张或收缩能力,而是依赖于呼吸肌收缩、舒张导致的胸廓节律性扩张和缩小,建立肺泡与大气压的压力差来完成肺通气。因此,肺通气的原动力是呼吸肌的舒缩,而机械通气时则来源于机械通气的压力。

（一）呼吸肌和呼吸运动

参与呼吸运动的主要吸气肌有膈肌和肋间外肌，主要呼气肌包括肋间内肌和腹肌。此外，呼吸加强时胸锁乳突肌、斜角肌和胸小肌等辅助吸气肌也参与吸气运动。吸气肌收缩时产生吸气动作，膈肌收缩时其穹隆顶部下移，使胸腔的上下径增大；肋间外肌收缩时，肋骨和胸骨上抬，使胸腔前后径和左右径增大，胸腔容积增大。膈肌下移的距离视其收缩程度而变化，平静吸气时下移 1~2cm，深吸气时可达 7~10cm。横膈面积约为 270cm²，因此膈肌下移 1cm 就可使胸腔和肺的容积增大 270ml。平静呼吸时因膈肌收缩而增大的胸腔容积约为 400ml，相当于总潮气量的 60%~80%，因此膈肌的舒缩在肺通气中起主要作用。机械通气时应注意保护膈肌并发挥其作用，预防机械通气相关性膈肌功能障碍（ventilation-induced diaphragmatic dysfunction, VIDD）。呼气时，吸气肌舒张，用力呼吸时还有呼气肌收缩，胸腔的上下、前后和左右径减小，胸腔容积缩小。由于胸廓和肺的耦合效应，随着胸廓扩张，肺容积增大；胸廓缩小时，肺容积减小；肺容积和肺内压出现相适应的周期性变化。

（二）与呼吸运动有关的压力概念

在呼吸运动中，胸膜腔、肺泡及呼吸道内发生周期性的压力变化，是肺通气的动力。如图 1-2-1 所示，各种压力对应不同的部位。

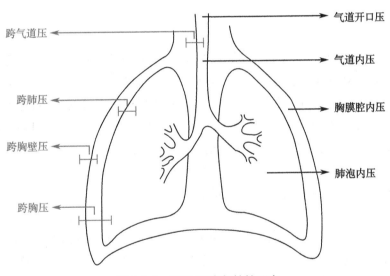

图 1-2-1　呼吸运动有关的压力

1. 胸膜腔内压　平静呼吸过程中胸膜腔内压均低于大气压。胸膜腔内的负压使胸腔内的腔静脉和淋巴导管扩张，有利于静脉血和淋巴液回流。胸膜腔要维持负压状态，必须保持密闭，任何原因引起的胸壁或肺破裂，导致其密闭性被破坏，使胸膜腔与大气相通，空气进入其中形成气胸。胸膜腔内压可直接测定，但一般通过测定食管压代表胸膜腔内压，因食管处于纵隔的胸腔之内。

2. 肺泡内压　是肺泡内压力与大气压之差，取决于胸膜腔内压与肺弹性回缩压之差，两压力方向相反。吸气时，胸膜腔内压负值增大，超过肺弹性回缩压，使肺泡内压低于大气压，气体进入肺内，直至肺泡内压与大气压达到平衡，差值为 0 时，气流停止；呼气时，胸膜腔内压负值减小，低于肺弹性回缩压，引起呼气，直至肺泡内压与大气压平衡，呼气气流停止。

3. 跨肺压　是肺泡内压与胸膜腔内压之差，是扩张或收缩肺的压力。其大小主要取决于肺顺应性，肺顺应性降低时跨肺压增大。

4. 跨胸壁压　是胸膜腔内压与胸廓外大气压之差，是胸廓扩张或回缩的压力。其大小决定胸廓顺应性。

5. 跨胸压 是肺泡与外界大气压之差,是胸廓和肺扩张或回缩的总压力。其是控制性机械通气时呼吸机驱动呼吸的总压力。

6. 气道内压 吸气和呼气末,无气体流动时,从肺泡到气道、口、鼻各处的压力相等,都为0。吸气时从口、鼻、气道至肺泡的压力递减,呼气时则相反。呼吸运动中,气道内任意两点间的压力差,受到气道阻力、气流形态(层流或湍流)、气流速率等因素的影响。

7. 跨气道压 是气道内外的压力差。静息状态下胸腔内气道的跨气道压等于胸膜腔内压与气道内压之差。机械通气时可通过增加呼气末压力的方法来增加呼气时的气道内压,以减小跨气道压,防止气道陷闭。

8. 气道开口压 正常情况下为大气压。检测呼吸阻力和顺应性时,常通过阻断气流来测定其值,以反映肺泡内压。

二、肺通气的阻力

肺通气的动力用于克服肺通气的阻力,如此外界的气体才能进入或排出肺。肺通气的阻力分为弹性阻力和非弹性阻力。弹性阻力是平静呼吸时的主要阻力,约占总阻力的2/3,包括肺弹性阻力和胸廓弹性阻力;非弹性阻力包括气道和组织的黏性阻力及惯性阻力,约占总阻力的1/3,其中又以气道的黏性阻力为主。

(一)弹性阻力

胸廓和肺都是具有弹性的呼吸器官,呼吸时二者因扩张或缩小发生形变后,都具有弹性回缩的能力。弹性阻力的大小可用顺应性(compliance,C)表示。顺应性指在外力作用下弹性物体变形的能力,是弹性阻力(elastance,E)的倒数,即 $E=1/C$,二者成反比关系,即弹性阻力越大,顺应性越小;反之,弹性阻力越小,顺应性就越大。肺和胸廓属于空腔脏器,顺应性反映了其可扩张性。顺应性可用单位跨壁压(ΔP)变化所引起的空腔容积变化(ΔV)来表示。即

$$C=\Delta V/\Delta P$$

1. 肺弹性阻力 可用肺顺应性(lung compliance,C_L)表示,即

肺顺应性(C_L)=肺容积的变化(ΔV)/跨肺压的变化(ΔP)

肺顺应性的单位为 L/cmH_2O($1cmH_2O=0.098kPa$),跨肺压指肺泡内压与胸膜腔内压之差。如果呼吸道内气流停止,肺泡内压等于大气压,则只需要测定胸膜腔内压就可得到跨肺压数据。正常人平静呼吸时,肺顺应性约为 $0.2L/cmH_2O$。

(1)肺顺应性的测定:向肺内加压充气或从肺内抽气,测定在不同压力下肺的容积变化,以绘制肺的压力-容积曲线,即肺顺应性曲线(图1-2-2)。由于此曲线是在呼吸道内无气体流动情况下测定的,所以称为肺的静态顺应性(static lung compliance,C_{Lst})曲线。实验中如果向动物肺内注入或从中抽出生理盐水也可以得到相应的肺的压力-容积曲线。但若使肺产生相同容积变化,注入生理盐水所需压力比向肺内充入空气所需的压力小得多。肺充气和肺抽气的顺应性曲线彼此分离并不重合,这一现象称为滞后现象,考虑与肺泡表面张力和肺组织黏性有关。向动物离体肺内注入生理盐水时,上述滞后现象不明显。

曲线中间段陡直,斜率或顺应性最大,与弹性纤维的可扩张性有关。健康人平静呼吸时压力与容积的变化位于中

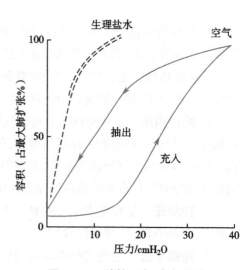

图1-2-2 肺的压力-容积曲线

间段,表明其肺顺应性最大,弹性阻力最小,吸气和呼气曲线非常接近,肺顺应性皆约为 $0.2L/cmH_2O$。

较大肺容积时曲线平坦,称为高位平坦段,斜率或顺应性小,与胶原纤维对弹性纤维的限制有关;高位平坦段与陡直段的交点称为高位拐点(upper inflection point,UIP)。其对应容积相当于85%~90%肺总量的位置。较小肺容积时曲线亦平坦,称为低位平坦段,与肺容积缩小、小气道和肺泡陷闭、肺泡表面张力持续增大(肺泡表面活性物质的作用在肺泡达到一定容积时达极限而不是继续增大)有关;低位平坦段与陡直段的交点称为低位拐点(lower inflection point,LIP),相当于正常功能残气量的位置。

当肺充血、肺组织纤维化或肺泡表面活性物质减少时,肺顺应性减小,弹性阻力增大;肺过度充气超过压力-容积曲线的高位拐点时,弹性阻力将急剧增大;对于急性呼吸窘迫综合征(acute respiratory distress syndrome,ARDS)患者,肺容积显著缩小使呼吸位于低位平坦段时,不仅弹性阻力显著增大,剪切力(又称切变力)也显著增大,最容易发生肺损伤。

(2)比顺应性:肺顺应性还受肺容积的影响。不同肺容积在相同跨肺压下增大幅度不同。为了排除肺容积对肺顺应性的影响,采用比顺应性(specific compliance)来评价单位肺容量下的顺应性,即肺顺应性与肺总量或功能残气量的比值。

(3)肺弹性阻力的来源:肺弹性阻力来自肺弹性回缩力和肺泡内液-气界面的表面张力,其中肺弹性阻力占肺总弹性阻力的 1/3,表面张力形成的弹性阻力占 2/3。

1)肺弹性回缩力:肺弹性组织中的弹性纤维和胶原纤维是肺弹性阻力的主要来源。由于肺弹性成分主要存在于肺间质内,肺弹性阻力也主要来自肺间质。当肺扩张,肺容积增大时,弹性纤维等被牵拉、扩张产生的回缩力构成肺弹性阻力。临床上发生肺组织纤维化、肺水肿和肺充血时,肺弹性阻力将增大;肺气肿时,弹性纤维被破坏,肺弹性阻力将减小。

2)肺泡内液-气界面的表面张力(即肺泡表面张力):肺泡内表面有一薄层液体,与肺泡内气体构成了液-气界面。由于液体分子间的吸引力远大于液体和气体分子之间的吸引力,在液-气界面存在着使液体表面有缩小倾向的表面张力。其方向与液-气界面相切,合力朝向肺泡的中央,使肺泡缩小。在实验中向动物离体肺内注入生理盐水,去除了肺泡内液-气界面,表面张力明显减小甚至消失,使肺扩张所需要的压力减小,并且没有明显的滞后现象,说明肺泡内液-气界面的表面张力占了肺弹性阻力的主要部分。由于表面张力的合力指向肺泡中心,构成肺弹性回缩力,根据拉普拉斯定律可以计算肺泡内液-气界面压强——肺泡回缩压(P,单位为 N/m^2)的大小,即

$$P=2T/r$$

式中,T 为肺泡内液-气界面的表面张力(N/m),r 为肺泡半径(m)。可知当肺泡表面张力不变时,肺泡回缩压与肺泡半径成反比关系,即半径小的肺泡回缩压大于半径大的肺泡回缩压。

人体肺约含 3 亿个大小不一的肺泡,若大小肺泡相通,表面张力的作用可能导致小肺泡内气体向大肺泡转移,使小肺泡塌陷,大肺泡内气体增多,体积膨大。正常情况下未出现大小肺泡通气的不均一性是因为肺泡表面活性物质的作用。此外,肺泡内液-气界面的表面张力对肺间质内毛细血管内的血液产生吸引作用,会使肺毛细血管内液体滤出增多,促进组织液生成,如果肺间质甚至肺泡内液体增多则出现肺水肿,不利于肺部气体交换。正常情况下未出现此种情况,也是由于肺泡表面活性物质的作用。

3)肺泡表面活性物质(PS):是分布于肺泡内表面液体分子层内的活性成分,是由Ⅱ型肺泡上皮细胞分泌的含脂质与蛋白质的混合物。其主要作用是降低肺泡内液-气界面的表面张力,减小肺弹性阻力,利于吸气时肺扩张;同时降低对肺毛细血管内液体的吸引作用,防止肺水肿的出现。另外,小肺泡内液-气界面肺泡表面活性物质的密度大,降低表面张力的作用强,有利于防止小肺泡的塌陷;大肺泡内肺泡表面活性物质密度小,表面张力较大,利于防止其过度膨胀,由此使大小肺泡之间

的压力保持平衡,保证大小肺泡的通气均一(图 1-2-3)。

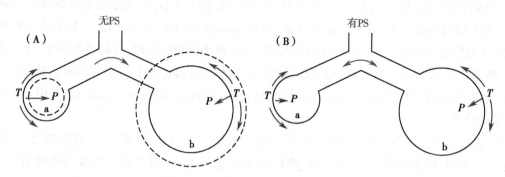

图 1-2-3 肺泡表面活性物质的作用

P 为肺泡回缩压;T 为表面张力,红色箭头表示气体流动方向。(A)为无肺泡表面活性物质时,$P_a > P_b$,气体从肺泡 a 进入肺泡 b,肺泡 a 塌陷,肺泡 b 膨胀;(B)为有肺泡表面活性物质时,$P_a = P_b$,气体在肺泡 a 和肺泡 b 之间平衡流动,肺泡 a 和肺泡 b 保持稳定。

总之,肺弹性阻力包括肺弹性回缩力和肺泡表面张力,吸气时阻碍肺扩张,是吸气的阻力,平静呼气时则是动力。肺泡表面活性物质减少或功能下降、肺纤维化均会导致肺弹性阻力增大、顺应性降低,患者表现为吸气困难更为明显;而对肺弹性纤维被破坏如肺气肿的患者,肺弹性阻力减小、顺应性增大,患者表现为呼气困难更为明显。因此,弹性阻力须处于一定的平衡状态。

2. 胸廓弹性阻力 在正常情况下,胸廓弹性阻力对肺通气的影响较小。胸廓弹性阻力用胸廓顺应性(chest wall compliance,C_{CW})表示,即

胸廓顺应性(C_{CW})=胸腔容积的变化(ΔV)/跨胸壁压的变化(ΔP)

正常情况下胸廓与肺紧密贴合,二者同步舒缩,因此正常人胸廓顺应性与肺相同,为 0.2L/cmH$_2$O。胸廓处于自然位置时的肺容积相当于肺总量的 67%,即平静吸气末的肺容量,此时胸廓没有变形,不表现扩张力或弹性回缩力。当肺容积大于肺总量的 67% 时,胸廓向外扩张,胸廓容积大于自然容积,弹性回缩力向内,构成吸气的阻力、呼气的动力;当肺容积小于肺总量的 67% 时,胸廓容积小于自然容积,弹性回缩力向外,构成吸气的动力、呼气的阻力。因此,胸廓的弹力作用对呼吸的影响随胸廓位置发生变化,这不同于肺弹性阻力总是吸气的阻力、呼气的动力。

3. 肺和胸廓的总弹性阻力 肺和胸廓属于串联关系,因此肺通气的总弹性阻力增大,即肺和胸廓弹性阻力之和增大;而肺和胸廓总顺应性,即呼吸系统顺应性(respiratory system compliance,C_{RS})降低(正常人平静呼吸时其为 0.1L/cmH$_2$O),表示为

$$1/C_{RS} = 1/C_L + 1/C_{CW}$$

(二)非弹性阻力

肺通气的非弹性阻力包括黏性阻力和惯性阻力。黏性阻力又分为气道和组织的黏性阻力。气道的黏性阻力即平常所称的气道阻力(airway resistance),是气体流经呼吸道时气体分子与呼吸道管壁之间以及气体分子间的摩擦力,是非弹性阻力的主要部分,占 80%~90%,常用阻断法和体积描记仪(简称:体描仪)法测定。组织的黏性阻力是呼吸时胸廓和肺组织发生相对位移所产生的摩擦阻力,正常情况下占比很小。

惯性阻力(inertial resistance)是气流在发动、变速或变向时,气流和组织的惯性所产生的阻力,包括气道、肺实质和胸廓的惯性阻力。当机体处于平静呼吸时,由于呼吸幅度小、频率低、气流速度慢,惯性阻力和组织的黏性阻力对肺通气的影响较小。因此下面主要讨论非弹性阻力中对肺通气影响最为明显的气道阻力。

1. 气道阻力的表示 气道阻力可以用维持单位时间内通过呼吸道的气体流量所需要的压力差

来表示,即

气道阻力(cmH$_2$O·s·L^{-1})=大气压与肺内压之差(cmH$_2$O)/单位时间内气体流量(L/s)

健康成年人平静呼吸时气道阻力为1~3cmH$_2$O·s·L^{-1}。

2. 气道阻力的影响因素 根据流体力学的泊肃叶定律(Poiseuille law),即

$$R=8\eta L/\pi r^4$$

式中,η 为气体的黏滞度,L 为气道长度,r 为气道的半径;R 为气道阻力,主要与气流速度、气流形式、气道管径等因素有关。气流速度快、气流形式以湍流为主而不是层流、气道管径减小时都会导致气道阻力的增大。其中以气道管径的改变影响最大,其受以下几个因素影响:

(1)跨气道压:指气道内外的压力差,如果气道内压力高于气道外,跨气道压增大,气道扩张,管径增大,气道阻力减小;反之气道阻力增大。

(2)肺实质的牵引作用:小气道内弹力纤维、胶原纤维和肺泡壁内的纤维交织,牵拉气道,防止没有软骨支撑的细支气管以下的气道塌陷,从而降低气道阻力。

(3)自主神经系统的调节:气道平滑肌受交感和副交感神经的双重支配,二者均有一定程度的紧张性。副交感神经使气道平滑肌收缩、管径变小,气道阻力增加;而交感神经则有相反效应。

(4)化学因素的影响:儿茶酚胺、前列腺素、组胺和白三烯等多种化学物质都可以通过影响气道平滑肌的收缩而在气道舒缩中发挥作用。

在上述 4 种因素中,前 3 种均随呼吸运动而发生周期性变化,使气道阻力也出现周期性改变。吸气时,增大的胸膜腔内压使跨气道压增大,肺的外扩使肺实质中弹性成分对小气道的牵拉作用增强,以及增强的交感神经紧张性等,都使气道管径增大,气道阻力减小;呼气时则相反,气道管径减小,气道阻力增大。

三、肺通气功能的评价

呼吸肌的舒缩活动、肺和胸廓的弹性特征以及气道阻力等因素都会影响肺通气功能。临床上测定肺通气功能,能够明确患者是否存在肺通气功能障碍及其障碍程度,并对其类型进行鉴别。

(一)肺容积和肺容量

肺容积是肺内气体的容积,随呼吸运动发生周期性变化。肺容量是肺容积中两项及以上气体容积的和。在呼吸过程中,吸入和呼出的气体可通过肺量计(spirometer)进行测定、记录。

1. 肺容积(lung volume) 通常可分为潮气量、补吸气量、补呼气量和残气量(图 1-2-4)。潮气量(tidal volume,TV)指每次呼吸时吸入或呼出的气量,正常成人平静呼吸时为 400~600ml。补吸气量(inspiratory reserve volume,IRV)和补呼气量(expiratory reserve volume,ERV)分别指平静吸气末/呼气末、再尽力吸气/呼气所能吸入/呼出的气量,分别反映了吸气和呼气的储备量。残气量(residual volume,RV)指用力最大呼气末仍存留于肺内不能再呼出的气量,其存在可避免肺泡在低肺容积时发生塌陷。

2. 肺容量(lung capacity,pulmonary capacity) 包括深吸气量、功能残气量、肺活量和肺总量(图 1-2-4)。

深吸气量(inspiratory capacity,IC)指平静呼气末做最大吸气时所能吸入的气体量,是潮气量与补吸气量之和,是反映最大通气潜力的指标之一。

功能残气量(functional residual capacity,FRC)指平静呼气末仍存留于肺内的气体量,是残气量与补呼气量之和,对每次吸入肺泡的新鲜空气进行稀释、缓冲,降低呼吸周期中肺泡 PO$_2$ 和 PCO$_2$ 的波动幅度,有利于肺换气。

肺活量(vital capacity,VC)指尽力深吸气后再尽力呼气,从肺内所能呼出的最大气体量,是潮气

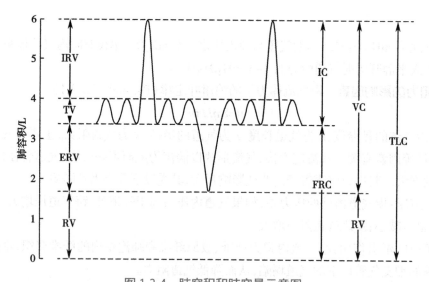

图 1-2-4　肺容积和肺容量示意图

TV 为潮气量;IRV 为补吸气量;ERV 为补呼气量;RV 为残气量;IC 为深吸
气量;FRC 为功能残气量;VC 为肺活量;TLC 为肺总量。

量与补吸气量和补呼气量之和,反映肺一次通气的最大能力。

肺总量(total lung capacity,TLC)指肺所能容纳的最大气体量,是肺活量与残气量之和。

(二)每分通气量、无效腔与肺泡通气量

1. 每分通气量(minute ventilation,minute ventilation volume)　即静息每分钟通气量(minute ventilation at rest,VE),指基础静息状态下每分钟吸入或呼出肺的气体总量,是潮气量与呼吸频率(respiratory frequency)的乘积。正常成人平静呼吸时,肺通气量为 6~9L/min(潮气量约为 500ml,呼吸频率为 12~18 次/min)。

2. 解剖无效腔　口、鼻腔至终末细支气管之间的呼吸道既无肺泡上皮,又无肺循环血液供应,因此该部分内的气体不参与气体交换,该部分容量称为解剖无效腔(anatomical dead space)。正常成人为 120~150ml。

3. 肺泡无效腔　进入肺泡的气体中,因血流在肺内分布不均,部分气体进入血液循环不良的肺泡,未完成气体交换,这部分肺泡容积称为肺泡无效腔(alveolar dead space)。

4. 生理无效腔(physiological dead space)　指未参与气体交换的呼吸道与肺泡容积,是解剖无效腔和肺泡无效腔之和。正常情况下,肺泡无效腔接近于零,平卧时生理无效腔约等于解剖无效腔。某些病理情况下肺泡无效腔增大,部分肺泡虽有通气但无血流,无法进行气体交换(图 1-2-5),因此生理无效腔亦增大。

5. 肺泡通气量(alveolar ventilation)　指基础静息状态下去除无效腔量,吸入或呼出肺泡内的气体量,即

肺泡通气量=(潮气量−生理无效腔)×呼吸频率

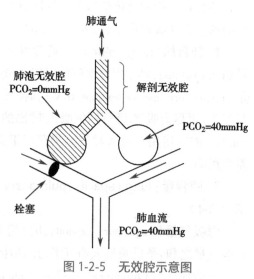

图 1-2-5　无效腔示意图

第三节 肺换气和组织换气

肺泡与肺毛细血管之间进行气体交换，O_2进入肺毛细血管内，CO_2进入肺泡。肺通气使肺泡内的新鲜空气不断更新，以保证气体交换持续、顺利地进行。血液流经组织时，发生组织间毛细血管与组织细胞等的气体交换，O_2进入组织细胞，CO_2进入毛细血管。

一、气体交换的基本原理

（一）气体交换的方式及动力

气体从高分压（高浓度）处向低分压（低浓度）处转移的过程称为气体的扩散（diffusion）。肺换气和组织换气均以扩散方式进行。人体吸入的空气是混合气体，不同的气体成分都按各自的分压差由高分压处向低分压处扩散，直至达到动态平衡。

气体扩散速率（diffusion rate of gas，D）用来评价气体扩散情况，即单位时间内气体扩散的容积。其与气体分压差（ΔP）、温度（T）、扩散面积（A）和气体分子溶解度（S）成正比，与扩散距离（d）和气体分子量（MW）的平方根成反比，即

$$D \propto \Delta P \cdot T \cdot A \cdot S / (d \cdot \sqrt{MW})$$

式中的气体分子溶解度（S）与气体分子量（MW）取决于气体的分子特性，二者之比（S/MW）称为扩散系数（diffusion coefficient）。CO_2在血浆中的溶解度为51.5，分子量为44；而O_2的溶解度为2.14，分子量为32，因此CO_2的扩散系数约为O_2的20倍。

（二）空气和人体不同部位气体的分压

人体吸入的空气中氧分压（partial pressure of oxygen，PO_2）和二氧化碳分压（partial pressure of carbon dioxide，PCO_2）可因总大气压的变化而存在差异。高原地区大气压较低，PO_2和PCO_2也较低。由于吸入的空气在呼吸道内被水蒸气饱和，呼吸道内吸入气的PO_2和PCO_2也不同于大气压。呼出气是无效腔内的吸入气和部分肺泡气的混合气体。

不同组织中的PO_2和PCO_2不同；在同一组织中还会受组织活动水平的影响而产生差异。表中数值为静息状态下的估计数值（表1-3-1）。

表1-3-1 （海平面）空气和人体不同部位的PO_2和PCO_2

单位：mmHg

气体的分压	空气	肺泡气	动脉血	静脉血	组织液
PO_2	159	102	100	40	30
PCO_2	0.30	40	40	46	50

注：1mmHg=0.133kPa。

二、肺换气

（一）肺换气的过程

肺换气是肺泡和肺毛细血管内的O_2和CO_2的交换过程。其动力是肺泡气与肺毛细血管血浆内的PO_2和PCO_2分压差。由表1-3-1可知肺泡气内PO_2为102mmHg，肺毛细血管内流动的是静脉血，PO_2为40mmHg，因此O_2从肺泡扩散进入肺毛细血管；肺泡气PCO_2为40mmHg，肺毛细血管内静脉血的PCO_2为46mmHg，因此CO_2从肺毛细血管扩散进入肺泡。

（二）肺换气的影响因素

根据气体扩散速率的公式，多种因素可影响气体的扩散速率。其中起到主要作用的因素有气体

扩散距离、扩散面积及通气/血流比值。

1. 呼吸膜的厚度 肺泡和肺毛细血管之间 O_2 和 CO_2 的交换需要通过的结构称为呼吸膜,即肺泡毛细血管膜,由以下 6 层结构组成:含肺泡表面活性物质的液体层、肺泡上皮细胞层、上皮基底膜层、上皮基底膜和毛细血管基膜之间的间隙(间质层)、毛细血管基膜层及毛细血管内皮细胞层。呼吸膜的总厚度平均仅为 0.6μm,气体易于扩散通过。而肺毛细血管的血液层很薄,明显缩短气体的扩散距离,非常利于气体交换。呼吸膜增厚时,如肺纤维化、肺水肿等会使气体扩散速率降低。

2. 呼吸膜的面积 气体扩散速率与扩散面积成正比。正常成人两肺的总呼吸膜面积为 $50\sim100m^2$。静息状态下应用的呼吸膜面积约 $40m^2$,因此有相当大的储备面积。肺不张、肺实变、肺气肿、肺毛细血管阻塞等导致的呼吸膜扩散面积减小,会使气体扩散速率降低。

3. 通气/血流比值(ventilation/perfusion ratio) 指每分钟肺泡通气量($\dot{V}_A$)和每分钟肺血流量($\dot{Q}$)的比值($\dot{V}_A/\dot{Q}$)。正常成人静息状态下,$\dot{V}_A$ 约为 4L,$\dot{Q}$ 约为 5L,即 $\dot{V}_A/\dot{Q}$ 约为 0.8。$\dot{V}_A/\dot{Q}$ 越接近于 0.8,气体交换效率越高。

（1）正常 $\dot{V}_A/\dot{Q}$:直立位时,重力作用下肺血流和气体分布均呈现出重力依赖性,但血流量的不均一分布更为显著。肺底部血流量相对较多,而肺尖部通气相对更好,因此肺尖部的 $\dot{V}_A/\dot{Q}$ 较大,肺底部的 $\dot{V}_A/\dot{Q}$ 较小。但正常情况下,机体通过一定的自身调节,在一定程度上增加上肺的血流;低位胸廓和膈肌较大的活动度也会增加下肺的通气量,因此总体上来看,$\dot{V}_A/\dot{Q}$ 维持在接近 0.8 的水平,对肺换气无明显影响（图 1-3-1）。

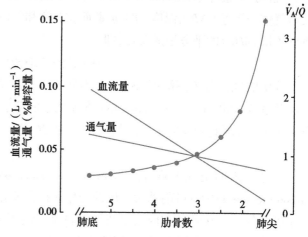

图 1-3-1 正常人静息状态直立位的肺通气量和血流量分布

（2）低 $\dot{V}_A/\dot{Q}$ 和动静脉血分流样效应:当气道阻塞、肺泡塌陷、肺组织受压等导致肺泡通气不足时,流经通气异常部位的血流相对过多,导致 $\dot{V}_A/\dot{Q}<0.8$ 时可发生动静脉血分流样效应,即肺毛细血管中的静脉血未充分进行气体交换即进入肺静脉和体循环,在无肺泡通气的极端情况下即为动静脉分流。

（3）高 $\dot{V}_A/\dot{Q}$ 和无效腔样通气:各种原因导致的肺血管栓塞使局部血液灌注减少而肺泡通气正常,或肺泡过度通气导致 $\dot{V}_A/\dot{Q}>0.8$ 时,可发生无效腔样通气,即肺泡内的新鲜气体不能与血液进行充分的气体交换,生理无效腔增加。在无血流通过的极端情况下即为无效腔通气。

三、组织换气

组织换气是组织细胞与体循环毛细血管内血液之间的气体交换。其原理与肺换气相似。组织细胞氧化代谢消耗 O_2、产生 CO_2,使组织液 PO_2 下降、PCO_2 上升,在肺部进行气体交换后富含 O_2 的血液经体循环到达组织毛细血管,在外周毛细血管和组织液的 PO_2 和 PCO_2 分压差的作用下,O_2 和 CO_2 分别扩散进入组织细胞和组织毛细血管,完成组织换气。组织水肿引起的组织间液体层增厚,导致气体扩散距离增大;组织细胞代谢强度与组织血流量不匹配等都会影响组织换气的效率。

第四节 气体在血液中的运输

肺换气摄取的 O_2 通过血液循环运输到机体各部位供细胞利用,细胞代谢产生的 CO_2 通过组织换气经毛细血管进入血液循环,运输至肺部排出体外。O_2 和 CO_2 在血液中运输的形式均包括物理溶解和化学结合两种。

一、氧气的运输

(一) 氧气的运输形式

1. 溶解 根据亨利定律,气体在液体中的溶解量与其分压和溶解度成正比,与温度成反比。在 100ml 血液中,每 1mmHg 的 PO_2 可使 0.003ml 的氧气溶解;正常情况下,PaO_2 为 100mmHg,则每 100ml 动脉血中有 0.3ml 溶解的氧气。静息状态下成年人心输出量约为 5L/min,则物理溶解于动脉血中的 O_2 流量仅有 15ml/min,远达不到机体代谢所需的耗氧量 250ml/min,而剧烈运动时耗氧量将成倍增加。显然,满足机体代谢需要不能单靠物理溶解的运输形式。

2. 与血红蛋白结合运输 红细胞内血红蛋白(hemoglobin,Hb)的分子结构特征使其能够有效地运输 O_2。血红蛋白分子由 1 个珠蛋白和 4 个血红素构成,每个血红素基团中心有一个二价铁(Fe^{2+})可与 O_2 结合,使血红蛋白变为氧合血红蛋白(oxyhemoglobin,HbO_2),而没有结合 O_2 的血红蛋白称为去氧血红蛋白(deoxyhemoglobin)。

Fe^{2+} 与 O_2 结合后仍为二价铁,不伴有离子价的改变,因此该结合为氧合反应而非氧化反应。血红蛋白分子的每个珠蛋白有 4 条多肽链,每条多肽链与 1 个血红素相连构成血红蛋白的单体,4 个单体之间和单体内部靠盐键相连。血红蛋白与 O_2 的结合或解离影响盐键的形成或断裂,使血红蛋白发生变构效应,导致与 O_2 的亲和力改变。不论在结合还是释放 O_2 的过程中,血红蛋白的 4 个单体之间具有协同效应,即 1 个单体与 O_2 结合后,变构效应使其他单体更易与 O_2 结合;反之,当 1 个氧合血红蛋白的单体释放 O_2 后,其他单体也会更容易释放出 O_2。这是血红蛋白氧解离曲线呈 S 形的基础。

此外,血红蛋白与 O_2 的结合和解离速度都很快,不需要酶的催化,但会受到 PO_2 的影响。血液流经肺部时,高 PO_2 使血红蛋白与 O_2 结合,形成氧合血红蛋白;血液流经组织时,低 PO_2 使血红蛋白与 O_2 解离,释放 O_2。

1 分子血红蛋白可结合 4 分子 O_2,评价血红蛋白结合 O_2 的量有以下几个概念。血红蛋白氧容量指在 100ml 血液中血红蛋白所能结合的最大 O_2 量。血红蛋白氧含量为 100ml 血液中血红蛋白实际结合的 O_2 量。血红蛋白氧含量与血红蛋白氧容量的百分比称为血红蛋白氧饱和度。通常情况下,血液中溶解的 O_2 量占比很小,因此血红蛋白氧容量、血红蛋白氧含量和血红蛋白氧饱和度可分别视为血氧容量、血氧含量和血氧饱和度。氧合血红蛋白呈鲜红色,血红蛋白呈蓝紫色。当血液中去氧血红蛋白含量达到 5g/100ml 以上时,皮肤、黏膜呈暗紫色,这种现象称为发绀,临床上常作为判断机体缺氧的指标。

(二) 氧解离曲线

血液 PO_2 与血红蛋白氧饱和度之间的关系曲线被称为氧解离曲线(oxygen dissociation curve),呈 S 形(图 1-4-1)。

1. 氧解离曲线的生理学意义 曲线上段较为平坦,表明在该范围内 PO_2 对氧饱和度的影响不大。处在高海拔或某些肺通气或换气功能障碍的患者中,即使吸入气 PO_2 有所下降,只要 PaO_2 不低于 60mmHg,

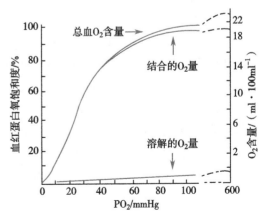

图 1-4-1 氧解离曲线

测定条件:血液 pH 7.4,PCO_2 40mmHg,温度 37℃,血红蛋白浓度为 15g/100ml。

血红蛋白氧饱和度仍可维持在90%以上，不致引起明显的低氧血症。曲线中段陡直，反映了安静状态下外周组织中毛细血管的PO_2，有利于血液流经组织时氧气的释放，以供机体利用。曲线下段最为陡直，此时即使较小变化的PO_2也可导致血红蛋白氧饱和度的明显改变，可以反映血液供O_2的储备能力。

2. 影响氧解离曲线的主要因素　许多因素可影响血红蛋白与O_2的结合或解离，从而影响O_2运输，导致氧解离曲线的偏移。通常用P_{50}来表示血红蛋白与氧亲和力的高低，即血红蛋白氧饱和度达到50%时的PO_2，正常情况下约为26.5mmHg。P_{50}增大，表示血红蛋白与O_2的亲和力降低，达到50%血红蛋白氧饱和度所需的PO_2升高，表现为氧解离曲线右移；P_{50}减小，表示血红蛋白与O_2的亲和力升高，达到50%血红蛋白氧饱和度所需的PO_2降低，氧解离曲线左移（图1-4-2）。

血液对O_2运输的影响因素包括：

（1）血液pH和PCO_2：血液pH降低或PCO_2升高时，血红蛋白与O_2的亲和力降低，P_{50}增大，氧解离曲线右移；而pH升高或PCO_2降低时P_{50}减小，氧解离曲线左移。血液pH和PCO_2对血红蛋白与O_2亲和力的

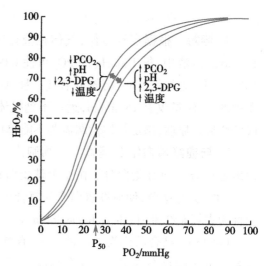

图1-4-2　影响氧解离曲线的主要因素

这种影响称为波尔效应（Bohr effect），主要由pH改变时血红蛋白分子内的盐键断裂或形成而引起，而PCO_2改变可通过pH的变化产生间接效应。此外，CO_2可与血红蛋白直接结合从而降低血红蛋白与O_2的亲和力，但此作用十分有限。在肺部，CO_2从血液向肺泡扩散，血液PCO_2下降，pH随之升高，血红蛋白与O_2的亲和力升高，曲线左移，血氧含量增加。而在组织中，CO_2从组织向血液扩散，以上所有变化相反，促进血红蛋白与O_2的解离，氧合血红蛋白释放O_2供组织利用。

（2）温度：可能通过影响H^+的活度，进而影响血液pH来改变氧解离曲线。温度升高时，H^+的活度增加，pH降低，血红蛋白与O_2的亲和力降低；温度降低时，二者亲和力升高。

（3）红细胞内2,3-二磷酸甘油酸（2,3-diphosphoglyceric acid，2,3-DPG）：红细胞内含有丰富的有机磷化合物，其中2,3-DPG可影响血红蛋白与O_2的亲和力。其浓度升高时，血红蛋白与O_2的亲和力降低。长期处于高海拔地区或患有慢性肺部疾病的人在慢性缺氧状态下，2,3-DPG增加，有利于O_2释放到组织中。而库存血中2,3-DPG的缺乏不利于O_2的解离，临床上应注意在给患者输入大量长时间储存的血液时，血液对组织的供氧较少。

（4）一氧化碳（carbon monoxide，CO）：是一种无色无味的非刺激性气体，可与血红蛋白结合形成一氧化碳血红蛋白（carboxyhemoglobin，HbCO）。且血红蛋白与CO的亲和力是O_2的250倍，因此血液中只要有少量CO，就会与血红蛋白大量结合并占据O_2的结合位点，使血液对O_2的运输能力明显下降，此时即使血红蛋白的量和PO_2正常，血氧含量也会下降。与此同时，当CO与血红蛋白的一个单体结合后，可增加其余3个单体与O_2的亲和力，使氧解离曲线左移，阻碍血红蛋白与O_2的解离。所以CO既阻碍血红蛋白与O_2的结合，又阻碍血红蛋白与O_2的解离。血红蛋白与CO结合后呈现樱桃红色，因此CO中毒的机体虽严重缺氧却不发绀。

二、二氧化碳的运输

（一）二氧化碳的运输形式

1. 溶解　溶解的CO_2与O_2一样遵循亨利定律，但CO_2的溶解度是O_2的24倍。因此溶解在

CO_2 的运输中起重要的作用,流经肺的血液中约 10% 的 CO_2 依靠溶解的形式运输。

2. 碳酸氢盐　在血浆和红细胞中,溶解的 CO_2 与水反应生成碳酸(H_2CO_3),H_2CO_3 解离为 HCO_3^- 和 H^+,即

$$CO_2 + H_2O \rightleftharpoons H_2CO_3 \rightleftharpoons HCO_3^- + H^+$$

该反应是可逆的,其反应方向取决于 PCO_2 的大小,在组织中反应向右进行,而在肺部向左。第一步反应在血浆中速度很慢,而在红细胞内反应很快,是由于红细胞内碳酸酐酶(carbonic anhydrase,CA)的催化作用。在组织毛细血管中,CO_2 首先溶解入血浆,其中小部分 CO_2 经上述反应生成 HCO_3^- 和 H^+,HCO_3^- 与血浆中的 Na^+ 结合,以 $NaHCO_3$ 的形式运输 CO_2。而绝大部分 CO_2 进入红细胞,在 CA 的催化下迅速发生反应生成 H_2CO_3,解离出的 H^+ 主要与血红蛋白结合而被缓冲,同时释放 O_2;小部分 HCO_3^- 与 K^+ 结合,以 $KHCO_3$ 的形式运输 CO_2,大部分 HCO_3^- 顺浓度梯度由红细胞进入血浆。因细胞膜仅允许阴离子通过,为保持电荷平衡,Cl^- 即从血浆转移至红细胞内,这一现象称为 Cl^- 转移(图 1-4-3)。在肺部,上述所有反应向相反方向进行。

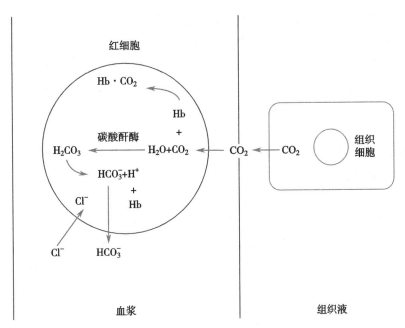

图 1-4-3　CO_2 在血液中的运输示意图

3. 氨基甲酰血红蛋白　一部分进入红细胞的 CO_2 也可与血红蛋白的氨基结合,生成氨基甲酰血红蛋白进行运输。此可逆反应不需要酶的催化而迅速发生,去氧血红蛋白比氧合血红蛋白更易与 CO_2 结合形成氨基甲酰血红蛋白。这一反应的主要影响因素是氧合作用。因此在组织中,氧合血红蛋白解离释出 O_2 变成去氧血红蛋白后,更易与 CO_2 结合,在肺部则有相反的效应。

(二)二氧化碳解离曲线

1. 二氧化碳解离曲线的生理学意义　二氧化碳解离曲线(carbon dioxide dissociation curve)是表示血液中 CO_2 含量与 PCO_2 关系的曲线(图 1-4-4)。不同于氧解离曲线,二氧化碳解离曲线呈线性,表示血液中 CO_2 含

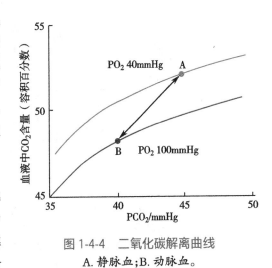

图 1-4-4　二氧化碳解离曲线
A. 静脉血;B. 动脉血。

量随PCO_2升高而增加。图1-4-4中的A、B点分别表示静脉血和动脉血。在A点静脉血中，PO_2为40mmHg、PCO_2为45mmHg时的CO_2含量约为52ml/100ml血液；在B点动脉血中，PO_2为100mmHg、PCO_2为40mmHg时的CO_2含量约为48ml/100ml血液。比较A、B点可知，血液流经肺部后，每100ml血液可释出4ml的CO_2。

2. 影响CO_2运输的主要因素 是血红蛋白是否与O_2结合。血红蛋白与O_2结合可促进CO_2释放，而去氧血红蛋白更容易与CO_2结合，这一现象称为霍尔丹效应（Haldane effect）。在相同的PCO_2下，去氧血红蛋白含量较多的静脉血中运输的CO_2量大于氧合血红蛋白含量较多的动脉血所运输的CO_2量。在组织中，氧合血红蛋白释出O_2变为去氧血红蛋白，在霍尔丹效应的作用下促进血液摄取并结合CO_2；而在肺部，血红蛋白与O_2的结合促进CO_2释放。因此，O_2和CO_2的运输之间存在相互作用。CO_2通过波尔效应影响O_2的运输，O_2通过霍尔丹效应影响CO_2的运输。

第五节 呼吸运动的调节

呼吸运动的深度和频率可因机体内外环境的改变而发生相应变化，以适应机体代谢的需要。这一过程是依靠呼吸控制系统及各种反射调节来实现的。呼吸控制系统由以下3个基本要素构成：感受器、呼吸中枢和效应器。效应器即呼吸肌，主要包括膈肌、肋间肌、腹肌等，呼吸肌的节律性舒缩是肺通气的原动力。本节主要介绍呼吸中枢和感受器及其对呼吸运动的反射调节。

一、呼吸中枢

呼吸中枢分布广泛，大脑皮质、间脑、脑桥、延髓和脊髓等部位的神经元群都参与了节律性呼吸运动的调节，但不同部位作用不同。

（一）低位脑干

低位脑干指脑桥和延髓，其上分布有调节周期性呼吸运动的神经元。Lumsden对猫的脑干横切实验结果显示，在脑干不同平面横切，可使实验动物呼吸运动发生不同的变化（图1-5-1）。在中脑和脑桥之间（平面A）横切，其呼吸节律未发生明显变化；在脑桥的上、中部之间横切（平面B），其呼吸

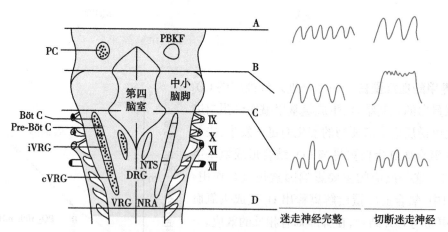

图1-5-1 脑干呼吸相关核团（左）和在脑干不同平面横切及其引起呼吸节律变化（右）的示意图

PC：呼吸调整中枢；PBKF：臂旁内侧核和KF核；Böt C：包钦格复合体；Pre-Böt C：前包钦格复合体；iVRG：中段腹侧呼吸组；cVRG：尾段腹侧呼吸组；NTS：孤束核；DRG：背侧呼吸组；VRG：腹侧呼吸组；NRA：后疑核；Ⅸ、Ⅹ、Ⅺ、Ⅻ：分别为第9、10、11、12对脑神经；A、B、C、D：在脑干不同平面横切。

将变慢、变深，若再切断双侧颈部迷走神经，吸气时间将大大地延长，仅偶尔出现短暂呼气，即长吸式呼吸（apneusis）。动物实验结果提示：脑桥上部为呼吸调整中枢（pneumotaxic center，PC），促进吸气转换为呼气运动；脑桥下部为长吸中枢（apneustic center），使吸气延长；来自肺部的迷走神经冲动也有抑制吸气和促进吸气转为呼气的作用。在延髓与脑桥之间横切（平面C），则不论迷走神经是否完整，都出现喘息样呼吸（gasping），表现为不规则的呼吸运动，提示延髓为喘息中枢（gasping center），可产生呼吸的基本节律。其中，延髓位于腹外侧区的细胞群称为前包钦格复合体（pre-Bötzinger complex），对呼吸节律的产生起着重要的作用。此外，延髓背侧区和腹侧区分别存在一组吸气和呼气相关的细胞群，称为背侧呼吸组（dorsal respiratory group，DRG）和腹侧呼吸组（ventral respiratory group，VRG），具有内在周期性发放冲动的特性，以产生呼吸的基本节律。而在延髓和脊髓之间横切（平面D），动物呼吸运动停止，提示脊髓本身不能产生呼吸节律性运动。

（二）脊髓

脊髓中有分别支配包括膈肌、肋间肌和腹肌等呼吸肌的运动神经元胞体。虽然脊髓本身不能产生呼吸节律，但高位呼吸中枢的调节指令要通过脊髓下传到呼吸肌。因此，位于脊髓的呼吸运动神经元是连接高位呼吸中枢和呼吸肌的中继站。

（三）脑桥以上的高位呼吸中枢

呼吸运动还受脑桥以上的下丘脑、边缘系统、大脑皮质等中枢的影响。大脑皮质可随意控制脊髓和低位脑干呼吸神经元的活动，以保证其他与呼吸相关的活动，如说话、唱歌、哭笑、咳嗽、吞咽等活动的完成。

二、感受器及其对呼吸运动的反射调节

呼吸节律起源于大脑呼吸中枢，但呼吸运动的频率、深度、吸气时间等特点都要受到来自呼吸器官及血液循环等其他器官感受器传入冲动的反射调节。

（一）化学感受性呼吸反射

调节呼吸运动的化学因素包括血液、组织液或脑脊液中的 O_2、CO_2 和 H^+。

1. 化学感受器　是对 O_2、CO_2 和 H^+ 等化学物质的刺激做出反应的感受器，根据其所在部位可分为外周化学感受器（peripheral chemoreceptor）和中枢化学感受器（central chemoreceptor）。

（1）外周化学感受器：位于颈总动脉分叉处的颈动脉体和主动脉弓上下方的主动脉体。PaO_2 降低、$PaCO_2$ 或 H^+ 浓度升高时外周化学感受器受到刺激，冲动分别沿窦神经和迷走神经传入延髓孤束核，反射性引起呼吸加深、加快，这一反应十分迅速，甚至可在同一呼吸周期内发生改变。该传入冲动也参与血液循环功能的调节。

其中颈动脉体主要参与呼吸调节，而主动脉体主要参与循环调节。颈动脉体和主动脉体的血液供应非常丰富。一般情况下，动、静脉氧分压差几乎为零，即它们始终处于动脉血液的环境之中，表明其丰富的血供与其敏感的化学感受功能有关，而非自身高代谢率的需要。

外周化学感受器敏感的是动脉血中的 PO_2 降低，而对动脉血中氧含量的降低并不敏感。因此，临床上贫血或 CO 中毒时，血氧含量虽然下降，但其 PO_2 仍正常，只要血流量不减少，则化学感受器传入冲动并不增加。CO_2 较容易扩散进入外周化学感受器的细胞内，使细胞内 H^+ 浓度增加；而血液中的 H^+ 则不易进入细胞内。因此 CO_2 对外周化学感受器的刺激作用较 H^+ 强。

此外，研究结果显示上述3种因素对化学感受器的刺激作用具有协同效应，即两种因素同时作用比单一因素的作用强。因此，当机体发生循环或呼吸衰竭时，PO_2 降低、PCO_2 升高往往同时存在，协同刺激外周化学感受器，共同促进代偿性呼吸增强反应。

（2）中枢化学感受器：延髓的中枢化学敏感区（中枢化学感受器）位于延髓腹外侧浅表部位。其

生理性刺激是脑脊液和局部细胞外液中的 H^+，而不是 CO_2；但血液中的 CO_2 能迅速通过血-脑屏障，通过水合反应释放 H^+，使化学感受器周围细胞外液中的 H^+ 浓度升高，从而刺激中枢化学感受器，兴奋呼吸中枢，调节呼吸运动加深、加快，肺通气量增加。但由于脑脊液中碳酸酐酶含量很少，CO_2 与水的水合反应很慢，所以对 CO_2 刺激中枢化学感受器引起的通气反应有一定时间延迟。另外，血液中的 H^+ 不易透过血-脑屏障，故血液 pH 的变化对中枢化学感受器的刺激作用较弱，也较缓慢。

CO_2 对呼吸运动的调节在机体内存在适应现象，即当体内 CO_2 持续增加时，在最初数小时内呼吸兴奋反应很明显，但在随后 1~2d 内，呼吸兴奋反应逐渐减弱。造成该现象的原因有两个：①肾脏对血液 pH 具有代偿调节作用。②血液中的 HCO_3^- 也可缓慢透过血-脑屏障和血-脑脊液屏障，使脑脊液和局部细胞外液的 H^+ 浓度降低，减弱 H^+ 对呼吸运动的刺激作用。因此，血液中的 CO_2 对呼吸运动的急性刺激作用较强，而慢性刺激则较弱。

中枢化学感受器与外周化学感受器不同的是，前者不感受低氧的刺激，但对 H^+ 的敏感性比外周化学感受器高，反应潜伏期较长。中枢化学感受器的生理功能可能是通过影响肺通气来调节脑脊液的 H^+ 浓度，使中枢神经系统处于稳定 pH 的内环境中；而外周化学感受器的作用则主要是在机体低氧时维持对呼吸的驱动。

2. CO_2、H^+ 和 O_2 对呼吸运动的调节

（1）CO_2 水平：是调节呼吸运动最重要的生理性化学因素之一。过度通气时，CO_2 排出增加，血液 PCO_2 降低抑制呼吸运动；当 $PaCO_2$ 降到很低水平时，可出现呼吸暂停。因此，一定水平的 PCO_2 是维持呼吸中枢控制的基本呼吸运动所必需的。而 PCO_2 在一定范围内升高时，可反射性调节呼吸运动加深、加快，使肺通气量增加（图 1-5-2）；但若血液 PCO_2 过高则可抑制中枢神经系统包括呼吸中枢的活动，引起呼吸困难、头痛、头晕，甚至昏迷，即二氧化碳麻醉。

$PaCO_2$ 通过刺激中枢化学感受器和外周化学感受器两条途径来调节呼吸运动。中枢化学感受器对 PCO_2 的变化更为敏感，在调节中起到主要作用，但 CO_2 需要先通过血-脑屏障，再生成 H^+ 才能刺激中枢化学感受器，所以 CO_2 对中枢化学感受器的刺激有延迟。而外周化学感受器对 PCO_2 的变化反应迅速，在对 CO_2 的快速呼吸反应中更为重要。因此，当 $PaCO_2$ 升高时，首先刺激外周化学感受器，再兴奋呼吸中枢。

（2）H^+ 浓度：动脉血 H^+ 浓度升高（如机体酸中毒）时，可导致呼吸运动加深、加快，使肺通气量增加；反之动脉血 H^+ 浓度降低（如碱中毒）时，可抑制呼吸运动，使肺通气量降低（图 1-5-2）。H^+ 对呼吸运动的调节同样通过刺激外周化学感受器和中枢化学感受器实现。虽然中枢化学感受器对 H^+ 的敏感性较外周化学感受器更高（约为 25 倍），但 H^+ 不容易通过血-脑屏障，限制了它对中枢化学感受器的作用。因此，血液中的 H^+ 主要通过刺激外周化学感受器发挥作用，而脑脊液中的 H^+ 才是刺激中枢化学感受器的主要因素。

（3）O_2 水平：PaO_2 下降时，反射调节呼吸运动加深、加快，肺通气量增加；反之，则肺通气量减少（图 1-5-2）。但 PaO_2 对正常呼吸运动的调节作用不大，仅在机体严重缺氧、PaO_2 降至 80mmHg 以下时，才有重要意义，使肺通气量出现明显增加。此外，对因长期肺通气或换气功能障碍而导致慢性缺氧和二氧化碳潴留的患者，其中枢化学感受器对 CO_2 的刺激作用产生适应现象，而外周化学感受器对低氧刺激不易产生适应。在这种情况下，低氧对外周化学感受器的刺激就成为驱动呼吸运动的主要刺激因素。因此，在临床中对此类患者给予氧疗或机械通气治疗时应高度警惕，以避免给患者吸入过高氧浓度的气体而解除了低氧的刺激导致呼吸抑制。

低氧对呼吸运动的刺激作用是通过外周化学感受器实现的。而低氧对中枢的直接作用是抑制。低氧通过外周化学感受器对呼吸中枢的兴奋作用可对抗其对中枢的直接抑制效应；但在严重缺氧时，若外周化学感受器的反射调节作用不足以克服低氧对中枢的直接抑制作用，将导致呼吸运动的减弱。

3. CO_2、H^+和O_2在呼吸运动调节中的相互作用　图1-5-2显示的是O_2、CO_2和H^+3种因素中只有1种因素改变而其他2种因素不变时对肺通气量的改变。然而在自然呼吸情况下,3种因素之间具有相互作用,对肺通气的影响既可因相互协同而增强,也可因相互抵消而减弱。

图1-5-3所示为1种因素改变而对另2种因素不加控制时的情况。可见CO_2对呼吸的刺激作用最强,$PaCO_2$升高时,H^+浓度也随之升高,二者的协同作用使肺通气反应比单纯$PaCO_2$升高时更强。H^+浓度增加时,因肺通气增加而使CO_2排出增加,导致$PaCO_2$下降,H^+浓度也有所降低,因此可部分抵消H^+的刺激作用,使肺通气量的增加比仅有H^+浓度增加时小。PaO_2降低时刺激肺通气量增加,呼出较多的CO_2,使$PaCO_2$和H^+浓度降低,从而减弱低O_2的刺激作用。

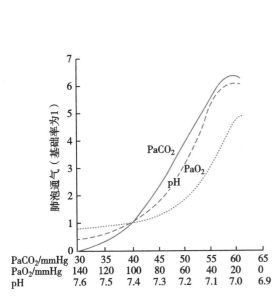

图1-5-2　$PaCO_2$、PaO_2和动脉血pH变化对肺通气的影响(仅单一因素改变时)

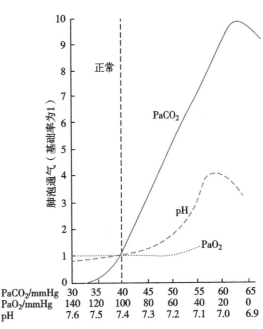

图1-5-3　$PaCO_2$、PaO_2和动脉血pH变化对肺通气的影响(3种因素相互作用时)

(二)机械性感受器反射

1. 肺牵张反射(pulmonary stretch reflex)　又称黑-伯反射(Hering-Breuer reflex),包括肺扩张反射(pulmonary inflation reflex)和肺萎陷反射(pulmonary deflation reflex)两种。

(1)肺扩张反射:指肺扩张时抑制吸气活动的反射。其感受器分布于从气管到细支气管的气道平滑肌中,属于牵张感受器。肺扩张时,牵拉呼吸道,刺激牵张感受器,经迷走神经传入呼吸中枢,抑制吸气,促进吸气转换为呼气。该感受器属于低阈值、慢适应感受器,在肺膨胀的情况下仍能维持其兴奋性。人出生4~5d后,牵张反射的敏感性会显著降低。成年人呼吸的潮气量要超过1 500ml时,肺扩张反射才能发挥作用。因此,肺扩张反射一般不参与人体平静呼吸时呼吸运动的调节;但在病理情况下,肺顺应性降低,可通过肺扩张反射,防止呼吸过深、过慢。

(2)肺萎陷反射:感受器同样位于气道平滑肌内,但其性质尚不清楚。其同样不参与平静呼吸的调节,但可能在防止呼气过深以及肺不张等方面具有一定作用。

2. 呼吸肌本体感受器反射　骨骼肌受到牵拉时可以刺激其本体感受器,即位于骨骼肌中的肌梭和腱器官,反射性引起被牵拉的骨骼肌收缩,称为骨骼肌牵张反射(stretch reflex of muscle),属于本体感受器反射。呼吸肌本体感受器反射对人体平静呼吸的调节也不明显,但在呼吸肌负荷增加时可发挥一定作用。

（三）防御性呼吸反射

呼吸道的鼻、咽、喉、气管和支气管黏膜包含能对机械性和化学性刺激做出反应的受体,这些受体受到刺激时,将引起防御性呼吸反射,产生各种效应,包括打喷嚏、咳嗽及支气管收缩,以清除刺激物,避免其进入肺泡。喉部受到机械性刺激时可诱发喉痉挛,如局部麻醉不足时插入气管插管的情况。其中重要的两种常见防御性呼吸反射包括咳嗽反射和喷嚏反射。

除上述反射调节外,肺毛细血管充血或肺泡壁间质水肿时,可刺激肺毛细血管旁感受器（juxtapulmonary capillary receptor）,简称为 J 感受器。血压的升高会刺激颈动脉窦、主动脉弓、心房、心室等处的压力感受器,反射性地导致肺通气不足或呼吸暂停;相反,血压的下降可能导致过度通气。

（罗凤鸣）

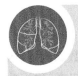

第二章　呼吸机的基本原理

随着科学技术的进步,呼吸机的功能和配置在不断地进行更新和成熟。呼吸机的构造是呼吸机功能的基础。熟悉呼吸机的基本运行机制对呼吸治疗师、临床医生等医务工作者高效、安全地使用呼吸机有重要意义。

本章节重点介绍现代呼吸机的基本构造和基本工作原理,对个别呼吸机的先进技术,会略作阐述。

第一节　呼吸机的结构

呼吸机(ventilator)是用来实施机械通气的设备,可以完全替代或部分替代患者的呼吸肌做功,缓解患者呼吸肌疲劳并改善呼吸功能。

早期呼吸机以负压通气(negative pressure ventilation,NPV)为主,通过扩张围绕在患者胸、腹部的桶状外壳产生负压来扩张其胸廓和肺,产生吸气,外壳回缩时产生呼气。现代呼吸机以正压通气(positive pressure ventilation)为主,直接经人工气道或上呼吸道向患者气道和肺内正压输送气体,吸气停止后,气体随肺的被动回缩排出。目前临床上的机械通气以正压通气为主,常用的呼吸机均为正压呼吸机,本章主要讨论正压呼吸机。

正压呼吸机包括主机、操作者界面、患者与呼吸机的连接3个主要组成部分。主机按照预设的方式将氧气源和空气源的气体混合并输送给患者,是呼吸机的核心部分。操作者界面是临床操作者使用呼吸机、设置呼吸机的界面/按钮,也负责将监测到的患者信息呈现给操作者。患者与呼吸机的连接指呼吸机和患者之间的连接装置,一般称呼吸回路,由于内容较多,在第二节介绍。

一、主机

(一)动力来源

呼吸机按照动力来源,可以分为电动呼吸机(electrical ventilator)和气动呼吸机(pneumatic ventilator)。

电动呼吸机通过电动装置将空气送入呼吸机内气路,氧气通过氧源管进入,空气和氧气按照预定比例混合至设置的氧浓度,氧气和空气并不参与驱动,呼吸机以电能为唯一驱动,目前已经非常少见。气动呼吸机由高压氧气和高压空气提供动力,高压氧气一般来自院内供氧系统或氧气钢瓶,高压空气可以来自院内系统,也可以来自呼吸机配置的空气压缩机。气动呼吸机需要高压空气和高压氧气的压力相对平衡且驱动压适中,否则将难以正常工作。目前病房内长期使用的呼吸机多为电控气动呼吸机,气动呼吸机多在转运患者时临时使用。

现代呼吸机的动力部分一般负责提供气源,通气过程由微电子装置精确调控,又称电控电动或电控气动呼吸机。

（二）内部气路

呼吸机内部气路的吸气部分和呼气部分相互独立。

吸气部分主要负责将氧气和空气按照预定比例混合，再输送给患者，输出气体的参数如流量、压力、容积等均受呼吸机控制系统控制。若呼吸机直接将进入机内的气体混合后输送给患者，称为单回路呼吸机（single-circuit ventilator）。大部分现代呼吸机的氧气和空气都是高压气体，需要通过机内减压装置减压后才可以输送给患者，称为双回路呼吸机（double-circuit ventilator）（图 2-1-1）。需要强调的是，平时所说的单回路呼吸机和双回路呼吸机仅就患者连接管路而言，并非根据内部气路而命名。

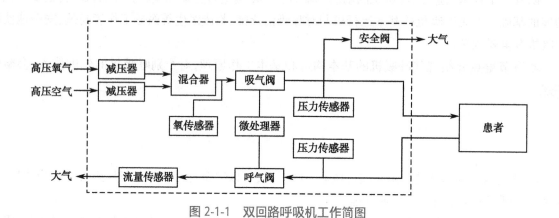

图 2-1-1 双回路呼吸机工作简图

呼气部分的作用主要是产生呼气末正压（positive end-expiratory pressure，end-expiratory positive pressure，PEEP）或维持持续气道正压（continuous postive airway pressure，CPAP）。该功能由 PEEP 阀完成。呼气端还安装有压力传感器和流量传感器，以监测气道压力和呼出端气体的流量和容积。

（三）安全阀

安全阀（safety valve）分为吸气安全阀和呼气安全阀，是为了保证有创机械通气患者安全而设置的阀门。

吸气安全阀安装在呼吸机吸入端，在因某些意外而导致呼吸机停止工作的情况下，吸气安全阀打开，室内大气通过旁路进入呼吸机内，再进入患者端，吸气安全阀可以避免患者出现窒息，具有保护意义。

呼气安全阀在气道压力达到一定数值时打开，避免气道压力过度增高，从而降低患者出现气压伤的风险，该压力数值一般高于预设的报警。

（四）氧传感器

氧传感器（oxygen sensor）用来监测呼吸机内部气路内氧气浓度，一般监测的是经混合器混合后用来供给患者的混合气体的氧气浓度。氧传感器的类型有很多，目前使用最广泛的是采用化学技术的氧电池。

（五）传感器

传感器又称呼吸机的感受器，一般包括压力传感器（pressure sensor）和流量传感器（flow sensor）。多数呼吸机的吸入端和呼出端均安装有压力传感器，而只在呼出端配备流量传感器，这些传感器有的安置在 Y 形管上，有的安置在吸入端和/或呼出端，表 2-1-1 展示了每个位置的优缺点。市面上的少数呼吸机具备特殊的监测功能，如膈肌电位、食管压等，这些功能的实现均需要相应的传感器。

表 2-1-1　不同位置传感器的优缺点

优缺点	吸入端	Y 形管	呼出端
优点	不易损坏,不受水分和患者分泌物的影响;呼气气流参数的测定比较精确	精确测定各时相患者端气道内的压力和流量;便于患者触发,人机同步性更好	吸气时测定较准确;易拆卸
缺点	吸气时会高估患者端的压力;增加触发难度,降低人机同步性	易受呼吸回路内气体水分影响,容易受患者分泌物的影响;易损坏	易受呼出气体水分影响,易受雾化药物的影响;延迟触发

(六) 通气阀

通气阀一般安置在呼吸机吸入端和呼出端,通过阀门开关来控制呼吸机送气和排气,同时影响患者触发、PEEP/CPAP 值的大小等,从而保障了通气过程中气流的单向性。

通气阀按照呼吸时相,分为吸气阀(air suction valve)和呼气阀(exhalation valve);按照材料,分为机械阀和电磁阀;按照功能,分为按需阀(demand valve)、伺服阀(servo valve)和比例电磁阀。

1. **吸气阀和呼气阀**　吸气阀安置在呼吸机内部气路的出口处,通过阀门开关来控制呼吸机向患者的送气。传统的吸气阀为机械阀,现代呼吸机多采用电磁阀或电子阀。呼气阀安置在呼吸机呼出端处,用来控制并调节患者的呼气,有创呼吸机的呼气阀还可以用来产生 PEEP,亦称为 PEEP 阀。PEEP 阀主要包括阈值阻力器、气流阻力器和混合阀等。传统呼吸机多采用气动机械阀,现代呼吸机多采用电磁阀和电子阀,调节更加快速、精准、智能。无创呼吸机管道上的漏气孔可认为是一种呼气阀。

2. **机械阀和电磁阀**　早期呼吸机多采用气动机械阀,通过管路中气体流量和压力的变化来决定阀门的关闭。其优点是结构简单、密闭性好,但阻力较大,长期使用后易变形,增加漏气风险,影响使用效果。现代呼吸机多采用电磁阀,阻力大大地降低,并可具备伺服阀的功能,改善了人机同步性。

3. **按需阀、伺服阀和比例电磁阀**　传统的呼吸机采用按需阀,在患者吸气期,呼气阀关闭,吸气阀开放,气体进入患者气道;吸气末屏气期,吸气阀和呼气阀均关闭,无吸气或呼气气流;呼气期,呼气阀开放,吸气阀关闭,气体呼出。

现代呼吸机多采用伺服阀,在患者吸气期,呼气阀保留一定程度的开放,在屏气期,吸气阀和呼气阀均保留一定程度的开放(两处气流相等),在呼气期,吸气阀保留一定程度的开放。相比于按需阀,伺服阀开放更迅速,触发的同步性更好;并且兼顾了持续气流的优点,可以在一定程度上满足患者在屏气期的自主吸气。

比例电磁阀是一种新型的气体、液体控制装置,可以对输出气体流量进行平滑调节,避免了传统阀门只有开和关两种工作状态的缺点,功能和伺服阀接近,且成本较低,是通气阀的一个发展方向。

4. **PEEP 阀**　PEEP 或 CPAP 通过持续气流或 PEEP 阀产生,分为机械阀和电磁阀两种。电磁阀依靠电磁线圈产生的电磁力来获得压力,通过调节流经电磁线圈的电流来获得操作者设置的 PEEP/CPAP 值。机械阀主要包括水柱阀、重量球阀、弯曲弹簧阀、文丘里隔膜和气流阻力器等,原理各不相同。

除气流阻力器外,上述提到的各种阀门产生的压力和气体流量均无关,属于阈值阻力器。新式呼吸机可自动调整 PEEP 值的大小,在吸气期和呼气初期 PEEP 接近 0,在呼气中后期逐渐增加至预设水平,可以降低吸气相的压力,降低患者发生肺损伤的风险。

二、操作者界面

呼吸机的操作者界面不断更新,方便使用者操作,并使呼吸机界面可以显示更多的监测信息。

早期的呼吸机通过把手、按键、转盘等进行操作,监测功能也只能通过仪表或者LED灯等进行简单显示。随着计算机技术的发展,微处理器已经被广泛应用于呼吸机中,使用者通过简单的按键配合触屏,即可以快速进行操作。同时呼吸机的监测功能也逐渐完善,在展示关键监测参数数值的同时,还可以将部分参数的实时变化情况绘制成连续的波形。

总体说来,操作者界面主要包含设置、监测、操作等功能。设置功能主要包括呼吸机模式和参数的设置、报警设置和监测波形的相关设置(图2-1-2)。

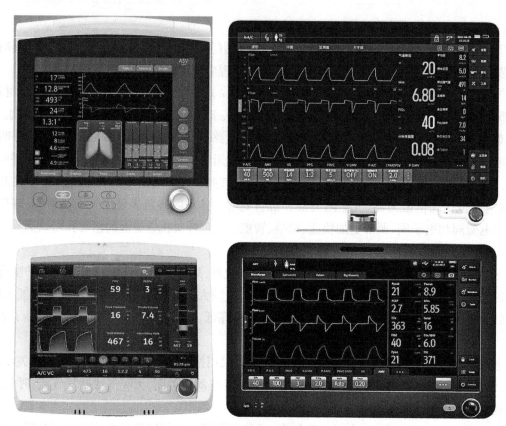

图 2-1-2　4种现代呼吸机的操作者界面举例
呼吸机的显示屏会显示各种监测参数和波形,也具备触屏操作等功能。

监测功能主要包括通气类型(如自主通气)、通气参数(如氧浓度、流量、容积、压力、时间及其衍生参数等)、波形(压力-时间曲线、容积-时间曲线等)、报警信息以及监测信号整合后的动态图像等,个别呼吸机还可以借助额外传感器监测呼气末二氧化碳分压、食管压力、膈肌电位等。此外,大多数呼吸机操作者界面具备操作功能,如快速自检、呼吸控制、传感器控制等。

(一)字母和数字监测

呼吸机将监测或计算得出的参数通过字母缩略语和数字展示,包括潮气量、气道峰压、呼吸频率等。这些监测功能大多只能反映单个呼吸周期的情况,且无法进行数据追溯。具体的监测内容和意义在相应章节会详细阐述,本节略。

(二)波形和环图监测

波形监测主要包括压力、容积、流量。呼吸机波形主要是将持续监测到的压力、容积、流量等信号作为纵坐标,以时间为横坐标得出的曲线,其中流量-时间曲线又分为类正弦波、递增波、递减波和方波四种类型(图2-1-3)。大多数现代呼吸机还可以将压力、容积、流量绘制成压力-容积环和流量-容积环。呼吸机的波形包含了丰富的信息,如患者是否存在自主呼吸,呼吸回路是否存在漏气及人

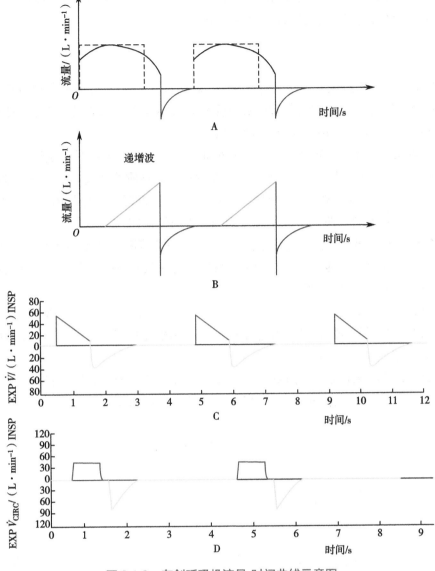

图 2-1-3　有创呼吸机流量-时间曲线示意图

A. 类正弦波;B. 递增波;C. 递减波;D. 方波。INSP 表示吸气,EXP 表示呼气,$\dot{V}$表示气体流量,$\dot{V}_{CIRC}$ 表示回路的气体流量。

机同步性等,很多呼吸系统疾病患者的肺部力学特征也在波形上有所体现。解读呼吸机的波形是呼吸治疗师必备的临床技能,也是机械通气领域中的重难点。

（三）特殊监测功能

部分呼吸机具备特殊的监测功能,如最大吸气压、肺活量、功能残气量等,这些监测功能的实施需要操作者借助一定的按键或模块进行,是医务人员对患者病情评估以及呼吸机参数设置、调整的辅助工具。

（王　振　梁国鹏）

第二节　患者与呼吸机的连接

有创机械通气通过侵入式的人工气道与患者相连,整个呼吸回路还包括呼吸管路、过滤器、湿化器等。无创机械通气通过非侵入式的鼻罩、口鼻罩等装置与患者连接。两种通气方式的连接界面具有非常大的差异。本节主要介绍有创机械通气和无创机械通气与患者之间的各种连接界面,而两种通气方式的适应证、参数设置等相关内容将在后续章节介绍。

一、有创连接方式

有创机械通气主要通过侵入式的气管导管(endotracheal tube)将呼吸机与患者连接,气管导管分为气管插管导管和气管切开套管,气管插管导管经口或鼻跨过声门,末端置于下呼吸道,气管切开套管通过颈部的气管切开口直接放置于下呼吸道。

1. 普通气管插管导管 气管插管导管(tracheal intubation catheter)是半刚性导管,通常由聚氯乙烯或相关的塑料聚合物组成。导管下端有一个塑料或硅胶材质的气囊,用于在机械通气时密封下呼吸道,防止患者误吸。导管尖端有一个侧孔,当导管开口阻塞时可确保气体进出。大多数导管带有不透X线的标记线,允许在胸部X线平片上识别导管的位置(图2-2-1)。

2. 特殊气管插管导管 双腔支气管导管用于患者单侧肺部病变需要行单肺通气或胸科手术等情况(图2-2-2)。螺纹钢丝加强型气管导管主要材质为特殊软质树脂且壁内具有螺纹钢丝,柔韧性强,常用于特殊体位的手术患者(图2-2-3)。

带声门下吸引功能的气管插管导管,其导管侧壁埋入一个细管道,管道一端开口于气囊上方,另一端开口处可以连接注射器或吸引器,引流气囊上的分泌物,避免囊上分泌物进入下呼吸道,减少呼吸机相关性肺炎的发生(图2-2-4)。

3. 气管切开套管(tracheostomy cannula) 通常由聚氯乙烯或硅胶树脂制成,也有些是由金属制成的。塑料气管切开套管通过侧翼固定到患者脖子上(图2-2-5)。

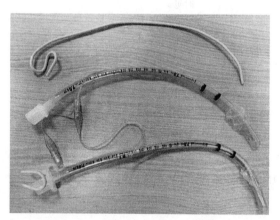

图2-2-1 普通气管插管导管及管芯

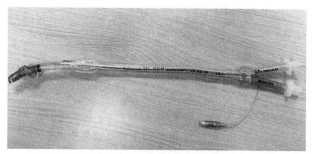

图2-2-2 双腔支气管导管

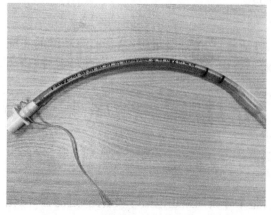

图2-2-3 螺纹钢丝加强型气管导管

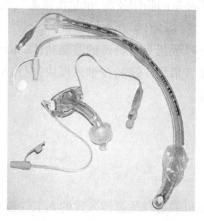

图2-2-4 带声门下吸引功能的气管插管导管

可调节固定翼钢丝加强型气管切开套管(通常又称加强气切导管)由一根钢丝化硅胶易弯导管和一个可调节固定翼构成。其可以根据患者的需求个体化调节导管颈前部分的长度,适用于颈前结构太厚,有气道并发症(如气管软化、气管狭窄等)及气道生理结构较特殊的患者。

金属气管切开套管是由不锈钢材质的内套管和外套管组成(图2-2-6)。内套管可以拆卸、清洗或更换。金属气管切开导管一般不配备气囊。故它适用于长期需要人工气道,但不需要正压通气,无反流、误吸风险的患者。

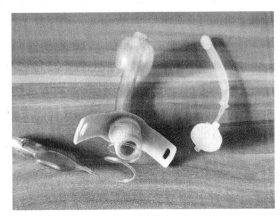

图 2-2-5　塑料气管切开套管

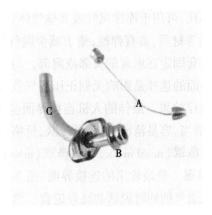

图 2-2-6　金属气管切开套管
A:套管芯;B:内部套管;C:外套管。

对于气管切开长期依赖呼吸机的清醒患者,可以提供发音气管切开套管。这类气管切开套管可让患者发出声音,与人沟通。其原理为使气流通过声门和上呼吸道而发出声音。目前常见的发音气管切开套管包括"说话"气管切开套管、开孔气管切开套管、发音阀(speaking valve)等多种形式(图2-2-7)。

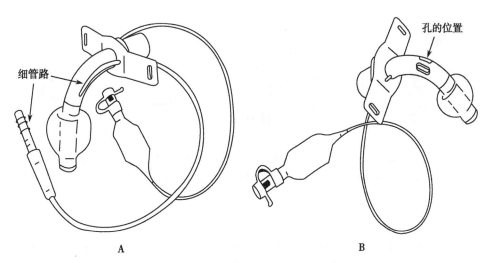

图 2-2-7　发音气管切开套管
A."说话"气管切开套管;B.开孔气管切开套管。

除上述气管插管导管和气管切开套管外,人工气道(artificial airway)还包括口咽通气道、鼻咽通气道和喉罩。口咽通气道、鼻咽通气道只延伸到咽部,主要用于上呼吸道梗阻患者;喉罩适用于择期全身麻醉手术患者,或者作为气管插管困难或急救患者的临时气道。

二、无创连接方式

无创正压通气（non-invasive positive pressure ventilation，NPPV；non-invasive positive ventilation，NIPV）指在不建立人工气道的情况下，通过非侵入的方式与患者连接，给予呼吸支持的通气方式。无创正压通气通过多种连接界面实现人机交互和通气。

（一）人机连接界面的分类

人机连接界面通常应用透明的硬塑料材质或透明硅胶材质，方便观察患者的状态。连接界面上常附带小孔，可用于连接氧气或其他气体，也可用于协助气体呼出。其边缘通常采用软塑料、硅胶或塑料气囊等材质，富有弹性，便于减少漏气和减少连接界面对患者皮肤的压力。连接界面通过固定系带或头套固定在患者的头部或肩部。与额头接触的地方常配备硅胶垫或海绵垫，以减少对额头的压迫。界面的选择是影响无创正压通气效果的重要因素之一。因此，人机连接界面的选择应兼顾舒适性和治疗效果。最佳的人机连接界面应满足无效腔量低、材质透明、重量轻、容易固定、脸部受压轻、密闭适当、容易清洁、不刺激皮肤、价格低等特征。目前有多种人机连接界面可供选择，最常使用的界面是鼻罩（nasal mask）和口鼻罩（oronasal mask）。

1. **鼻罩**　是最常用的连接界面（图 2-2-8）。鼻罩在患者的鼻部并暴露口腔，因此允许患者在行无创正压通气的同时说话和经口进食。当患者张口呼吸时，则可能导致漏气和支持不足。

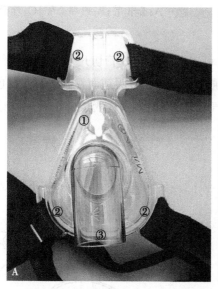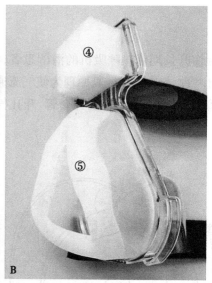

图 2-2-8　鼻罩结构图

A. 鼻罩正面结构图；B. 鼻罩侧面结构图。在结构图中，①为连接氧气或排气的小孔，②为连接系带的接口，③为连接呼吸机回路的接口，④为保护额头的海绵垫，⑤为接触患者皮肤的外缘。

2. **口鼻罩**　同时罩住患者的口腔和鼻腔（图 2-2-9）。使用口鼻罩的患者无法在无创机械通气时经口进食，与外界的交流也受到影响。急性呼吸衰竭患者常常存在张口呼吸和支持力度较大的特点，口鼻罩可以减少漏气，提供较稳定的呼吸支持。

表 2-2-1 列举了鼻罩和口鼻罩的差别。

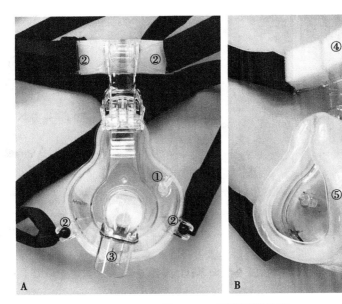

图 2-2-9　口鼻罩结构图

A. 口鼻罩正面结构图；B. 口鼻罩侧面结构图。在结构图中，①为连接氧气或排气的小孔，②为连接系带的接口，③为连接呼吸机回路的接口，④为保护额头的海绵垫，⑤为接触患者皮肤的外缘。

表 2-2-1　鼻罩和口鼻罩的比较

内容	鼻罩	口鼻罩
支持和通气的效果	不易保证	更能保证
舒适度	较好	较差
固定容易程度	更容易	更困难
允许进食	是	否
允许说话	是	否
无效腔量	较小	更大
经口漏气	多	少
误吸风险	更低	更高
幽闭恐惧症	较少	较多

3. 其他人机连接界面（图 2-2-10）

（1）鼻枕（nasal pillows）：利用两个圆形、柔软的中空垫子插入患者鼻孔中提供无创正压。鼻枕舒适度好，鼻梁部压疮发生风险低。通常用于不能耐受鼻罩的慢性疾病患者、鼻梁皮肤破损或喜欢侧睡的患者。

（2）全脸面罩（full face mask）：将患者口、鼻、眼睛和脸全部罩住，可减少压疮的发生风险；更好地贴合患者面部，减少漏气，提高通气效率；不阻碍患者的视野，幽闭恐惧症发生率较口鼻罩反而更少。对幽闭恐惧症或无法忍受鼻罩或口鼻罩的患者，可以选择全脸面罩。

（3）头盔（helmet）：通常采用透明的塑料材质，充气时塑料被撑开并围绕患者整个头部。头盔通过颈部的橡胶圈进行密封，系带交叉绕过腋下进行固定。头盔内部容积大，顺应性高，呼吸机的触发和吸呼气转换都可能受到影响。无效腔量较大，需要高流量持续气流以防止重复呼吸和 CO_2 潴留。但近几年的一些研究发现，对急性低氧血症型呼吸衰竭和 ARDS 患者，头盔较口鼻罩更能降低其气管插管率，甚至降低死亡率。

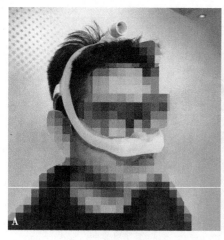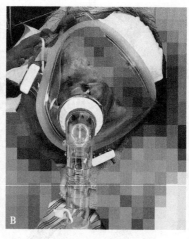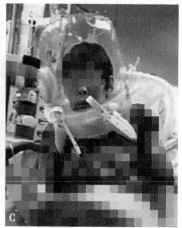

图 2-2-10　其他人机连接界面
A.鼻枕;B.全脸面罩;C.头盔。

（二）人机连接界面的使用

由于无创正压通气不需要建立人工气道,而是通过系带将连接界面固定在患者面部、头部或颈部进行密闭,容易出现漏气。在进行无创正压通气时,对面罩的选择和佩戴需要使用者特别关注。

1. 人机连接界面的选择　应结合患者疾病特点和严重程度、不同界面的特点、呼吸机性能特点等因素选择适合患者的连接界面。最小的漏气与最大的舒适度是考虑的主要方面。

人机连接界面根据大小分为多种型号。如图 2-2-11 所示,可以通过测量患者鼻骨上方凹陷处到上唇上方的距离来确定鼻罩型号。可以通过测量患者鼻骨上方凹陷处到下颌上方凹陷处的距离确定合适的口鼻罩型号。连接界面过大或过小会造成显著的漏气而影响通气效果,导致患者不舒服,并使患者面部发生压疮的风险增大。

2. 人机连接界面的佩戴　首先,应选择正确的连接界面型号,且应放置在患者面部正中位置。其次,系带固定时应避免过松或过紧。系带过松会引起过度漏气,过紧则会导致面部发生压疮。鼻罩和口鼻罩佩戴的松紧程度以能够允许两根手指插入系带和患者面部之间为最佳。

3. 并发症的处理

（1）漏气(leak):无创正压通气的漏气分为有意漏气和非有意漏气。无创呼吸机回路多为单回路,患者呼气通过呼吸回路和面罩上的呼气阀或呼气孔漏出,为有意漏气。因人机连接界面密闭不佳而出现的漏气为非有意漏气。非有意漏气的危害包括高流量气体刺激患者眼睛和面部,导致耐受性变差;无创呼吸机压力无法达到设定值,通气效率下降;湿化不足使痰液干燥,气道阻力增加,加重肺部病情等。非有意漏气的原因包括患者张口呼吸、人机连接界面的型号不匹配、人机连接界面移位、系带过松、患者小下颌和无牙齿、安置鼻胃管或鼻肠管等。然而,无创正压通气过程中,漏气是绝对存在的。无创呼吸机的工作原理是允许存在少量漏气的,临床医务人员需要随时监测和控制漏气量。无创机械通气的漏气量一般需要控制在 30L/min 以下,最多不宜超过 60L/min。

（2）压疮(pressure sore):可导致无创机械通气无法正常实施,也是潜在的感染源。与压力相关的皮肤损伤的第一个表现通常是红斑,或去除面罩后仍然存在的皮肤发红。严重的压疮则可能出现皮肤溃烂。压疮的预防需要关注以下几个方面:选择合适的患者;面部有皮肤疾病或烧伤的患者不适合应用鼻罩和口鼻罩;选用类型和大小合适的材质较好的面罩;维持合适的系带松紧度。另外,医务人员还可以采用在患者鼻梁、面部被压迫处垫纱布或贴保护贴;交替压迫不同的面部接触点;间断松开人机连接界面,调节其位置等措施来预防压疮。

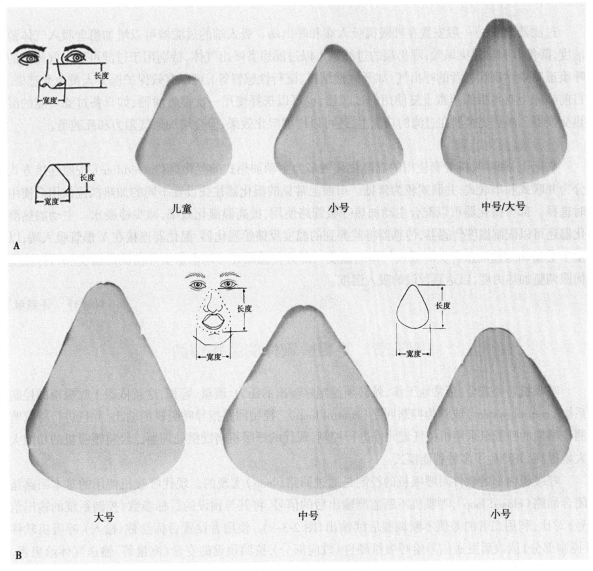

图 2-2-11 人机连接界面的型号和选择方法
A. 鼻罩的型号和选择方法；B. 口鼻罩的型号和选择方法。

三、呼吸回路的其他部分

(一) 通气管路

通气管路的基本类型有单气路和双气路两种。

单气路需要在管路靠近患者端安装单向阀或单向活瓣,管路无效腔小,且不存在呼出气体重复吸入,但可能导致同步性变差,多用于无创呼吸机和转运呼吸机。

目前临床上有创呼吸机多使用双气路,管路大致可以分为 3 部分。①吸气管:呼吸机送出的气体,经吸气管流向患者端。②呼气管:患者呼出的气体,经过呼气管流向呼吸机的呼气阀。③Y 形管:一端经人工气道或面罩与患者相连,另两端分别与吸气管和呼气管相连,因形似字母"Y"而得名。呼吸机与吸气管连接处称为吸入端,与呼气管相连的部分称为呼出端。呼出端内的呼气阀为单向阀,只在呼气期开放,这样就保证了通气过程中,气体流动方向的单一性,避免重复吸入。

绝大多数通气管路的吸气管都能连接加热湿化器,给予吸入气体一定的温化和湿化,与之相应的,在吸气管和呼气管部分也会安置冷凝水杯(积水杯)。

（二）过滤器

过滤器（filter）一般安置在呼吸机吸入端和呼出端。吸入端的过滤器可以增加患者吸入气体清洁度，降低其肺部感染风险；呼出端的过滤器可以过滤患者呼出气体，特别用于过滤可经空气传播的呼吸道感染性疾病患者的呼出气（如开放性结核、流行性感冒等），可以有效保护医务人员免受感染。目前临床上有可拆卸消毒重复使用的过滤器，也可以选择使用一次性过滤器，如具备过滤功能的湿热交换器。湿热交换器在过滤的功能上，还可以增加湿化效果，但会增加通气阻力和死腔量。

（三）温湿化装置

临床上，和呼吸机配套使用的温湿化装置多为主动加热式的湿化器（humidifier），按照连接方式分为并联式和串联式，并联式较为常见。市面上常见的湿化器往往设置不同的加热挡位供用户使用时选择。部分湿化器可以配合主动加热呼吸管路使用，提高温湿化效率，减少冷凝水。主动加热湿化器还可以配制温度传感器，传感器将监测到的温度反馈给温化器，温化器连接在Y形管吸入端，以便于更精确地监测患者实际吸入气体的温度。部分传感器还可以根据实际监测的温度和目标温度伺服调整加热力度，以达到预设的吸入温度。

（刘婷婷　许照敏）

第三节　呼吸机软件的运作规则

呼吸机若要安全、正常地工作，就必须控制好输出的压力、流量、容积，这就依赖于呼吸机的控制系统（control system）或称为控制回路（control loop）。控制回路指导呼吸机的输出，并且进行持续监测。早期的呼吸机采用机械气流元件进行控制，现代的呼吸机借助微处理器已经将呼吸机的功能大大地提高，并产生了多种智能模式。

呼吸机内部的软件对呼吸机的控制是通过回路（loop）实现的。现代呼吸机使用的基本回路是闭合回路（closed loop），呼吸机不断监测输出后的信号，将其与预设的目标参数（控制系统的输出信号）对比，利用二者的差值不断调整后续输出（图2-3-1）。使用者设置目标参数（输入），呼吸机软件（控制部分）读取后发送信号给呼吸机硬件（效应部分），按照预设的变量（流量等）输送气体给患者，再"监视"实际的气道压力和容积等参数（输出变量），反馈给比较器进行整合；患者的自主呼吸、回路漏气等（干扰）会影响回路内压力、容积，若比较器发现了偏差，会将错误信号传输给呼吸机，呼吸机调整送气流量来完成预设的目标（如压力、容量等）。

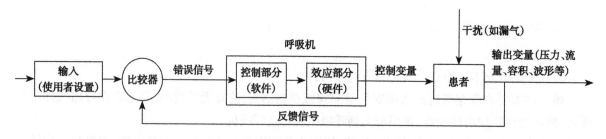

图 2-3-1　现代呼吸机的基本工作模式

上述闭合回路的正常工作，需要反馈控制系统（feedback control system）作为基础，工程学上称为目标方案（targeting scheme）。目前至少有6种反馈控制系统：设定点控制、双重控制、伺服控制、适应性控制、最优控制、智能控制。

（一）设定点控制

设定点控制（set-point control）是所有现代呼吸机都具有的工作方式。呼吸机按照控制器预设的压力或流量目标对患者输送气体,这种控制是标准的压力控制和容积控制通气的基础。

(二)双重控制

双重控制(dual control)较设定点控制更加进步。它允许呼吸机根据预先设置的优先权自动选择流量控制或压力控制,在人机同步性和安全性方面更加合理。呼吸机可以从压力控制自动转换到流量控制(容积控制)。

(三)伺服控制

相比于设定点控制进行持续的气流输出,伺服控制(servo control)追踪来自患者的输入信号(主要是吸气流量),对其进行放大来指导呼吸机输出气体,这是成比例辅助通气的基础。患者的呼吸肌承受正常的呼吸负荷,而呼吸机承受因疾病而增加的呼吸负荷。成比例辅助通气是一种前景较为广阔的模式,不少呼吸机已经具有此功能。

(四)适应性控制

适应性控制(adaptive control)指呼吸机自动调整某一个设定点来达到另一个设定点的目标。上述几种控制方式均监测患者在单次吸气期间的参数进行反馈,而适应性控制额外监测连续几个呼吸周期的反馈参数(一般是呼出潮气量),来指导后续的输出压力,最终保证患者呼出潮气量达到预设值。

适应性控制包含四种主要类型:压力调节容积控制(吸气压力自动调整以达到潮气量目标)、指令频率通气(吸气压力自动调整以达到目标通气频率)、自动流量/吸气时间调整(自动调整送气流量和吸气时间达到目标吸呼比)、指令分钟通气(自动调整通气频率以达到目标每分通气量)。适应性控制存在单次呼吸内和呼吸间的两种反馈回路,不同的呼吸机对适应性控制的命名可能并不一致,但它们的工作方式一般都是不断调整压力限制来达到预设的潮气量。

(五)最优控制

最优控制(optimal control)相比于适应性控制又前进了一步,呼吸机在预设压力和容积设定点的同时(有的呼吸机不一定直接设置),还设置了每分通气量的目标。呼吸机并不完全控制每一次呼吸,而是根据数学运算找到最优的送气参数,所有的参数都可以进行自动调整,以达到最终的每分通气量目标。如果同时监测了呼气末二氧化碳分压,还可以为操作者设置每分通气量目标提供参考信息。目前使用最优控制的呼吸机较少,用户不需要设置固定的送气压力或每次的潮气量,呼吸机自动进行最佳呼吸频率和潮气量的输送。

(六)智能控制

智能控制主要有基于知识的控制(knowledge-based control)和人工神经网络控制(artificial neural network control)两种,目前尚未在呼吸机上得到成熟的实施,本章节暂不赘述。

上述反馈控制系统是现代呼吸机工作的软件基础,配合上呼吸机的硬件系统(传感器、控制器)等,使呼吸机的通气、监测、报警等功能得以实现,这也是使用者和呼吸机进行交互的基础。

(王 振 梁国鹏)

第四节　呼吸机对各变量的控制

如前所述,呼吸周期可以简单分为吸气期和呼气期,要想深入理解呼吸机工作变量的变化,需要更加细致地对呼吸周期进行分类,即触发、送气、转换、呼气。相应地,其对应变量被命名为触发变量(trigger variable)、控制变量(control variable)、循环变量(cycle variable)、基线变量(baseline variable)。本章第三节的几种软件控制系统实质上是被用来控制这四种变量,以完成特定模式所需的。

(一)工作变量

1. **触发变量**　呼吸机送气都是由特定信号引起的,一般将特定信号引起呼吸机送气这一事件称为触发。触发可以由患者引起或由呼吸机定时器引起,后者称为时间触发。患者吸气引起呼吸回路内流量、容积、压力等的变化,被传感器感知后触发呼吸机送气,称为自主触发。

自主触发分为流量触发和压力触发两种基本类型,少数呼吸机也有容积触发作为流量触发的补充。若设置流量触发,呼吸机便启用流量传感器,当吸入端和呼出端的流量达到一定差值时,呼吸机便按照当前设置的模式进行一次送气。若设置压力触发,呼吸机便启用压力感受器,当气道内压力的降低幅度达到一定值时,便启动一次当前模式的通气。上述引起呼吸机送气的流量变化或压力变化的值,称为触发阈值(triggering threshold),对应于呼吸机预设的触发灵敏度。一般所说的触发灵敏度的高低,实际上对应触发阈值的大小,触发灵敏度越高,意味着越容易触发,即触发阈值越小。

设置背景频率的模式,呼吸机会根据预设的背景频率设置呼吸机定时器的工作节律,如设置 12 次/min 的背景频率,呼吸机默认会每 5s 进行一次控制性送气。若患者在上一次送气后的 5s 内没有触发呼吸机送气,则呼吸机按照定时器输出的信号进行一次送气,上述事件称为时间触发或定时触发。目前呼吸机的触发方式还有膈肌电位触发,只在个别厂商的呼吸机上应用,是神经调节辅助通气(neurally adjusted ventilatory assist,NAVA)模式的基础。

2. 控制变量 呼吸机向患者输送气体时,能控制的参数只有气体流量、压力、容积。呼吸机在实际送气时,会控制至少一个参数,或者以某一个参数为目标,自动调整其余参数来达到该目标。控制变量一般是机械通气模式命名的主要参考依据,如呼吸机控制恒定的送气压力和送气时间,该模式便称为压力控制通气模式;如呼吸机控制目标送气容积,则被命名为容积控制通气模式;值得注意的是,所谓的容积控制,一般是通过控制送气流量来实现的。

3. 循环变量 指用来做吸气向呼气的转换,即控制呼吸机关闭吸气阀打开呼气阀的变量,一般包括压力转换、时间转换、流量转换、容积转换等。呼吸机预设循环变量的阈值,由传感器监测并反馈。以容积转换为例,呼吸机预设送气容积,当完成送气目标后即转换为呼气,部分模式在完成送气目标后还有一段屏气时间,结束后再转换为呼气,称为时间转换。

现代呼吸机的基本转换方式是时间转换和流量转换。压力转换一般作为安全保障,即气道压力达到峰压报警线时,呼吸机启动压力转换,停止送气并转换为呼气。

4. 基线变量 指呼气期呼吸机控制的参数,主要指 PEEP。PEEP 由 PEEP 阀完成,早期的 PEEP 阀是一种呼气末阻力设备(水柱、弹簧负载式隔膜等),阻力大小和呼气流量及自身阻力相关。现代呼吸机的 PEEP 阀基本脱离了对呼气流量的依赖,可产生精确、稳定的呼气末压力。值得注意的是,PEEP 在整个呼吸周期均存在,只有少数呼吸机可以在患者吸气期和呼气初期降低 PEEP 的大小,以此来降低 PEEP 在吸气初期的不良作用。

(二)3 种工作变量及其基本形态

1. 流量(flow) 呼吸机主要控制的是送气流量,即患者吸气流量,呼气由患者胸肺部被动回缩完成,流量波形也由患者的呼吸力学等因素决定。目前,呼吸机送气流量的形态有方波、递减波、递增波和类正弦波。

方波指送气流量恒定维持在设定值,一直持续到屏气期或吸呼气转换。递减波指送气流量从设定的最大值开始,线性下降,直到屏气期或吸呼气转换;标准的递减波会将送气流量降低至零,但部分现代呼吸机在完成预计容积目标时,送气气流依然存在。递增波指送气流量从预设值开始线性增加到最大值;标准递增波的送气流量从零开始增加,明显不符合呼吸生理,目前使用递增波的呼吸机已经少见,而且送气流量并不是从零开始增加的。类正弦波指送气流量形态相当于正弦波的一部分;标准正弦波的送气流量从零开始增加,按照正弦曲线增加,当送气流量降低至零后才会启动呼气;目前使用类正弦波的呼吸机均使用"切割"后的正弦波,送气流量开始和结束时的值均取峰值的一定百分比。

2. 压力（pressure） 呼吸机送气时的压力产生于送气流量,呼吸机通过调整送气流量来产生特定的气道压力。压力大小可以直接设定,如在压力支持通气（PSV）、压力控制通气（PCV）等模式下设定;也可以通过测定或者计算得出。

若呼吸机直接设置了通气压力,那么通气压力是恒定的,压力波形是方波,但流量却可能随患者自主呼吸而一直在变化;若呼吸机未设置通气压力,那么通气压力随送气流量和患者自主呼吸的变化而随时变化,如容积控制通气（VCV）、神经调节辅助通气（NAVA）等模式,气道压力的波形并不规则。

3. 容积（volume） 是流量时间累积效应,所以容积的基础是流量。呼吸机容积控制形态目前有递增波和正弦波两种。递增波指容积波形从零线性增加至峰值水平,对应的流量波为方波。正弦波是旋转曲柄驱动式呼吸机的标准容积波形,实质上的输出波形是余弦波的前半部或 S 形,对应的压力和流量曲线也是正弦波。若呼吸机并不主动控制容积曲线,那么容积波形的形态便取决于实际的送气流量、压力波形和患者的呼吸力学。

4. 运动方程 机械通气的力学机制,可以用运动方程来描述:动力来源是呼吸机和患者的呼吸肌,通气阻力是患者的呼吸系统弹性和阻力。运动方程可以表示为

$$Pvent+Pmus=V/C+F \times R$$

式中,Pvent 代表呼吸机送气压力,Pmus 代表患者呼吸肌产生的压力,V 代表患者吸入的潮气容积(潮气量),C 代表呼吸系统顺应性,F 代表气体流量,R 代表患者气道阻力。上述压力、容积、流量均是相对于基线值而言。

此式表达了压力、流量、容积的相互关系,是理解呼吸力学的起点,也是对机械通气患者进行呼吸力学测定时参考的公式。在患者不存在自主呼吸时,所有的压力均来自呼吸机,在容积控制通气模式的吸气末屏气期,流量为零,呼吸机可以测得此时的气道压力,便很容易计算出患者呼吸系统顺应性。

（三）通气模式和通气参数

通气模式简称模式（mode）,是呼吸机完成机械通气的特定方式。每个模式都具有其独特的参数（parameter,variables）,不同模式也可能存在相同的参数,如触发灵敏度、吸入氧浓度和 PEEP,习惯上将它们称为公共参数。呼吸机的参数一般均围绕通气压力、送气流量、目标潮气量等设置。

通气类型一般以触发和吸呼气转换为分类标准。患者触发和维持的通气称为自主通气;呼吸机维持并转换的通气称为指令通气,患者触发的指令通气称为辅助通气,时间触发的指令通气称为控制通气。

以此为基础,呼吸机的模式分为持续指令通气（continuous mandatory ventilation,CMV）、间歇指令通气（intermittent mandatory ventilation,IMV）和持续自主通气（continuous spontaneous ventilation,CSV）,按照其控制的变量,可以细分为 5 种常规模式,见表 2-4-1。

表 2-4-1　按照控制变量定义的呼吸机模式

控制变量	通气类型	缩略语
容积	持续指令通气	VC-CMV
	间歇指令通气	VC-IMV
压力	持续指令通气	PC-CMV
	间歇指令通气	PC-IMV
	持续自主通气	CSV/CPAP

不同品牌的呼吸机对上述几种基本模式的称呼并不相同,临床医生和呼吸治疗师在使用不同品牌呼吸机时,需要结合呼吸机的控制变量等参数进行甄别。上述分类标准也是其余呼吸机模式命名的基础。

(四) 呼吸机的报警系统

呼吸机在工作期间持续监测输出变量(容积、流量、压力、时间)。若这些变量监测值波动在预计值或设定值范围之外,呼吸机便会发出声光信号以提示医务人员患者可能出现异常或处在危险状态,同时简单分析导致当前状态的可能原因并记录报警信息。此套工作系统即为呼吸机的报警系统。报警系统根据危及患者生命的程度分为一类报警、二类报警和三类报警。具体报警相关临床分析与处置详见"第三十五章 呼吸机常见报警及处理"。

1. **一类报警** 代表出现可能立即危及患者生命的情况,需要立即处理。报警特点是持续的、响亮的报警声,报警声不能被消除,同时伴有报警指示灯闪亮。大多数呼吸机的一类报警指示灯显示红色。

2. **二类报警** 提示出现潜在威胁患者生命的情况,需要较快处理。报警采用间断性、较为柔和的声光报警,一般指示器闪烁黄色信号,可以人工消除。但若报警长时间存在且未得到合适的处理,会升级为一类报警。

3. **三类报警** 提示出现不会危及患者生命的报警情况,仅有光线提示,可以消除。

(王 振 梁国鹏)

第三章　机械通气的生理效应

第一节　呼吸系统的生理效应

机械通气对呼吸系统的主要作用是减少呼吸做功和改善气体交换。对于危重患者,呼吸力学的改变(如气道阻力增加、顺应性下降)或呼吸需求的增加(如代谢性酸中毒)会导致呼吸做功增加。

机体为了维持这种呼吸做功增加所做的努力可导致呼吸肌疲劳和呼吸衰竭。机械通气可以承担部分或全部增加的呼吸功,使呼吸肌从疲劳中恢复。机械通气还可以通过增加吸入氧浓度及肺泡通气量、改善通气/血流比值情况而改善气体交换。机械通气也会对呼吸系统造成一定的损伤,如气压伤、机械通气相关性肺损伤、影响内源性呼气末正压、影响通气/血流比值、对膈肌等呼吸肌与黏液纤毛系统产生影响等。

一、气压伤

气压伤指体内气腔与其周围外部环境之间的压力差引起机体组织的物理性损伤。有创机械通气所致气压伤指跨肺压(即肺泡内压减去邻近间质间隙压的差值)升高导致肺泡破裂,从而导致气体漏入肺泡外组织,引起气胸、纵隔积气、气腹或皮下气肿等情况。

气压伤可以由肺泡自发性破裂或机械通气导致的直接损伤引起,与呼吸机相关因素和疾病本身因素两方面均相关。所有机械通气患者均有发生气压伤的风险,限制肺泡内压是目前认为预防气压伤最有效的方式。

与气压伤风险相关的呼吸机压力包括:

(一) 平台压

平台压(plateau pressure,Pplat)指作用于小气道和肺泡的压力。气压伤的发生没有一个绝对的平台压阈值。但平台压越高,发生气压伤的风险越大,当平台压>30cmH$_2$O 时,气压伤发病率较高。相反,平台压越低,发生气压伤的风险越低。

(二) 气道峰压

气道峰压(peak airway pressure,Ppeak)代表每一个呼吸周期中测得的最高气道压力。它代表克服吸气气流阻力、肺和胸壁弹性回缩力以及每次呼吸开始时存在的肺泡内压力所需的总压力。

与平台压类似,气压伤的发生不存在绝对的气道峰压阈值。一般而言,气道峰压越低,发生气压伤的风险越低。因此,气道峰压部分取决于平台压,故当气道峰压>35cmH$_2$O 并主要由平台压升高所致时,发生气压伤的风险可能升高。同样,当平台压升高程度与气道峰压相同时,患者有肺泡过度膨胀的风险,从而有发生气压伤的风险。气道峰压高于平台压,这两个值之差与气道阻力相关。差值越大,表明气道阻力越大(如哮喘发作)。

(三) 呼气末正压

高水平呼气末正压(high level positive end-expiratory pressure,high level PEEP)是导致气压伤的潜在危险因素。原理:在 ARDS 患者中,高水平呼气末正压可导致 ARDS 患者肺部的功能正常区过度扩张。然而数项研究报道,使用高水平呼气末正压或肺复张方法的开放性肺通气策略不会增加气压伤的发生风险。这可能是因为大多数开放性肺通气方法同时也使用了肺保护性通气策略(即低潮气量伴目标平台压≤30cmH$_2$O),也可能是因为采用 PEEP 适当地复张了受累的萎陷肺泡,从而改善了肺顺应性。因此目前认为,高水平呼气末正压仅在对 ARDS 相关的萎陷肺复张无效时,或未与肺保护性通气措施一起实施时,才可能增加气压伤的风险。

研究发现哮喘、慢性阻塞性肺疾病(COPD)、慢性间质性肺疾病和 ARDS 都是气压伤的独立危险因素,可能与肺泡内压增加有关。伴动态肺过度充气或肺顺应性低(终末期肺纤维化、严重 ARDS)的患者发生气压伤的风险较高。

除上述基础疾病的患者外,机械通气时中央气道梗阻、主支气管插管或支气管镜检查所致平台压长时间增加的患者;过度通气(如复苏期间过度气囊-面罩通气,或对肺切除术后的患者过度通气)导致肺过度膨胀的患者;有空洞性肺疾病(如细菌性或肺孢子菌肺炎)的患者;或具有潜在囊性肺疾病(如朗格汉斯细胞组织细胞增生症)的患者,发生气压伤的风险也比较高。

在部分机械通气患者中,对肺泡或胸膜腔的直接损伤可能导致气体逸入周围组织,引起临床表现与气压伤类似的情况。风险人群包括胸外科手术术后患者(如肺切除或活检术后)、胸部穿入伤或钝性伤患者(包括气管插管时支气管断裂或气道撕裂)、机械通气前近期有自发性气胸的患者,以及进行以下操作的患者:胸膜腔穿刺术、中心静脉置管或经支气管或经皮穿刺肺活检术。

二、机械通气相关性肺损伤

机械通气相关性肺损伤(ventilation-associated lung injury,VALI)指发生在机械通气过程中的急性肺损伤。容积伤、萎陷伤和生物伤是机械通气期间发生 VALI 的主要机制。肺泡损伤会导致肺泡通透性高、间质和肺泡水肿、肺泡出血、肺透明膜形成、功能性肺泡表面活性物质丢失及肺泡萎陷,类似于在 ARDS 中的表现。

(一)容积伤

容积伤指肺单位过度扩张伴跨肺压增加时导致的肺损伤。与气压伤不同,导致肺损伤的原因是潮气量过大(或肺容积高),而不是气道压力。

(二)萎陷伤

萎陷伤指肺泡反复扩张(吸气时)和塌陷(呼气时)造成的剪切力,使邻近肺泡和气道扩张并出现损伤。具体来说,有些膨胀不全的肺泡在呼吸期间的打开和塌陷,会对邻近的正常肺泡造成有害影响。此过程称为萎陷伤。

(三)生物伤

生物伤指呼吸机诱导损伤肺内的细胞并使其释放炎症介质。动物研究显示容积伤和萎陷伤都可导致炎症介质增加,包括肿瘤坏死因子-α(TNF-α)、白介素-6(IL-6)、IL-8、基质金属蛋白酶-9 和核转录因子-κB(nuclear factor-κB,NF-κB),可来自中性粒细胞、巨噬细胞或者肺泡上皮细胞。有证据显示,通气参数设置不当可能导致肺纤维化和多器官功能衰竭,但确切机制尚未明确。

三、内源性呼气末正压

内源性呼气末正压(intrinsic positive end-expiratory pressure,PEEPi)指因呼气不完全导致呼气末气道内压力升高。PEEPi 可加剧正压通气的血流动力学影响,增加发生气压伤的风险,并使患者触发呼吸机辅助呼吸更加困难而导致呼吸肌疲劳;此外可导致对平均肺泡内压和静态肺顺应性的错误估计。

接受正压通气的患者 PEEPi 增高的原因有很多:

（一）每分通气量增高

当大潮气量（超过患者功能残气量）、高呼吸频率或二者同时存在时，存在高每分通气量通气。大潮气量会导致患者下一次呼吸前必须呼出的气体量增加。高呼吸频率减少了呼气的持续时间。在这两种情况下，下一次呼吸在上一次呼吸完成前就开始了。高每分通气量可能是发热、感染等患者因素或呼吸机设置所致。

（二）吸气时间延长

利用延长吸气时间可改善顽固性低氧血症患者的氧合。但吸气时间延长时，呼气时间势必减少。这会导致呼气不完全和PEEPi。

（三）时间常数不均等

肺单位排空不均一的患者（如存在阻塞性气道疾病的患者）尤其易在正压通气期间发生PEEPi，即使每分通气量相对较低时亦如此。

（四）呼气气流受阻

气道阻力（如气管导管或呼吸机管道系统狭窄）升高时，呼气量减少，从而导致PEEPi。

（五）呼气气流受限

阻塞性气道疾病和呼吸系统顺应性改变同样会阻碍呼气，引起PEEPi。呼吸系统顺应性改变也可能干扰对PEEPi的准确测量。

四、通气不均一

正压通气的分布永远不会一致，这是因受通气量同时受肺泡顺应性、气道阻力和重力依赖性（上肺区相对比下肺区）这3个因素的影响。这3个因素在肺内不同区域的值不同。气道阻力最小、顺应性较好的非重力依赖区通气最好。相比之下，气道阻力增加、顺应性不好的重力依赖区通气最差。同时存在气道疾病和实质性肺疾病的患者的通气不均一性加剧。

五、通气/血流比值失调

机械通气可改变两种形式完全不同的通气/血流比值（$\dot{V}_A/\dot{Q}$）失调，即无效腔（相对于血流，通气过度的区域，$\dot{V}_A/\dot{Q}$）和分流（相对于血流，通气不足的区域，$\dot{V}_A/\dot{Q}$）。通过增加肺泡通气量（$\dot{V}_A$），建立正压通气，将增加无效腔但可减少分流。

六、增加无效腔

无效腔指未参与气体交换的肺内容积。解剖无效腔指从口、鼻至细支气管的呼吸道，既无肺泡上皮，又无肺循环血液的供应，不能参与肺泡与血液之间的气体交换。肺泡无效腔指因血流灌注不足而未参与气体交换的肺泡容积（即相对于血流而言过度通气），正常状态下非常小，已忽略不计。生理无效腔是解剖无效腔与肺泡无效腔的总和，是判断肺功能损害程度的常用指标。

正压通气增加肺泡通气而未相应增加血流灌注，往往使肺泡无效腔增加，从而加剧$\dot{V}_A/\dot{Q}$失调和高碳酸血症。

七、减少分流

因为肺泡通气不充分，血流流经不参与气体交换的肺实质时，存在肺内分流。呼吸衰竭的患者通常存在肺实质内分流增加的情况，这是因为局灶性肺不张的区域存在持续的血流灌注（即相对于血流灌注而言通气不足的区域）。

采用正压通气治疗肺不张可以通过增加肺泡通气来减少肺实质内分流，从而改善$\dot{V}_A/\dot{Q}$失调和氧合。

八、对呼吸肌的影响

机械通气可能会导致呼吸肌失用性萎缩,尤其是膈肌,这种现象称为 VIDD。控制性机械通气可能导致快速性膈肌失用性萎缩和膈肌收缩功能障碍,在接受机械通气 24h 内即可发生。在接受更长时间的正压通气患者中,快膈肌纤维和慢膈肌纤维的平均横断面积都更小。一些研究发现,在机械通气期间,膈肌肌力逐渐减弱,与膈肌损伤、萎缩和蛋白水解,氧化应激等有关。机械通气期间患者发生膈肌萎缩可能导致其机械通气时间延长、撤机困难、重症监护病房(intensive care unit,ICU)入住时间延长和并发症风险升高。

九、对黏液纤毛运动的影响

正压通气可能损害气道中黏液纤毛的运动。在机械通气的患者中,黏液纤毛的运动速度降低 80%,且支持压力与流速越高,越会降低纤毛搏动的频率和减少纤毛数量。支气管黏液纤毛运动常被破坏且引起分泌物潴留和肺炎。

(倪越男)

第二节　循环系统的生理效应

机械通气引起的血流动力学波动是急危重症患者的常见表现,会增加患者的死亡率。因此理解自主呼吸和机械通气对循环系统的生理学效应,掌握相关血流动力学监测手段,利用和防治机械通气的心肺交互作用,对改善机械通气患者的预后极为重要。

一、自主呼吸和机械通气对循环系统的生理学效应

通气对循环最重要的影响因素是肺容积的变化和胸膜腔内压(intrapleural pressure,ITP)的变化,其中胸膜腔内压的变化大小取决于应用于气道的正压及患者的心肺功能及状态。

(一)静脉回流和右心前负荷

静脉循环包括胸、腹、外周 3 个部分。

右房压直接受胸膜腔内压的影响,腹内压受膈肌运动的影响,周围静脉压则与大气压相关,胸腔外静脉压和右房压的压力差决定全身静脉回流。自主吸气时胸膜腔内压变小导致右房压降低,腹内压因膈肌下降而增加,而周围静脉压在整个呼吸周期内压力恒定,因此自主吸气时腹内压和右房压的压力梯度增加促使静脉回流及右心充盈,右心室前负荷增加。相反,正压机械通气吸气期间胸膜腔内压增加(变正)导致右房压增加,压力梯度减小引起静脉回流减少。从超声上看,自主呼吸时下腔静脉在吸气相变窄,呼气相变宽;机械通气时下腔静脉在吸气相变宽,呼气相变窄。

(二)右心后负荷

右心后负荷主要取决于肺血管阻力(pulmonary vascular resistance,PVR)和肺动脉压。PVR 取决于肺泡血管和肺泡外或肺实质血管张力的平衡,易受到肺容积变化的影响。最小 PVR 出现于肺内气体呼出至功能残气量时,肺容量在最低或最大时 PVR 升高。当肺充气在功能残气量之上趋于肺总量时,肺泡内血管受压,导致 PVR 升高。当肺容量从功能残气量降低趋于残气量时将发生肺泡外血管曲折并趋向萎陷,也导致 PVR 升高。通常肺容量在接近正常功能残气量位置上的通气,如果潮气量没有过大波动或使用适当的 PEEP,右心后负荷很少产生明显的变化。若 PEEP 明显增加则会导致肺血管阻力增加,明显增加右心后负荷,会引起右心室扩大,甚至使室间隔移位而影响左心室功能。临床上,机械通气患者 PVR 的变化还需要考虑患者是否存在低氧血症、高碳酸血症、肺栓塞等。

（三）左心前负荷

在自主呼吸时，吸气时胸腔内的负压增加，返回右心的血流量增加；右心室的充盈增加，可将室间隔推向左心室，减少左心室的充盈。此外，吸气时肺血管床扩张，肺静脉血流量随之减少，左心室的充盈量进一步下降。最终，吸气相左心室每搏输出量降低导致收缩压下降，呼气相收缩压升高，形成差异。

在正常情况下，这种差异比较小，但在病理情况下，这一效应变得明显，形成奇脉。当进行正压机械通气时，由于肺膨胀的挤压作用，左心前负荷会短时增加，而随后由于静脉回流减少引起右心前负荷减少，在几个心动周期后传递到左心导致左心充盈降低，另外因气道内压升高导致肺血流减少，左、右心室的依存关系导致右心对左心的挤压，这些共同作用会导致左心室前负荷降低。

（四）左心后负荷

左心后负荷主要取决于心室收缩时心室壁张力和大动脉血压，而心室壁张力=心室跨壁压×心腔半径/（室壁厚度×2）。其中心室跨壁压=心室内压−胸膜腔内压，因此胸膜腔内压变化会导致心室跨壁压变化进而会导致左心后负荷改变。

在自主呼吸或负压吸气期间，胸膜腔内压降低，心室跨壁压增加，因此导致左心室后负荷增加。健康人自主呼吸时对左心室后负荷没有特别明显的影响，然而在呼吸窘迫或气道梗阻的患者中，胸膜腔内压进一步降低，明显加重左心室后负荷。正压机械通气时，特别是PEEP的正压作用能减轻或克服胸膜腔内压的降低，从而降低心室跨壁压，降低左心室后负荷，对于心功能欠佳的患者，可以改善左心室功能，从而改善心输出量。

（五）其他影响

自主神经广泛分布于肺组织及胸壁，自主呼吸运动产生的肺容积变化可引发自主神经兴奋性变化，进而对心血管系统也产生相应影响。其中伴随吸气时心跳加速的呼吸性窦性心律不齐被认为是因迷走神经张力增加，反之则意味着迷走神经功能障碍。患者在机械通气建立前，往往因为低氧血症、酸中毒和容量不足等因素导致交感神经兴奋性增高。机械通气通过维持酸碱平衡、解除低氧血症和降低呼吸做功能缓解增高的交感神经兴奋性，引起血管紧张性下降，心率降低，心肌收缩力降低。

二、机械通气对循环系统生理学效应的影响因素

（一）患者心肺功能状态和代偿功能

如果患者心血管功能正常，心输出量的降低会引起机体交感神经张力增加，导致心率增快、全身血管阻力增加，外周静脉收缩可恢复周围静脉与中心静脉的压力差进而恢复足够的静脉回流，但此时肾脏及四肢血管灌注会减少。这种代偿的效应和机械通气参数也相关，当给予反射正常、血容量正常的患者低水平PEEP（$5\sim10cmH_2O$）通气时，心输出量往往不会降低，但给予更高的PEEP（$>15cmH_2O$）时，部分患者心输出量可能降低。

（二）胸、肺顺应性和气道阻力

当患者肺顺应性较差时，如ARDS患者出现肺纤维化，气道压力更多作用于扩张肺泡，而胸膜腔内压变化不大，因此很少导致血流动力学的变化。同样地，当患者肺顺应性良好而胸廓顺应性降低时，正压通气可显著升高胸膜腔内压，产生明显的心血管效应。另外当患者气道阻力增加时，尽管气道压（峰压）可能非常高，但平台压正常，往往胸膜腔内压也变化不大。

（三）机械通气参数

影响平均气道压的相关机械通气参数都会对循环造成一定的影响，如PEEP、平台压、吸气时间、吸呼气时间比、吸气末暂停时间、吸气流量等。其中PEEP的增加导致静脉血回流减少和心输出量

降低的效应更为明显。吸呼气时间比应在保证肺泡通气及氧合的前提下,尽可能缩短吸气时间,减轻其对静脉回流和心输出量的副作用,一般吸气时间与呼气时间的比值为1:(1.5~2)。总之,维持平均气道压在一个相对较低的水平可以减少机械通气对心功能的影响。如果较高的平均气道压很有必要时,为了保证足够的心输出量,须做好对血管容量负荷的管理和血管活性药的应用。

三、机械通气对循环系统影响的有效监测手段

临床上可以使用各种参数量化由于正压通气的心肺交互引起的静脉回流的变化(容量状态),以及左心室射血分数的变化(心输出量)。这些参数与心脏前负荷储备水平成比例变化,因此可用来准确地预测哪些患者对液体输注反应良好,指导临床的相关治疗。

心脏前负荷的静态指标,如中心静脉压(central venous pressure,CVP)、肺毛细血管楔压(PCWP),应用比较广泛,但对容量反应性预测可靠性较差。临床较为常用且可靠性高的为动态监测指标,如动脉的脉搏压变异度(PPV)和每搏量变异度(SVV),其特异性及灵敏度均较高。当然,PPV和SVV依旧受到一些条件的限制,如开胸状态、自主呼吸、小潮气量通气、高频通气、心律失常、腹内压升高等情况。此外,还有一些动态指标,如超声下评估呼吸时下腔静脉变异率、上腔静脉和颈内静脉直径的变异率,也有助于评估患者的容量反应性。最后,一些动态指标的动态变化也具有一定的临床价值,如被动抬腿试验、呼气末屏气试验、传统的液体负荷试验、微量输注试验等也经常应用于临床,具有各自的优势和局限性。

四、利用和防治机械通气的心肺交互作用

(一)初始机械通气

在正压通气之初,回心血量降低导致右心室前负荷降低,交感神经兴奋性降低导致全身血管阻力降低,机械通气患者易出现急性低血压,尤其是在患者本身低血容量情况下。血流动力学监测有助于防止在通气开始时的循环波动,补液治疗可以部分缓解由于正压通气所致的静脉回流减少,尤其是在使用高水平呼气末正压时。对心功能低下患者应使用正性肌力药物、血管收缩药以减轻血管扩张对心血管功能的影响,增加抗胆碱药的摄入可有助于减轻插管和通气时的迷走神经反应。

(二)左心功能不全

正常患者心功能良好,心输出量依赖于回心血量。而左心衰竭患者往往前负荷充足,舒张末容积增加,但心功能较差,心输出量降低,常继发心源性肺水肿。在机械通气时,静脉回流减少导致前负荷降低和心室跨壁压降低导致左心室后负荷降低,从而增加这些患者的心输出量和改善肺部淤血情况。正压通气也有助于维持肺泡的开放并打开因肺水肿而萎陷的肺泡从而改善氧合。因此,对左心功能不全特别是急性左心衰竭合并肺水肿的患者,正压机械通气是有益的。

(三)急性气道梗阻

急性上气道梗阻常见的原因是喉炎、喉头水肿、其他上呼吸道感染、异物吸入。急性气道梗阻会导致胸膜腔内压的急剧降低,导致回心血量短暂急剧增加和左心后负荷增加,易促发肺水肿。另外,由于继发缺氧、高碳酸血症加重了肺血管收缩作用,增加了肺毛细血管血压,进一步加重肺水肿。正压机械通气通过增加胸膜腔内压,复张肺泡,有助于改善肺水肿。

(四)撤机拔管失败

患者撤机拔管后,从正压机械通气转换为自主呼吸的负压通气,会产生一系列血流动力学变化:胸膜腔内压下降和跨膈肌压上升导致静脉回流增加,右心室前负荷增加;胸膜腔内压下降也导致左心室跨壁压增加,左心室后负荷增加;若拔管后患者出现低氧血症,会出现缺氧性肺动脉血管收缩导致肺血管阻力上升,右心室后负荷增加,进而影响左心顺应性;另外拔管后交感神经兴奋也会导致高

血压、心动过速、心律失常等;这些综合因素会导致患者出现撤机相关性肺水肿,呼吸功增加,进而导致撤机拔管失败。因此在患者撤机拔管前需要评估患者心脏功能和容量状态,特别是患者的心脏收缩和舒张功能。对高危患者,拔管后应给予相应的无创呼吸支持手段,如经鼻高流量氧疗、无创机械通气等。

(五)其他临床情况

如 ARDS 患者自主驱动过强、COPD 患者急性发作或 ARDS 患者实施肺复张、突然断开呼吸机(特别是高水平呼气末正压支持时)、PEEPi 过高时,都会因为心肺交互作用对患者产生一定的影响,临床上需要根据不同患者的病理生理状态来综合分析和防治。

最后,呼吸治疗师和临床医生需要理解自主呼吸和机械通气对循环的生理学效应及影响因素,掌握机械通气在心血管系统治疗中的作用,并对危重患者进行血流动力学监护,科学进行液体治疗或使用血管活性药,从而最大限度减小或改善机械通气对心血管功能的作用。

(刘 凯)

第三节 其他系统的生理效应

一、对胃肠道的影响

机械通气可改善患者的氧合和 $PaCO_2$ 水平,有利于胃肠道功能的维护。气道正压可能会引起心输出量的减少,从而降低内脏的灌注。胃肠道灌注的降低可导致应激性溃疡,尤其是在机械通气超过 48h 后。同时,正压通气还可能导致其他的胃肠道并发症,包括反流性食管炎、腹泻、非结石性胆囊炎和胃肠动力不足。同时,机械通气还可引起胃肠胀气,尤其在使用无创机械通气的患者中。

二、对肾脏的影响

机械通气可导致患者心输出量的减少、交感神经张力升高或体液通路激活。因此,机械通气可通过促进炎症介质(如白细胞介素-6)的释放及肾血流减少引起肾损伤。但同时,机械通气可改善患者的氧合,降低患者的 $PaCO_2$,有利于改善肾血流量,维持肾功能。

三、对肝脏的影响

机械通气一方面可通过改善通气和换气功能以改善患者的肝功能,但同时,正压也会导致肝静脉和门静脉回流障碍,发生肝淤血。正压也会导致心输出量的降低,导致肝缺血。

四、对中枢神经系统的影响

机械通气可通过影响患者 PCO_2 而改变脑血流量。当 PCO_2 过度下降时,pH 过高,可引起脑血流量显著减少,脑脊液产生量下降,颅内压降低。另一方面,机械通气导致胸膜腔内压升高,阻碍了大脑静脉回流。另外,在动物模型中,发现机械通气可引发海马区神经元凋亡。

五、肌无力

机械通气的患者全身肌无力的发病率较高,与机械通气过程中镇静、镇痛药及肌肉松弛药(可简称肌松药)的使用、患者病情严重程度及治疗期间长期卧床有关。

六、对免疫系统的影响

正压通气可能诱发炎症,可能与潮气量大小、PEEP 值大小有关。根据一项动物研究,发现正压通气还可能促使气管内细菌迁移到血流中。细菌迁移在大潮气量和低 PEEP 时最为显著。

七、对睡眠的影响

机械通气会干扰患者的睡眠,但同时,也可以改善患者的睡眠。一方面,对患者进行呼吸支持,有利于降低患者的呼吸功,改善其缺氧相关症状,改善患者的睡眠。但另一方面,机械通气过程中的人机不同步,以及一些通气模式下,如 PSV,可能诱发中枢性睡眠呼吸暂停,导致患者睡眠质量下降。

八、其他影响

机械通气过程中,患者长期卧床不仅会导致全身肌无力,还会发生胰岛素抵抗、静脉血栓栓塞性疾病及关节挛缩等。在机械通气期间,常会抬高床头来预防误吸和呼吸机获得性肺炎,但这增大了对骶部皮肤的压力而可能增加该部位压疮的发生风险。

(倪越男)

第四章　有创机械通气模式和初始参数设置

第一节　模 式 基 础

一、容积控制通气与压力控制通气

呼吸类型与不同呼吸时相之间的关系被称为机械通气模式。在患者接受机械通气时,机械通气模式是最主要的呼吸参数设置之一。随着时代的进步,几十年来,机械通气模式出现了多种新型自主型模式、智能型模式和复合型模式。尽管有多种模式可用,但缺乏一种模式明显优于其他模式的证据,因此对模式的选择通常基于临床医生/呼吸治疗师的判断。

传统模式包括持续指令通气(CMV)、间歇指令通气(IMV)、压力支持通气(PSV)等,它们仍然是临床工作中常用的模式,同时也是用好其他新型复杂模式的基础,本节将重点介绍。

一般情况下,在呼吸周期的吸气时相段,通气支持常见两种方法,分别是容积控制通气与压力控制通气。在任何时候,呼吸机都会控制施加到气道的容积(流量)或压力。一些以容积为目标的模式,如压力调节容积控制通气和自适应支持通气,实际上是通过调整压力控制水平来实现输送设定的潮气量。

尽管人们通常使用术语"容积控制",但实际上呼吸机控制的是"吸气流量"。在压力控制通气期间,随着肺泡内压接近施加到气道的压力,吸气流量相应减少。

表 4-1-1 显示了容积控制通气与压力控制通气时的重要变量。

表 4-1-1　容积控制通气与压力控制通气时的重要变量

通气模式	重要变量
容积控制	潮气量、呼吸频率、吸气流量、流量形态、吸气时间、呼气时间、吸呼气时间比
压力控制	吸气压力、压力上升时间、呼吸频率、吸气时间、呼气时间、吸呼气时间比

(一)容积控制通气

对于容积控制通气(volume control ventilation,VCV),每次呼吸期间潮气量是恒定变量,吸气压力是可变的。随呼吸力学(如阻力、顺应性)和患者呼吸努力程度的变化,气道压力会发生相应变化,此时容量输送是恒定的。使用容积控制通气,临床医生可以设置潮气量、流量形态、峰值吸气流量、呼吸频率和触发灵敏度。

在某些呼吸机中,需要设置吸气时间、每分通气量和吸呼气时间比,而不是潮气量和流量。甚至在另一些呼吸机中,吸气时间和流量都是设置的。如果吸气时间长于输送潮气量所需的时间,则会导致吸气末暂停。容积控制通气可用作持续指令通气或同步间歇指令通气。

(二)压力控制通气

压力控制通气(pressure control ventilation,PCV)不应控制潮气量,而应控制压力,即在吸气阶段施加固定压力。此外,还设置吸气时间或吸呼气时间比、呼吸频率和触发灵敏度。随着呼吸力学(如阻力、顺应性)和患者呼吸努力程度的变化,潮气量会发生相应变化,因为压力是恒定的。

如表 4-1-2 所示,VCV 和 PCV 之间的主要区别分别是固定的潮气量或固定的吸气峰压(peak inspiratory pressure,PIP)。在新一代呼吸机中,临床医生还可以设置压力上升时间(达到设定压力所需的时间),这是通过改变从基线到峰流量的流量增加斜率来实现的。

表 4-1-2　容积控制通气与压力控制通气的比较

变量	容积控制通气	压力控制通气
潮气量	恒定	变化
吸气峰压	变化	恒定
流量形态	设置	变化
峰流量	设置	变化
吸气时间	设置	设置
呼吸频率	设置	设置

PCV 和 VCV 各有优缺点。采用哪种模式通常基于个人选择,以及最重要的是依据模式的优点或缺点,结合患者需求进行个体化选择。

PCV 和 VCV 的生理学效应、肺损伤、同步性和患者结局相似。尤其是将 PCV 与流量递减波 VCV 进行比较时,PCV 的主要优点是吸气峰压和肺泡峰值压力保持在恒定水平。流量随患者的需求而变化,可能会改善人机同步性。然而,当患者需求增加时,反而可能会增加输送过大潮气量的有害性。其主要缺点是难以快速识别患者呼吸力学的改变,并且潮气量随呼吸力学的变化而变化,增加了血气变化的可能性。

二、控制、辅助和支持通气

(一)控制通气

控制通气的"控制"体现在呼吸的每一个时相,在吸气初始,患者不需要达到触发灵敏度,呼吸机强制按照预先设定的压力、潮气量、流量(流量形态和流量大小)等相关参数进行送气,达到预设的吸气时间后自动转换为呼气,达到预设的呼气时长后又强制开始下一次送气,患者整个呼吸周期完全由呼吸机来决定。

因此控制通气完全抑制患者呼吸肌做功,有效改善其呼吸疲劳,但长时间的控制通气容易导致呼吸肌失用性萎缩,最终呼吸机依赖,脱机困难。值得注意的是,从呼吸机的角度来看,没有完全的控制通气模式。如果患者的呼吸完全由呼吸机控制,这是药理学或病理生理学支持的结果,而不是呼吸机模式。无论呼吸机模式如何,呼吸机的宗旨始终是帮助患者呼吸。

(二)辅助通气

辅助通气(assist ventilation,AV),在习惯上被认为患者仅在吸气初期做功,即只做触发呼吸机送气(触发灵敏度)的呼吸功。但现有膈肌肌电图监测显示,辅助通气下,患者做功持续整个吸气期,包括触发期、送气期,直到吸气信号的终止和呼气信号的出现才会终止吸气。

在辅助通气模式下,整个呼吸周期由患者自主呼吸和呼吸机共同参与,患者通过达到触发灵敏度决定何时开始吸气,触发送气后,呼吸机按照预先设定的压力、潮气量、流量(流量形态和流量大小)等相关参数进行送气,整个吸气过程中患者仍然自主做功参与达到目标压力/容积,吸气信号终止并出现呼气信号才转为呼气。因此在辅助通气情况下,患者的呼吸频率大于等于呼吸机预设的背景呼吸频率,吸呼气时间比也不同于预设吸呼气时间比。

持续指令通气（CMV）设置了最低呼吸频率，即背景频率。患者以更快的速度触发呼吸机，但每次呼吸都属于强制呼吸类型。强制呼吸可以是容积控制或压力控制。因此 CMV 通常被称为辅助/控制通气（A/C）。术语 CMV 和 A/C 可互换使用。

（三）支持通气

不同于辅助/控制通气可以由容积控制或压力控制来确定强制呼吸的类型。支持通气通常指压力支持通气（PSV），常见于 PSV 或同步间歇指令通气（SIMV）模式中的自主呼吸窗。

在 PSV 模式下，呼吸机通过预设的吸气压力水平协助患者吸气，呼吸的触发与周期全部取决于患者的呼吸努力。在 PSV 期间，不同于辅助/控制通气，确定呼吸频率、吸气时间和潮气量均为患者本身而非机器设置。在 SIMV 模式下，指令呼吸通过容积控制或压力控制通气间歇地进行；在强制呼吸之间，允许患者自主呼吸，称为自主呼吸窗。对 SIMV 而言，自主呼吸通常是压力支持的，在自主呼吸阶段下呼吸机通过预设的吸气压力水平协助患者吸气，呼吸的触发与周期全部取决于患者的自主呼吸努力。

支持通气可以发挥自主呼吸的调节作用，改善气体分布和通气/血流比值，对血流动力学影响小，人机协调性好，设置合理的情况下，既能使患者呼吸肌得到休息，改善呼吸肌疲劳，又能防止呼吸肌失用性萎缩。

在呼吸机完全支持下，患者不会触发呼吸机或自主呼吸，这可以通过患者的原发疾病过程（如神经肌肉疾病）、药物治疗（如麻痹）或足够高的每分通气量来抑制患者的呼吸驱动（如过度换气）实现。对病情严重的患者，通常首选 CMV 全面支持，以降低其呼吸做功的氧耗并实现对患者进行控制通气。

在呼吸机部分通气支持下，部分呼吸功由呼吸机提供，其余由患者提供。部分通气支持通常在机械通气撤机期间使用。部分通气支持也受到临床医生的青睐，他们认为这可以维持呼吸肌肌张力，使患者能够对通气模式保持一定的控制，并提高患者的舒适度和同步性，CMV、SIMV 或 PSV 均可实现部分通气支持。

现代一些品牌的呼吸机在临床使用过程中，如果在辅助/控制通气模式中患者没有自主呼吸或自主呼吸微弱不能触发呼吸机送气，呼吸机则提供强制呼吸，显示"C"，提示目前是控制通气。如果患者存在自主呼吸，能自主触发呼吸机送气，呼吸机则显示"A"，提示目前是辅助通气。如果在 PSV 模式或 SIMV 模式中，患者有一定自主呼吸能力，呼吸能力可以贯穿整个呼吸周期（即呼吸的触发与周期全部取决于患者的自主呼吸能力），此时呼吸机在预设的吸气压力水平下协助患者吸气，呼吸机则显示"S"，提示目前是 PSV，患者自主呼吸。

（周永方　吕垠遐　董美玲）

第二节　辅助/控制通气模式

辅助/控制通气（assist-control ventilation，A/C）模式，简称 A/C 模式，是目前最常用的模式之一。其包含控制通气（CV）和辅助通气（AV）。

一、容积辅助控制通气模式

在容积辅助控制通气（volume assist-control ventilation，V-A/C）下，呼吸机可预设恒定的潮气量或流量、吸气时间（包括触发时间、送气时间、屏气时间）和背景呼吸频率。

潮气量的设置分为直接设置和间接设置两种方式。

1. **直接设置**　又分为两类。

（1）容积限制容积转换：指达到预设恒定的容积后则转换为呼气。该类型缺乏屏气时间，不符合自然呼吸的特点，容易使气体分布不均一，因此已基本被淘汰。

（2）容积限制时间转换：指达到预设恒定的容积，并维持一段时间，达到预设的吸气时间后转换为呼气，若预设的吸气时间不合理，易造成人机对抗。

2. 间接设置 特点为限制流量（流量大小和递送形态）、时间转换，是目前现代机械通气最常用的定容型模式设置。现代呼吸机设置潮气量主要包含以下几个方面：

（1）目标潮气量：指设置为事先希望呼吸机能输出达到的数值，若流量（与流量形态、流量大小有关）、送气时间等参数设置合理，则实际潮气量等于目标潮气量，否则实际潮气量会小于目标潮气量。

（2）吸气流量波形：正常健康人自然呼吸时，流量波形呈现近似于正弦波。目前市面上的呼吸机有多种类型的流量形态：方波、递减波、递增波、正弦波等可供临床医务工作者使用（图4-2-1）。

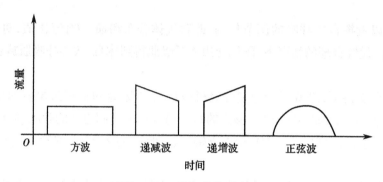

图 4-2-1　常见的流量形态

临床最常用方波和递减波。

方波的特点为呼吸机一旦开始送气，则流量迅速上升至预设流量大小，并按照此恒定流量进行送气直至送气时间结束，因而峰流量等同恒定流量。递减波的特点则为呼吸机一旦开始送气，流量迅速上升至预设流量大小后则呈线性下降，直至送气时间结束，一般情况下流量降至峰流量25%时停止送气，因而平均流量大小等于峰流量的62.5%。

理论上，对呼吸平缓的患者，除递减波以外的流量形态均能满足患者的需求，并且流量低、持续时间长；但实际过程中，由于呼吸机阀门、触发灵敏度、人工气道、呼吸回路等均形成一定的呼吸阻力而造成送气延迟，因而方波或递减波更能减少送气延迟，改善患者的人机协调。对呼吸深快的患者，应尽可能选择递减波，高的流量峰值更能满足患者吸气初始的高流量需求，同步性更好，更符合患者的病理生理状态，此时也需要注意设置合适的潮气量以及合理的吸气时间或者适当的吸呼气时间比。

总体而言，递减波更能满足患者吸气初始需求，适合大多数患者。

（3）流量：单位为L/min，一般情况下，方波的流量选择为40~60L/min，递减波为60~90L/min。流量形态和大小的选择需要符合疾病的病理生理特点以及患者当时的呼吸生理状态，因为它们共同决定了是否满足患者吸气初始的需求。如果患者呼吸深快或标准体重较大时则流量较大，反之则较小。如果应用大剂量镇痛、镇静或者肌肉松弛药打断患者自主呼吸，则不需要过分强调流量形态和大小。

（4）流量上升速度：指流量在多长时间内上升至预设流量，一般设置为0~0.3s。无论是方波还是递减波，流量迅速上升至峰值，对一部分呼吸窘迫的患者改善其人机协调性极其重要。上升速度若过慢，会导致吸气初期流量不足、潮气量下降，导致患者代偿性的呼吸增快，进而出现人机对抗，呼吸功显著增加,呼吸波形上可见容积-时间曲线波形出现凹陷性变化,同时气道峰压下降。若患者无自主呼吸或自主呼吸微弱,则可能呼吸波形无任何变化或变化较小。上升速度若过快,迅速上升的气流则会对患者气道形成一定程度的刺激,造成患者频繁呛咳,从而降低人机协调性。

(5)吸气时间(inspiratory time,T_i):包含触发时间、送气时间和屏气时间,等于三者总和。如果患者无自主呼吸,采用控制通气则不包含触发时间。临床常用的吸气时间为0.8~1.4s,其中送气时间一般为0.6~1.2s,但实际临床应用中,吸气时间变异范围大,容易引起人机对抗。如一些脑外伤患者会呈现库斯莫尔呼吸,送气时间会超过常规的1.2s,甚至更高。

屏气时间指在呼吸机送气结束后,不开放呼气阀门继续保持一段时间现有的压力直到呼气,有助于肺内气体再分布,改善肺换气。屏气时间一般按照绝对值进行设置,常为0.2~0.4s;但目前一些呼吸机也可根据吸气流量大小间接设置屏气时间,同等目标潮气量下,流量大,送气时间短则屏气时间长;反之流量小,则送气时间长屏气时间短。

吸气时间的调节更应符合疾病的病理生理特点及患者当时的呼吸生理状态,如急性肺实质或肺间质疾病患者为深快呼吸,慢性肺实质或肺间质疾病患者为浅快呼吸;COPD患者在缓解期为深慢呼吸而在加重期为浅慢呼吸,此4种不同的呼吸形式,患者的吸气时间、屏气时间、吸呼气时间比等也均有不同。

(6)吸呼气时间比(inspiratory to expiratory ratio,I/E ratio):在控制通气模式下,吸呼气时间比由预设的吸气时间和预设呼吸频率决定。存在自主呼吸触发吸气时,吸呼气时间比由预设的吸气时间和实际呼吸频率共同决定。正常健康人自然呼吸时,吸呼气时间比约为1:4,机械通气患者常规为1:2。吸呼气时间比的选择也需要符合疾病的病理生理特点,并需要结合患者当时的呼吸生理状态。

(7)呼吸频率(respiratory rate,RR;respiratory frequency,f):患者无自主呼吸触发送气时,为控制通气,实际呼吸频率等于预设背景呼吸频率;患者存在自主呼吸触发送气时,为辅助通气,实际呼吸频率大于或等于预设背景呼吸频率。

(8)呼气末正压(PEEP):指预设的在患者呼气末时气道内压力的数值。PEEP是机械通气时预设的基线压力水平,贯穿于整个呼吸周期,可以影响气道峰压(peak airway pressure,Ppeak)和平台压(plateau pressure,Pplat)的数值。PEEP选择合理可避免患者肺泡塌陷,使肺泡充分扩张,增加功能残气量,改善通气和氧合,改善通气/血流比值,从而治疗低氧血症。此外,对呼气气流受阻的患者,PEEP还可以对抗PEEPi,维持小气道在呼气时开放,促进CO_2的排出。

二、压力辅助控制通气模式

压力辅助控制通气(pressure assist/control ventilation,P-A/C)即在整个通气过程中,压力是限制的,且压力、吸气时间或吸呼气时间比、呼吸频率和触发灵敏度等均由呼吸机控制。

压力辅助控制通气包括两种类型:压力限制、压力转换;压力限制、时间转换。

第一种类型为早期的P-A/C模式,即压力上升至预设的压力高限后转换为呼气,压力波形近似三角形,易造成患者潮气量不足、气体分布不均,引起人机对抗,现目前已基本被淘汰。第二种类型为目前呼吸机最常用的类型,即呼吸机送气时,压力上升至预设压力高值后继续维持至达到预设吸气时间后转为呼气,若吸气时间设置合理,则包含送气时间及屏气时间,更有利于保障患者潮气量和改善气体分布。

气道压力恒定,压力的大小是预设的,因此峰压恒定,压力控制通气时压力-时间曲线波形为方波。

1. 吸气压力坡度/吸气压力上升时间 即通气压力逐渐上升至预设吸气压力值的坡度或时间,

吸气压力上升时间一般不超过 0.3s,否则流量上升速度过慢,会导致吸气初期流量不足、潮气量下降,导致患者代偿性呼吸增快,进而人机对抗,呼吸功显著增加。不同的吸气压力坡度可以满足不同患者的需求。坡度较陡时,流量高,吸气时间短,适合深快的呼吸形式,如 ARDS 患者;坡度较缓时,流量低,吸气时间长,则适合深慢的呼吸形式,比如 COPD 缓解期患者。临床应用时,需要符合疾病的病理生理特点、患者当时的呼吸生理状态以及结合当时患者的流量、压力、容积-时间曲线波形进行设置调整。

2. 呼吸频率　患者无自主呼吸触发送气时,为控制通气,实际呼吸频率等于预设背景呼吸频率;患者存在自主呼吸触发送气时,为辅助通气,实际呼吸频率大于或等于预设背景呼吸频率。

3. 吸气时间和吸呼气时间比　与 V-A/C 模式相同,吸气时间包含触发时间、送气时间和屏气时间,等于三者总和,如果患者无自主呼吸采用控制通气,则不包含触发时间。临床常用的吸气时间为 0.8~1.4s,其中送气时间一般为 0.6~1.2s。在无患者自主呼吸触发时,控制通气模式下,吸呼气时间比由预设的吸气时间和预设呼吸频率决定。存在自主呼吸触发吸气时,吸呼气时间比由预设的吸气时间和实际呼吸频率共同决定。需要注意的是,背景频率较慢,而患者实际呼吸频率较快时,会出现实际吸呼气时间比反比通气的情况,此时需要缩短预设的吸气时间,适当应用镇痛、镇静药,避免反比通气的出现。排除疾病本身的影响,最佳选择应尽可能选用自主通气模式,改善人机同步。

4. P-A/C 模式　由于压力限制且恒定,故而随呼吸力学(如阻力、顺应性)和患者自主呼吸努力程度的变化,输送的潮气量是不稳定的。潮气量的大小主要由实际的通气压力决定,而实际的通气压力为预设压力与呼气末肺泡内压之差。影响实际通气压力的因素较多:吸气时间、吸呼气时间比、气道阻力、胸/肺顺应性、患者的自主呼吸努力程度等,因而实际潮气量的大小也由这些因素共同决定:

(1)预设压力:决定预设通气压力,进一步影响峰流量和平均流量,决定了送气时间的长短,最终影响潮气量。

(2)预设吸气时间:合理的预设吸气时间是送气气流终止于吸气晚期或者吸气末流量下降至峰流量 25%,吸气时间不足或设置过长均会造成潮气量不合理;吸气时间不足,则吸气结束时仍有较高气流,造成潮气量过小,患者自主呼吸频率上升,甚至在呼气未结束时开始下一次吸气,易造成患者呼吸窘迫、反比通气、人机对抗,进而引起呼吸功能恶化,需要避免设置过短的吸气时间;吸气时间过长将会形成过长的屏气时间,导致患者需要呼气时仍然屏气,而在呼气期患者产生吸气,引起人机对抗造成气压伤等。

(3)自主呼吸:自主呼吸时会造成实际通气压力远高于预设压力,吸气初期胸腔和肺泡内压明显下降,预设压力与肺泡内压差值即实际通气压力增大,峰流量增大,同时自主呼吸的存在延长了吸气末气道内压与肺泡内压的平衡时间(实际送气时间),最终影响潮气量。

(4)PEEPi:患者存在 PEEPi>PEEP,患者无自主呼吸时,实际通气压力为预设压力与 PEEPtot(PEEPi 与 PEEP 的综合压力值,高于 PEEP)的差值,该差值小于常规的预设压力与 PEEP 的差值,因此造成潮气量过小。而患者有自主呼吸时,PEEPi 的存在使得患者吸气触发延迟,预设吸气时间的情况下造成送气时间缩短,使得潮气量减小。

(5)气道阻力:吸气的气道阻力增加,使得气流流动速度减慢,平均流量下降,引起潮气量减小;呼气气道阻力增加,限制了呼气的流量,呼气末流量未降至 0 则开始下一次吸气,形成动态肺过度充气,最终导致有效通气肺容积下降,进而引起潮气量减小。

(6)呼吸系统顺应性:患者呼吸系统顺应性下降时,实际通气压力不变,即峰压和肺泡内压差值不变,峰流量也不变,但气流流量迅速下降,使得肺泡内压和气道压力平衡的时间缩短,进而缩短吸气时间,潮气量减小。

P-A/C 和 V-A/C 模式各有优缺点。P-A/C 模式限制压力,人机协调性好,不易发生气压伤,但影响潮气量的因素多,易造成潮气量过大或过小,影响血气的通气指标。V-A/C 模式可以预设目标潮气量,从而精准控制输送的潮气量,但设置不合理时容易引起人机对抗造成气压伤。

无论哪种模式,模式之间并无优劣,最重要的是依据各自模式的优点或缺点,结合患者疾病的病理生理特点以及需求来个体化选择,同时也需要考量临床医务工作者对模式的掌握和操作熟练程度。

（周永方　吕垠遐　董美玲）

第三节　压力支持通气模式

一、压力支持通气模式的特点

压力支持通气(pressure support ventilation,PSV)是一种部分支持通气模式,主要特点为整个呼吸周期,呼吸机仅提供一定水平的支持压力进行辅助,自主触发吸气、维持通气压力、吸呼转换均由患者自身决定或参与,表现为压力限制、流量转换。该模式人机协调性好,患者自主做功多,适用于有一定自主呼吸能力、通气阻力不大的患者,常用于撤离呼吸机阶段。

PSV 模式的实施分为 3 个阶段,即吸气触发的识别、通气压力的维持、吸气终止呼气转换的识别。

二、吸气触发的识别

同其他部分支持通气模式一样,识别自主吸气的信号可以是压力、流量、容积或气流形态的变化。临床上常用压力触发和流量触发,不同呼吸机触发反应时长不一致,目前市面上的新式呼吸机,反应时长已较老式呼吸机明显缩短,同步效果都较好。

三、通气压力的维持

PSV 一旦触发吸气,呼吸机则充分开放吸气阀,使压力迅速上升至预设的压力支持水平,此时峰压与肺泡内压之差最大,流量最高。随通气压力逐渐缩小,峰压与肺泡内压之间逐渐达到平衡,流量迅速下降,呈递减波形式。

(一) 吸气压力上升梯度

吸气压力上升梯度即通气压力逐渐上升至预设吸气压力值的坡度。多数自主呼吸较强的患者,吸气初始流量需求高,递减波更能满足吸气需求,不同的吸气压力坡度可以满足不同患者的需求。

常见的吸气压力上升梯度设置有两种方式:一种是设置上升时间,常规为 0~0.3s;0~0.2s 坡度较陡,0.1~0.3s 坡度较缓。一般建议不要超过 0.3s,否则流量上升速度过慢,会导致吸气初期流量不足、潮气量下降,导致患者代偿性地呼吸增快,进而人机对抗,呼吸功显著增加。另一种是设置压力坡度的相对值,不同厂牌呼吸机有不同建议值,不清楚相对值含义的情况下,优先选择坡度最小的值。

(二) 通气压力

PSV 模式下常规峰值吸气压力不超过 $30cmH_2O$,随着近年来对机械通气研究的不断深入,临床上建议常规峰值吸气压力不超过 $15cmH_2O$,控制合适的驱动压力。更高的驱动压力是不需要也是不被允许的,否则建议更换为控制为主的机械通气模式。

四、吸气终止呼气转换的识别

PSV 模式下,有 3 种转换方式,即流量转换、压力转换、时间转换。通常流量转换作为一级吸呼气转换指标,二级吸呼气转换指标是压力和时间。换句话说,当流量降低到呼吸机确定的水平、压力上升到呼吸机确定的水平或吸气时间达到呼吸机确定的极限时,PSV将转换到呼气阶段。

(一)流量转换

呼吸机转换到呼气阶段的流量可以是固定流量、基于峰值吸气流量的百分比流量或基于峰值吸气流量和实际吸气时间的流量。新一代呼吸机允许临床医生将呼吸机转换的终止流量调整到适合患者实际吸气时间的水平。常见的流量转换绝对值为 2~6L/min,也可以设置为峰值流量的25%。

(二)压力转换

气道压力超过预设值,一般为 $1~3cmH_2O$,是一种安全设置。若患者咳嗽、躁动或提前呼气出现气道压力增高时,自动呼气,避免肺过度充气和人机对抗。

(三)时间转换

时间转换与压力转换类似,是一种安全设置值。若吸气时间过长,可提前终止转为呼气。

PSV模式是自主通气模式,因此压力水平和患者自主呼吸共同决定呼吸形式,自主呼吸对流量形态、吸气时间、呼吸频率、潮气量都有一定的调节作用,符合呼吸支持生理,在支持压力水平下进行变化。

多种因素会影响潮气量:预设的通气支持压力、实际的通气支持压力、吸气初期肺泡内正压、吸气压力上升梯度、吸呼气转化的水平等。

五、PSV 的生理学效应

PSV模式下,支持通气可以发挥自主呼吸的调节作用。自主呼吸参与调节每一次呼吸,可改变呼吸形式,使通气辅助最优化,人机协调性好,患者感觉舒适,镇静药等药物使用量减少,可以缩短机械通气时间。

此外PSV还可以改善肺内气体的分布,使得重力依赖区肺泡开放,避免塌陷,能够显著地改善通气/血流比值。自主呼吸增加胸腔负压,降低平均气道压,对血流动力学影响小。在压力支持水平设置合理的情况下,既能使患者呼吸肌得到休息,改善呼吸肌疲劳,也可以防止呼吸肌失用性萎缩。正常情况下,呼吸回路、人工气道、吸气阀门等阻力的存在,使得呼吸肌做功显著增加,而PSV作为压力支持补偿手段,可以减少患者这一部分的做功。值得注意的是,在支持水平不足、压力上升梯度不合理、吸呼转换水平不合理的情况下,PSV将会导致患者出现呼吸窘迫,呼吸做功增加,需要警惕。

如果在PSV期间患者发生呼吸暂停,当前这一代呼吸机可提供后备通气(容积控制或压力控制通气),但这是一种报警情况,需要及时处理、干预。

(周永方　吕垠遐　董美玲)

第四节　同步间歇指令通气模式

间歇指令通气(intermittent mandatory ventilation,IMV)允许患者在机器循环或指令通气之间自主呼吸。同步间歇指令通气(synchronized intermittent mandatory ventilation,SIMV)是一种在间歇指令通气的基础上进行了改进,以降低人机不协调发生概率的通气模式。该模式在全球广泛应用于成年和新生儿危重患者的机械通气。然而,目前成人的SIMV应用比例已经下降,而在新生儿中,SIMV应用仍然普遍。

一、定义

SIMV是一种部分支持的呼吸机模式,在间歇指令通气的基础上将按时间触发的指令通气与患者吸气保持同步,加入触发窗的概念,以减少人机对抗。在指令通气之间,允许患者自主呼吸(图 4-4-1)。

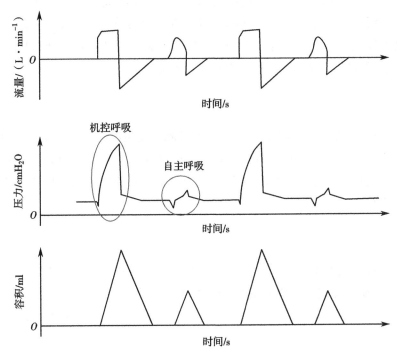

图 4-4-1　SIMV 的指令通气和自主呼吸(控制通气为容积控制)

　　触发窗按 SIMV 设定的指令通气频率确定的时间间隔分布,并在制造商设定的特定时间段内保持打开状态。如果在触发窗内检测到患者的吸气努力,则给予一次辅助通气。如果在触发窗内没有检测到患者的吸气努力,呼吸机将提供一次控制通气。触发窗内仅会产生一次通气(患者触发的辅助通气或呼吸机提供的控制通气)。触发窗内一旦产生通气,触发窗即结束,直到下一次触发窗之间的间歇,患者可进行自主呼吸。与 A/C 模式类似,SIMV 模式中的指令/控制通气可以是容积控制、压力控制、压力调节容积控制通气,而自主呼吸总是压力支持呼吸。

　　在 SIMV 模式下,部分呼吸功由呼吸机提供,其余由患者提供。部分支持被认为可以维持呼吸肌肌张力,使患者能够对通气模式保持一定的控制,并提高患者的舒适度和同步性。完全控制通气可导致患者出现呼吸肌失用性萎缩。

二、生理影响

　　1. 呼吸和呼吸模式的控制　在早期 SIMV 开发时,人们认为 SIMV 在控制通气期间患者吸气肌活动减少,并且允许自主呼吸与呼吸肌休息相结合的方式可以促进撤机。通过降低控制通气频率,可以增加患者吸气努力,直到患者恢复对自主呼吸的完全控制。然而,两项前瞻性多中心随机临床试验表明,使用 SIMV 逐渐撤机的效果不如其他方法(T 管试验、PSV 及每日一次的自主呼吸试验)。

　　SIMV 对呼吸形式的影响取决于辅助水平。潮气量和自主呼吸的频率会随指令通气频率的降低而逐渐增加。与指令通气相比,患者自主呼吸的潮气量相对较小,因此自主呼吸期间,无效腔与潮气量之比不可避免地增加。为维持恒定的肺泡通气,自主呼吸频率会增加。

　　2. SIMV 模式下的呼吸做功　SIMV 对吸气肌做功和吸气努力的影响由机器辅助水平决定。SIMV 会使患者呼吸做功增加。减少患者呼吸做功的方法是增加 SIMV 的控制通气和自主呼吸的压力支持水平。

三、适应证和禁忌证

SIMV 的已知益处包括提供最低通气保障、允许患者自主呼吸、锻炼呼吸肌肌力、减少呼吸性碱中毒的发生风险、降低平均气道压力。有自主呼吸的患者才能在 SIMV 模式中获益。机器辅助的水平必须根据患者的通气需求设定。当患者的通气需求较高时,禁止使用低间歇指令通气设置;同样,在患者的通气需求降低后,间歇指令通气设置水平也不应该太高。

四、SIMV 在呼吸机撤离中的应用

SIMV、PSV 和 T 管试验最初用于成年患者作为机械通气撤机的一种手段。使用 SIMV 进行撤机时,以 1~4h 的间隔逐渐下调指令通气频率(每步 1~3 次/min),并保证动脉血气 pH 大于 7.30。当指令通气频率为 0 或接近于 0 保持数小时或 24h,可考虑给患者拔管。但多项研究结果表明 SIMV 撤机速度较其他方法慢。

五、总结

作为成年和儿科急危重症患者、术后患者呼吸机的主要模式,SIMV 仍然是最广泛使用的通气模式之一。但作为一种撤机技术,SIMV 已被证明不如 T 管试验和 PSV。

(周永方　吕垠遐　董美玲)

第五节　其 他 模 式

一、双相气道正压通气

双相气道正压通气(biphase positive airway pressure,BiPAP)又称双水平气道正压通气(bilevel positive airway pressure ventilation,BiPAP),是定压性通气模式,允许自主呼吸和控制通气同时存在。其基本特点是通过两个伺服阀完成通气,在吸气相和呼气相均提供了适当、可变的持续气流并形成一定程度的正压,同时允许患者在吸气相和呼气相自主呼吸。在吸气相若患者出现自主呼吸,则持续气流进入患者气道,而压力不变;若在吸气相,患者自主呼气,则呼出气流迅速通过呼气阀排出,因此能够保证基础潮气量而避免患者吸气不足、气道压力报警、人机对抗等。模式特点:

1. 持续气流　流量触发,呼气期有持续气流可用于完成流量触发。

2. 可演变为多种呼吸模式　基本工作原理类似于 PCV 和 CPAP 的结合。应用 BiPAP 时,除触发灵敏度外,还需要调节高压和低压(P_1 和 P_2)、高压时间和低压时间(T_1 和 T_2)4 个参数。

在不同条件下,依据不同参数设置和自主呼吸的参与度,可表现为不同呼吸模式,如 CPAP、P-A/C、压力控制同步间歇指令通气(pressure-controlled synchronized intermittent mandatory ventilation,P-SIMV)、定压型反比通气(pressure-controlled inverse ratio ventilation,P-IRV)、气道压力释放通气(APRV)。

(1)无自主呼吸:$P_1>P_2$、$P_2=0$、$T_1<T_2$,即 PEEP 为 0 的 PCV 模式;$P_1>P_2$、$P_1>0$、$T_1<T_2$,即有 PEEP 的 PCV 模式;$P_1>P_2$、$P_1=0$、$T_1>T_2$,即 PEEP 为 0 的 P-IRV 模式或 APRV 模式;$P_1>P_2$、$P_1>0$、$T_1>T_2$,即有 PEEP 的 P-IRV 模式或 APRV 模式。

(2)间断有自主呼吸:$P_1>P_2$、$T_1<T_2$,患者自主呼吸常出现在低压水平时相,类似于 P-SIMV;$P_1>P_2$、$T_1>T_2$,患者自主呼吸出现在高压水平时相,即有自主呼吸的 APRV。

(3)持续自主呼吸:$P_1=P_2>0$,为 CPAP;$P_1=P_2=0$,为患者自主呼吸。

3. 独特的压力调节　BiPAP 压力较低,一般为 20~30cmH_2O,少数呼吸机可提供更高的压力,达

到 40cmH$_2$O；应用 BiPAP 时，吸气相压力即高压和呼气相压力即低压，两种压力的调节互相不影响，也是其作为"万能"模式的重要原理。

4. 气道压力稳定　拥有 BiPAP 的呼吸机，其 CPAP/PEEP 阀门与传统相比性能更好，形成的气道压力更稳定，可避免机械通气时因患者自主呼吸增强导致气道压力升高或降低，人机配合良好。

5. 有漏气补偿功能　由于持续气流的存在，在漏气时，吸气阀门可打开，呼气阀门变小，输入气流增多，排出气流下降，从而补偿漏气量，因此更适合也常见于无创机械通气。

6. 不良作用少　BiPAP 允许自主呼吸存在，联合 PEEP 使用可加强其改善换气的作用，同时也能减轻机械通气对心血管系统的抑制作用；人机同步性好，减少镇静药和肌肉松弛药的使用；同时也可加强 P-A/C 模式改善通气功能的作用，降低其对通气压力的需求，减少 VALI 发生的风险。

二、气道压力释放通气

（一）定义

气道压力释放通气（airway pressure release ventilation，APRV）是一种由患者触发或呼吸机时间触发、压力控制、时间转换的机械通气模式。原始描述 APRV 为 CPAP，间断短暂释放。原始 APRV 定义中没有规定高水平 CPAP 持续时间和低水平 CPAP 的持续时间（释放时间），不同呼吸机品牌有不同术语名称。

APRV 的本质概念由气道高压水平 CPAP（P high）和低压水平 CPAP（P low）组成，持续气道压力周期性、间断、短暂地从 P high 释放到 P low，允许患者在较高 CPAP 水平上自主呼吸。尽管不同呼吸机品牌对此有不同术语名称，只要临床应用能达到上述概念的模式都可以称为 APRV。

传统通气方式的供气特点是在 PEEP 水平上，周期性短暂地增加肺容量以排出 CO$_2$；而 APRV 通过延长气道高水平 CPAP 时间进行肺复张和维持肺容积，气道压力周期性短暂地从 P high 释放到 P low，以释放部分肺容积和清除 CO$_2$。APRV 工作原理是通过两个阈值阻力器伺服阀完成通气，在整个呼吸周期中提供一定的持续气流，按预设压力形成正压，允许患者自主呼吸，维持气道压力稳定。

（二）APRV 生理学优势

APRV 生理学优势主要包括以下几个方面：延长高压时相促进塌陷肺泡复张，改善肺内气体分布，降低气道峰压和平台压，增加平均气道压力，改善患者氧合；气道压力间断、短暂地从 P high 降到 P low，短暂的压力释放时间，允许释放部分气体容积以清除 CO$_2$，预防肺泡发生陷闭，减少肺剪切损伤风险。患者自主呼吸独立于机械呼吸周期，机械通气过程中允许适度地自主呼吸，在保障患者通气量同时，改善人机同步性，减少对镇痛、镇静药的需求；改善重力依赖区肺泡通气，改善肺血流灌注，改善肺通气/血流比值，减少无效腔；自主呼吸可以降低胸膜腔压力，促进静脉回流，减轻正压通气对循环功能的抑制，减轻正压通气对肺血流逆向分布的影响；维持适度自主呼吸可以保留膈肌活动，预防机械通气所致膈肌失用性萎缩，改善人机同步性，减少患者对深度镇静的需求。

（三）适应证和禁忌证

近年来研究证据显示 APRV 主要适应证包括急性肺损伤、ARDS 或大手术后肺不张患者。对脑损伤合并颅内压显著增高患者，APRV 可能引起颅内压增高，不适宜应用于该类患者。严重 COPD 患者需要延长呼气时间，理论上，APRV 缩短呼气时间，将不会使 COPD 患者获益。

（四）小结

目前临床和动物实验研究表明 APRV 较小潮气量肺保护性通气可以减轻肺损伤，改善成人 ARDS 患者呼吸循环功能，缩短机械通气时间。但是目前 APRV 定义仍较模糊，其临床研究较少，样本量小，以回顾性研究为主，尤其是 APRV 通气参数设置方法差异较大，缺乏研究比较不同参数设置方法，临床研究结果尚存在争议。目前尚需要大样本多中心随机对照试验验证该模式是否可有效改善 ARDS 患者预后。

三、成比例辅助通气

成比例辅助通气(proportional assist ventilation,PAV)是一种同步呼吸机支持形式,其中呼吸机产生的压力与患者的瞬时吸气努力程度成比例。呼吸机只是放大了吸气努力程度。与其他部分支持模式不同,PAV 没有目标流量、潮气量、通气量或气道压力,主要操作优势是与患者吸气努力的自动同步以及根据通气需求变化进行辅助的适应性。

（一）基本原理

PAV 根据患者的吸气努力程度调整气道压力。这是通过正反馈控制来实现的,该控制将气道压力与瞬时吸气流量和体积成比例地放大。使用 PAV,支持水平会随患者的吸气努力程度而变化,呼吸机给予患者统一比例的辅助通气。因为吸气努力是呼吸驱动力的反映,这种形式的支持可能会形成更符合生理的呼吸模式。

PAV 基于运动方程,即

$$Paw=V/C+R\dot{V}$$

式中 Paw 是施加在气道上的总压力,V 是容积,C 是顺应性,R 是阻力,$\dot{V}$ 是流量。气道压力与呼吸肌产生的压力成比例地放大。由于流量和容量会随呼吸而变化,因此 PAV 期间的气道压力会随呼吸而变化(图 4-5-1)。

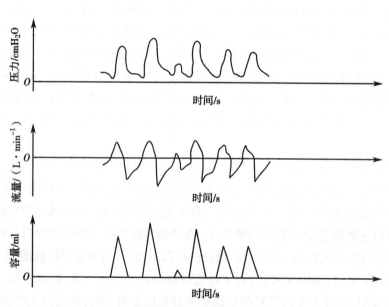

图 4-5-1　成比例辅助通气的气道压力、流量和容量波形
气道压力随患者的吸气流量和容量需求而变化。

PAV 允许呼吸频率、吸气时间和吸气压力变化。

最新的 PAV 算法,在某品牌呼吸机上称为 PAV+,通过 8~15 次呼吸执行 300ms 的吸气暂停来自动估计顺应性和阻力。测量吸气压力并即时计算容积。根据测量的流量和从运动方程计算的压力,计算呼吸功,即

$$WOB=\int P \times \dot{V}dt$$

式中 P 为压力,$\dot{V}$ 为流量,t 为时间,WOB 为呼吸功。然后将 PAV 设置为使患者的呼吸功保持在正常范围内(WOB 0.3~0.7J/L)的支持水平。PAV 每次呼吸都是由患者触发(压力或流量)和流量循

环的。

PAV 包含压力支持水平随容量的增加而成比例地增加的容积辅助（volume assist，VA）和压力水平随流量的增加而成比例地增加的流量辅助（flow assist，FA）。实施 PAV 时，VA 和 FA 均不能过高，过高的 VA 和 FA 可导致压力辅助过度，出现所谓"脱逸"现象。

使用 PAV 时，主要设置的是每次呼吸过程中呼吸机做功比例。PAV 在初始工作时会在前 4 次送气期间进行吸气暂停来计算阻力和顺应性。之后每 4~10 次呼吸任意监测阻力和顺应性，并计算呼吸做功。

（二）适应证和禁忌证

PAV 适用于除以下少数情况外的所有情况：

1. 呼吸抑制 PAV 的安全使用要求患者的呼吸肌对动脉血二氧化碳分压（partial pressure of carbon dioxide in arterial blood，$PaCO_2$）、动脉血氧分压（arterial partial pressure of oxygen，PaO_2）和 pH 的变化做出反应。

绝对禁忌证是中枢性呼吸暂停或自主呼吸微弱；呼吸驱动能力下降的患者，即使血气分析提示 pH 降低，但因呼吸抑制（如用药过量或神经功能不全）或因插管而接受深度镇静的患者初始不应使用 PAV。

对已知或疑似慢性 CO_2 潴留的患者，应谨慎使用 PAV。这些患者通常对 CO_2 反应不佳，$PaCO_2$ 升至与插管前数值接近的水平都不会刺激呼吸中枢增加呼吸冲动发放，在改用 PAV 后，可能会导致急性高碳酸血症。

2. 需要深度镇静 深度镇静患者的呼吸反应是不可预测的。当患者需要深度镇静时，最好转换为其他模式。

3. 严重的神经肌肉无力 这些患者可能难以触发呼吸机送气，吸气触发可能发生于接近吸气努力结束时。由于 PAV 与其他模式不同，呼吸机循环在吸气努力结束时终止，因此送气时间可能非常短暂，从而可能导致通气不足。

4. 支气管胸膜瘘 对支气管胸膜瘘患者在改用 PAV 前应测量漏气量。如果在其他模式下漏气量很大（如呼出气量小于吸入量的 75%），最好不要使用 PAV，除非呼吸机配备了漏气补偿算法。

（三）总结和结论

PAV 代表了机械通气的方式转变，因为呼吸机输出的控制从医务人员转移到了患者自身。这种转变的优点在于呼吸机输出与患者的努力更加同步，并且支持会根据通气需求和呼吸力学的变化自动调整。PAV 也是唯一可以在辅助通气期间实时监测呼吸力学的模式。

四、神经调节辅助通气

50 多年前，科学家证明了患者在控制通气期间人机对抗的问题可以通过使用患者触发通气来改善。20 世纪 70 年代以来，许多旨在改善人机同步性的机械通气模式被引入应用。尽管有患者触发通气机制，但仍有至少 25% 的机械通气患者会出现严重的人机不同步，并且导致通气时间延长。频繁无效触发的患者也倾向于接受过度的呼吸机支持和镇静。新生儿使用患儿触发的通气方式，较控制通气可以缩短机械通气时间。过度辅助会导致肌纤维损伤和膈肌萎缩。维持自主呼吸和减少镇静，可缩短患者机械通气时间。因此患者直接通过呼吸中枢控制呼吸机通气，是一种理想的改善人机同步性、减少控制通气负效应的方法。基于这个想法，神经调节辅助通气（neurally adjusted ventilatory assist，NAVA）模式应运而生。

（一）膈肌电活动的基本原理

图 4-5-2 描述了产生自主呼吸所涉及的层次结构。起源于脑干的呼吸神经元通过膈神经将信

号发送到膈肌。在神经肌肉传递之后,发生膈肌兴奋,动作电位沿膈肌纤维传播。这是膈肌电活动(diaphragmatic electrical activity,Edi)的来源。膈肌电活动由呼吸神经输出信号生成,其信号是用于控制NAVA的主要信号。

在健康受试者中,从刺激颈部膈神经到出现膈肌的肌肉动作电位的时间为6~8ms。膈肌兴奋刺激肌纤维收缩并导致肌纤维缩短。膈肌收缩的结果是胸廓扩张,进而导致肺扩张、胸膜和肺泡内压降低,从而降低气道压力,产生吸气流量。目前传统通气使用这些"气动"信号(气道压力、流量和容积)来控制患者触发通气。

正常人从呼吸冲动发放到产生吸气流量之间的时间为26~28ms。PEEPi、呼吸负荷增加、呼吸肌功能受损和呼吸驱动降低(继发于镇静)等因素单独或多种因素结合都会减弱流量信号。减弱的流量信号不容易被呼吸机检测到,导致触发延迟,甚至无法触发呼吸机。

总之,在图4-5-2中描述的层次结构中的任何一个步骤发生损伤都可能导致用于控制呼吸机的信号延迟、衰减甚至完全阻塞。

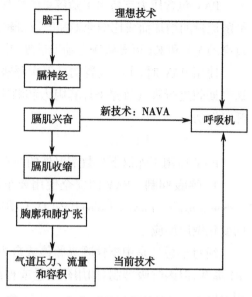

图4-5-2　自主呼吸过程的神经通气耦合及用于呼吸机控制的不同级别的信号
在NAVA期间,膈肌电活动用于控制呼吸机。

(二)监测膈肌电活动的临床意义

1. Edi波形的解读　波形与呼吸机上的任何其他波形(如气道压力或潮气量)一样,可以通过其幅度和时间来表示,包括吸气阶段和呼气阶段。Edi波形的振幅数值以微伏(μV)为单位,静息呼吸期间其峰值通常在几微伏,最大吸气努力期间可达到100μV以上。

吸气时Edi波形幅度增加表明膈肌活动更大。Edi波形的幅度已被证明与健康受试者、COPD患者和机械通气患者的整体膈肌激活和膈肌功率输出有关。Edi波形幅度随呼吸状态恶化,呼吸机辅助减少,镇静减少,通气需求增加(如运动)和无效腔增加而增加;反之会随呼吸改善,镇静作用增强,辅助水平增加及$PaCO_2$的降低而降低。

Edi波形可用于量化神经呼吸模式的时间,如神经吸气时间、神经呼气时间和神经呼吸频率。如果导管位置合适且功能正常,Edi波形在0μV时表示没有膈肌活动。这可能由多种病理原因引起,包括中枢性呼吸暂停(无呼吸运动输出,继发于机械通气引起的过度换气或镇痛、镇静药引起的呼吸驱动受抑制)、膈神经损伤或神经肌肉传递衰竭。

2. 使用Edi监测传统通气模式下的人机协调性　Edi波形被认为是监测患者与呼吸机协调性的参考标准。在常规通气过程中,当Edi波形同时显示并与气道压力波形叠加时,会提供有关患者与呼吸机之间相互作用的信息。

患者与呼吸机交互不良的一个极端情况是,患者进行神经吸气努力(Edi波形开始增加)而呼吸机不提供送气,这通常被称为"无效吸气努力"(图4-5-3)。图上箭头表示,在提供PCV期间,存在大量无效吸气努力。PCV期间辅助发生在神经呼气期间(图上垂直蓝色阴影条),表明患者与呼吸机的协调性不佳。在提供NAVA期间,没有无效吸气努力,并且在神经吸气期间提供帮助(图上垂直蓝色阴影条)。

协调性差的另一个极端是当膈肌不活动时却出现呼吸机送气。在图4-5-4中,在提供PSV期间,膈肌未激活。这种情况可能是由于过于敏感的触发设置和过高的辅助水平造成的。在提供PSV期间,过于敏感的触发设置和过高的辅助水平导致呼吸机诱导的过度通气和Edi消除。在膈肌没有活

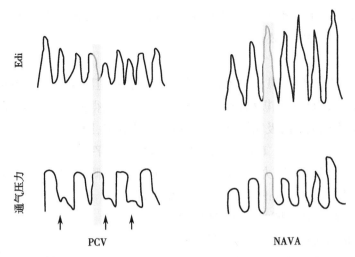

图 4-5-3　常规通气和提供 NAVA 的患者-呼吸机的相互作用 1

在压力控制通气（PCV，左图）和神经调节辅助通气（NAVA，右图）情况下的成年插管患者的 Edi 和呼吸机输送压力的波形。

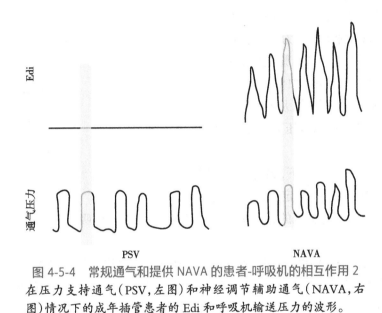

图 4-5-4　常规通气和提供 NAVA 的患者-呼吸机的相互作用 2

在压力支持通气（PSV，左图）和神经调节辅助通气（NAVA，右图）情况下的成年插管患者的 Edi 和呼吸机输送压力的波形。

动的情况下仍然触发了辅助并送气（图上垂直蓝色阴影条）。在提供 NAVA 期间，Edi 控制呼吸机，不会被呼吸机引起的过度通气抑制。

　　Edi 和呼吸机压力之间的时间差异可以量化为辅助呼吸的开始（触发延迟）和结束（循环关闭延迟）。触发延迟定义为神经吸气努力开始和呼吸机呼吸开始之间的时间间隔。在图 4-5-3（左）中，可以看到辅助（阴影）在神经吸气努力开始后很久才开始。触发延迟可能由患者（如过度充气）或呼吸机（触发灵敏度、触发算法、阀门性能）引起。

　　双触发也可以用 Edi 检测到，定义为一次神经作用下两次呼吸机呼吸。在容积控制通气或 PSV 期间，双触发会导致呼吸机提供两次完整的呼吸，并可能导致"呼吸重叠"和提供高于目标的容量或压力。

　　3. 在常规机械通气撤离期间监测 Edi　单独监测或与其他变量一起监测可用于决定撤机和拔管。在自主呼吸试验期间或在相同的固定辅助水平期间，使用每日 Edi 监测可以提供有关呼吸功能变化的信息。如果在无辅助呼吸期间监测 Edi，则潮气量与 Edi 之比提供了患者产生容量的效率。

如果在呼气末进行吸气阻断监测 Edi，则气道压力与 Edi 的比率表示产生压力的效率。这些指标可提供与拔管失败和成功相关的重要信息。

（三）有创 NAVA

NAVA 与 PAV 一样，提供与患者努力程度成比例的辅助，但它依赖于 Edi 的连续记录。Edi 是通过包含多阵列食管电极（9 个电极相距 10mm）的鼻胃导管获得的。因此，呼吸机就像是在患者神经指挥下的肌肉。呼吸机施加的吸气气道压力由以下公式确定，即

$$Paw(t)=Edi(t)\times NAVA 水平$$

其中 Paw(t)，是瞬时气道压力，单位是 cmH_2O；Edi(t)是瞬时膈肌电活动信号，单位是 μV；NAVA 水平是比例常数，单位是 $cmH_2O/μV$，由临床医生设定。

如图 4-5-5 所示，在 NAVA 模式下，呼吸中枢控制患者自己的膈肌（左），产生患者压力，呼吸机（右）产生呼吸机压力（右）。它们的总和是跨肺压（肺扩张压力）。根据患者的神经机械效率（左）和 NAVA 水平（右），患者或呼吸机对肺扩张压力的相对贡献会有所不同。对于给定的肺扩张压力，产生的潮气量将取决于患者肺弹性阻力和气道阻力。

在固定的 NAVA 水平上，Edi 影响跨肺压的变化。如果呼吸驱动（以及 Edi）加倍，这会使患者吸气压力加倍，呼吸机压力加倍，从而使跨肺压加倍。相反，当 Edi 减半会使患者压力减半，呼吸机压力减半。

因此在恒定的 NAVA 水平下，患者可以完全控制肺扩张压力。当 Edi 保持恒定时，NAVA 水平

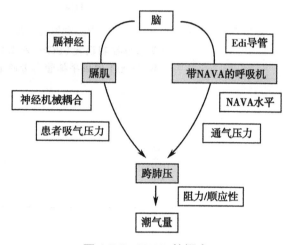

图 4-5-5　NAVA 的概念

的增加只会增加呼吸机对跨肺压的相对贡献。因此相对而言，与呼吸机相比，患者对容量的贡献减少了。

1. 触发　吸气的开始，辅助由 Edi 的初始增加触发。值得注意的是，NAVA 是由 Edi 的变化而不是 Edi 的绝对水平触发的。原则上，Edi 信号应先于气道压力信号和吸气流量信号，并在 Edi 上触发。然而，在某些情况下，心电图或伪影可能与 Edi 的开始重合，或者其他吸气肌努力可能首先产生气流。在这种情况下，呼吸机由 Edi 或流量的变化触发，遵循"先到先得"的原则。这是为了避免触发期间的吸气阻塞。如果发生流量触发（在 Edi 触发之前），则会提供 $2cmH_2O$ 的压力，直到 Edi 出现。

2. 辅助输送　在整个神经吸气过程中，呼吸机提供与 Edi 成比例的压力。呼吸机施加的气道压力取决于 Edi 和 NAVA 水平的大小。对给定的 NAVA 水平，气道压力随 Edi 的变化而变化。NAVA 水平是手动设置的。目前可用的范围在 0~15$cmH_2O/μV$，并且可以以 0.1$cmH_2O/μV$ 的幅度进行调整。

3. 吸呼转换　在 NAVA 期间，一旦 Edi 降至峰值的 70%，呼吸机就会停止吸气。当 Edi 峰值较低时，根据 Edi 进行吸呼转换的发生率较低，此时会根据压力进行吸呼转换。当峰压超过预测的 NAVA 压力 $3cmH_2O$ 时，就会进行吸呼转换。在长时间的神经吸气情况下，吸呼转换的时间标准，婴儿为 1.5s，成年人为 2.5s。

（四）无创 NAVA

无创 NAVA 在 PEEP 期间的偏流是自动调整的，并且可以达到更高的流量水平，确保在神经呼气期间，即使存在大量泄漏也能维持 PEEP。这是有创和无创 NAVA 之间的主要区别。

在自主呼吸情况下，Edi 变化通常在吸气流量产生之前。当存在泄漏时，Edi 是呼吸开始时间的

真实指示器,而流量测量本身受泄漏的影响。研究证实,NAVA 期间的人机协调性不受严重泄漏的影响。

传统无创机械通气期间,当通气压力较高时,患者容易发生胃胀气,但研究表明在无创 NAVA 期间,即使在极高压力水平下也未观察到患者发生胃胀气。

(五) 适应证和禁忌证

1. 适应证　NAVA 适用于存在自主呼吸但需要部分呼吸机辅助的所有年龄段的患者。NAVA 可能对有长期机械通气风险和自主呼吸试验失败的患者特别有用。当需要对患者与呼吸机的协调性或神经呼吸形式进行评估时,对所有患者都可在任何通气模式下(有创或无创)监测 Edi。

2. 禁忌证　当没有 Edi 信号,存在鼻胃管或口胃管安置禁忌,或无法耐受 NAVA 通气参数时,则不能应用 NAVA。

(六) 优点和局限性

1. NAVA 的优点

(1) Edi 监测:①标准化的 Edi 导管安置不影响鼻饲管放置;②监测常规通气期间是否存在自主呼吸;③在常规通气期间监测患者与呼吸机的协调性。

(2) NAVA 模式

1) 缩短患者吸气努力与呼吸机辅助送气之间的时间而不受以下因素影响:①漏气;②接口属性;③呼吸回路中的冷凝水;④心源性振荡导致的流量波动;⑤PEEPi。

2) 与上呼吸道活动和功能时间的神经整合。

3) 呼吸机辅助送气和患者吸气努力相匹配:①保护呼吸动力;②无失控情况;③避免过度的辅助输送;④对呼吸需求及时反应。

2. NAVA 的局限性

(1) 不能在没有呼吸驱动的情况下使用。

(2) 当呼吸驱动不稳定时谨慎使用。

(3) NAVA 水平过高会导致不规则的呼吸模式。

(4) 有胃管安置禁忌时不能使用。

(5) Edi 信号干扰可能会影响 NAVA 性能,如心电图信号干扰。

(七) 总结和结论

NAVA 是一种用于自主呼吸患者的呼吸机辅助模式,呼吸机使用膈肌电活动来触发,提供辅助吸气和吸呼循环。神经触发和吸呼气转换可改善患者与呼吸机的同步性,并且不受呼吸回路泄漏的影响。由于 NAVA 受神经反馈调节,因此可根据患者呼吸需求的变化实时调整辅助。

与压力支持相比,NAVA 可以改善患者与呼吸机的相互作用,避免过度辅助的风险,并最大限度地减少人机不同步的发生率。与传统形式的部分辅助相比,NAVA 已多次被证明具有多种生理优势,但这些优势是否可改善临床结局仍有待评估。

(周永方　吕垠遐　董美玲)

第六节　初始参数设置

当患者选择机械通气后,原则上应根据患者呼吸衰竭的原因、基础疾病的病理生理及不同类型呼吸机特点选择合适的通气模式。不恰当的通气模式和呼吸机参数可能会引起人机不同步,从而增加机械通气相关性肺损伤的发生风险,以及增加镇痛、镇静药的使用,进而可能延长机械通气时间甚至加重患者的病情。而不同的通气模式下初始设置和监测的参数不一样,在机械通气初期往往以保证氧合和通气,维持患者生命体征平稳为首要目标。而呼吸机设置的参数是呼吸机施加于患者以容量、压力、流量以及时间为要素单独或关联后的表达。

一、潮气量与吸气流量

平静呼吸时每次吸入或者呼出的气体量称为潮气量(tidal volume,TV),又称潮气容积(V_T)。正常人潮气量在 8~10ml/kg。潮气量是 VCV 模式中重要的设置参数,也是在 PCV、PSV 模式及机械通气整个过程中重要的监测参数。其值与设置的压力、患者气道阻力以及呼吸系统顺应性等相关。

在机械通气发展初期,潮气量的设置通常以患者体重为参考,估算正常生理潮气量来设置,范围为 8~12ml/kg。近年来肺保护性通气策略得到广泛论证及推广,而潮气量的设置是肺保护性通气策略的决定性因素,目前对大多数患者设置的潮气量起始范围为 6~8ml/kg。

对于严重的 ARDS 患者,潮气量设置可以更小(4~6ml/kg),故称为小潮气量通气策略;甚至更有采取低于 3ml/kg 的极低潮气量设置的通气策略。小潮气量通气策略可以控制平台压、降低气压伤的发生风险。但与此同时,肺内有效通气量的减少增加了 CO_2 潴留的发生风险,所以当采取小潮气量通气策略的同时,允许 $PaCO_2$ 在一定范围内的升高而致的 pH 下降,称为允许性高碳酸血症。小潮气量通气与允许性高碳酸血症是对 ARDS 患者行肺保护通气的两个重要环节。

在设置潮气量时,值得注意的是,大多数肺功能指标的预测值是与性别、身高、标准体重相关的,而不是与实际体重相关的。预估潮气量的预测标准体重计算公式为

女性:标准体重(kg)=45.5+0.91×[身高(cm)-152.4]

男性:标准体重(kg)=50+0.91×[身高(cm)-152.4]

对于气流受限的慢性肺部疾病,如 COPD,理论上应采用较大潮气量和较慢的呼吸频率。但慢性阻塞性肺疾病急性加重期(AECOPD)患者可能存在动态肺过度充气,若使用常规潮气量设置可能会增加呼气末肺容量,增加气压伤的发生风险。因此,对于 AECOPD 患者,初始常采用较小潮气量,待呼气末肺容量降低后再逐渐增加潮气量。

对于哮喘急性发作的患者,为了缓解严重的呼吸困难和过度通气,可以使用较小潮气量设置(6~8ml/kg)或更低潮气量设置(小于 6ml/kg)以及适当的呼吸频率,待患者气道阻塞和过度充气的情况缓解后再逐渐增加潮气量。

对于单肺通气的患者,如一侧肺毁损或肺不张,可降低潮气量的初始设置,一般建议为 4~6ml/kg。

对于 VCV 模式,我们可以直接预设潮气量,呼吸机达到预设的容量或者时间转换为呼气;也可通过预设流量形态、大小及送气和屏气时间,间接设置潮气量。如果设置的流量和时间不合适,可能导致实际输出的潮气量小于预设的潮气量。流量和时间的乘积得出潮气量。VCV 模式在设置潮气量时往往需要设置吸气流量,包括吸气流量的形态和大小。

目前临床上可见的吸气流量形态包括方波、递减波和正弦波。自然呼吸时流量波形为正弦波,但正弦波不符合呼吸衰竭患者的吸气需求,现基本已经被淘汰。方波常用于呼吸力学的测定,如气道阻力。递减波气道峰压更低,更符合呼吸衰竭患者的吸气需求,人机同步性更好;同时递减波气体分配更均匀,可降低各肺区之间通气/血流比值差异,特别是患者存在气道梗阻时。因此递减波是目前最常用的吸气流量波形。

流量大小的设置应与患者的吸气需求相匹配,通常设置为 40~60L/min,对于呼吸窘迫或者呼吸频率快,需要缩短吸气时间、延长呼气时间以保证呼气完全的患者可以适当增加吸气流量。若流量设置过低,可能会加重患者的呼吸窘迫,增加呼吸做功,患者吸气时间过长,导致呼气时间缩短,甚至出现反比通气,压力-时间曲线上出现假性低吸气峰压;若流量设置过高,可能导致气道峰压增加,增

加患者不适感,从而导致人机对抗。同时,吸气时间减少会降低平均气道压,可能会降低氧合。对于压控模式,流量均为递减波,流量大小与设置的吸气时间、压力上升时间、患者的呼吸努力、气道阻力以及呼吸系统顺应性均有关。

二、吸气压力

对于 PCV 模式,我们不直接设置潮气量和吸气流量,而是只设置吸气压力和吸气时间,从而影响潮气量和流量大小。呼吸机所提供的压力用于克服气道阻力和呼吸系统的弹性阻力,主要用于维持合适的潮气量。使用 PCV 模式时,患者的潮气量通常与设置的吸气压力、自身吸气努力、气道阻力和呼吸系统弹性阻力有关,因此对于吸气压力初始设置的大小并没有统一的标准,主要是根据预估目标潮气量来设置。另外在压力控制模式下,影响潮气量的因素常发生变化,所以须及时发现并做出相应的压力调整以维持合适的潮气量。如上一节所述,使用 PCV 模式时,流量形态为递减波,且流量大小会随着者自主呼吸努力程度的变化而发生相应改变,更符合患者的吸气需求,因此人机同步性会更好。

三、吸气时间

吸气时间包括送气时间和屏气时间,临床上常用的吸气时间设置为 0.8~1.2s。吸呼气时间比即为吸气时间和呼气时间的比值,呼吸机设置的吸呼气时间比常为 1 :(1.5~2)。

对于存在气道陷闭的患者,如 COPD 患者,可适当缩短吸气时间、延长呼气时间,吸呼气时间比可为 1 :(2.5~3)或者更长,让气体完全呼出。

对于限制性通气功能障碍的患者,肺容积明显减少、呼吸频率增加,吸气时间和呼气时间均缩短,呼气时间缩短更多,吸呼气时间比一般设置为 1 : 1.5 或更短。

对于控制通气患者,为提高其平均气道压、改善氧合可适当延长吸气时间及吸呼气时间比,甚至应用反比通气,但应注意人机协调性,监测 PEEPi 及其对心血管系统的影响。

对于容控模式,呼吸机可直接设置吸气时间,或通过设置潮气量、流量波形和大小间接决定吸气时间。对于压控模式,可直接设置吸气时间,但也有通过设置吸呼气时间比间接设置吸气时间。如设置呼吸频率为 12 次/min,则一次呼吸周期为 5s,若设置吸气时间为 1s,则呼气时间为 4s,吸呼气时间比为 1 : 4。因为实际的呼吸频率往往和设置的呼吸频率并不一致,如患者实际呼吸频率为 30 次/min,则此时一次呼吸周期为 2s,若设置的吸气时间仍为 1s,则呼气时间为 1s,吸呼气时间比为 1 : 1。因此,在设置吸气时间时一定要关注患者实际的呼吸频率、吸气时间和吸呼气时间比,若设置不当,可能导致实际输入的潮气量不足、人机对抗、机械通气相关性肺损伤等。

四、呼吸频率

使用辅助/控制通气(assist-control ventilation,A/C)或者 SIMV 模式时,设置的呼吸频率为背景频率,是能满足患者通气需求的基础频率,常设置为 12~16 次/min。使用辅助通气、PSV 模式等时,实际呼吸频率指呼吸机监测到的呼吸频率,包括呼吸机按照预设要求完成的呼吸次数和自主呼吸次数。通常实际呼吸频率≥预设呼吸频率。

机械通气频率指呼吸机按照预设吸气要求进行通气的次数,主要用于描述按吸气指令要求完成的呼吸频率。如使用 A/C 模式设置的频率为 12 次/min,而监测到的呼吸频率为 20 次/min,则机械通气频率为 20 次/min。如使用 SIMV 模式,设置的频率为 12 次/min,而监测到的呼吸频率为 20 次/min,则机械通气频率为 12 次/min,自主呼吸频率为 8 次/min。

每分通气量=潮气量×呼吸频率,我们须根据患者所需的每分通气量来调节呼吸频率。如当患者出现高碳酸血症时,我们可以通过增加呼吸频率来增加每分通气量,从而改善通气,减少 CO_2 潴留。但增加呼吸频率时,一定要注意吸呼气时间比,避免出现反比通气。如对 ARDS 患者须使用小潮气量通气以致每分通气量降低,这时可适当增加呼吸频率而提高每分通气量。但须注意的是过高的频率可能会增加肺泡剪切力损伤的发生风险。

在设置呼吸频率时也应考虑到患者的自主呼吸强弱,若设置的呼吸频率超过患者的呼吸频率则可能导致人机对抗。对于接受 A/C 模式通气的患者,通常设置的呼吸频率比患者的自然呼吸频率低 4 次/min。若使用 SIMV 模式,设置呼吸频率过高,则患者自主呼吸频率减少,无法达到锻炼的目的;若呼吸频率设置过低,则当患者自主呼吸较弱时可能出现通气不足或呼吸疲劳。设置呼吸频率要考虑到其对呼吸周期和吸呼气时间比的影响,适当调整潮气量,避免出现呼气时间不足、呼气不完全形成 PEEPi。

五、呼气末正压

设置呼气末正压(PEEP)需要了解 PEEP 对不同疾病患者或临床情况下的生理作用,同时还应关注 PEEP 带来的不良反应。

1. 对于 ARDS 患者　PEEP 具有扩张陷闭肺泡,减轻肺剪切力损伤,降低肺循环阻力,改善低氧血症等作用。ARDS 患者的肺部病变有明显的重力依赖性,分为正常、陷闭和实变区域。低水平的 PEEP 不足以扩张肺泡陷闭区域,反而会使正常的肺区过度扩张,压迫肺陷闭区域,进展为肺实变区域,从而可导致肺循环阻力增高。而高水平的 PEEP 虽然可以通过增加呼气末肺容量而改善氧合,但同时可使正常肺区过度扩张,增加平台压,从而增加肺损伤的发生风险;另外过高的 PEEP 也会导致胸腔内压增加,影响静脉回流,增加肺循环阻力。因此,对于 ARDS 患者而言 PEEP 的设置需要滴定最佳 PEEP。

关于 ARDS 患者设置合适的 PEEP,目前并没有统一的标准,有以下方法可以借鉴:

(1) ARDS net 发布的 PEEP-FiO_2 表:结合对 PEEP 和吸入氧浓度(FiO_2)的调节达到氧合目标,即 PaO_2 55~88mmHg 和经皮动脉血氧饱和度(SpO_2)88%~95%,有低 PEEP 高 FiO_2 和高 PEEP 低 FiO_2 选择两种方式,根据患者肺的可复张性进行选择(表 4-6-1)。其优点是方便快捷、简单、易操作,缺点是不够个体化。

表 4-6-1　ARDS net 发布的 PEEP-FiO_2 表

设置方法									参数调节				
低 PEEP 高 FiO_2													
FiO_2	0.3	0.4	0.4	0.5	0.5	0.6	0.7	0.7	0.7	0.8	0.9	0.9	0.9	1.0
PEEP/cmH_2O	5	5	8	8	10	10	10	12	14	14	14	16	18	18~24
高 PEEP 低 FiO_2													
FiO_2	0.3	0.3	0.4	0.4	0.4	0.5	0.5	0.5~0.8	0.8	0.9	1.0
PEEP/cmH_2O	12	14	14	16	16	18	20	22	22	22~24

(2) 食管压法:是通过监测食管压间接评估胸膜腔压力,调节 PEEP 使呼气末跨肺压在 0~10cmH_2O,维持肺泡在呼气末的开放状态,限制吸气末跨肺压低于 25cmH_2O。但近年的研究发现对于中重度 ARDS 患者,与经验性高 PEEP-FiO_2 方案相比,通过食管压,指导 PEEP 设置的方案不能降低死亡率和增加未带呼吸机日数。

(3) PEEP 递减法:ARDS 患者肺复张后,逐步降低 PEEP,每 2~3min 降低 2cmH_2O,每次降低

PEEP 后利用吸气末屏气法测定呼吸系统静态顺应性,最佳 PEEP 设置为在最佳顺应性对应 PEEP 的基础上加 2cmH₂O,也可根据氧合变化确定最佳 PEEP。值得注意的是在将 PEEP 调至最佳 PEEP 前,须重新进行肺复张。

(4)应力指数法:应力指数又称肺牵张指数(stress index,SI),是在容积控制模式下,以恒定流量输送潮气量,每个时间单元输送相同的容量。取气道压力-时间曲线吸气支进行曲线回归,得到方程,即

$$Paw=a \times t^b+c$$

式中,Paw 为施加在气道上的总压力,b 为 SI,a 为压力-时间曲线吸气支斜率,t 为时间,c 为吸气开始时气道压力。

气道压力-时间曲线描述了在肺充气过程中呼吸系统顺应性的变化。应力指数可以反映随着 PEEP 的增加,肺泡是处于复张还是过度扩张的状态。若应力指数>1,提示 PEEP 水平较高,存在肺泡过度扩张;若应力指数<1,提示应增加 PEEP 复张肺泡。

(5)P-V 曲线:一般认为最佳 PEEP 在低位拐点(LIP)以上 2cmH₂O。

(6)影像学法:通过 CT、超声和电阻抗断层扫描成像等影像技术评估肺泡复张情况来确定 PEEP 的设置。

2. 对于 COPD 患者 PEEP 具有防止气道陷闭,对抗 PEEPi,降低呼吸阻力,减少呼吸做功和改善人机协调性等作用。导致 COPD 患者呼气气流受限的主要因素有 3 个:一是感染、气道痉挛、呼吸道分泌物引流不畅等因素引起气道阻力增加。二是慢性炎症破坏气道壁,气道由于失去支撑而在等压点出现呼气相气道陷闭。三是肺组织破坏,弹性回缩力降低,肺顺应性增加。

患者动用辅助呼吸肌用力呼气,一方面增加呼出气压力,促进气体呼出,另一方面增加对小气道的压力,加重气道的陷闭,增加 PEEPi。PEEPi 会增加气压伤的发生率,影响血流动力学,患者触发呼吸需要克服 PEEPi,导致人机不协调。另外 PEEPi 使肺过度扩张,膈肌低平,不能处于长度-张力曲线中的最佳位置,膈肌的收缩效率降低,从而导致膈肌萎缩。同时,PEEPi 的存在导致患者呼吸做功增加,可能会引起膈肌疲劳。

降低 PEEPi,除了前面所提到的降低潮气量、减慢呼吸频率,延长呼气时间外,还可以设置外源性呼气末正压(PEEPe)来对抗 PEEPi。而 PEEPe 的设置,过小无法起到对抗 PEEPi 的作用;过大则可能导致时间常数小、呼气末肺容量显著增加,出现肺过度充气,从而导致机械通气相关性肺损伤。

已有研究认为当 PEEPe 设置为 PEEPi 的 50%~80% 时,可以打开陷闭的气道让肺泡内气体充分排出的同时,不引起呼气末肺容量的进一步增加。

加用 PEEPe 以后,呼气末气道的压力增加,使得肺泡和气道的压力差值减少,从而使患者触发呼吸机所需的努力也相应减少,改善触发效率。如 PEEPi 为 7cmH₂O,触发灵敏度为 –1cmH₂O,在 PEEP 设置为 0 时,则患者需要自身吸气努力使气道压力降低 8cmH₂O 时才能触发一次呼吸机送气;而当设置 PEEP 为 5cmH₂O 时,肺泡与气道的压力差值为 2cmH₂O,则患者只需要使气道压力降低 3cmH₂O 即可触发一次呼吸机送气,从而减少患者呼吸做功,缩短从患者出现吸气动作到出现吸气气流的时间,从而改善了人机同步性。

而对于哮喘患者,PEEPi 形成主要由气道阻塞、气道阻力增加所致。虽然增加 PEEP 可以起到机械性扩张气道,降低气道阻力以及扩张陷闭气道的作用,但是 PEEP 对阻塞气道的扩张作用有限,而且气道陷闭并不是哮喘患者气道阻力增加的主要原因。所以 PEEP 的应用并不能改善气道阻塞,反而会将压力传至肺泡,使呼气末肺泡内压增加和肺过度充气加重,进而增加机械通气相关性肺损伤的发生率。因此,对于哮喘患者,选择低水平的 PEEP,一般不超过 5cmH₂O,甚至对于重症哮喘患者可将 PEEP 降低为 0cmH₂O。也有研究认为如果哮喘患者存在气道陷闭时可以加用 PEEPe 来对抗

PEEPi,若设置的 PEEP 超过 5cmH$_2$O,应严密监测患者肺容积和循环功能的变化。

3. 对于肺水肿患者 PEEP 具有减轻肺水肿,增加肺顺应性,改善低氧血症的作用。PEEP 对肺水肿患者的作用机制,除了可以扩张陷闭的肺泡,降低剪切力,防止肺损伤和肺水肿的加重,还能建立从肺泡区到间质区的压力梯度,使水分由肺泡区向间质区扩散,从而改善氧的弥散和 $\dot{V}_A/\dot{Q}$ 失调,有助于 PaO$_2$ 的提高。

4. 对于长期卧床的机械通气患者 镇痛、镇静药使用,自主呼吸减弱,各肺区尤其是背侧的肺区容易出现肺泡塌陷,因此,对于大多数患者常规给予 3~5cmH$_2$O 的 PEEP 以防止肺泡塌陷以及肺不张。胸腔积液可导致压缩性肺不张,因此对于存在胸腔积液的患者可适当增加 PEEP,减少肺泡塌陷,改善肺的顺应性,但当患者存在大量胸腔积液或合并腹内压增高时,PEEP 作用受限。

5. 对于病态肥胖的患者 由于腹内压较高导致膈肌上移、胸膜腔内压增加,故这类患者的跨肺压(气道压和胸膜腔内压之差)经常为负值,易导致肺不张。增加 PEEP 可以增加跨肺压,减少肺不张。

6. 对于肺间质纤维化的患者 由于其病理生理特征为肺泡间隔增厚和肺泡上皮增生,II 型肺泡上皮细胞增大和过度生长导致肺泡消失、肺泡塌陷和实变,所以这类患者肺通气不足区域的通气并不能随着气道正压的应用而改善,反而高 PEEP 时会促进肺剩余区域的过度膨胀,并进一步恶化其力学性能,故一般不适用高 PEEP。

六、触发灵敏度

触发指呼吸机由呼气相转为吸气相的过程,有时间触发和自主触发两种基本形式。时间触发是在控制通气时的触发方式,即呼吸机按照预设的呼吸频率触发呼吸机送气,如设置呼吸频率为 15 次/min,则呼吸机每 4s 触发一次呼吸机送气。自主触发指患者触发呼吸机送气,常规包括压力触发和流量触发。

压力触发是压力传感器感应到患者吸气动作时,气道压力下降幅度超过设置的触发灵敏度,则触发一次呼吸机送气,压力触发常设置为 1~3cmH$_2$O。流量触发是指呼吸机监测呼吸回路的持续气流,当患者开始吸气时,呼出端的气流少于输送的气流,若两者差值达到触发阈值,呼吸机开始送气,流量触发常设置为 1~3L/min。与压力触发相比,流量触发同步性更好,能减少患者呼吸做功,且触发技术简单,因此是临床上首选的触发方式。

无论是压力触发还是流量触发均需要经过呼吸中枢发出神经冲动,通过膈神经传导至膈肌,使膈肌产生兴奋性电活动,引起膈肌收缩、胸壁和肺扩张,从而引起压力或者流量改变并达到触发水平,才能触发一次呼吸机送气,容易引起触发延迟、无效触发和误触发。

NAVA 是一种新型的机械通气模式,通过直接监测膈肌电活动(Edi)来反映患者的呼吸驱动和呼吸动度,通过呼吸机实时提供一定比例的通气支持。与传统触发方式相比,NAVA 触发延迟时间缩短,人机同步性更好。在静息状态下,患者膈肌有一定强度的电活动,称为 Edi 的最小值,以 Edi 最小值基础上增加一定数量的电信号强度作为触发灵敏度,一般设置为 0.5μV。NAVA 也保留了流量触发的方式,并遵循"先到先触发"原则。当呼吸机先感知到吸气流量而非 Edi 信号时,此次呼吸为流量触发。

七、吸入氧浓度

在机械通气初期,应以维持患者目标氧合为首要目的,可以给予较高氧浓度,从而快速纠正严重缺氧。但高浓度氧会引起吸收性肺不张、呼吸抑制、氧中毒,早产儿视网膜病变等不良反应。因此,在维持目标氧合的情况下应尽可能降低吸入氧浓度(fraction of inspired oxygen,FiO$_2$)。

对于急性病患者的 SpO_2 应不超过 96%。一般情况下,对于 I 型呼吸衰竭患者,SpO_2 维持在 90%~94% 的目标范围是合理的,但对于具体的疾病可能不同。在心肌梗死或缺血性脑卒中这一类血管阻塞性疾病中,提升 PO_2 使缺血的组织增加氧合,但过高的氧可能导致活性氧的产生,进而造成细胞损伤,使细胞凋亡和坏死,加重缺血组织损伤。因此对于急性缺血性脑卒中或心肌梗死且 $SpO_2 \geq 90\%$ 的患者建议不接受氧疗。对心搏骤停的患者应予以纯氧吸入以促进自主循环恢复。但在复苏成功后,推荐降低 PO_2 至生理范围以避免活性氧对细胞的损伤。CO 与 Hb 的亲和力比 O_2 与 Hb 的亲和力高 200~300 倍,因此,对于 CO 中毒的患者需要吸入高浓度氧,甚至纯氧。

低氧可刺激颈动脉体,加强呼吸,而氧疗会减少低氧对呼吸的兴奋作用,从而减少通气量,加重高碳酸血症。同时,氧疗抑制了低氧性血管收缩,导致通气不良的肺泡血流灌注增加,加重通气/血流比值失调。去氧血红蛋白容易与 CO_2 结合,吸氧导致血红蛋白结合 CO_2 减少,促进 CO_2 释放。所以氧疗可能会加剧高碳酸血症,对于有高碳酸血症型呼吸衰竭风险的患者来说,SpO_2 维持在为 88%~92% 似乎是合理的。

八、压力上升时间

压力上升时间指吸气时压力由基线水平(即 PEEP)上升至预设压力所需要的时间。其用时间表示,通常设置为 0.05~0.20s,用百分比表示,一般设置为 50%。在部分无创机械通气设置中是以 1~5 挡来表示,通常设置 2~3 挡水平。压力上升时间越低,表示呼吸机从送气开始到达预设压力所需的时间越短,吸气峰流量越高;反之则吸气峰流量越低。对于存在自主呼吸的患者,压力上升时间设置可影响人机协调性和呼吸做功。

九、呼气触发灵敏度

对于自主呼吸模式,呼吸过程由患者自己决定,但呼气触发灵敏度也会影响患者的吸气时间。呼气触发灵敏度通常设置为 25%,表示当患者的吸气流量降低至吸气峰流量的 25% 时转换为呼气。通常情况下,一般设置为 15%~25%。对于气流受限、CO_2 潴留的 COPD 患者,可适当提高呼气触发灵敏度,延长呼气时间。

十、报警参数设置

呼吸机既可以为患者提供呼吸支持,也可能因为模式和参数设置不当导致肺损伤,甚至危及生命。因此,在使用呼吸机时应设置合适的报警参数并进行严密监测。根据可能危及患者生命的程度,报警分为 3 类:

一类报警:导致报警的问题可迅速危及患者生命,须立即处理。报警特点是重复性报警,报警指示器闪亮,并发出较响亮的声音,报警声不能被消除,常见问题有断电或供电不足、窒息、气源压力不足、气源压力过度、呼气阀和计时器失灵。二类报警:导致报警的问题具有危及患者生命的潜在威胁,也须迅速处理。报警特点为间断性、柔和的声光报警,可人工消除报警声音,常见原因有备用蓄电池电压不足、管路漏气、空氧混合器失灵、气路部分阻塞、湿化温度过高/过低或湿化器失灵、PEEP 过大或过小、自动转换、其他预防性措施超过预设值,总体上是各种通气参数,如压力、潮气量、通气量、频率、氧浓度等超出预设范围。三类报警:导致报警的问题不会危及患者生命,仅有光报警,如中枢驱动能力的变化、呼吸动力的变化、$PEEPi>5cmH_2O$ 等。

报警阈值的设定应做到最大化真报警,帮助医护人员及时发现患者病情变化,保证其生命安全。同时,也要做到最小化假报警,减少噪声污染,避免增加医务人员工作负荷。而且高的假报警率可能导致医务人员出现报警疲劳,从而忽视警告,影响患者生命安全。

（一）窒息报警参数设置

当患者处于自主呼吸模式下,若长时间没有触发呼吸机送气,则呼吸机会按照预设的窒息通气后备模式及参数进行通气。通常窒息时间初始默认设置为20s,可根据患者的实际情况进行调整,对成年患者可根据其氧合情况适当延长,而新生儿建议初始设置为10s。而窒息通气后备模式的首选为VCV,呼吸频率和潮气量等参数一般根据患者现有监测参数进行设置,FiO$_2$通常默认设置为100%。

（二）压力报警参数设置

气道峰压:简称为峰压,在通气过程中压力感受器监测的最大气道压力,反应总通气阻力的变化。高压报警常见于患者咳嗽、痰液阻塞、管路阻塞、人工气道打折以及肺顺应性降低。低压报警常见于患者管路脱落和系统漏气。对于容积控制通气模式,高压报警一般设置为高于实际峰压10~15cmH$_2$O,低压报警一般设置为低于实际峰压10~15cmH$_2$O。对于压力控制通气模式,高压报警一般设置为高于实际峰压10cmH$_2$O,低压报警一般设置为低于实际峰压2~3cmH$_2$O。

（三）潮气量报警参数设置

若潮气量过高,可能会增加肺损伤的发生率,若潮气量过低,可能会导致通气不足,导致CO$_2$潴留。高潮气量报警常设置为高于设置潮气量150~250ml或高于预设潮气量的15%~20%,低潮气量报警通常设置为低于设置潮气量100~150ml或低于预设潮气量的15%~20%。

（四）每分通气量报警参数设置

每分通气量过高可能会导致患者过度通气,出现呼吸性碱中毒;每分通气量过低,可能会导致患者通气不足,出现CO$_2$潴留。每分通气量报警高限通常设置为高于实际每分通气量2~4L或高于实际每分通气量的10%~15%,每分通气量报警低限通常设置为低于实际每分通气量2~4L或低于实际每分通气量的10%~15%。

（龚胜兰 倪 忠）

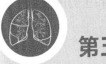

第五章　无创正压通气

第一节　工作原理

一、正压通气原理

机械通气可改善患者通气及换气功能、缓解呼吸肌疲劳,以达到保障生命需求的目的,为对原发病或诱发因素的治疗提供时间。目前,临床上机械通气的方式可分为有创及无创两种,二者的根本区别在于是否建立人工气道。

无创机械通气无须建立人工气道,包括无创负压通气和无创正压通气,借助无创负压呼吸机或无创正压呼吸机辅助通气。无创负压呼吸机存在诸多弊端,如通气效果受设备安装密闭性影响大、机器体积大、限制其他医疗操作、过大负压可能导致上气道塌陷等。因此,无创负压通气慢慢被无创正压通气所取代。本章重点介绍无创正压通气。

无创正压通气(non-invasive positive pressure ventilation,NPPV;non-invasive positive ventilation,NIPV)指在患者上气道结构和功能保持完整的情况下,通过鼻罩、口鼻罩等界面将呼吸机与患者连接,进行正压辅助通气的技术。早期无创正压通气主要用于阻塞性睡眠呼吸暂停低通气综合征的治疗,近20年被广泛应用于治疗多种急、慢性呼吸衰竭。

正压通气时,呼吸机部分或完全替代呼吸肌,将正压施加于气道内,气体进入肺泡促使肺泡内压升高。呼气时,肺泡内压高于呼气相压力,气体被动呼出,直至肺泡内压力与呼气末气道内压力水平相同。无创机械通气在患者吸气时可以开放肺泡,提高通气量;呼气相正压有利于阻止肺萎陷,通过改善通气/血流比值进而改善氧合。此外,正压通气还可以缓解呼吸肌疲劳,降低氧耗,改善患者呼吸困难症状。

目前,临床上可实施无创正压通气的呼吸机主要分3类:无创呼吸机、重症监护呼吸机和便携式家用无创呼吸机。

二、无创呼吸机

无创呼吸机的基本构成主要为气路和电路两部分。气路包括输入过滤装置、氧气减压输入控制、涡轮风机、流量阀、流量/压力传感器、输出过滤装置、呼吸管道等。电路包括电源、微处理控制器、通信主板、涡轮控制器、传感器、控制面板、控制软件等。

大多数无创呼吸机都是电控电动式,即电能通过涡轮或者活塞的运动转化为动能,产生高压气体通过单向回路向患者输送持续、可变的气流。呼气时则通过回路中或患者端的一个或多个呼气端口持续排出呼出的气体。同时,压力传感器和流量传感器进行监测,反馈压力、潮气量等信息,供医护人员动态评估,准确地实施个性化的通气方案。

与其他类型的呼吸机相比,专业无创呼吸机的优势是能够在出现小至中度漏气时通过漏气补偿保证患者呼吸的正常触发和转换。同时,由于无创呼吸机的呼吸回路中没有呼气阀,且呼吸回路内壁光滑、主动湿化器阻力低,从而使患者和呼吸机间保持低阻力状态,因此对流量和压力的变化十分敏感,可以快速响应患者的通气需求。

不同机型结构示意图如图 5-1-1 所示。

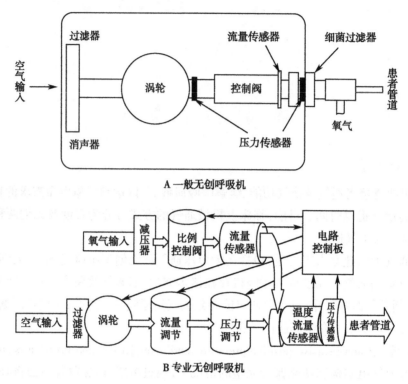

A 一般无创呼吸机

B 专业无创呼吸机

图 5-1-1　不同机型结构示意图

三、重症监护呼吸机

重症监护呼吸机通常用于建立人工气道的有创机械通气支持,也可被用于无创机械通气。此类呼吸机具备较高的压力支持水平及吸入氧浓度,更为全面的模式参数、报警、波形及监测数据。但由于该类呼吸机大多缺乏漏气补偿功能,用于无创正压通气时,面罩周围的漏气会引起误触发和吸呼气转换延迟,从而影响人机同步性。因此,针对此类呼吸机进行无创机械通气时,选择合适的界面,规范佩戴并密切监测漏气尤为必要。

重症监护呼吸机应用无创正压通气时常采用 PSV 模式,由患者触发送气、压力限制、流量转换。为防止大量漏气影响吸呼气转换,该模式内置了最大吸气时间来限制转换受限的发生。在吸气期间,输送高流量气体直至达到预设压力后,流量开始下降至预定数值后转换为呼气。不同呼吸机间存在差异,该预设流量值可为固定流量(如 5L/min),也可以为峰流量百分比(如 25%)。

与有创机械通气的密闭回路不同,无创机械通气时回路中气流可能因患者端持续漏气而无法下降至转换预设的流量低值。此时,患者必须主动用力呼气,通过呼吸肌力量增加回路内压力使呼吸机转换至呼气。而过度的用力呼气会增加呼吸功,导致无创机械通气失败。临床应用时,可以通过减少最大吸气时间设置,更改为时间转换方式,或提高呼气转换流量百分比来改善上述主动呼气的情况。对于重症监护呼吸机的无创模式,压力目标型的通气方式更为常用,漏气补偿功能可以保证通气量和压力,满足患者的通气需求。

四、便携式家用无创呼吸机

大多数便携式家用无创呼吸机通过交流电或配备电池的直流电源驱动,通过微处理器控制多种通气模式,且具备相对完善的报警、数值监测。配备电池通常可以在断电后提供几小时工作时长,方便短途转运及居家时灵活应用。伴随技术的更新,许多便携式家用无创呼吸机性能大幅提升,可以提供多种模式参数和漏气补偿,提高了人机协调性和应用范围。此类呼吸机通常采用环境中空气进行通气,必要时将低流量氧气连接至呼吸机管路或面罩上供氧,实际浓度与氧气连接位置、通气量、漏气量相关,可供应的最大氧浓度较低。因此,便携式家用无创呼吸机目前推荐用于需要持续通气或需要较高压力支持的患者,如严重胸壁畸形、肥胖、睡眠呼吸暂停低通气综合征等,无法满足急性呼吸衰竭患者的治疗需求。

第二节　目的与指征

无创机械通气主要通过非侵入的方式与患者连接,具有舒适性高、应用灵活、避免人工气道相关感染等优势。但是对气道廓清能力较差或缺乏气道保护能力的患者,无人工气道或将增加其肺部感染的风险。此外,相较于有创机械通气密闭的通气回路,无创机械通气连接界面的漏气在一定程度上降低了正压通气效率。因此,临床医生对无创机械通气应用指征的准确评估至关重要。

近年来,临床研究与实践不断证实了无创正压通气的确切疗效。无创正压通气已成为呼吸衰竭等病理生理状态及紧急情况下的一线呼吸支持手段。但是目前关于无创正压通气的应用指征尚无统一标准,与患者呼吸衰竭严重程度、基础疾病、意识状态、是否存在多器官功能衰竭等多重因素相关,也与应用者的经验和医疗机构人力、设备条件相关。

一、适应证

无创正压通气主要适用于轻至中度呼吸衰竭患者的早期救治,也可用于有创无创序贯通气、辅助撤机、家庭长期应用等情况。尝试应用无创通气前应注意以下几点:

1. 评估患者疾病种类和严重程度是否适合。

2. 患者存在需要正压辅助通气的指标。

（1）中-重度呼吸困难:患者表现为呼吸急促(如 COPD 患者呼吸频率>24 次/min、充血性心力衰竭患者呼吸频率>30 次/min),或辅助呼吸肌参与。

（2）血气指标异常:pH<7.35,$PaCO_2$>45mmHg,或氧合指数（PaO_2/FiO_2）<300mmHg。

3. 排除禁忌证

（1）心搏骤停、呼吸停止。

（2）自主呼吸弱或有严重意识障碍(如格拉斯哥昏迷评分<10 分)。

（3）严重多器官功能衰竭。

（4）误吸风险高及气道保护能力弱。

（5）气道分泌物多且清除困难。

（6）面颈部和口咽腔创伤、烧伤、畸形或近期手术。

（7）上呼吸道梗阻。

当患者病情危重但暂时不能气管插管时,上述禁忌证并非绝对,密切观察下可尝试应用无创正压通气。此外,无创机械通气不耐受的原因众多,包括恐惧/焦虑状态、参数设置不合理、面罩不合适和管路漏气等。经过充分交流、密切观察和调整合适参数及连接方式,可在一定程度上改善患者的耐受性,使其配合治疗。开始无创正压通气治疗后,如果调节达到目标参数后1~2h,患者病情进行性加重或在治疗过程中出现上述不能应用无创正压通气的情况,应及时终止,调整适宜的呼吸支持策略。

二、不同疾病应用无创机械通气

(一)急性高碳酸血症型呼吸衰竭

急性高碳酸血症型呼吸衰竭是危重症AECOPD患者的主要表现,无创机械通气在其中的治疗作用已被广泛证实。然而,肺泡弹性及阻力负荷的增加与泵功能下降之间的失衡并不是AECOPD的独有特征,许多其他情况也存在相似的病理改变,如心源性肺水肿、肥胖及肥胖低通气综合征、拔管后呼吸衰竭、限制性通气障碍、神经肌肉疾病、姑息治疗、拒绝插管等。

有效的无创机械通气在治疗AECOPD方面,对比单独的常规药物治疗可以提高生存率,减少气管插管的需求及并发症,缩短入住ICU时间。目前无创正压通气被广泛用于严重AECOPD的一线治疗。但针对AECOPD,无创正压通气使用的切入点尚无统一标准。$PaCO_2$是抉择对AECOPD患者启用无创正压通气指征的一个独立评估因素。尤其对合并轻中度呼吸性酸中毒(7.25<pH<7.35)的AECOPD患者,无创正压通气可以改善肺通气和换气,进而缓解呼吸困难、减少气管插管的应用、缩短住院时间和降低病死率。

对合并轻度呼吸功能障碍(pH≥7.35,$PaCO_2$>45mmHg)的AECOPD患者应用无创正压通气的必要性存在争议。对于此类患者,无创机械通气的治疗时间需求较少且治疗失败率低,目前研究明确对此类患者应用无创机械通气可以减少有创机械通气的使用。

针对合并重度呼吸性酸中毒(pH≤7.25)的AECOPD患者,应用无创正压通气的失败率高达52%~62%,且与呼吸性酸中毒的严重程度相关。但是与应用有创机械通气相比,病死率和机械通气时间并无差异,且应用无创正压通气的并发症更少,避免了呼吸机相关性肺炎(VAP)或其他感染、撤机困难的发生。因此,对此类重度患者,可在严密观察下短时间试用,改善者可继续应用,无改善者应及时更换至有创机械通气。

(二)急性心源性肺水肿

急性心源性肺水肿(acute cardiogenic pulmonary edema,ACPE)是一种临床急危重症,是急性呼吸衰竭的常见原因。目前,大量临床研究显示无创正压通气能迅速缓解ACPE患者的呼吸窘迫症状,改善病理生理指标,并可能降低气管插管率及住院病死率。

无创正压通气的多重作用机制在改善呼吸窘迫和心功能不全时起到协同效应。其在产生稳定正压的同时,避免了人工气道所带来的相关并发症,迅速成为ACPE患者首选的呼吸支持方式。气道正压可复张肺泡,进而改善肺顺应性和分流。对心血管的作用除了与氧合、心肌缺氧改善有一定关系外,主要是由于对心脏前负荷和后负荷效应的调节。正压通气使肺容积增加、胸腔压力增加、上下腔静脉的血液回流下降,右心室前负荷下降。另外,胸腔压力的增加使心包压力增大,降低心室跨壁压和减小心室内径。其结果是心室表面张力和后负荷下降,这在心脏扩大时尤为显著,从解剖学-病理生理学上减少了二尖瓣反流。正压通气的这些效应最终降低了心脏的前负荷和后负荷,打断了左心衰竭-肺水肿-呼吸窘迫-左心衰竭加重的恶性循环,使患者病情改善。

从病理生理学来看,肺水肿的严重程度差异极大,这使得ACPE患者的临床表现差别很大,极少数患者在发生ACPE时有严重的呼吸窘迫。一旦考虑ACPE的诊断,如没有无创正压通气的禁忌证即可开始无创正压通气治疗。可参考的临床和实验室指标主要有呼吸频率增快(如呼吸频率>30次/min)、缺氧(PaO_2/FiO_2<250mmHg)等。早期应用极为重要,推迟应用无创正压通气是一些患者出现高碳酸血症的可能原因。

（三）免疫抑制合并呼吸衰竭

免疫抑制患者发生呼吸衰竭后，有创机械通气容易继发 VAP，增加后期治疗难度，病死率高。而此类患者继发感染时发生的肺炎通常为非化脓性感染，大多数患者气道内分泌物较少或者没有分泌物，为无创正压通气的治疗提供了相对有利的条件。

由于无创机械通气可以避免人工气道相关的感染风险及其造成的不良预后，无创正压通气目前已被作为对免疫抑制合并呼吸衰竭治疗的一线方案。对免疫抑制合并呼吸衰竭患者，可早期应用无创正压通气以减少气管插管率和病死率。但是由于此类患者整体病死率较高，在无创正压通气期间应密切观察，不耐受或病情恶化时应及时调整治疗策略。

（四）ARDS

既往研究认为无创正压通气应用于 ARDS 患者的失败率较高。其中，血流动力学不稳定、代谢性酸中毒或严重低氧血症是造成无创正压通气失败的相关危险因素。但是伴随着技术进展，诸多研究建议将无创正压通气作为特定的 ARDS 患者的一线干预手段。目前认为无创正压通气的应用可以降低气管插管率，但总体来说并不能降低病死率。

针对此类患者，临床医生推迟气管插管的主要原因是早期应用无创正压通气的确可以纠正部分低氧血症。但迄今为止的证据仍不支持在 ARDS 患者中常规使用无创正压通气，需要大样本的随机对照试验加以验证。但是在严格筛选患者并进行密切监测的情况下，使用无创正压通气可能是合适的。

对符合以下条件者可试行治疗：①清醒合作，病情相对稳定；②无痰或痰液清除能力好；③无多器官功能衰竭；④简明急性生理学评分（simplified acute physiology score，SAPSⅡ）≤34 分；⑤无创正压通气治疗 1~2h 后，$PaO_2/FiO_2>175mmHg$；⑥基础疾病容易控制和可逆（如术后、创伤等）。

需要注意的是，无创正压通气只是一种呼吸支持治疗，而不是病因治疗。开始治疗有改善并不代表最终治疗有效。需要密切监测患者病情变化，一旦病情恶化，或应用 1~2h 内未显著改善低氧血症，或全身情况恶化，应及时给予气管插管进行有创机械通气。

第三节　模式与参数

随着无创机械通气技术的发展，呼吸机的模式与参数不断更新，给无创机械通气的应用提供了更多选择。应充分了解不同模式与参数的特点，根据患者疾病特征和临床情况合理调整以提高无创机械通气成功率。

无创呼吸机常用通气模式有 CPAP、BiPAP 等。BiPAP 在呼吸机模式选择中主要有自主/时控（spontaneous triggered time safety frequency，S/T）模式、平均容量保证压力支持通气（average volume-assured pressure support，AVAPS）及 PCV。

一、持续气道正压通气

应用持续气道正压通气（CPAP）模式时，呼吸机在整个自主呼吸周期中仅提供持续气流以维持预设的恒定压力水平，由患者触发呼吸机并控制吸气时间、呼吸频率、潮气量、呼吸流量等，因此认为其人机协调性优于其他辅助模式。但由于其未提供吸气相压力的辅助支持及背景通气，该模式无法保证通气量，对患者自主呼吸能力要求较高。

在 CPAP 模式下，呼吸机提供持续气流产生的压力可以"撑开"上气道，并且由于呼气时气道正压有助于维持上气道畅通，因此 CPAP 已广泛应用于治疗上气道阻力综合征。

针对低氧血症型呼吸衰竭，通过维持气道正压可以避免肺萎陷或扩张萎陷肺泡、增加功能残气量、改善通气/血流比值、减轻肺毛细血管渗出及肺水肿,以及在整个呼吸周期中提高平均气道压力、增加肺泡氧分压(P_AO_2)、纠正低氧血症。

对急性心源性肺水肿患者,CPAP可较快地改善呼吸频率,降低心脏前、后负荷,改善通气从而减少对气管插管的需求。目前,CPAP模式是急性心源性肺水肿患者的首选模式。

CPAP模式主要的设置参数是CPAP水平和FiO_2,如果为外接氧源的呼吸机,FiO_2由外接氧源的流量、连接位置等多种因素决定。CPAP水平的设置由患者的具体情况决定。如对因左心衰竭引起呼吸困难的患者,CPAP水平可设置稍高;对因肺孢子菌肺炎导致ARDS等容易形成气压伤的患者,CPAP水平设置应相对较低。一般初始设置为$4\sim6cmH_2O$,在$20\sim30min$内逐渐增加压力,根据患者耐受程度和生命体征调整最佳压力水平。通常应用范围在$6\sim10cmH_2O$,当CPAP达到$10\sim15cmH_2O$仍然无法改善患者的状态时,须更改为其他模式。同时,应根据患者的呼吸衰竭类型选择不同的血氧饱和度目标,滴定FiO_2。

在呼吸机波形上我们可以看到3条曲线(图5-3-1),分别是压力-时间曲线、流量-时间曲线和容量-时间曲线。压力-时间曲线的变化反映了呼吸机的工作状态;流量-时间曲线反映了患者的呼吸运动,正向表示吸气、负向表示呼气;容量-时间曲线是瞬时流量曲线在时间上的积分。在压力-时间曲线图中,蓝色线为预设CPAP压力,当黑色波形反映的实际压力有所下降,在阻力没有变化的情况下,患者吸走了一部分流量导致了压力下降,说明吸气开始,而当呼气开始时压力会有轻度上升。

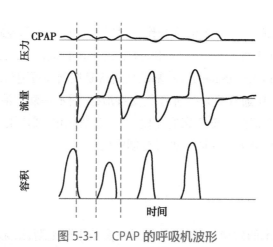

图 5-3-1　CPAP 的呼吸机波形

初始参数设置完成后,在通气过程中,密切关注患者生命体征,如心率、呼吸频率、血氧饱和度等变化,并复查动脉血气分析以判断通气情况。可听诊呼吸音,观察患者胸廓起伏,通过呼吸形式判断是否存在呼吸困难、辅助呼吸肌参与、胸腹矛盾运动等异常表现,结合呼吸机波形进行模式、参数的精确调整。

二、S/T 模式与参数

无创机械通气另外一个常用的模式为S/T模式,即自主/时控模式。S/T模式是将S模式和T模式结合的一种通气模式。S模式(spontaneous triggered)指呼吸机根据患者的自主呼吸给予送气或停止送气,吸气时呼吸机以设置的高压力送气,呼气时则立即转换到设置的低压力,没有吸气时间的限定。T模式(timed safety frequency)指呼吸机在患者自主呼吸停止或不能触发呼吸机一段时间后,按照预设的压力、呼吸频率及吸气时间给予完全控制通气。

在S/T模式中,吸气相气道正压(inspiratory positive airway pressure,IPAP)及呼气相气道正压(expiratory positive airway pressure,EPAP)为主要参数,设置时根据具体情况而定。提高IPAP能够提

高通气量,对抗气道阻力,帮助 CO_2 排出;提高 EPAP 能够维持肺泡及气道开放从而改善氧合及减少自主呼吸做功;而 IPAP 与 EPAP 的差值类似于有创机械通气时的压力支持水平,某种程度上反映了通气的支持强度。

在其他参数中,呼吸频率的作用是保证存在一个安全的背景频率。吸气时间设置只在 T 模式工作时起作用,它决定了每次呼吸机送气的时间,S 模式时吸气时间由患者自主决定,不受设置参数影响。

升压时间指吸气时压力上升至设定压力的速度,具体设置要根据患者的呼吸形式及主观感受来决定,感觉最为舒适的一个水平即为合适的升压时间,低氧血症型呼吸衰竭患者发生呼吸窘迫时需要较高的峰流量和较小的升压时间。

FiO_2 的设置原则同 CPAP 模式。

在患者有稳定的自主呼吸时,S 模式工作只提供 IPAP 和 EPAP,此时呼吸频率和吸气时间不起作用。当患者出现呼吸暂停时,自主呼吸频率低于呼吸机设置的后备呼吸频率,T 模式启动,使呼吸机完全按照预设参数送气。例如设置呼吸频率为 12 次/min,那么在 5s 内,如果未能触发呼吸机送气,呼吸机则给予控制通气(即 T 模式),如果在此后的 5s 内,呼吸机感知到了自主呼吸,那么下一次送气又变为没有吸气时间限定的自主通气模式(S 模式)。

初始 EPAP 一般不低于 $4cmH_2O$,以冲刷管路及面罩中的无效腔,初始 IPAP 从 6~8cmH_2O 开始,保证吸气压力支持在 2~4cmH_2O,待患者适应后逐渐上调。从低压逐渐上调的策略可以帮助患者易于适应无创机械通气。可以在适应后 1~2min 内小幅度调节压力,直到监测呼出潮气量数值达到 4~6ml/kg(标准体重)或患者呼吸窘迫的症状改善,则暂时认为合适。此后,仍须不断评估患者的反应及耐受性来个体化调整呼吸机参数设置,可参考表 5-3-1。

表 5-3-1 S/T 模式下参数调节特点

参数	调整	预期结果
IPAP	上调	增加潮气量:增加每分通气量,降低 $PaCO_2$
	下调	降低潮气量:降低每分通气量,升高 $PaCO_2$
EPAP	上调	增加功能残气量,增加 PaO_2,减少潮气量
		如果存在 PEEPi,减少无效触发并改善人机协调性
	下调	减少功能残气量,降低 PaO_2,增加潮气量,降低 $PaCO_2$
		如果 EPAP<4cmH_2O,可能会导致 CO_2 重复呼吸
吸氧浓度	上调	增加 PaO_2,如果外接氧气进入管路中,混合浓度最高仅达到 50%;继续增加氧气流量可能会影响触发,并且过高流量可能使患者口鼻部干燥
	下调	降低 PaO_2
控制频率	上调	在 T 模式里增加每分通气量,降低 $PaCO_2$
	下调	在 T 模式里降低每分通气量,增加 $PaCO_2$

三、AVAPS 模式与参数

平均容量保证压力支持通气(AVAPS)模式是一种压力目标型模式,由呼吸机自动计算实现目标潮气量所需的压力,以该压力进行 PSV 模式送气,并随患者气道阻力及顺应性的变化来动态调整压力大小以实现目标潮气量。

在参数设置时需要设置一个目标潮气量、EPAP 水平和 IPAP 范围。目标潮气量的大小根据患者的通气需求进行设置,EPAP 的设定规则和 S/T 模式相同,IPAP 范围即是设置通气过程中的最高压力和最低压力,该模式运行时呼吸机会在设定的压力范围内调整以实现目标潮气量。

需要注意的是,如果设置的压力过高或潮气量过小,所有的呼吸都将以自主呼吸模式进行送气,容积控制起不到作用,并可能实际输送潮气量大于预设潮气量。如果压力设置过低,导致峰流量过低,压力支持模式转换到定容通气将发生在吸气的晚期,吸气时间将会延长,但最长不超过3s,随后呼吸机自动转换为呼气,此时可能发生实际输送潮气量小于预设潮气量,呼吸机将报警"未达到目标潮气量",所以在AVAPS模式中,最重要的是设置一个合适的目标潮气量和相对应的IPAP范围。

AVAPS模式的特点是可为患者提供恒定的通气支持,当患者病情发生变化时,IPAP值可随每一次呼吸逐渐改变,还可改善舒适性和同步性。该模式适用于阻塞性、限制性及进展性限制性疾病,以及任何已经使用压力支持而需要提高通气安全性的患者。

临床研究发现,AVAPS模式可减少呼吸功,改善动态顺应性,降低气道阻力和PEEPi。其原因是AVAPS模式具有高吸气流量的特点且该模式可有效改善人机协调性。临床医生根据患者所处的不同疾病进程,设置相应压力支持水平范围,可达到保证通气效果、简化压力设定过程、增加舒适性和安全性的目的。

四、PCV模式与参数

PCV模式是呼吸机或患者触发后,呼吸机按时间输送固定气道压力的强制呼吸。PCV模式的设置一般与S/T模式相同,其区别在于吸呼气转换方式不同。患者无自主呼吸时,呼吸机送气方式完全按照预设参数完成。而患者有吸气努力触发呼吸机时,呼吸机监测频率大于设置频率,且压力-时间曲线在吸气初会有一个小切记,但无论是否由患者触发、呼吸形式如何,每个呼吸周期的吸气时间均为所设置的固定时间;而在S/T模式中,S模式下吸气时间由患者自主决定,与设定的吸气时间无关。PCV模式一般只用于紧急情况下的通气维持及无创呼吸机应用于有创机械通气时。

第四节　操作与撤离

一、无创机械通气的临床操作

临床中,无创机械通气的成功不仅依赖于对适应证的准确把握、合理的呼吸机选择及参数设置,床旁的精细化管理也至关重要。本节将重点介绍无创机械通气实施过程中的系统化管理。

（一）准备工作

1. 患者评估　参考本章第二节中无创正压通气的适应证及禁忌证,根据患者病情和精神状态考虑是否适合应用无创机械通气,并选择实施方式。

2. 病情告知　应用无创机械通气前,为提高患者的配合程度,须提前告知该操作的目的及方法,详细解释佩戴过程中可能出现的感受及问题。宣教有效的咳嗽方法,指导患者主动咳嗽,必要时应用辅助气道廓清技术。提醒患者放松,配合呼吸机,出现不适应及时反馈。

3. 选择合适的连接方式　目前临床中无创机械通气常用5种类型的连接界面(图5-4-1),这些连接界面的优缺点汇总在表5-4-1中。

（1）鼻枕:戴在鼻孔上。这种类型的连接界面通常推荐给一些觉得鼻罩或口鼻罩不耐受或鼻梁皮肤破损的患者。鼻枕提供压力较小,主要用于稳定的睡眠呼吸障碍患者。

（2）鼻罩:只覆盖鼻子,位于上唇、鼻子两侧和鼻梁上。

（3）口鼻面罩:覆盖口鼻,位于下颌、口鼻两侧和鼻梁上。

（4）全脸面罩:覆盖整个面部,主要用于不耐受口鼻罩的急性呼吸衰竭患者,以提高其耐受性。

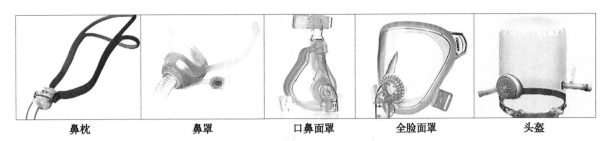

| 鼻枕 | 鼻罩 | 口鼻面罩 | 全脸面罩 | 头盔 |

图 5-4-1　5 种类型的无创连接界面

表 5-4-1　常见无创机械通气连接界面的优缺点比较

比较	鼻枕	鼻罩	口鼻面罩	全脸面罩
优点	无效腔小;说话、饮水、进食不受影响;便于咳嗽、咳痰;呕吐、窒息风险低	漏气较少;舒适度强,极少需要配合;血气改善较快	漏气较少;舒适度强,极少需要配合;血气改善较快	不易漏气;需要极少配合;容易接受和适应
缺点	张口呼吸时易漏气;鼻部压迫可能引起皮肤损伤;鼻子不通、鼻中隔偏曲等患者不适用	无效腔大;说话、饮水、进食、咳嗽、咳痰不方便;鼻部压迫可能引起皮肤损伤;呕吐、胃肠胀气发生率高;易诱发幽闭恐惧感	无效腔大;说话、饮水、进食、咳嗽、咳痰不方便;鼻部压迫可能引起皮肤损伤;呕吐、胃肠胀气发生率高;易诱发幽闭恐惧感	呕吐及窒息风险高;说话、饮水、进食、咳嗽、咳痰不方便;易诱发幽闭恐惧感

（5）头盔（helmet）:是一个透明罩,覆盖于患者的整个头部和面部,并由一个充气橡胶颈圈密封。

临床上,大多数无创呼吸机采用单回路通气,呼吸机本身并无呼气阀,因此需要外置呼气装置以完成呼气。目前临床中常用的无创机械通气呼气装置包括两类:一类是独立的呼气阀,如图分别为侧孔阀、静音阀、平台阀(图 5-4-2)。第二类是面罩一体化呼气装置,此类面罩表面带有呼气孔(图 5-4-3),无须配合呼气阀,但须注意此类面罩不可用于双回路呼吸机。

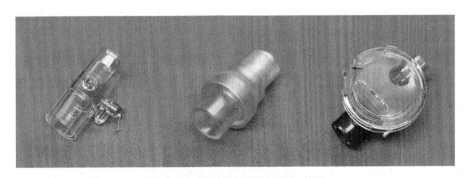

图 5-4-2　无创机械通气呼气装置

（二）面罩佩戴

医务人员在选择合适的面罩类型后,正确佩戴面罩也是决定疗效的重要环节。由于临床中最常用的连接界面为口鼻面罩,接下来着重讲解其佩戴方法。

1. **尺寸选择**　口鼻面罩选择不合适通常是导致人机不协调的重要因素。面罩过大或与患者面型匹配不好所造成的大量漏气,可使呼吸机难以触发。因此,在连接无创机械通气前,应根据患者的脸型大小、胖瘦程度,选择大小适中的面罩,提高患者对无创呼吸机的耐受性,保证通气效果。在选

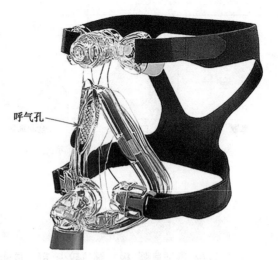

呼气孔

图 5-4-3　带有呼气孔的面罩

择尺寸时,应让面罩包绕患者鼻部和口腔,在鼻骨上方,沿鼻两侧并覆盖下嘴唇。

2. 佩戴过程

（1）调整头带:牵拉头带时须双手同时操作,保持左右长度与受力的平衡;先调整上头带,再调整下头带,保证上、下头带的平行。

（2）头带松紧:固定合适的口鼻面罩以能插入头带内 1~2 横指为宜,良好的固定应做到不上不下、不左不右、不松不紧,面部硅胶无折叠,脑后头带无打折、无挤压,保证合适的漏气量。

配合良好是无创机械通气取得成功的关键。在患者不能很好地配合时,无创机械通气通常不能取得较好疗效,甚至有害。患者的不断摇头、说话可使已固定好的面罩松脱,造成漏气过多;频繁地摘下面罩说话、喝水或进食,可严重影响无创机械通气的疗效;严重烦躁不安或过度紧张时,频繁的吞咽动作可使大量气体进入胃肠道,造成严重腹胀,进而造成胃内容物反流误吸,甚至引起窒息。

因此,在开始操作前必须充分告知,同时可通过使患者观察其身边正在进行无创机械通气的实例,以进一步说明无创机械通气的安全性和有效性,以使患者对无创机械通气有充分的思想准备,并消除心理恐惧,从而获得最大程度的配合和充分的疗效。

（3）连接呼吸机:正确建立无创呼吸机与患者之间的连接。在连接中须格外关注温湿化装置,针对无创机械通气推荐主动温湿化装置,条件允许情况下可选择伺服型温湿化装置,原则上摒弃被动温湿化方式,如人工鼻。

（三）主动温湿化

在正常情况下,气体在被吸入肺部进行气体交换前会被加热至体温并保持 100% 相对湿度,以避免气道损伤。鼻腔的黏膜上皮纤毛系统对调控吸入气体的温度湿度具有重要的作用,黏膜功能受损会引起黏膜肿胀,导致鼻腔阻力增加,患者易出现张口呼吸和吸入气体调控受阻。无创机械通气时呼吸机送出的医疗气体是完全干燥的,相对湿度接近 0%,干冷的气体会造成气管、支气管上皮细胞损伤,下呼吸道分泌物黏稠。虽然上呼吸道对吸入气体的加温、湿化功能仍然存在,但部分患者存在张口呼吸,即便经鼻吸气,随气体的温度、湿度和潮气量变化,每日仍会有 250ml 水分以饱和水蒸气的形式丢失。

主动温湿化方式是通过加温加湿器加热湿化罐内的无菌蒸馏水产生水蒸气并与吸入气体混合,从而达到对吸入气体加温、湿化的目的。气液平面接触面积越大,水蒸气产生越多,也有部分管路内带加热导丝,在气体到达患者前继续对吸入气体进行加热,以避免吸入气体温度下降,预防吸气管路冷凝水形成。常用加温加湿装置包括级联式湿化器和掠过式湿化器,级联式湿化器会产生较高的吸入气流阻力,因此在无创机械通气治疗时一般很少使用;掠过式湿化器相较于级联式湿化器有很多优点:吸入气体不须从湿化罐水面下通过,从而阻力更低;即便有高速气流时也可维持饱和状态;不易产生气溶胶,将传播微生物的风险降低到最低。

无创机械通气输送的高流量气体会导致患者口鼻腔干燥,随时间的推移,可能会出现黏膜开裂、出血和疼痛。增加吸入气体温、湿度可以减少口鼻腔干燥症状,在无创机械通气过程中应使用主动湿化器而非湿热交换器(heat and moisture exchanger,HME),因为面罩周围漏气和内置清除 CO_2 的漏气阀漏气会导致呼气不能通过 HME,而导致 HME 无效;HME 所产生的无效腔和气道阻力会降低治疗效果,并增加额外的呼吸做功。

温湿化技术在总体上是安全的治疗手段,患者不耐受和不舒适是唯一的禁忌证。在无创机械通气治疗时,吸入气体的温、湿度应依照患者舒适度、耐受度、依从性及基础肺部情况设定,以保障无创机械通气的实施,提高救治成功率。

(四)开启通气

1. **打开呼吸机,设置初始参数** 启动呼吸机并运行自检程序,待通过后选择适合患者病情的通气模式并预设参数。

2. **连接患者** 协助患者摆好体位,将无创连接界面正确佩戴至患者面部,并用固定带将面罩固定,调整好面罩的位置和固定带的松紧使之佩戴舒适,连接呼吸机开始通气。临床中漏气量控制在 30L/min 以下为最佳状态,但也应灵活佩戴,不可为减少漏气量过度加大佩戴压力。

3. **合理调节参数。**

4. **密切观察病情变化** 密切监测是判断疗效、调节合理参数及发现不良反应的重要措施,是提高患者耐受性和疗效的重要条件,也是避免因无创机械通气治疗无效而延误气管插管的重要环节。在无创机械通气过程中,应注意观察患者精神状态、呼吸困难、口唇/颜面和手掌发绀、出汗情况等。如精神状态改善、呼吸困难减轻或消失、口唇/颜面和手掌发绀消退、出汗减少或停止均提示通气有效。反之,患者的烦躁和呼吸困难加剧,口唇/颜面和手掌发绀及出汗无改善,则提示通气无效,须停止无创机械通气并查找原因,必要时立即行有创机械通气。

5. **疗效判断** 初始治疗的评估:初始治疗 1~2h 后可评价无创机械通气是否起到辅助通气的作用,临床和生理指标是否得到改善,可通过观察临床和动脉血气的变化来判断。

二、无创机械通气的撤离

1. **时机** 无创机械通气的撤离时机首先是患者原发病的缓解,其次是临床症状的改善,包括下列方面:

(1)呼吸频率<24 次/min。

(2)心率<110 次/min。

(3)肾代偿后 pH>7.35。

(4)FiO_2≤50%,PaO_2>60mmHg,PaO_2/FiO_2>150mmHg,血氧饱和度≥92%。

(5)未应用血管活性药时收缩压在 90~180mmHg。

(6)体温在 36~38℃。

(7)格拉斯哥昏迷评分≥13 分。

2. **撤离方法**

(1)直接断开无创呼吸机:这种方法是直接暂停无创呼吸机,随后观察患者的临床反应,间断行动脉血气分析检查。如吸氧的状态下可维持 pH>7.35 且 $PaCO_2$ 水平没有进行性升高,无创机械通气可不再使用。

（2）日间吸氧,夜间无创机械通气支持:在日间将无创呼吸机断开并观察患者状态,在夜间继续应用无创机械通气。COPD 患者可能会存在夜间低氧及低通气状态,造成 CO_2 潴留,夜间应用无创机械通气可以避免低通气的发生,缓解症状。

（3）间断撤离无创呼吸机

1）逐渐缩短呼吸机使用时间:逐渐减少无创呼吸机应用时间,直至能够在吸氧情况下稳定自主呼吸。

2）逐渐降低呼吸机压力支持水平:与有创机械通气撤机时逐渐下调压力支持水平相似,逐渐下调 IPAP 和 EPAP 直至可维持稳定自主呼吸。

（4）程序化撤机:每日筛查患者是否达到撤离无创机械通气的标准。当符合撤机标准时可尝试暂停无创机械通气。每隔 1~2h 评估情况,当达到下述标准时重新连接无创呼吸机,直至达到撤机标准时可再次尝试撤机:

1）呼吸频率≥30 次/min,持续时间>5min。

2）氧流量超过 5L/min 时,氧饱和度≤90% 且持续时间>5min。

3）pH≤7.34、$PaCO_2$ 升高≥10mmHg。

4）心率≥120 次/min 或≤50 次/min。

5）收缩压≥180mmHg 或≤90mmHg。

6）出现意识水平下降、出汗、呼吸肌疲劳、呼吸困难等其他症状。

第五节　并发症的防治

应用无创机械通气期间,相关并发症会导致患者出现不适甚至中断治疗,在应用过程中应重视并积极观察。临床中,无创机械通气过程中常见的并发症可分为 3 类。①与连接方式相关,如漏气、面部压伤、幽闭恐惧症、眼部刺激等。②与气道维护相关,如痰液引流不畅、口鼻发干、鼻充血、胃肠胀气、吸入性肺炎等。③与正压通气相关,如低血压、气压伤、人机不协调、耳鸣、耳痛等。

（一）无创机械通气的严重并发症

1. 吸入性肺炎

（1）主要原因:通气过程中管路冷凝水未及时倾倒或呕吐的胃内容物误吸。

（2）预防和保护措施

1）对于反流或误吸高危的患者,尽量避免应用无创正压通气。

2）保持合适体位(床头抬高 30°~45°),慎用镇静药。

3）合适的参数设置(病情允许,尽量避免支持压力>20cmH₂O)。

4）避免过饱饮食,应用促进胃动力的药物。

5）在发生反流或呕吐后,将患者头偏向一侧。

6）及时清除呼吸管路内的冷凝水。

7）湿化罐加水时须密切监测。

2. 低血压

（1）主要原因:持续正压使胸膜腔内压增高、回心血量减少和循环功能受抑制。

（2）预防和保护措施

1）对血流动力学不稳定、未控制的心肌缺血或心律失常患者慎用或禁用。

2）积极的液体复苏,尤其是对脓毒症患者。

3）合适的呼吸机参数（降低 EPAP）。

3. 气压伤

（1）主要原因:压力设置过高、患者肺顺应性差、人机协调性差,常见于 COPD、ARDS 及间质性肺炎等患者。

（2）预防和保护措施

1）监测患者气道压力,并控制气道峰压<30cmH$_2$O。

2）调整吸呼气时间比,避免 PEEPi 的形成。

3）改善人机协调性。

（二）无创机械通气的轻度并发症

1. CO$_2$ 重复吸入

（1）主要原因:与患者应用的不同连接界面及型号相关,呼吸机参数设置不当,CO$_2$ 产生过多。

（2）预防和保护措施

1）选择合适的面罩。

2）调整呼吸机参数（降低呼吸频率、保证潮气量、延长呼气时间、EPAP≥4cmH$_2$O）。

3）减少 CO$_2$ 产出（限制碳水化合物的摄入量）。

4）选择使用平台阀。

2. 幽闭恐惧　预防和保护措施见下列方面:

（1）使用无创机械通气前与患者沟通,告知其使用目的及方法,减轻恐惧。

（2）佩戴时让患者参与佩戴过程,询问其感受,观察有无不适感。

（3）选择合适的面罩。

（4）规范面罩操作流程（提高患者依从性,避免漏气量大）。

（5）从低水平压力开始通气,提高患者耐受性。

（6）酌情轻度镇静。

3. 患者不适

（1）主要原因:面罩大小的选择、固定头带的松紧、参数设置等操作不当。

（2）预防和保护措施

1）患者宣教。

2）长时间支持时可选择头盔。

3）合适的参数设置。

4）轻度镇静。

4. 面部压伤　预防和保护措施:选择合适类型和大小的材质较好的面罩,摆放好面罩的位置,调整好合适的固定张力。对持续使用无创机械通气的患者应每 2~4h 取下面罩,按摩受压部位皮肤,压迫处可使用减压贴或保护膜。

5. 人机不协调

（1）主要原因:面罩不合适、参数设置不当、大量漏气、管路积水等。

（2）预防和保护措施

1）选择合适的面罩。

2）合适的呼吸机参数设置并实时调整。

3）处理漏气、噪声、管路积水等。

6. 上肢水肿和深静脉血栓

（1）主要原因:头盔固定导致静脉、淋巴管回流障碍。

（2）预防和保护措施:通过调整固定带位置或更换其他形式的连接界面进行预防。

7. 漏气

（1）持续的漏气可能产生诸多不良影响,如降低 FiO_2 和通气量、误触发、转换延迟、人机不协调等,甚至导致无创机械通气失败。

（2）预防和保护措施

1）选择合适的面罩。

2）用鼻罩时使用下颌托协助封闭口腔。

3）对急性呼吸衰竭患者应用口鼻面罩而非鼻罩。

4）缺齿者佩戴义齿。

5）在面部消瘦患者的脸颊与面罩压缘之间垫以纱布。头带位置上下分清,佩戴鼻/面罩时位置居中,保证压力均衡。

6）对留置胃管患者可将胃管沿鼻部三角区固定在嘴角边位置或应用有专门胃管通道的面罩,可减少胃管通过面罩时产生的漏气。

8. 胃肠胀气

（1）主要原因:通气过程中张口呼吸或反复地吞气,或当上气道压力超过贲门括约肌的压力,可出现胃肠胀气。正常人静态贲门括约肌压力为 $18.3\sim22.0cmH_2O$。当面罩内压力大于 $18.3cmH_2O$ 时,在通气过程中可使贲门开放,增加吞气发生概率而发生胃肠胀气,同时由于多种原因导致胃肠动力不足,出现逐渐加重的胃肠胀气,最终致膈肌上移影响通气效果。

（2）预防和保护措施

1）实时调节呼吸机参数,病情好转时应尽量降低吸气压力,酌情减少通气时间。

2）嘱咐患者勿张口吸气,能主动经鼻吸气者,可改用鼻罩。

3）避免过饱饮食,进食后应间隔 $30\sim60min$ 后使用呼吸机。

4）对已出现腹胀者应用促胃动力药或留置胃管,行胃肠减压及肛管排气。

9. 口鼻发干

（1）主要原因:给予无创机械通气的患者通常病情较重,无创机械通气压力较高、呼吸频率快、每分通气量高。人体生理气道无法对大量干燥气体进行足够的加温、湿化,使得口鼻干燥、痰液黏稠、黏液-纤毛防御系统损害,轻者治疗依从性下降,重者无创机械通气失败。

（2）预防和保护措施

1）减少面罩漏气或指导患者间歇性饮水。

2）配置加温湿化装置,使吸入气体湿度达到 $60\%\sim70\%$,并且根据管道的积水、痰液性质、患者主诉等判断湿化是否合适。

3）合适的呼吸机参数设置,避免过度通气。

10. 鼻充血　预防和保护措施:

1）应用改善充血的药物治疗(抗组胺药等)。

2）合适的呼吸机参数设置,如降低 IPAP。

3）口鼻面罩调整为全脸面罩或头盔。

11. 气道干燥　预防和保护措施:

1）选择适宜的患者,对哮喘发作患者慎用。

2）监测面罩雾气,加强气道湿化治疗。

3）液体管理。

4）合适的呼吸机参数设置。

12. 耳鸣、耳痛、眼部刺激

（1）主要原因：呼吸机支持压力过大会导致患者出现耳鸣、耳痛及鼻旁窦疼痛,漏气量过大会刺激眼部。

（2）预防和保护措施

1）设置合适的呼吸机参数。

2）避免漏气量过大。

（孙 兵）

第一节　程序化撤机

有创机械通气的使用为大量呼吸衰竭患者的原发病诊疗赢得了时间,从而提高了急危重症患者的救治成功率。当患者呼吸衰竭被纠正以后,撤离机械通气便是其主要任务。

但是,什么时候患者能成功撤离有创机械通气,对于临床医务工作者来说却较难把握。如果患者没有达到撤离有创机械通气的标准而过早地撤离有创机械通气并拔出人工气道,就会导致大量患者面临再插管的风险。而在再插管的患者中,VAP 的发病率、ICU 病死率、机械通气时间、住院时间和住院费用都将显著增加。如果患者达到撤离有创机械通气的标准而没有及时地撤离呼吸机,又会不必要地延长患者机械通气使用时间,增加医疗费用。且呼吸机使用时间越长,患者发生呼吸机相关的肌肉萎缩和 VAP 的现象也就越严重。既往的研究表明,如果患者处于被动吸气状态下通气18~69h,呼吸肌尤其是膈肌的快肌纤维和慢肌纤维将发生显著的萎缩。机械通气时间越长,发生呼吸肌萎缩的程度也就越严重,撤机也就越困难。

综上,积极地为撤机创造条件并选择合适的撤机评估方式对成功撤机至关重要。

目前国内外通用的撤机评估方法是自主呼吸试验,以评估患者自主呼吸能力是否恢复,是否可以撤离有创机械通气。其实施包括两部分,每日筛查试验和自主呼吸试验(图 6-1-1)。每日筛查试验的目的在于对所有的有创机械通气患者进行筛查,以发现潜在的可以撤机的患者,具体包括以下几条:①引起呼吸衰竭的原发病已经得到控制;②$PaO_2 \geq 60mmHg$;③呼吸机输送氧气浓度$\leq 50\%$;④$PaO_2/FiO_2 \geq 150mmHg$;⑤动脉血 $pH \geq 7.35$;⑥血流动力学稳定,患者未使用任何升压药,即使使用应是低剂量的,如多巴胺或多巴酚丁胺$<5\mu g/$（$kg \cdot min$）;⑦$PEEP \leq 8cmH_2O$;⑧心率≤ 140次/min;⑨呼吸频率≤ 30 次/min;⑩体温$\leq 38\,^{\circ}\!C$。

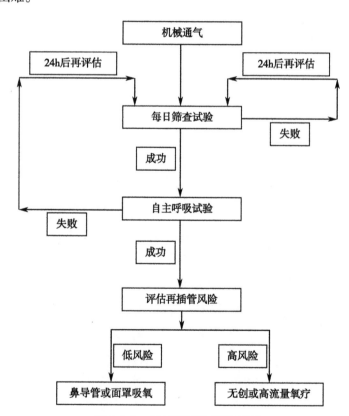

图 6-1-1　机械通气撤机流程图

一、自主呼吸试验实施频次

当患者达到每日筛查的各项指标以后即可实施自主呼吸试验。既往研究表明,每日多次的自主呼吸试验与每日一次自主呼吸试验比较,并不增加机械通气患者的撤机成功率,反而增加了医务人员的工作量。因此当患者通过每日筛查试验以后,实施每日一次的自主呼吸试验即可。

二、自主呼吸试验实施时长

自主呼吸试验的目的是判断患者自主呼吸能力是否恢复,是否可以去除有创机械通气的支持。如果评估时间过短,可能不足以评判患者自主呼吸能力;如果评估时间过长,可能会让患者长时间处于无支持的状态,从而加重患者的呼吸肌疲劳。现有的研究表明,自主呼吸试验的时间应不短于30min,但也不建议长于120min。对有心肺功能不全的患者,可将自主呼吸试验时长控制在120min,以判断患者的呼吸肌耐力。

三、自主呼吸试验评估方式

(一) T 管撤机

T 管撤机的方式是患者在断开呼吸机的情况下,气管导管与 T 管的"一竖"连接;而 T 管的"一横"一端连接湿化的氧气,一端开放便于患者呼气。需要注意的是,T 管内给予的氧气流量应在 15L/min 以上,以防止空气卷入,导致 FiO_2 的稀释。采用 T 管撤机的器械简单,通气管路阻力小,但存在以下问题:

撤机中无过渡,直接给患者完全断开呼吸机,易诱发患者呼吸肌疲劳并使其精神紧张;对左心功能不全的病例可能因胸膜腔内压骤然下降,使回心血量明显增加而诱发心力衰竭或使原有心力衰竭加重;因 PEEP 的缺失而难以防止部分未完全恢复正常的肺泡萎陷;脱机时必须时刻有人在场密切监护,即 T 管撤机虽然对器械的要求低,但耗时费力。

(二) 低水平的 CPAP

低水平的 CPAP 属于一种自主通气方式,可以使气道内压始终保持在正压范围内,从而可以促进氧的弥散,防止肺泡萎陷,增加功能残气量,纠正 PEEPi,在患者肺顺应性较差时减少一部分弹性呼吸功。给予患者持续气道正压 $5cmH_2O$,氧浓度与之前保持一致,以判断患者呼吸能力恢复情况,患者能较长时间(30~120min)地维持良好自主呼吸时,即提示撤机已基本成功。在以 CPAP 作为撤机方式时,须尽量避免使用按需阀供气方式的呼吸机,以免加重患者呼吸肌疲劳。

(三) 低水平的压力支持

PSV 可以根据需要,以一定的吸气压力来辅助患者吸气,帮助其克服机械通气管路阻力和增加潮气量。通过调节吸气辅助压力水平,可以不同程度地分担患者的呼吸肌负荷,减少呼吸功耗。撤机过程中,通过逐渐降低吸气辅助压力的水平来逐渐加大每次呼吸中呼吸肌的负荷,直至最后完全依靠患者的呼吸肌自主呼吸。一般当患者在 PSV 6~8cmH_2O 支持下能维持 30~120min,即提示患者可撤离有创呼吸机。

还需注意的另一个问题是,低水平的 PSV 对患者的气管导管所产生的阻力有一定的补偿。而 T 管试验因没有对导管的阻力进行额外的补偿,可能会使一小部分本来可以撤机的患者被错误地划分为撤机试验失败组。现有的文献报道,采用低水平 PSV 方法进行自主呼吸试验的成功率比 T 管高出 6%~8%,部分医师协会也建议将低水平 PSV 方法作为撤机评估的首选方法。

(四) 导管补偿

前面已经提到,气管插管导管将产生一定的气道阻力,采用 PSV 法进行撤机时会给予 6~8cmH_2O

的压力支持。但是,气管插管导管产生阻力的大小除与导管内径大小有关外,还与患者吸气的流量相关。如果患者吸气流量大,可能 6~8cmH_2O 的压力支持不足以补偿气管导管产生的阻力,导致低估患者的自主呼吸能力;反之如果患者吸气流量小,可能 6~8cmH_2O 的压力支持过度补偿气管导管产生的阻力,导致过高地估计患者的自主呼吸能力。采用导管补偿的方法,呼吸机会根据患者吸气流量动态地调整补偿的压力,由此达到补偿不足或补偿过度的平衡。但因为使用该方法撤机的随机对照试验较少,尚不能证实该撤机方法的优越性,临床疗效还有待进一步研究。

(五)自主呼吸试验成功标准

当患者在 30~120min 自主呼吸试验结束且满足以下条件时,即认为自主呼吸试验成功:①呼吸频率<35 次/min;②呼吸浅快指数(呼吸频率/潮气量)<105 次/(min·L);③在 FiO_2 小于 50% 的情况下,SpO_2>90%;④血压稳定,收缩压在 90~180mmHg;⑤心率<120 次/min;⑥动脉血 pH>7.35;⑦PaO_2/FiO_2>150mmHg;⑧患者未出现大汗淋漓、烦躁不安或意识障碍等症状。当患者通过自主呼吸试验以后,即可停用有创机械通气。

第二节　拔　　管

人工气道分为经口气管插管、经鼻气管插管和气管切开 3 种方式。因经口气管插管和经鼻气管插管为最常见的人工气道,本节着重讲述。气管切开的拔管见其他相关章节。

对气管插管患者而言,当患者通过自主呼吸试验后即可考虑拔出气管插管导管。需要注意的是,并不是所有的患者都能拔管成功,在高危患者中拔管失败率并不低。

拔管失败的定义:早期的文献定义拔管失败为患者拔管后 48h 内再插管或死亡。但随着拔管后无创机械通气和经鼻高流量氧疗等呼吸支持方式的使用,这些支持方式可能会延迟患者再插管的时间,因此拔管失败的定义也发生了显著变化。近期的文献将无论患者是否使用无创机械通气或经鼻高流量氧疗等呼吸支持方式,患者拔管后 7d 以内再插管或死亡定义为拔管失败。拔管失败患者死亡风险显著高于拔管成功患者,在拔管前谨慎地评估患者能否成功拔管或是评价患者拔管失败的风险高低,是临床极为重要的工作范畴之一。

为降低拔管失败的风险,拔出气管插管导管前需要对患者的气道保护能力、上气道开放程度进行评估。气道保护能力主要通过气道分泌物的量和性质以及患者咳嗽能力两方面进行评估,上气道开放程度主要通过气囊漏气试验进行评估,其目的在于评估患者拔管失败的风险。

一、气道保护能力评估

(一)气道分泌物的量和性质的评估

采用计量的方式进行定量气道分泌物的评估,能准确地反映患者气道分泌物的情况。通常的做法是计算患者每次从气道内吸引出的分泌物的容量,但临床上开展分泌物计量的工作往往比较困难。

有研究者采用在吸痰管的后端连接一个计量的痰杯,然后将痰杯与吸痰的负压相连。这样,在每次吸痰时都能定量计算患者的痰液量。也有研究在患者通过自主呼吸试验以后,收集患者拔管前 24h 的气道分泌物情况,当气道分泌物的量达到 2.5ml/h 或 60ml/d 时,患者拔管后发生再次插管的风险将增加 3 倍;当以此痰液量为截断值时,预测患者拔管失败的灵敏度和特异性分别是 71% 和62%。故准确评估患者气道分泌物的容量,能在一定程度上评估患者拔管失败的风险。

对大多数 ICU 来说,都不能准确地进行气道分泌物的定量评估,而现有文献报道可以采用半定量的方式进行气道分泌物容量评估。有研究采用 1 到 4 分半定量评分对患者气道分泌物多少进行评估。1 分表示没有气道分泌物;2 分表示气道分泌物量少,患者需要每 3~4h 吸痰一次;3 分表示气道分泌物量中等,患者需要 2~3h 吸痰一次,单次吸痰时下吸痰管的次数超过 2 次;4 分表示大量气道分泌物,患者需要每小时吸痰,单次吸痰需要多次下吸痰管。大量气道分泌物的患者拔管失败的风险是其他患者的 8 倍,由此表明患者气道分泌物的量越多,拔管后发生拔管失败的风险也就越大。

除了观察气道分泌物的量以外,分泌物的黏稠度也是评估拔管失败风险的重要参考指标。患者的气道分泌物越黏稠,拔管后堵塞气道的风险也就越大。目前尚无报道气道分泌物的黏稠度与拔管失败风险的相关性研究,建议可以采用护理学上的痰液黏稠度的三级分度标准进行评估。Ⅰ度:如米汤样或泡沫样,吸痰后,玻璃接口内壁上无痰液滞留。Ⅱ度:痰液外观较黏稠,吸痰后,有少量痰液滞留在玻璃接口内壁,易被水冲洗干净。Ⅲ度:痰液外观明显黏稠,常呈黄色,吸痰管常因负压过大而塌陷,玻璃接口内壁上滞留大量痰液,且不易被水冲洗干净。

(二)患者咳嗽能力的评估

咳嗽能力对准备气管拔管的患者而言,主要反映两方面的问题。一是反映患者排出气道分泌物和当发生误吸时排出异物的能力,二是反映患者的呼吸肌肌力(主要反映膈肌肌力)。咳嗽能力的评估方法分定量评估和半定量评估两种。

测定患者咳嗽时呼出气体峰值流量的大小可以反映患者咳嗽能力的强弱。测量所需要的设备包括流量计、过滤器和能匹配气管插管导管的转换接头(图 6-2-1)。测量前,患者须采取半卧位,并充分吸净其气道分泌物,然后给予患者氧浓度 100% 的氧气进行预充氧以防止测量过程中低氧血症的发生。其次,将过滤器连接在流量计的接口前端,以防止患者对仪器的污染。测量时将呼吸机断开,流量计的一端通过过滤器与患者的人工气道接口相连,然后嘱咐患者尽最大努力咳嗽,以测定患者咳嗽峰流量值。须连续测定 3 次,取最大值,每次测定间隔至少 10s。

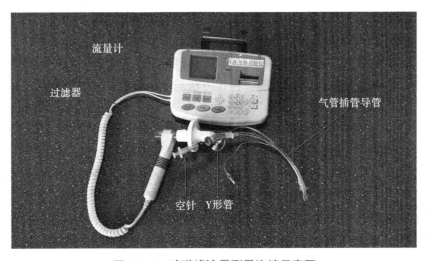

图 6-2-1　咳嗽峰流量测量连接示意图

患者咳嗽峰流量越低,拔管后发生拔管失败的风险也就越大。有研究表明,在通过自主呼吸试验拔管后仅用鼻导管吸氧的内科人群中,咳嗽峰流量小于 60L/min,拔管后再插管的风险约为 30%,咳嗽峰流量在 60~90L/min 时,患者拔管后再插管的风险约为 15%,而咳嗽峰流量大于 90L/min 的患者,拔管后再插管的风险约为 2%。

采用嘱咐患者咳嗽的方法测定咳嗽峰流量值需要患者的配合,对一些老年、谵妄、意识障碍或不能配合的患者,无法测定患者的自主咳嗽峰流量值。对这部分患者可以采用刺激气道引起咳嗽的方法来测定其刺激咳嗽能力。前期准备与测定自主咳嗽能力的步骤相同,只是断开呼吸机连接流量计以后,需要在患者呼气末向气道内注入2ml生理盐水以刺激患者,诱发其咳嗽,由此测定患者咳嗽能力。该方法可以应用于无法测定自主咳嗽峰流量的患者,因有研究证实,对清醒、能配合的患者,采用刺激咳嗽测定峰流量值的方法可能会低估患者的咳嗽能力,其预测患者拔管后再插管的效能不及自主咳嗽时测定的峰流量值,故不建议将刺激咳嗽峰流量值用于所有患者的评估中。

但是对资源受限的地区或人手不足的科室,无法做到对每个患者都采用仪器来测定其咳嗽峰流量值。有研究表明,用插管患者使用的有创呼吸机也可以测定患者的咳嗽峰流量值(图6-2-2)。

该方法对呼吸机有所要求,即呼吸机要具备流量-时间曲线图形显示功能和图形冻结功能。目前市面上多数呼吸机都具备这两项功能。故该方法可适用于大多数医院和科室。当患者通过自主呼吸试验后,将呼吸机参数调至PSV模式,压力支持6~8cmH_2O以克服患者的气道阻力,为

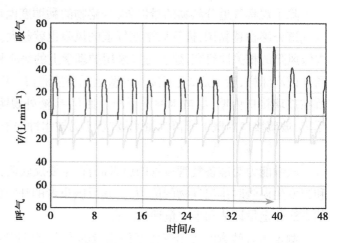

图 6-2-2　呼吸机自带流量传感器测量咳嗽峰流量示意图

避免PEEP的影响,须将PEEP调为0。然后将呼吸机调整到流量-时间曲线图界面,并嘱咐患者用力咳嗽,此刻患者的咳嗽波形即可在流量-时间曲线图上反映出来。同时须冻结流量-时间曲线图,并找到流量波形上的峰值点,并将此点与横轴对应,最后估读出患者的咳嗽峰流量值。

对性能好的呼吸机,可以移动游标,以显示出此点的咳嗽峰流量值。研究证实,采用此法测定的咳嗽峰流量值与采用咳嗽流量计测定的咳嗽峰流量值预测患者拔管失败风险的效能一致性非常好。该方法为没有咳嗽流量计的科室提供了一种定量评估咳嗽能力的方案。

当然也有半定量的咳嗽能力评估方法。有研究将一张白纸放在患者气管插管或气管切开导管前面1~2cm处,然后嘱咐患者咳嗽。如果患者气道分泌物能喷溅到白纸上说明患者咳嗽能力强,反之咳嗽能力较弱,此法称为"白卡片"试验。但该方法对气道分泌物少或没有痰的患者将导致假阴性的情况发生。

也有研究采用0~5级的分级方法进行咳嗽能力的半定量评分。0级,嘱咐患者咳嗽,患者没有任何咳嗽反射;1级,嘱咐患者咳嗽,未听见咳嗽声音,但患者有咳嗽动作,可听见咳嗽气流流经气道;2级,嘱咐患者咳嗽,可听见较弱的咳嗽声音;3级,嘱咐患者咳嗽,可听见清楚的咳嗽声音;4级,嘱咐患者咳嗽,可听见较强的咳嗽声音;5级,嘱咐患者咳嗽,可听见连续多次强的咳嗽声音。研究证实采用0~5级的半定量评分与采用咳嗽流量计进行精确咳嗽能力评估的方法比较,预测患者拔管后再插管的效能相当。由此可见,0~5级半定量的咳嗽能力评价无需额外的仪器设备,值得大多数医院和科室推广应用。

二、上气道开放程度评估

患者长期气管插管可能会对上气道以及声门产生损伤,部分患者甚至出现严重的上气道水肿。临床上常规采用气囊漏气试验来评估患者上气道的开放程度。因气囊漏气试验需要排空气管插管导管的气囊,有可能导致气囊上方的分泌物流入气道形成医源性感染,故操作前需要将上气道的分泌物清理干净。

首先,为防止胃内容物反流,须将患者置于半卧位。其次,将患者的呼吸机参数调整到容积控制通气模式,然后排空气囊并观察呼吸机参数的呼出潮气量并计算漏气量和漏气百分比。单次呼出潮

气量可能因患者呼吸形式不稳定,导致监测不准确,可监测多次的呼出潮气量并计算平均值。当漏气量≥110ml或漏气百分比≥15%,患者拔管后发生上气道水肿的可能性比较小。对漏气量比较小的患者,为防止拔管后出现上气道的梗阻和喘鸣,可在拔管前给予患者静脉注射地塞米松5~10mg,然后再拔管。

三、拔管操作

当患者通过拔管评估以后即可实施拔管操作,拔管前须准备相关的治疗设备以防止拔管意外的发生。首先,对拔管后需要吸氧或序贯无创机械通气的患者,需要将鼻导管或无创呼吸机等设备准备好并备用。为防止拔管时出现意外,特别是拔管失败高风险的患者,可备用相关的急救设备于床旁,如喉镜、简易呼吸器等急救设备。其次让患者取半坐位,并清理其气道分泌物,尤其需要注意对气囊上方分泌物的清理。并给予患者纯氧或高浓度的氧气吸入进行预氧合,以防止拔管过程中低氧血症的发生。最后嘱咐患者大口吸气,在吸气相的时候将导管拔出,因为吸气相患者的声门是打开的,能最大限度地减少拔管操作对声带的损伤。

第三节　困　难　撤　机

根据患者撤机所需时间的长短,机械通气的撤离分可为3类。简单撤机(simple weaning):第一次自主呼吸试验后,患者成功撤离呼吸机;困难撤机(difficult weaning):患者需要2~3次的自主呼吸试验才能成功撤离呼吸机,或从第一次撤机尝试到成功撤机的时间在7d以内;长期撤机(prolonged weaning):患者需要大于3次的撤机尝试才能成功撤机,或第一次撤机尝试到成功撤机超过7d。

患者在撤机过程中花的时间越多,成功撤离呼吸机的可能性也就越小,即使在通过撤机试验拔管后,发生拔管失败的风险也大。在临床使用过程中,困难撤机往往包括长期撤机在内。

一、撤机相关的病理生理变化

当患者从正压的机械通气撤离到正常呼吸状态后,将发生一系列的病理生理变化,这些变化与患者撤机是否成功高度相关。撤机相关的病理生理变化主要涉及两方面,一是移除人工气道的病理生理变化,二是撤离正压通气的病理生理变化(图6-3-1)。移除建立时间较长的人工气道可导致气道水肿和气道痉挛,从而引发患者上气道阻塞的临床表现,导致其呼吸做功增加。撤离正压通气将导致3方面的病理生理变化:肺充气不良、血流动力学变化和神经肌肉功能改变。

1. 撤离正压通气后,尤其是PEEP的撤离,可导致部分肺泡塌陷,形成肺充气不良,从而导致肺不张和肺水肿,进而导致肺顺应性下降、通气/血流比值失调、肺内分流、低氧血症和患者呼吸做功增加。

2. 循环方面,撤离正压通气将导致胸腔正压降低,患者吸气努力增加,静息跨膈压增加,从而导致静脉回流增加,右心室前负荷增加;随患者吸气努力程度的增加,胸腔压摆动增加导致左心室跨壁压增加,左心室后负荷增加;其次,撤离正压通气导致的低氧血症将引起肺动脉收缩,从而引起肺血管阻力增加;撤离正压通气后交感神经兴奋性增加,进而引起患者血压升高、心率增快和心律失常等表现。总之,撤离正压通气引起的4个方面的血流动力学变化可能会导致心力衰竭、肺水肿和氧输送降低,进而影响撤机拔管结局。

3. 撤离正压通气将导致神经肌肉功能改变,表现为患者吸气努力增加、呼吸困难等吸气肌肌力下降的临床表现。

总之,通过以上几方面综合作用,导致患者出现呼吸肌功能与呼吸负荷失调、PaO_2降低、$PaCO_2$

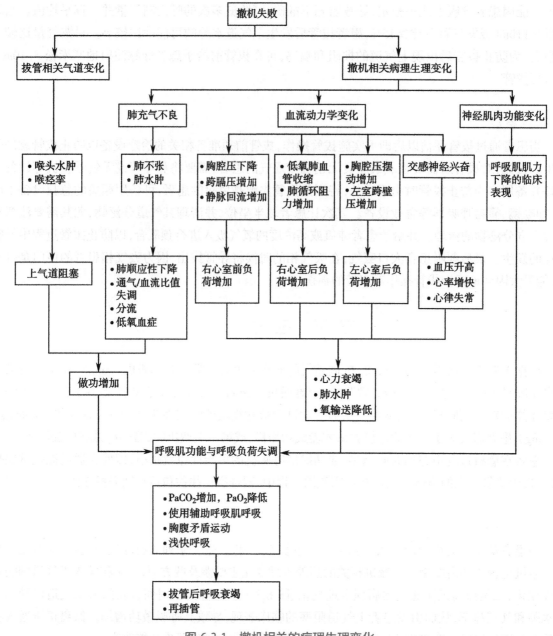

图 6-3-1 撤机相关的病理生理变化

升高、使用辅助呼吸肌呼吸、胸腹矛盾运动和浅快呼吸等临床表现,随之将导致撤机失败。

二、困难撤机的评价

(一)床旁超声监测评价患者困难撤机

通过床旁超声评价患者心肺功能而达到评估患者是否能成功撤机的目的。在自主呼吸试验前,通过床旁超声测量患者的左室射血分数,如果左室射血分数<40%,提示左心室功能降低,患者撤机失败的风险将显著增加。另外在自主呼吸试验前测定患者左心室舒张早期快速充盈的充盈峰与舒张晚期(心房收缩)充盈的充盈峰比值(early to late diastolic transmitral flow velocity, E/A)>2,或者其与二尖瓣环舒张早期运动速度(ratio of the early peak velocity of transmitral flow over the early diastolic peak velocity of the lateral mitral annulus, E/e′)比值>12亦提示患者撤机失败的风险显著增加。在自主呼吸试验后,如果 E/A 或 E/e′ 增加提示患者出现撤机相关的肺水肿风险将显著增加。

床旁超声可以直观地评价患者膈肌功能,包括判断膈肌的移动度和膈肌的收缩变异度,即

膈肌的收缩变异度=(呼气相的膈肌厚度 – 吸气相的膈肌厚度)/呼气相的膈肌厚度

首先可以用床旁超声评估左右两侧膈肌的运动是否正常,如果患者存在一侧膈肌麻痹或一侧膈神经受损,将出现两侧膈肌运动不对称,表现为患侧膈肌运动减弱甚至不能移动。其次,床旁超声可评估患者自主呼吸试验中膈肌的运动幅度,如果患者膈肌运动幅度减弱(运动幅度<11mm),提示膈肌功能不全,撤机失败的风险增加。最后,在自主呼吸试验中,如果膈肌收缩变异度降低(<30%),亦可提示患者膈肌功能减弱,撤机失败风险增加。

床旁超声还可评估肺充气不良情况,亦可将该指标用于撤机成败的评估中。根据解剖结构,首先将双侧肺叶分成 12 个区域,采用床旁肺部超声评分,对每个区域根据超声影像从正常到不张再到实变情况从低到高进行 0~3 分的评分。然后将 12 个区域的总分相加,即为最后的得分。在超声影像下,肺不张或肺实变越多,评分也就越高,患者撤机失败的风险也就越大。有文献报道,自主呼吸试验成功时,评估肺部超声,以 14 分为判断阈值,评价患者撤机失败的灵敏度是 82%,特异性是79%,由此表现出该指标预测患者结局的精确度较高。

(二)其他常见指标评价患者困难撤机

除床旁超声评价困难撤机外,临床上还有些简易指标亦可用于机械通气撤机的评估。呼吸浅快指数,即呼吸频率与潮气量的比值来反映患者呼吸状态的指标。当呼吸越快、潮气量越低,所得到的比值也越大,患者撤机失败的风险也就越高。有文献报道,以呼吸浅快指数=105 次/(min·L)为判断阈值,预测患者撤机失败的灵敏度是 97%,特异性是 64%,阳性预测值是 78% 和阴性预测值是95%,提示通过该指标判断患者是否撤机成功有一定的预测价值。另外,有学者提出采用膈肌浅快指数来评价患者的撤机成败,采用呼吸频率/膈肌位移进行计算。研究显示,患者在自主呼吸试验时测定膈肌浅快指数,以 1.3 次/(min·mm)为判断阈值,预测患者撤机失败的灵敏度和特异性分别是 94% 和 65%。

在自主呼吸试验中,测定患者的脑利尿钠肽(BNP)或脑利尿钠肽前体(pro-BNP)可以评估撤机相关的心功能变化。BNP 或 pro-BNP 越高或自主呼吸试验前后变化值越大,提示患者心功能越差,撤机失败的风险将增加。一项系统性评价研究得出,采用自主呼吸试验前后 BNP 的变化值预测患者撤机失败的灵敏度和特异性分别是 89% 和 83%。但是不同研究之间的判断阈值有差异,大多集中在 10%~20% 的变化率。

另外,可以测定患者的最大每分通气量、最大吸气负压、0.1s 口腔闭合压(mouth occlusion pressure at 0.1s after onset of inspiratory effort,P 0.1)、肺活量等参数评价患者撤机的成败。当最大每分通气量小于 10L/min,最大吸气负压绝对值低于 30cmH_2O,P 0.1 大于 6cmH_2O,肺活量小于 15ml/kg 时提示患者撤机失败风险增加。

三、困难撤机的处理

从呼吸力学的角度可以认为,呼吸衰竭的发生因呼吸泵功能(包括中枢驱动力和外周驱动力)不能适应呼吸负荷(包括前负荷和后负荷)的增加而需要呼吸机辅助通气引起。撤机即意味着呼吸泵能完全耐受呼吸负荷时适时停止呼吸支持。所以一旦患者上机,除了有效纠正引起呼吸衰竭的直接原因外,还应从保持呼吸中枢驱动力、改善外周呼吸肌肌力和耐力、降低呼吸前负荷和后负荷等多个环节,积极地为撤机创造条件。

(一)有效纠正引起呼吸衰竭的直接原因

有效纠正引起急性呼吸衰竭的直接原因(支气管及肺部感染、肺水肿、气道痉挛、气道阻塞、气胸、大咯血等)是撤离机械通气的首要条件。只有在这一条件具备后,才可以考虑撤机的问题。

（二）促进患者呼吸泵的功能恢复

1. 保持患者呼吸中枢适宜的神经驱动力 撤机前应使患者有良好的睡眠，否则会使呼吸中枢对低氧血症和高碳酸血症的反应下降；尽量降低或停止使用镇静药；纠正代谢性碱中毒，以免反射性地引起肺泡通气量下降；纠正感染中毒、电解质紊乱等原因所致的脑病；对近期脑血管意外者，待其神经功能有所恢复后再行撤机。

2. 纠正引起呼吸肌肌力下降或呼吸肌疲劳的因素

（1）维持良好的循环功能和氧输送能力是撤机的重要前提条件，是改善患者呼吸肌肌力和耐力最重要的环节。采取有效的措施加强患者心脏的泵血功能，改善心脏的做功条件，维持适当的血容量和血红蛋白含量对保持机体和呼吸肌的氧合过程有重要意义。

（2）长期机械通气患者常存在营养不良，使呼吸肌能量供应不足、肌力下降并会导致呼吸肌萎缩，使呼吸肌难以适应撤机时的负荷增加。在机械通气中积极、适量地补充营养将对保持呼吸肌功能有极大帮助。

（3）长期机械通气的患者亦常合并呼吸肌的失用性萎缩。在患者病情允许并注意避免呼吸肌疲劳的前提下，及早改用部分通气支持模式，加一部分呼吸负荷于患者呼吸肌，有助于防止呼吸肌的失用性萎缩。

（4）低钾、低镁、低磷、低钙血症会影响呼吸肌的收缩功能，须积极纠正。

（5）低氧血症、高碳酸血症、酸中毒将使呼吸肌肌力下降，须根据患者的疾病背景情况将其维持在一个可以耐受的范围内。在机械通气的过程中有时会因过度通气而产生呼吸性碱中毒，此时肾脏增加 HCO_3^- 的排出量来维持酸碱平衡。以后撤机时因通气量相对减少，$PaCO_2$ 升高而肾脏未及时代偿，可致酸中毒发生，对呼吸肌收缩力产生不利影响。故撤机前应注意避免呼吸性碱中毒。对 COPD 患者须注意勿使 $PaCO_2$ 低于缓解期的水平。

（6）对合并神经-肌肉病变（急性炎症性脱髓鞘性多发性神经病、脊髓灰质炎、膈肌损伤、重症肌无力等）的病例，须待其病情较显著恢复后再考虑撤机。

（7）肺气肿和动态肺过度充气将压迫膈肌并阻滞膈肌下移，使膈肌变平坦，不利于膈肌做功。通过扩张支气管、减小 PEEPi 的措施将使这种状况好转。

（8）重症患者有时合并原因不明的危重症多发性神经病（critical illness polyneuropathy, CIP），易造成明显的撤机困难。有人认为其与长期或大量地使用皮质激素或肌肉松弛药有关，故对这两类药物的长期或大量应用宜持慎重态度。

（9）早期活动有利于降低患者 ICU 获得性衰弱和谵妄的发病率。当患者呼吸功能有一定恢复，即可实施早期活动，实施强度根据患者的耐受程度从低到高调节。对镇静的患者，可以实施被动运动，包括被动地抬手、抬脚、关节活动等。患者恢复自主呼吸以后，可进行主动活动。初期可以进行床上活动，包括上肢肌力训练、下肢肌力训练等。待患者功能进一步恢复，可实施床边活动，包括床旁坐立运动、床旁踏车运动等。

（三）降低呼吸负荷

1. 通过以下方法和手段降低呼吸阻力（呼吸后负荷）

（1）降低患者气道阻力：积极清除气道分泌物，使用支气管扩张剂解除气道痉挛。

（2）治疗肺炎和肺水肿，引流大量胸腔积液，治疗气胸和腹胀或其他原因引起的腹压升高，采用半卧位或坐位，以改善肺和胸廓顺应性。

（3）减小人工气道及呼吸机气路阻力：尽可能采用大口径导管；对撤机难度较大者可行气管切开；呼吸机管道过细或过长及某些类型的温湿化器对气道阻力有较大影响，须尽量调换。

（4）PEEPi 的存在会引起吸气功耗增加，除通过上述措施以降低气道阻力和改善顺应性以减小

PEEPi 外,加用一个小于 PEEPi 水平的 PEEP,可以起到降低吸气做功和延缓呼吸肌疲劳的作用。此外,采用 PSV 方式改善通气后可使呼吸频率降低、呼气时间延长而起到降低 PEEPi 的作用。

2. 降低呼吸前负荷

(1)发热、感染中毒、代谢性酸中毒会明显增加氧耗和 CO_2 产生量,使通气量增加,呼吸负荷加大,撤机前应努力予以纠正。其次,避免能量摄入过多,减少营养成分中糖类比例,适当增加脂肪产热比例,以降低 CO_2 的产生量,降低呼吸负荷。

(2)分析、纠正引起无效腔通气增加的原因,减少每分通气量。

(四)帮助患者做好撤机的心理准备,取得患者的配合

长期接受机械通气的患者,因已习惯于呼吸机辅助呼吸并对自身呼吸能力有疑虑,担心撤机后会出现呼吸困难甚至窒息、死亡,因而产生对机械通气的依赖心理。在开始撤机前应向患者说明其病情已明显好转,初步具备了自主呼吸的能力和撤机的必要性,讲解拟采取的撤机步骤和撤机中患者可能有的感觉(轻度气促等),使患者对撤机过程在思想上有所准备,建立恢复自主呼吸的信心,取得患者的配合。

总之,创造撤机条件实际上是尽可能使患者全身各系统的功能、状态达到最佳,其中呼吸、循环和神经 3 个系统最为重要,而血液系统、营养、水、电解质情况也直接或间接地对撤机造成影响。如果合并其他脏器功能不全,将会使撤机更困难。

第四节　有创无创序贯通气

有创机械通气与无创机械通气同属于正压通气,其区别在于是否需要建立人工气道进行通气。有创机械通气需要建立经口、经鼻气管插管或气管切开,并封闭气囊后才能实施正压通气。这类患者的上气道温化、湿化、免疫防御功能基本完全丧失,而且由于通气过程中需要封闭气囊,由此导致气囊上方大量分泌物的聚集成为感染的重要来源之一。在经口、经鼻气管插管的患者中,声门完全处于开放状态,给细菌的侵袭打开了方便之门。再者是气囊的压迫,常常导致气管黏膜的水肿甚至坏死,出现气管食管瘘。

在有创机械通气的过程中,患者因上气道绕道,暂时不能进行语言交流,给整个治疗带来诸多不便。而无创机械通气保留了患者上气道的防御功能、温/湿化功能,患者的语言交流功能、吞咽功能等,故能较好地避免有创机械通气的诸多缺点。但是,无创机械通气并不能完全代替有创机械通气的治疗,其呼吸支持强度比有创机械通气要低,在患者严重的呼吸衰竭阶段是不适合使用的。当引起呼吸衰竭的原发病得到控制以后,而患者的呼吸肌肌力、耐力尚未恢复时,无创机械通气便可替代有创机械通气,进行降阶梯治疗。

一、无创机械通气促进经口、经鼻气管插管患者的撤机

在对急危重症患者的救治中,在患者呼吸衰竭尚未完全恢复,并未通过自主呼吸试验达到停用有创机械通气的标准,但患者的呼吸功能已有一定程度的好转时,此时可以拔除有创机械通气的气管插管而使用无创机械通气辅助治疗。在经口、经鼻气管插管患者的撤机中,有创无创序贯通气的关键点在于从有创机械通气转换成无创机械通气的转换点。目前常用的从有创机械通气转换成无创机械通气的转换点有以下几种:

(一)一次或多次自主呼吸试验失败作为转换点

既往研究表明,在慢性呼吸衰竭急性加重的气管插管患者中,当患者在 T 管试验失败以后,采用有创无创序贯通气可以减少有创机械通气时间。后续研究表明,在 AECOPD 的气管插管患者中,当

患者通过每日撤机筛查试验,但 T 管试验失败时,给予患者短时间的有创机械通气(一般 30~60min)支持,待患者呼吸频率、血气恢复到撤机试验以前的状态时实施有创无创序贯通气,可以显著缩短患者的机械通气时间和入住 ICU 时间,改善 60d 生存率。

也有研究在以慢性呼吸衰竭患者比例为 35% 的人群中发现,当 30min 的 T 管试验失败以后,有创无创序贯通气可以减少呼吸机相关性肺炎的发病率和气管切开的发生率。也有学者在以慢性呼吸衰竭为主的患者人群中(占 44%)提出,当患者连续 3d,每日一次的 T 管试验都失败,在第 3 次自主呼吸试验失败后实施有创无创序贯通气,可以显著缩短患者入住 ICU 时间、住院时间,减少气管切开的发生率并增加患者 ICU 内生存率。

以自主呼吸试验失败作为从有创机械通气转换到无创机械通气的转换点,主要集中在慢性呼吸衰竭的患者中,尤其在 COPD 患者中应用较多。这些患者都是通过每日的撤机筛查试验,说明引起患者呼吸衰竭的原发病已经得到控制,只是自主呼吸试验未通过,说明患者的呼吸肌肌力和耐力尚不足以维持没有支持下的自主呼吸。故在此时拔出人工气道而立即使用无创机械通气,较好地把握了患者疾病转归的生理,是合理的,也是可行的。

现有的循证医学证据表明,在慢性呼吸衰竭患者中拔出人工气道后,立即使用无创机械通气可以缩短机械通气时间和降低呼吸机相关性肺炎的发病率,其推荐等级为 A 级推荐。但在操作中应注意,当患者自主呼吸试验失败时不要立即拔出人工气道而使用无创机械通气,而是再让患者在充分的有创机械通气支持 30~60min 后,再拔管使用无创机械通气。因为患者自主呼吸试验刚失败时的呼吸、心率、血压和血气结果都出现了一定程度的恶化,如果此时拔管用无创机械通气,可能会降低无创机械通气的成功率。

(二)以肺部感染控制窗作为转换点

有学者提出,在 AECOPD 行有创机械通气的患者中,当患者出现感染控制窗时立即拔出气管导管实施有创无创序贯通气,患者从有创机械通气改为无创机械通气前后心率、肺动脉平均压、平均动脉压、肺动脉楔压、中心静脉压、肺循环血管阻力、心输出量、左室每搏功指数、右室每搏功指数、呼吸频率、动脉血气、肺动静脉分流量均无变化。由此证明在肺部感染控制窗有创无创序贯通气是安全的。后续的研究进一步证实,在肺部感染控制窗时实施有创无创序贯通气,可以减少呼吸机相关性肺炎的发病率,缩短总的机械通气时间和入住 ICU 时间。需要注意的是,肺部感染控制窗大多出现在有创机械通气 5~7d,可通过以下几条进行判断:①体温小于 38℃;②白细胞总数小于 10×10^9/L 或与之前相比下降 2×10^9/L;③痰液量减少、颜色变白;④X 线胸片显示肺部感染较之前有所吸收。

AECOPD 的主要原因是肺部感染,以肺部感染控制窗作为从有创机械通气到无创机械通气的转换点正好符合患者的病理生理,此时患者感染已基本得到控制,而有创机械通气的治疗已有些时日,但患者呼吸肌肌力、耐力尚未完全恢复,还不能短时间内撤机。如果继续行有创机械通气,可能会增加有创机械通气相关并发症的发生率,尤其是呼吸机相关性肺炎的发病率会显著增加。如果此时序贯无创机械通气,正好可以避免有创机械通气带来的诸多并发症,并通过无创机械通气的进一步支持而达到撤机的目的。此法虽好,但肺部感染控制窗的把握却需要相关生化和影像学结果的综合判断,对临床医生要求较高,故此法的实施最好是在有丰富经验的 ICU 医生或呼吸治疗师的管理下进行。

(三)在 I 型呼吸衰竭患者中使用有创无创序贯通气撤机

有学者首次报道在 I 型呼吸衰竭的气管插管患者中采用无创机械通气促进有创机械通气的撤机,以减少有创机械通气的相关并发症,缩短患者机械通气使用时间。

在有创机械通气过程中,当患者达到以下条件时就立即拔管后使用无创机械通气:①有创机械通气使用时间 48h 以上;②患者采用自主呼吸模式(PSV 模式),且总的气道支持压力小于 25cmH_2O

（PEEP+PSV≤25cmH$_2$O）；③FiO$_2$≤60% 的情况下，PaO$_2$/FiO$_2$ 在 200~300mmHg；④pH≥7.35，PaCO$_2$≤50mmHg；⑤体温<38.5℃；⑥改良的格拉斯哥昏迷评分=11 分（因患者已经气管插管无法言语，语言评分默认为 1 分）；⑦患者有自主咳嗽能力且吸痰次数小于 2 次/h。

此研究得出提前拔管序贯无创机械通气可以延长在第 28 天患者未使用有创机械通气时间，亦可延长在第 28 天患者未使用呼吸机包括无创呼吸机的时间；虽然该指标没达到统计学差异（P=0.13），但临床意义较大。此研究是第一次对无创机械通气缩短I型呼吸衰竭有创机械通气患者的机械通气时间进行尝试。首次证明无创机械通气是可以用于I型呼吸衰竭有创机械通气患者撤机中的。后续开展的多中心研究也得到类似的结果，且进一步证实序贯撤机可减少患者镇静药的使用。但临床上使用一定要慎重，此项研究是在具有丰富无创机械通气使用经验的 ICU 内开展的，如果国内部分 ICU 的无创机械通气使用经验不足，不建议使用此法进行有创无创序贯通气。

二、无创机械通气促进气管切开有创机械通气患者的撤机

临床工作中经常遇到气管插管的患者，由于短时间内无法脱离有创机械通气，为减少长期插管的相关并发症而实施气管切开。这类患者中大部分是因为困难撤机而实施的气管切开，气管切开以后这类患者仍然面临的是困难撤机，只是气管切开方便了患者气道分泌物的引流，减少了插管对咽喉、口腔（经鼻气管插管为鼻腔）的压迫。这类患者是否也可使用无创机械通气加速其撤机进程，近年来国内外学者进行了积极的探索。

（一）拔出气管切开导管后立即使用无创机械通气

与传统的经口、经鼻气管插管类似，气管切开的患者拔出气管切开导管后，仍然可以应用无创机械通气进行辅助撤机。但与气管插管患者不同的是，气管切开套管患者拔管后需要封闭气切口。如果气切口封闭不好，可能会导致气切口漏气，影响无创机械通气的实施。

（二）保留气管切开导管在气道内实施有创-无创双模式闭环通气撤机技术

有学者提出的有创-无创双模式闭环通气撤机技术（图 6-4-1），主要是针对困难撤机的气管切开有创机械通气的患者。当患者已经气管切开而经历多次撤机尝试仍然不能撤离有创机械通气且不

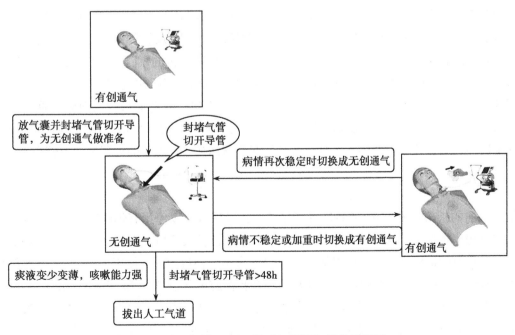

图 6-4-1　有创-无创双模式闭环通气撤机示意图

存在应用无创机械通气的相关禁忌证(但不包括咳嗽、排痰能力差)时,便可实施有创-无创双模式闭环通气撤机。实施前,向患者做好解释工作,以利于患者能顺利配合无创机械通气。须将床头抬高30°~45°,以防止反流和误吸。充分吸引气道内的分泌物,尤其是气囊上方的分泌物。

实施时,将患者的气管切开套管堵上,然后放掉气囊,行经鼻或口鼻罩无创机械通气。注意无创呼吸机初始的参数应根据患者的耐受程度从低到高缓慢调节,氧浓度调节以维持患者 SpO_2 在95%左右为宜。实施过程中需要密切监测患者的生命体征和动脉血气,以便于动态地调节无创呼吸机参数。因患者气管切开套管已经堵上,故对咳嗽能力差、痰液多的患者需要特别注意气道的管理,以防止分泌物过多引起窒息。在实施初期,可以每2h给患者实施气道内吸痰,如果患者痰液较多,吸痰频率应更加频繁。

在实施无创机械通气的过程中,如果患者病情加重,达到从无创机械通气转为有创机械通气的条件,随即打开封堵的气管切开套管并封闭气囊行有创机械通气。从无创机械通气转换到有创机械通气条件如下:①心率大于140次/min,持续时间超过10min;②呼吸频率大于35次/min,持续时间超过10min;③$PaCO_2$ 大于80mmHg;④在 FiO_2 超过60%的情况下 PaO_2 小于60mmHg;⑤收缩压大于180mmHg 或小于90mmHg;⑥患者出现大汗淋漓、胸腹矛盾呼吸、三凹征等呼吸困难的表现。出现以上情况并不是马上转换到有创机械通气,而是在对症处理后患者仍然不缓解才转换到有创机械通气。当患者转换到有创机械通气,以上原因得以纠正且稳定24h以上,就可以再次转换到无创机械通气。

在无创机械通气的情况下,患者持续堵管超过48h,且未打开气切口吸痰,患者咳嗽能力可,可拔出气管切开导管。在堵管或拔管行无创机械通气中,患者病情稳定,可逐渐下调无创呼吸机参数,直到患者成功脱离无创机械通气。此方法的优点在于可以根据患者病情变化在有创机械通气和无创机械通气之间转换,有创机械通气的目的是保证患者的安全,无创机械通气的目的是对患者的呼吸肌肌力、耐力进行训练,最终达到撤离呼吸机的目的。此方法可以缩短患者总的机械通气时间、入住 ICU 时间和肺部感染的发病率。但这项技术仅是探索性研究,纳入病例有限,临床医务人员在使用时还需要进一步探索和完善。

(三) 在气管切开的神经肌肉疾病患者中的应用

神经肌肉疾病患者主要表现为呼吸肌萎缩、外周呼吸肌驱动无力。这类患者肺部往往是没有病变的,只需要呼吸机维持即可。在急性期,这类患者需要有创机械通气的辅助。而实施有创机械通气往往是在 ICU 内。这类患者在短时间内是摆脱不掉有创呼吸机的,甚至需要终身使用。如果一直住在 ICU 内使用有创呼吸机,一是 ICU 内耐药菌较多,增加了患者医院感染的机会;二是 ICU 内费用较高,时间一长,大多数家庭往往不能承受。故有学者提出在缓解期采用无创机械通气来替代有创机械通气,甚至在患者家里使用无创机械通气。现有的研究表明,对肌萎缩侧索硬化的患者,在其病情稳定后经气管切开套管使用无创机械通气是安全、有效的,且患者的远期生存率较高。

三、无创机械通气补救性应用于有创机械通气撤机后的呼吸衰竭

按照目前的指南意见,当患者通过自主呼吸试验以后就可以停用有创呼吸机并拔出人工气道。虽然大部分患者能成功脱离呼吸机的支持,但是少部分患者拔管后在 24~72h 内再次发生呼吸衰竭而需要再次行有创机械通气。无创机械通气可以作为一种补救的措施使用,可以让部分患者避免再插管接受有创机械通气。但是哪些患者能从这种补救措施中获益,对于临床医生来说至关重要。

在 AECOPD 有创机械通气患者中,患者通过撤机评估并拔出人工气道以后,如果在 72h 以内再次发生呼吸衰竭而使用无创机械通气,可以降低患者的再插管率,缩短入住 ICU 时间。

在以 I 型呼吸衰竭为主的混合人群中,患者拔管以后 48h 内发生呼吸衰竭补救性使用无创机械

通气并不能降低再插管率。在无创机械通气组,患者ICU病死率反而比吸氧组患者高。并且无创机械通气组患者从发生呼吸衰竭到插管的时间也明显长于对照组。得出如此结论的可能原因是无创机械通气组患者到了无创机械通气不能维持患者的生命体征时才插管,显著延迟了无创机械通气组患者的插管时间,这可能是导致无创机械通气组患者ICU病死率比吸氧组高的原因。该研究中主要是以低氧血症型呼吸衰竭为主,而这类呼吸衰竭的患者不只是存在肺部的问题,往往伴有其他脏器功能不全,故在这类拔管后再次发生呼吸衰竭的患者中运用无创机械通气效果往往不佳。

对于COPD患者,其拔管后发生呼吸衰竭主要以$PaCO_2$升高为主,患者主要表现为通气功能不全,故这类患者拔管后发生呼吸衰竭使用无创机械通气效果往往较好。不建议对I型呼吸衰竭行有创机械通气的患者在拔管后再次发生呼吸衰竭时补救性使用无创机械通气,但对COPD急性加重期的患者,即使在撤机拔管时没有及时地预防性应用无创机械通气,如果在呼吸衰竭发生以后补救性应用无创机械通气仍然有效。

四、无创机械通气预防有创呼吸机撤机后的呼吸衰竭

虽然通过自主呼吸试验的有创机械通气患者,大部分能成功拔出人工气道,但是少部分患者需要二次插管。日渐成熟的无创机械通气在患者通过撤机试验后拔出人工气道的时候就开始使用,目的是预防患者再次发生呼吸衰竭。既往的研究表明,在各种原因导致呼吸衰竭行有创机械通气的患者中,不管患者的基础状态以及撤机成功时的生理指标如何,只要通过自主呼吸试验,对所有的患者行拔管序贯无创机械通气。遗憾的是,这种不加选择地应用无创机械通气并不减少拔管后呼吸衰竭的发病率、再插管率和院内病死率。

但是,当患者通过撤机试验并拔出人工气道以后出现下述情况时再次发生呼吸衰竭的风险比较大,如年龄大于65岁,心力衰竭导致的气管插管,拔管时急性生理学和慢性健康状况评价II(acute physiology and chronic health evaluation II,APACHE II)评分大于12分,$PaCO_2$大于45mmHg,体重指数大于$35kg/m^2$的肥胖患者,大于1次的撤机尝试,存在慢性心力衰竭,存在合并症(如急性肾功能不全、电解质紊乱、败血症等),气道管理评分较高(8~12分),拔管后出现上气道痉挛或喘鸣。

拔管后预防性应用无创机械通气可以降低患者的再插管率,甚至改善患者拔管后的90d生存率。其中,气道管理评分通过以下6项指标进行评估。①自主咳嗽:0分=强,1分=一般,2分=弱,3分=一点都没有;②吞咽反射:0分=强,1分=一般,2分=弱,3分=一点都没有;③痰液量:0分=没有,1分=少量,2分=中量,3分=大量;④痰液黏稠度:0分=水样痰,1分=稀薄痰液,2分=较黏稠痰液,3分=黏稠痰液;⑤拔管前8h吸痰次数:0分=1h以上吸痰一次,1分=2~3h吸痰一次,2分=1~2h吸痰一次,3分=小于1h吸痰一次;⑥痰液颜色:0分=白色,1分=浅黄色,2分=黄色,3分=绿色。但须注意,无创机械通气应保持在拔管后持续使用48h以上。

高流量氧疗是另一种无创呼吸支持方式,亦可预防有创呼吸机撤机后的呼吸衰竭。有研究表明,在体重指数大于$25kg/m^2$的肥胖患者中,通过自主呼吸试验拔管后预防性使用高流量氧疗与预防性使用无创机械通气比较,高流量氧疗组的再插管率更高。但是,部分患者会出现无创机械通气不耐受,降低了无创机械通气的疗效。而高流量氧疗的耐受性比无创机械通气好,有学者证实,在无创机械通气的间隙期使用高流量氧疗患者比单纯使用高流量氧疗患者的再插管率更低。由此说明,无创机械通气可常规预防性应用于拔管失败高风险的患者,当患者出现无创机械通气不耐受时,可交替使用无创机械通气和高流量氧疗。

（段　均）

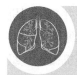
经鼻高流量氧疗（high-flow nasal cannula oxygen therapy，HFNC）是近年来兴起的一种新型的氧疗工具。该技术最早应用于儿童，以替代经鼻持续气道正压通气（nasal continuous positive airway pressure，NCPAP）治疗，近10年在临床上开始大量应用于成人。HFNC是近年来呼吸支持领域中的研究热点，大量研究已初步显示了它在多种临床情况中的潜在优势。

HFNC指一种通过高流量鼻塞持续为患者提供可以调控并具有相对恒定FiO_2（21%~100%）、温度（31~37℃）和湿度的高流量（8~80L/min）吸入气体的治疗方式。现在临床中应用的HFNC品牌和机型较多，但机型构成与参数设置基本一致。HFNC按其结构特点可分为3大组成部分。

（1）空氧混合装置：其作用是将空气和氧气按预设氧浓度在涡轮前进行混合。氧浓度调控有2种，一种可以预设FiO_2，一种须手动通过浮标式氧气流量计调节氧气流量实现对氧浓度的控制，该方法无法预设氧浓度，只能通过调节氧气流量产生实际的FiO_2。

（2）气体加温、加湿装置：其作用是将空氧混合气体按预设温、湿度进行加温、湿化。

（3）气体输送管路及鼻塞：其作用是将已完成加温、湿化的空氧混合气体输送至患者端。HFNC与患者连接部分为高流量鼻塞，鼻塞有大、中、小号之分，高流量鼻塞的尖端为呈斜面形的出口，质地柔软，用一个具有弹性、可调节的过耳头带固定于患者面部。

第一节　生理学机制

HFNC可持续提供恒定高流量、恒定氧浓度的恒温、恒湿饱和气体，具有以下独特的生理学机制。HFNC仪示意图见图7-1-1。

1. 稳定、精确的 FiO_2　常规氧疗装置提供的氧流量较低，最高一般不超过15L/min，远远低于患者的实际吸气峰流量需求，吸气不足的流量部分会被同时吸入的空气补充，因此患者实际FiO_2会被空气严重稀释而大大地降低。而HFNC所提供的高流量气体可以满足患者的吸气流量，吸入的O_2将不会被空气稀释，保证了稳定且高浓度的氧疗，可有效改善急性呼吸衰竭患者的氧合。

2. 冲刷无效腔作用　HFNC通过为患者提供恒定的、可调节的高流量空氧混合气体，可冲刷患者呼气末残留在鼻腔、口腔及咽部的解剖无效腔的气体，可明显减少患者

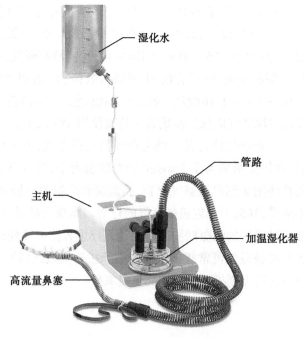

图 7-1-1　HFNC 仪示意图

湿化水

管路

主机

加温湿化器

高流量鼻塞

下一次吸气时吸入气的 CO_2 含量,减少 CO_2 的重复吸入,进而可以降低 $PaCO_2$。HFNC 的冲刷效应具有一定流量依赖性,流量越大,冲刷效果越明显。

3. 正压效应 HFNC 在患者呼气相气道内可产生一定正压,类似于波动的低水平呼气末正压效应(PEEP 效应)。此效应对 I 型呼吸衰竭患者可在一定程度上增加功能残气量,改善氧合,在 II 型呼吸衰竭患者中可对抗 PEEPi,缓解呼吸肌疲劳。这一正压水平随输出流量的增高而升高,平均每 10L/min 可增加 $1cmH_2O$,最高可达 $7cmH_2O$。但产生这一正压效应是在患者闭合口腔经鼻呼吸的前提下,患者若张口呼吸必然导致 PEEP 水平不稳定甚至为 0。

4. 维持黏液纤毛清除作用功能 经常规氧疗吸氧装置吸入的气体均未能充分地温化和湿化,长期使用存在口鼻干燥、面部不适等不良反应,同时吸入干冷气体也导致气道黏液纤毛装置功能受损,排痰困难。HFNC 可提供 37℃、相对湿度 100% 的经充分温、湿化的气体,有利于维持纤毛运动系统功能,促进痰液排出,更有助于对急、慢性呼吸衰竭患者的气道管理,进一步降低呼吸道感染的风险,同时良好的温、湿化效果也增加了患者的舒适性及依从性。

5. 降低患者上气道阻力和呼吸功 HFNC 可以提供恒温、恒湿的高流量气体,患者在吸气时不需要用力吸气也不需要对吸入气体进行加温、加湿,这样不仅降低吸气阻力,同时减少患者对吸入气体进行温、湿化所需的代谢消耗,减少患者的呼吸做功。而且 HFNC 可为患者提供精确、稳定的 FiO_2,有利于改善患者缺氧状态和呼吸窘迫程度,呼吸更舒适,自主用力呼吸减弱,加之 PEEP 作用,呼吸功会随之降低。

第二节 临床应用

HFNC 在临床中因其独特的生理学优势,广泛应用于急、慢性呼吸衰竭患者,主要临床应用如下。

1. HFNC 在急性低氧血症型呼吸衰竭中的应用 HFNC 可提供充足、稳定的 FiO_2,产生一定气道正压,且高流量可满足患者的通气需求,可快速、有效改善急性低氧血症型呼吸衰竭患者的氧合,降低其呼吸频率与呼吸功耗。并且 HFNC 能提供更好的气道湿化效果,使患者具有更好的舒适度及耐受性。

关于 HFNC 在急性低氧血症型呼吸衰竭患者中的临床应用已有较充足的循证医学证据。有学者对 38 例急性低氧血症型呼吸衰竭患者使用 HFNC,结果发现使用后患者 PaO_2 和 PaO_2/FiO_2 都有明显提高,并且患者的呼吸频率、心率和呼吸困难程度都有了明显的改善。另一项多中心、开放试验,入选不伴 CO_2 潴留的急性低氧血症型呼吸衰竭的患者,随机分为 HFNC 组、经面罩标准氧疗组及无创机械通气组。结果发现对无 CO_2 潴留的急性低氧血症型呼吸衰竭患者,HFNC、无创机械通气或标准氧疗组间气管插管率差异无统计学意义(分别为 47%、38% 和 50%,P=0.18),但应用 HFNC 患者的 90d 生存率明显高于普通氧疗及无创机械通气组。亚组分析提示对于 $PaO_2/FiO_2 \leqslant 200mmHg$ 的患者,HFNC 组患者气管插管率显著低于另两组(P=0.009),且 ICU 病死率及 90d 病死率均为最低。

在 2019 年《成人经鼻高流量湿化氧疗临床规范应用专家共识》中,对重症肺炎合并急性 I 型呼吸衰竭($100mmHg \leqslant PaO_2/FiO_2 < 300mmHg$)患者可考虑应用 HFNC。同时,对轻度 ARDS 患者(PaO_2/FiO_2 200~300mmHg),推荐 HFNC 作为其一线治疗手段。对中度 ARDS 患者(PaO_2/FiO_2 150~200mmHg),在无明确的气管插管指征下,可先使用 HFNC 1h 后再次进行评估,如症状无改善则须改为无创机械通气或有创机械通气。而对急性心源性肺水肿、免疫抑制继发急性 I 型呼吸衰竭和间质性肺疾病急性加重患者,HFNC 能在一定程度上改善氧合,但不能改变预后。

新型冠状病毒感染重型及危重型患者常合并有低氧血症和呼吸困难。对这类患者,HFNC 在改善其氧合及呼吸困难方面显示出了明显优势,在救治中发挥了重要的作用。

《新型冠状病毒感染诊疗方案(试行第十版)》建议对 PaO_2/FiO_2 低于 200mmHg 的患者应给予 HFNC。在无禁忌证的情况下,建议同时实施俯卧位通气,即清醒俯卧位通气,俯卧位通气治疗时间每日应大于 12h。部分患者使用 HFNC 治疗的失败风险高,需要密切观察患者的症状和体征。若短时间(1~2h)治疗后病情无改善,特别是接受俯卧位通气治疗后,低氧血症仍无改善,或呼吸频率、潮气量过大或吸气努力过强等,往往提示 HFNC 治疗疗效不佳,应及时进行有创机械通气治疗。

2. HFNC 在 II 型呼吸衰竭中的应用 对 II 型呼吸衰竭患者而言,无创机械通气是其常规的呼吸支持治疗手段。但临床发现无创机械通气不利于患者气道引流,部分患者由于相关并发症,如漏气、口鼻干燥、痰液引流障碍、幽闭恐惧症和腹胀等,可能出现不耐受情况。而 HFNC 能够通过吸入高流量气体产生一定水平的 PEEP,冲刷上呼吸道生理无效腔,恒温、恒湿的气体维持黏液纤毛装置功能以及降低患者上气道阻力和呼吸功等作用改善患者的换气和部分通气功能,对部分轻度 II 型呼吸衰竭患者具有一定的治疗作用。

有研究显示,对支气管扩张等慢性气道疾病的患者,每日使用 3h 的 HFNC(参数 20~25L/min,37℃),可增强患者黏液纤毛装置的转运功能,有利于痰液的排出。一项单中心前瞻性研究发现,HFNC 具有改善支气管扩张患者呼吸困难评分、降低呼吸频率、改善气体交换、降低 $PaCO_2$、增加黏液分泌的作用。

有学者纳入了 46 例高碳酸血症的患者,其中 30 例为 AECOPD 患者,使用 HFNC 前与使用后血气变化:pH(7.28 ± 0.08 vs 7.31 ± 0.08,P<0.01)、$PaCO_2$[(73.2 ± 20.0)mmHg vs(67.2 ± 23.4)mmHg,P=0.02]、呼吸频率[(24.7 ± 5)次/min vs(23.6 ± 5.2)次/min,P=0.02],显示 HFNC 可明显改善 II 型呼吸衰竭患者血气指标。

Lee 等在一项纳入 92 例合并中度 II 型呼吸衰竭的 AECOPD 患者(含 COPD 合并肺炎)的观察性研究中,发现 HFNC 与无创机械通气有类似的气管插管率和 30d 病死率,两组治疗 6h 和 24h 后患者血气参数亦无差别。综上所述,HFNC 可改善 II 型呼吸衰竭患者的血气指标;良好的温、湿化效果,有利于痰液引流,且其舒适性及耐受性均优于无创机械通气,在此类患者中有较好的应用价值。

因此,对意识清醒的急性低氧血症合并高碳酸血症的患者,可在密切监测下尝试 HFNC,若 1h 后病情加重,建议立即更换为无创机械通气或有创机械通气,不建议作为常规一线治疗手段。

3. HFNC 在有创机械通气撤机的应用 HFNC 可辅助已经气管插管/切开的患者早日脱机,减少有创机械通气的使用时间,在有创机械通气撤机中应用越来越多。

一项多中心随机对照研究结果显示,对再次插管低风险患者(再次插管低风险定义为年龄<65岁,拔管当日 APACHE II 评分<12 分,BMI<30kg/m²,能够清除气道分泌物,简单脱机,0 或 1 种合并症,且没有心力衰竭、中重度 COPD、气道保护问题及长期机械通气)拔管后接受 HFNC 治疗,与常规氧疗相比,拔管后使用 HFNC 能够降低 72h 再插管风险。

另一项研究显示对接受拔管的再次插管高风险成年患者(再次插管高风险定义为:年龄超过 65岁,拔管当日 APACHE II 评分>12 分,BMI>30kg/m²,清除气道分泌物能力不足,困难脱机或延迟脱机,超过 1 种合并症或存在心力衰竭、中重度 COPD、气道完整性问题,或长期机械通气),在预防再次插管及拔管后呼吸衰竭方面,高流量氧疗不劣于无创机械通气。高流量氧疗对上述患者可能有益处。

另外,对外科术后脱机序贯应用 HFNC 可以提高患者的舒适度,降低心脏术后患者升级呼吸支持的需求,减少胸外科手术患者的住院天数。但与常规氧疗相比,HFNC 不能降低腹部外科手术患者的再插管率。

4. HFNC 联合无创机械通气的交替应用 无创机械通气治疗能够降低呼吸功耗、缓解呼吸肌疲劳、对抗 PEEPi、改善通气、减少 CO_2 潴留的发生以及降低了 VAP 的发生等。但无创机械通气的失败率较高,且伴随多种并发症,如漏气、口鼻干燥、痰液引流障碍、幽闭恐惧症、面部压疮和腹胀等,患者耐受性差,影响气道管理。而 HFNC 能够提供 10~60L/min 高效加温、加湿的气体,比普通氧疗更能改善氧合,比无创机械通气更舒适,但其在改善通气、降低 $PaCO_2$、改善呼吸做功、缓解呼吸肌疲劳的效果不如无创机械通气。

因此,临床中尝试将 HFNC 联合无创机械通气交替使用,理论上可以相互弥补各自在应用中的问题,发挥各自的优势,达到改善通气与氧合、加强气道湿化及痰液引流而优化临床治疗效果的目的。有研究显示,在机械通气的高拔管失败风险患者中,与单用 HFNC 相比,拔管后使用无创机械通气联合 HFNC 可以显著降低再插管的风险。

然而,在 HFNC 联合无创机械通气的交替应用的应用时机,不同病因患者何时应用、何时应避免应用、何时应停用的具体策略以及如何协调二者交替应用的时间等方面,未来仍值得深入探讨。

5. 临床治疗效果评价 在临床中经常出现滥用或不恰当使用 HFNC 的情况。

一项研究纳入 175 例 HFNC 失败的患者中,早期气管插管者(应用 HFNC 后 48h 内插管)130 例,晚期气管插管者(应用 HFNC 超过 48h 后插管)45 例,结果显示,与早期气管插管者相比,晚期气管插管者病死率明显增高(66.7% vs 39.2%,P<0.01),拔管成功率明显降低(15.6% vs 33.7%,P=0.006),提示 HFNC 失败会延迟气管插管时机,最终可能恶化患者的临床转归。因此在 HFNC 治疗过程中须密切监测患者的病情变化,及时做出判断和处理。

为满足精准治疗的需求,有学者引入 ROX 指数(SpO_2/FiO_2 与呼吸频率的比值)作为判断 HFNC 成功的早期预测指标之一。研究结果显示,重症肺炎患者接受 HFNC 后,其中 28% 因失败须行气管插管,治疗 12h 后 ROX 指数≥4.88 是预测成功的重要指标。在 2h ROX 指数<2.85、6h ROX 指数<3.47、12h ROX 指数<3.85,可能提示着 HFNC 治疗效果欠佳。此时我们需要及时更改为无创机械通气或者有创机械通气。ROX 指数虽然是一个很好的预测指标,在临床中我们还得结合监测患者生命体征,如血流动力学、意识状况等来综合评判其疗效。另外我们需要注意的是 ROX 指数可能会受 HFNC 设置的气体流量的影响,当气体流量设置不同时,所获得的 ROX 指数是不一样的。因此 ROX 指数还需要更多的研究以进一步证明与优化。

第三节　参 数 设 置

HFNC 参数包括温度、气体流量(flow)和吸入氧浓度(FiO_2)3 个参数。各参数设置需要根据患者病情、个人耐受程度采取个体化设置。

1. 温度设置 支气管具有防御外来微生物侵犯的作用,其防御功能依赖于支气管的黏液纤毛装置运动。支气管纤毛运动在核心体温 37℃ 和 100% 相对湿度(绝对湿度 44mg H_2O/L)时处于最佳状态,吸入气体温度过高和过低都会降低支气管纤毛的运动能力。气体的绝对湿度与气体温度有关,温度越高,绝对湿度越大。

HFNC 温度设置范围为 31~37℃,理论上来说温度越高气体湿化效果越好,应提供 37℃、相对湿度 100% 的经充分温、湿化的气体。但 HFNC 如果经鼻吸入治疗,生理情况下鼻腔对吸入的气体有加温、加湿作用,可能不需要 HFNC 提供 37℃ 的气体温度。而且温度设置越高,患者耐受性可能变得越差,尤其是对温度较为敏感的患者,可能会出现不耐受。

临床中温度具体设置为多少争议较大。有研究报道 HFNC 治疗急性低氧血症型呼吸衰竭的患者,初始温度设置 34℃,之后逐渐提高到 37℃。也有研究报道将 HFNC 的治疗温度直接设置为 37℃,使气体绝对湿度达到 44mg H_2O/L。但最终 HFNC 温度设置需要依据患者舒适性和耐受度,以及痰液黏稠度适当调节。

另外,若是对气管插管/切开脱机的患者,经气管插管/切开导管处行高流量吸氧,因人工气道的侵入使得患者丧失上气道的正常生理加温、加湿功能,因此对此类患者行 HFNC 治疗时,初始温度设置应为 37℃,使气体绝对湿度达到 44mg H_2O/L。

2. 气体流量设置 HFNC 的气体流量设置范围为 10~70L/min,气体流量设置大小主要影响以下几个方面。

(1)气体流量设置大小影响患者实际 FiO_2 的大小:因 HFNC 是开放式吸氧,患者除吸入 HFNC 提供的气体外,可能会因流量不够或张口呼吸而额外吸入空气稀释,而导致实际 FiO_2 低于设置 FiO_2。因此,同等情况下气体流量设置越大,患者实际 FiO_2 与设定 FiO_2 越接近。

(2)气体流量设置大小影响鼻咽部无效腔冲刷的效果,进而影响 CO_2 清除。HFNC 的流量冲刷效果有流量依赖性,一般气体流量设置越高,冲刷效果越明显,CO_2 重复吸入也越低。因此对有 CO_2 潴留的患者,气体流量应设置较高。

(3)气体流量设置大小影响产生正压效应的大小:气体流量设置越高,产生的正压越高,一般每 10L/min 可产生 $1cmH_2O$ 的压力。

(4)气体流量设置大小影响患者舒适性:气体流量设置越高,部分患者舒适性可能越差。

因此,临床中气体流量应根据患者具体病情及耐受性个体化设置,初始可设置为 30~40L/min,然后依据患者耐受性和依从性进行适应性调节,对于缺氧明显或者 CO_2 潴留明显的患者,流量可设置在 45~55L/min 甚至更高,达到患者能耐受的最大流量。

3. FiO_2 设置 HFNC 的 FiO_2 调节范围为 21%~100%。HFNC 治疗时应将 FiO_2 设置和调整达到目标 SpO_2。

为了规避高氧血症可能造成的伤害,有学者提出保守性氧疗。一项回顾性研究资料表明,PaO_2 与死亡率呈 U 形关系,即过低或过高的 PaO_2,患者死亡率均显著升高,只有在适度的 PaO_2 时,患者死亡率最低。因此,保守性氧疗应是患者治疗的选择,既能避免低氧,又能避免高氧。但"保守"的氧疗具体为多少,现在还无统一定论,还需更多的大样本的多中心研究来评价和规范这一方案。

临床中普遍认为,对 I 型呼吸衰竭患者滴定 FiO_2 以维持 SpO_2 在 92%~96%,对 II 型呼吸衰竭患者滴定 FiO_2 以维持 SpO_2 在 88%~92%,结合血气分析动态调整。若没有达到氧合目标,可以逐渐增加吸气流量和提高 FiO_2 最高至 100%。

第四节　临床操作

现在临床中 HFNC 的使用操作较为简单随意,需要进一步规范其应用。

1. 操作前评估 评估患者,选择具有适应证的患者,排除具有禁忌证的患者。建议 HFNC 的适应证为轻中度低氧血症(100mmHg≤PaO_2/FiO_2<300mmHg)、没有紧急气管插管指征、生命体征相对稳定;对轻度通气功能障碍(pH≥7.3)的患者也可以谨慎应用,但要做好更换为无创机械通气或气管插管有创正压通气的准备。HFNC 的禁忌证是心搏骤停、呼吸停止、重度 I 型呼吸衰竭、中重度呼吸性酸中毒(pH<7.30)、合并多脏器功能不全等。

2. 操作前准备 准备好 HFNC 主机、湿化器、湿化水、管路与鼻塞,并将其连接好。开机设置好初始参数后处于备用状态。其中鼻塞大小应选择合适的型号,建议选取小于鼻孔内径 50% 的鼻塞。上机前应和患者充分交流,说明治疗目的的同时取得患者配合,减少患者紧张与不适。

3. 操作时注意事项

(1)建议患者取半卧位或头高位(角度>20°)。

(2)嘱患者尽量配合闭口经鼻呼吸,使 HFNC 效果最大化。

（3）注意管路冷凝水情况，避免湿化过度，及时倾倒冷凝水，警惕误入气道引起呛咳和误吸。

（4）如出现患者无法耐受的异常高温，应停机检测，避免烧伤气道。

（5）为克服呼吸管路阻力，建议最低流量最好不小于15L/min。

（6）注意调节鼻塞固定带松紧，避免固定带过紧引起患者颜面部皮肤损伤。

（7）使用过程中如有机器报警，及时查看并处理，直至报警消除。

4. 消毒及感染控制 为避免交叉感染，每次使用完毕后应为HFNC装置进行终末消毒，HFNC消毒时连接仪器自带的消毒回路进行仪器内部消毒即可。对HFNC的表面应用75%乙醇或含0.1%有效氯的消毒液进行擦拭消毒，HFNC鼻导管、湿化罐及管路为一次性物品，按医疗垃圾丢弃。HFNC的空气过滤纸片应定期更换，建议3个月或1 000h更换一次。

（李柳村）

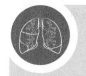

第八章　体外肺辅助技术

第一节　基本原理

体外肺辅助技术指将人体血液引流至体外,通过体外生命支持装置,直接进行血气交换,达到改善氧合和/或清除 CO_2 的目的,然后再将血液回输至体内的过程。目前最为成熟和常见的体外肺辅助技术包括体外膜肺氧合(extracorporeal membrane oxygenation,ECMO)和体外二氧化碳去除(extracorporeal carbon dioxide removal,$ECCO_2R$)。

ECMO 一般通过血泵(其作用类似人工心脏)将血液从体内引至体外,经膜式氧合器(其作用类似人工肺,简称膜肺)进行气体交换之后再将血液回输入体内,完全或部分替代心和/或肺功能,并使心肺得以充分休息。按照治疗方式和目的,ECMO 主要分为静脉-静脉 ECMO(VV-ECMO)和静脉-动脉 ECMO(VA-ECMO)两种。VV-ECMO 适用于仅需要呼吸支持的患者,VA-ECMO 可同时进行呼吸和循环支持。对呼吸衰竭患者,VV-ECMO 最为常用。

$ECCO_2R$ 是目前在国外常用的体外肺辅助方式,通过不同的体外气体交换装置,主要清除血液中的 CO_2,包括泵驱动的静脉-静脉 $ECCO_2R$($VV-ECCO_2R$)和无泵型动脉-静脉 $ECCO_2R$($AV-ECCO_2R$)两种模式。

一、VV-ECMO 的基本原理

VV-ECMO 主要通过改善氧合与通气及肺休息发挥治疗作用。

(一)改善氧合与通气

1. 改善氧合　VV-ECMO 引血端(多为股静脉)及回血端(多为颈内静脉)均位于腔静脉内,相当于人工膜肺与患者肺串联,从而使患者动脉血氧含量得以改善,改善程度与以下因素相关:ECMO 血流量、静脉回心血量、再循环血量及患者残存肺功能等。

(1)ECMO 血流量与静脉回心血量:现有氧合器能将静脉血($PvO_2<40mmHg$,$SvO_2<60\%$)氧合为动脉血($PaO_2>400mmHg$,动脉血氧饱和度 100%),若 ECMO 血流量达到 4~5L/min,血红蛋白维持在 100~120g/L,即可向机体提供 150~180ml/min 的氧气,可满足全身氧需要的 60%~80%。此时,若患者尚有一部分残存肺功能,即能基本满足患者机体对氧的总体需求。由于 ECMO 血流量与一部分未经体外氧合的静脉回心血量共同构成心输出量,因此实际监测的动脉血氧饱和度(arterial oxygen saturation,SaO_2)受两部分血流量的共同影响。研究表明,若要维持 SaO_2 在 90%,ECMO 血流量/心输出量须超过 60%。

(2)再循环血量:引血端与回血端之间距离过近会造成部分血流再循环至 ECMO 引血端,这种再循环会使进入肺循环的经膜肺充分氧合的血液减少,从而影响氧合。再循环血量受 ECMO 血流量、右心房血容量、右心功能及引血端与回血端相对位置影响。对股静脉-颈内静脉 ECMO,要求引血端与回血端开口分别位于下腔静脉与上腔静脉汇入右心房处。临床上成人可以初始分别置入43~45cm(股静脉)及 15~17cm(颈内静脉),再通过胸片或超声进行定位,最后以血气分析检测膜肺前血液含氧水平以进一步确认。

（3）患者残存肺功能：由于现在临床的膜肺很难完全满足患者全身对氧的需求，因此，维持患者残存肺功能十分重要。临床上需要采取多种手段，以避免 ECMO 运行后肺泡进一步萎陷所致的严重氧合功能障碍：可选择较高水平的 PEEP、肺复张、俯卧位通气、高频振荡通气等手段。

2. 改善通气　VV-ECMO 在显著改善氧合的同时，对 CO_2 的清除效率更高，很低的 ECMO 血流量即可满足全身的需求。CO_2 由需氧细胞呼吸作用产生，通过以下 3 个主要途径经血液从组织到肺排出体外。

（1）90% 的 CO_2 通过 HCO_3^- 输送，后者由碳酸解离和 CO_2 水合之间作用（$H^+ + HCO_3^- \longleftrightarrow H_2O + CO_2$）产生。

（2）剩下 10% 的 CO_2 部分在血液中以物理溶解（5%）。

（3）部分与血红蛋白结合形成氨基甲酰血红蛋白等形式进行输送。生理条件下全身代谢产生 CO_2 的量是 200ml/min，在病理状态下还可再增加 30%。因此 CO_2 在动脉血中的浓度约为 480ml/L，在混合静脉血中 CO_2 浓度上升 10% 达 528ml/L，分别相当于 PCO_2 达到 40mmHg 和 45mmHg。1L 血液里大概包含全身在 1min 内产生 CO_2 总量的 2 倍。理论上根据系统的具体效率，在体外支持中通过 500ml/min 的血流量足以清除 250ml/min 的 CO_2。

（二）肺休息

VV-ECMO 治疗期间，膜肺可进行有效的 CO_2 排除和氧的摄取，在显著改善氧合与通气的同时，可通过降低潮气量、通气频率、FiO_2 使肺得到充分的休息，减少正压通气所致肺损伤，从而有利于肺损伤的修复。有试验研究发现，在大鼠的肺损伤模型中，潮气量由 12ml/kg 降至 6ml/kg，甚至是 3ml/kg 时，有助于减少肺泡上皮细胞及内皮细胞的损伤，改善预后，因此逐渐提出超保护性肺通气策略：相比于 6ml/kg 的传统肺保护性通气策略，进一步将潮气量降至 2~4ml/kg，平台压 ≤25cmH_2O，并使用高 PEEP 维持肺泡开放。

临床上，对于使用 ECMO 进行挽救治疗的患者，在建立 ECMO 之后应尽快下调潮气量、通气频率等参数，使肺脏从常规通气的"工作"状态转换至"休息"状态。此外，对于以常规通气可以维持相对稳定的通气和氧合，但需要较高的气道压及 FiO_2 者，或合并气压伤者，为减少肺损伤进一步加重的风险，也可给予 ECMO，同时采用超保护性肺通气，可有效降低患者对正压通气的需求，亦可达到肺休息的目的。因此，采用"肺休息"策略，对于早期防止肺损伤进行性加重和促进肺修复均具有重要作用。

二、ECCO_2R 的基本原理

生理状态下，血液中几乎所有的 O_2 均由血红蛋白携带，呈现 S 形氧解离曲线，而大部分的 CO_2 以碳酸氢盐的形式溶于血液中，并且呈直线的动力学而无饱和现象。此外，CO_2 因为有更好的溶解性而比 O_2 更容易从膜肺中弥散出来。1L 血液中含有约 500ml 的 CO_2，人体 CO_2 的产生率为 200~250ml/min，理论上 500ml/min 的血流量即可有效清除人体所产生的 CO_2。因此与传统的 ECMO 需要高血流量相比，目前临床上 ECCO_2R 系统一般应用相对较低的血流量（300~1 500ml/min）。在 ECCO_2R 系统中，高流量气体产生的弥散梯度成为 CO_2 能够清除的基础，气体流量越大，清除 CO_2 的能力越强。在实际应用过程中，CO_2 的清除还取决于血液中 CO_2 的含量以及膜肺的交换功能。整体而言，低流量的 ECCO_2R 系统大约能有效清除人体产生的 25% 的 CO_2，但因为血流量的限制，对改善患者氧合作用十分有限。

第二节 体外肺辅助的建立

目前国内的体外肺辅助方式主要以 VV-ECMO 为主。其建立过程涉及患者血管通路准备、器械及耗材准备、ECMO 置管及设备管理等诸多方面。

一、ECMO 术前准备

（一）术前准备清单

ECMO 的建立相对复杂，所需耗材、物品较多，各医疗中心须结合具体情况，制订相应的物品准备清单（checklist），做好相应充足的准备工作。

（二）血管通路的选择与准备

VV-ECMO 的引血端静脉插管通常选择经股静脉置入，回血端静脉插管通常选择经颈内静脉置入（左侧颈内静脉走行稍有弯曲，有损伤胸导管的风险，通常优先选择右侧颈内静脉）。如应用双腔导管，常规选择右侧颈内静脉。

VV-ECMO 插管前的准备基本步骤与常规的深静脉穿刺类似。常备静脉切开包，以便在穿刺置管不成功时随时改静脉切开置管；目前应用超声定位，或在超声引导下穿刺已成为常规操作方式，可最大限度地减少失败率和反复穿刺损伤。

术前应为患者补足血容量，尽可能降低穿刺过程中气体进入静脉的风险。常规准备一定数量的悬浮红细胞、血浆或相应容量负荷的白蛋白、人工胶体。另外，考虑到 ECMO 穿刺时无菌敷料须完全覆盖床单位，穿刺前应做好的其他床旁工作还包括：充分吸痰、清除气囊上滞留物，延长静脉通路以便在操作过程中需要应用肝素、血管活性药等以保证治疗时无须影响到操作区域。

二、VV-ECMO 的置管操作要点

目前条件下，绝大部分的 VV-ECMO 置管能在床旁通过穿刺方式建立。穿刺方式通常采用 Seldinger 技术。颈内静脉穿刺点通常位于颈部中段；而行股静脉穿刺时，穿刺点的位置通常沿股静脉稍下移，在腹股沟韧带下 2~3cm，以避免置管时套管远端刚进入血管，套管鞘恰好卡在腹股沟韧带下，难以进入。

应用穿刺套盒中的逐级扩张管，沿导丝对置管皮肤和皮下通道进行逐级扩张，扩张过程中，可应用无菌刀片轻微切开皮肤，保证扩张管置入顺畅。切口不宜太大，否则增加出血和皮下隧道感染的风险，也不利于置管后护理。

将完成预冲、夹闭循环并连接、固定好的 ECMO 系统转移至床旁，接通电源与氧气，也可此时连接好水箱并提前稳定运行于 37℃水温。有辅助人员将 ECMO 系统无菌的引血、回血管路递给操作者。将引血管路和回血管路分别与引血、回血穿刺导管相连，连接一定保证切实、可靠。

ECMO 系统开机运行前，应及时为患者补充悬浮红细胞和胶体，以避免或减轻开机后立即出现的低血压状态。全面、仔细检查 ECMO 系统管路，连接无误、牢固、可靠后，打开体外管路上的管钳，调整离心泵转速，能观察到血液迅速由引血管路流出，经过血泵和膜肺，最后由回血管路返回体内。

缝扎、固定血管内导管于患者皮肤。通常在插管进入皮肤的部位进行荷包缝合，并距穿刺点 1~2cm 固定血管内导管。此外，根据导管直径和长度选择缝扎固定的位置和点数。固定完毕后，再次仔细消毒，干燥后用无菌敷料覆盖。

三、设备与管路的管理

ECMO 的核心设备为血泵、膜肺（膜式氧合器）和管路，另外需要氧气气源及水箱等辅助设备。

（一）血泵

目前临床上最常用的血泵为离心泵。离心泵运转时能耗低,不会产生过大的正压或负压,也能捕获少量气体并使其滞留在泵头中,因而安全性能优越;其主要缺点为流量不稳定,低流量时发生血栓风险增大。每台血泵均应该配有备用电源,或自带蓄电池,以保证在外界电力故障时至少运行1h。另一必备的配套设备是手摇泵,保证在血泵故障时启用手摇泵驱动血泵泵头。

（二）膜肺

膜肺是 ECMO 系统的另一核心部件,为进行气体交换的装置。目前市场上膜肺的材料有固体硅胶膜、微孔中空纤维膜(聚丙烯)或固体中空纤维膜(聚甲基丙烯)。常用的固体中空纤维膜结合以上其他两种膜的优点,克服了血浆渗漏的缺点,使其临床使用时间明显延长。

（三）氧供气流

在通常情况下,氧供气流(sweep gas)为浓度 100% 的纯氧或 CO_2 与 O_2 的混合气(含 5% CO_2 及 95% O_2)。常规设置氧供气流流量与血流量相等(1:1)。增加氧供气流流量可以增加对 CO_2 的清除,对氧合影响较小。如果 ECMO 仅用于清除 CO_2(如 $ECCO_2R$),可选用较小的膜肺,血流量可低至 $0.75L/(min \cdot m^2)$,氧供气流常选用 O_2,气流与血流量之比通常为 10:1。

（四）管路

在 ECMO 运行过程中,通过管路与 ECMO 的主要部件如血泵和膜肺连接。ECMO 管路由 PVC 管制成,分为体外部分和血管内导管。成人常用体外管路的尺寸为 9.525mm。血管内导管(ECMO 插管)是 ECMO 系统中提供理想血流量的主要限制因素。通常在给予患者充分支持时,ECMO 的血流量为 60~80ml/(kg·min)。通常成人患者的静脉引血端插管大小在 21~23Fr(Fr 为管路外径周长),回血端插管的大小在 15~17Fr。（1Fr≈0.33mm）

（五）水箱

水箱与膜肺中的热交换器以闭合循环的管路相连,并以水进行循环加热(或冷却),以保证回流到体内的血液达到合适的温度。一般情况下,水箱水的温度保持在 37℃。循环水流和循环血液极少发生直接接触,故水箱中的水不是无菌的。但当循环水中发现少量血细胞、蛋白样物质或患者出现无法解释的溶血或感染时,应警惕发生血液与水的混合,这往往与膜肺破损有关,须立即更换。

（六）模式与参数调节

VV-ECMO 与肺通气、氧合原理相同,通常将氧供气流(纯氧)量和血流量设置于相同水平,使其通气/血流比值为 1:1。如需要提高氧合,则增加 ECMO 血流量,而如果要降低 CO_2 的水平,则增加氧供气流的流量。

（七）ECMO 系统的更换

开始 ECMO 系统运行后,随时间的延长,可能出现膜肺功能下降、管路血栓形成、患者出现溶血等情况,如有必要,须考虑更换除血管内导管外的整套管路(泵头和膜肺)或仅更换膜肺。除无须进行血管穿刺置管的相关操作外,准备阶段与初次应用 ECMO 类似,而更换阶段由于涉及 2 套系统的卸装,可能更为复杂。

第三节　体外膜肺氧合的临床应用

一、适应证和禁忌证

ECMO 在其他国家已成为一项床旁可及的体外肺辅助技术。我国 ECMO 在呼吸衰竭领域的应用开始于甲型 H1N1 流感病毒的流行,目前已有多家医院开始将 VV-ECMO 应用于对重症呼吸衰竭患者的救治。想要成功开展ECMO,在经过一定数量的病例积累,熟练掌握其操作与管理之后,最重要的仍然是对ECMO指征的把握,这需要特别明确ECMO的治疗目标,并全面考虑影响ECMO疗效的多种因素。

(一)ECMO的治疗目标

ECMO治疗的基本目标是提供相对于常规机械通气更为有效和安全的通气与氧合支持,从而为诊断和治疗患者原发病争取更多的时间。主要包含以下几个方面:

1. 挽救治疗(rescue therapy) 对常规呼吸支持手段不能维持足够氧合与通气需求的重症呼吸衰竭患者,应用ECMO可以获得部分或完全的呼吸支持,降低患者因缺氧或CO_2潴留而死亡的风险。目前大多数ECMO患者属于此类范畴。

2. 早期干预 对部分重症患者,以常规呼吸支持可以维持相对稳定的通气与氧合,但需要较高的呼吸支持压力及FiO_2。为减少气压伤和高浓度O_2的风险,可早期给予ECMO。与需要挽救治疗者相比,这类患者的病情相对轻,ECMO介入的时机相对较早。随着ECMO的日益完善,将会有更多这类病例应用ECMO。

3. 过渡期治疗(bridge) 最常见于心肺移植患者,为等待供体而行ECMO。

4. 为介入或外科手术提供围手术期支持治疗。

(二)综合考虑影响ECMO疗效的多种因素

在选择ECMO患者时,应基于上述ECMO的治疗目标,并综合考虑影响ECMO疗效的多种因素,反复权衡利弊。

1. 疾病潜在可逆性 与常规机械通气一样,ECMO作为一种脏器支持治疗手段,对原发病本身没有直接治疗作用,因此,在决定是否给患者行ECMO治疗之前,应综合判断其原发病的潜在可逆性,同时应综合考虑当地对这种疾病的综合诊治能力。比如肺炎所致ARDS,由于肺炎的病原学十分复杂,如果当地不具备完善的病原学检测条件,要在有限的时间内开展针对性治疗是很难做到的。如果不能开展肺移植,对慢性终末期肺部疾病(如COPD、间质性肺疾病、肺动脉高压等)患者贸然给予ECMO治疗,预后往往不佳。

2. 原发疾病严重程度及进展情况 应对患者的呼吸衰竭严重程度进行较为客观的评估,如测定氧合指数、呼吸系统静态顺应性、气道阻力、气道压力、PEEPi等。如果患者病情确实很重,并有加重的趋势,在优化目前机械通气治疗的情况下仍不能维持满意的通气和/或氧合,可考虑行ECMO。

3. 合并症与并发症 如果患者在严重呼吸衰竭的基础之上再出现严重的合并症(如高血压、糖尿病、冠心病、脑血管病、出凝血功能障碍等)及并发症(如多个脏器严重功能不全),将会大大地增加治疗的难度,从而显著降低ECMO的成功率,因此在入选患者时应全面评估其病情。

4. 社会-经济因素 ECMO的治疗成本昂贵,并发症较多,总体成功率受多种因素影响,因此需要患者家属充分理解治疗的意义、费用及整个过程的困难程度,取得其积极配合,方可最大限度地提高成功率,以避免半途而废,或不必要的医患纠纷。

5. 管理经验与团队建设 一个完整的ECMO团队须包括呼吸、重症医学、心胸外科、血管外科、超声科、输血科、体外循环等多个学科的配合,并且能及时到位;而对ECMO患者的管理涉及全身各个脏器系统,要求相关人员在呼吸、循环、血液、营养、感染等各个领域均有丰富的经验。建议在开始进入临床应用之前进行必要的动物实验与演练,进入临床后对每例患者进行总结。

6. 禁忌证 ECMO没有绝对禁忌证。如患者具有上述不利因素(原发病可逆性小,具有多种严重的合并症与并发症,患者存在严重影响ECMO操作的社会-经济因素),应视为相对禁忌证。

此外,以下情况应特别注意:①有应用肝素的禁忌证或相对禁忌证,如严重凝血功能障碍、合并近期颅内出血、对肝素过敏、肝素诱导的血小板减少症(heparin-induced thrombocytopenia,HIT)

等。②行 ECMO 前患者机械通气时间越长（表明原发病处理较为困难，或者合并严重气压伤、呼吸机相关性肺炎等并发症），其 ECMO 的成功率越低，因此对高通气支持水平（气道平台压>30cmH$_2$O，FiO$_2$>0.8）应用大于 7d 的患者行 ECMO 须谨慎。③高龄往往作为一个独立因素与 ECMO 的成功率及病死率相关。④对体重>1kg/cm 或 BMI>45kg/m^2 的患者，目前的膜肺提供的氧供尚不能满足这类患者的需求。

（三）ECMO 治疗呼吸衰竭的具体指征

1. **ARDS** 挽救治疗参考标准：采用肺保护性通气（潮气量 6~8ml/kg，PEEP≥10cmH$_2$O）并且联合一氧化氮吸入疗法、肺复张、俯卧位通气、高频振荡通气等处理，在吸纯氧条件下，PaO$_2$/FiO$_2$ 仍<100mmHg，或肺泡-动脉血氧分压差>600mmHg；或通气频率>35 次/min 时 pH<7.2 且平台压>30cmH$_2$O；年龄<65 岁；机械通气时间<7d；无抗凝禁忌。也可参照 EOLIA 研究标准，满足下面条件之一即可考虑行 VV-ECMO：①PaO$_2$/FiO$_2$<50mmHg 超过 3h；②PaO$_2$/FiO$_2$<80mmHg 超过 6h；③动脉血 pH<7.25 并伴有 PaCO$_2$>60mmHg 超过 6h。

2. **肺移植** ECMO 应用于肺移植患者不但可以维持通气与氧合，还可以避免气管插管带来的肺部感染等相关并发症，保证术前康复锻炼，使患者有足够长的时间等待供体肺，并提高移植的成功率。此外，术中在阻断一侧肺动脉或行单肺通气时不能维持通气和氧合，或肺动脉压急剧升高致严重血流动力学障碍时，采用 ECMO 可保证手术顺利进行，还可避免了传统体外循环。而对术后因严重再灌注肺水肿、急性排斥、感染或手术并发症致严重呼吸衰竭者，也可采用 ECMO 进行治疗。

3. **支气管哮喘** 相关报道很少，但据体外生命支持组织的资料显示，与 ARDS 相比，哮喘患者的 ECMO 成功率高达 79.3%。因此，对平台压>35cmH$_2$O 同时伴有严重呼吸性酸中毒（pH<7.1），或血流动力学难以维持者，若无 ECMO 禁忌，可积极行 ECMO。

4. **肺栓塞** 对伴有严重血流动力学障碍而又不宜行常规溶栓治疗者，或者需要手术迅速解除梗阻者，可行 VA-ECMO 以迅速减轻右心负荷，稳定血流动力学，并改善氧合。

5. **大气道阻塞** 由于新生物或异物所致大气道阻塞往往需要气管切开或气管镜介入治疗，ECMO 支持可以保证上述操作安全进行，大部分报道均取得较好的疗效。

6. **COPD** 病例对照研究表明，VV-ECMO 可使大部分需要有创机械通气的重症 COPD 患者避免气管插管，并维持较好的通气与氧合，但与传统有创机械通气相比，并不改善 28d 及 6 个月生存率。

总之，当面对极其危重的呼吸衰竭患者时，ECMO 的选择是技术与艺术的结合，应充分理解 ECMO 的治疗目标，并综合考虑上述多种因素，而不能简单地以生理指标去筛选患者。

二、VV-ECMO 的调节、管理与并发症的防治

（一）ECMO 患者管理

1. **机械通气管理** VV-ECMO 的主要作用是替代肺的通气和氧合功能，让肺有充分的康复时间，而此时机械通气的主要目标是"肺休息"，降低或避免 VALI 的发生，因此其机械通气参数的调节有别于常规机械通气。

（1）潮气量的调节：虽然目前肺保护性通气策略能显著改善 ARDS 患者的临床转归，但对于部分重症患者仍存在危害。有研究显示，对肺部存在大量肺泡实变或肺不张的重症 ARDS 患者，即使给予小潮气量通气（潮气量 6ml/kg，平台压小于 30cmH$_2$O），仍有 33% 的患者会出现肺组织过度充气的现象发生，同时肺部炎症反应也随之增强。为降低此时 VALI 的发生，必须进一步降低潮气量或吸气压，但这种做法必然会出现肺通气和氧合功能的严重恶化，如严重 CO$_2$ 潴留、pH 明显降低等。此时，传统的呼吸支持手段不能维持患者的生命安全，但在 ECMO 支持下，可以降低此类患者的潮气量或吸气压力，以避免或降低 VALI 的发生，同时还可以纠正患者的酸中毒。

临床研究发现，应用 ECMO 治疗重症 ARDS 患者后，其潮气量可以由 6ml/kg 降低至 4ml/kg，并且肺损伤的程度亦明显降低。因此，在 ECMO 治疗重症呼吸衰竭时，须降低患者的潮气量或吸气压，减轻肺组织的应力和应变，对肺组织实施更加具有保护性的通气策略（超保护性肺通气策略）。建议实施 ECMO 后逐渐降低吸气压或潮气量，维持平台压低于 25cmH$_2$O。

（2）PEEP 的调节：随着潮气量的显著减低，ECMO 患者的肺组织可能会出现肺不张或实变加重的情况。在一项关于 35 例 ECMO 患者胸部影像学改变的临床研究中，Jamadar 等发现 48% 的患者在接受 ECMO 后胸部 X 线平片出现透过度的明显降低，并且严重的透过度降低与病死率明显相关。肺不张不仅导致肺顺应性降低，还会增加肺泡毛细血管通透性和减弱右心功能。因此如何维持呼吸末肺容积是 ECMO 患者机械通气时须考虑的另一重要问题。

对 ECMO 患者，降低潮气量后，若 PEEP 较之前降低，呼吸功能会出现明显恶化。在 Dembinski 等研究中，专家发现在使用无泵 ECMO 降低潮气量（潮气量 3ml/kg）后，较低的 PEEP（PEEP 5cmH$_2$O）水平会导致肺部通气/血流比值明显失调，主要表现为低通气/血流比值区域血流量增加。

为了证实适当高 PEEP 的重要性，在另外一篇对健康肺组织实施 ECMO 的动物模型中发现，当使用准静态的通气设置（潮气量 2ml/kg，呼吸频率 4 次/min 和 FiO$_2$ 100%）时，只有 PEEP 大于 10cmH$_2$O，ECMO 才能达到改善气体交换、血流动力学未出现紊乱的目的。Terragni 等在临床研究中亦未发现行 ECMO 时降低潮气量后增加 PEEP 会导致血流动力学紊乱、气压伤等并发症发生。因此，对 ECMO 患者行机械通气时应该使用一定中高水平的 PEEP，减少低通气导致的肺不张和实变的发生。但具体的设置方法目前未有定论，推荐使用 10~20cmH$_2$O。

（3）呼吸频率：推荐初始呼吸频率设置为 4~10 次/min。

（4）FiO$_2$：推荐 ECMO 时降低 FiO$_2$ 至 50% 以下。

（5）机械通气的模式选择：目前国外 ECMO 中心提出机械通气时保留患者自主呼吸，降低镇静药的用量和使用 PSV 模式能改善 ECMO 患者存活率。

2. 气管插管的拔除　目前国外很多中心开始尝试 ECMO 支持下早期拔除气管插管以减少机械通气相关并发症如呼吸机相关性肺炎的发生，增加患者的机体活动，但其具体实施仍需考虑患者综合情况。

3. ECMO 患者的镇静问题　适度镇静，维持 Ramsay 评分 3~4 分。临床研究显示，吗啡和芬太尼的吸收率在不同厂家的 ECMO 回路中波动于 30%~60%。在离体的研究中还发现不同镇静药的吸收率存在明显差异，药物的吸收率大小依次为异丙酚、地西泮、咪达唑仑和劳拉西泮。临床应用中须考虑到 ECMO 对镇静、镇痛药的吸附作用，酌情调整药物使用剂量。

4. 血流动力学与容量管理　在 VV-ECMO 时，患者通过自身的生理机制调节血流动力学，还可通过药物和补液治疗保证心输出量、血管阻力和血压。如果患者对利尿剂反应不佳，难以达到液体负平衡的目的，或者患者出现肾衰竭，可在体外循环管路上加持续血液滤过治疗以维持液体与电解质平衡。

5. 连续性肾脏替代治疗（continuous renal replacement therapy，CRRT）　如上所述，应通过自发性利尿或药物利尿，直到患者达到干体重，在维持充足组织灌注的前提下尽量保持液体负平衡，这有利于心力衰竭或呼吸衰竭的恢复，减少使用 ECMO 的时间。如果发生了与原发疾病相关的肾衰竭，可进行 CRRT 治疗。

此外在 ECMO 过程中血液循环中的多种炎症因子明显增加，增高的程度与 ECMO 血流量和运行时间呈正相关。故也可通过联合 CRRT 清除细胞因子及炎症介质等中分子物质，这种联合方案对患者疾病最终转归的影响尚不清楚。CRRT 一般采用静脉-静脉途径或通过在 ECMO 泵后管路的分支进行，100~150ml/min 的血流量足以保证患者内环境的稳定。

6. 营养支持　Scott 等人对行 VV-ECMO 的成年呼吸衰竭患者进行了单中心回顾性研究,研究结果表明启动 VV-ECMO 支持治疗的 24~36h 内开始肠内营养是安全的,并且耐受性良好,在这些患者中并未发生与肠内营养相关的严重不良事件。对无法进行肠内营养的患者,如果存在营养不良,应立即启动肠外营养。

(二)ECMO 相关感染

ECMO 支持过程中合并感染将导致 ECMO 支持时间和 ECMO 撤离后的机械通气撤离时间明显延长、病死率提高、并发症显著增加,因此,在 ECMO 支持过程中需要高度重视感染的诊断、治疗和预防。

1. 高危因素　ECMO 支持时间超过 14d 是行 ECMO 患者发生感染的最高危因素。VV 模式支持的患者由于多数同时接受有创机械通气,原发病多为呼吸道感染,所需 ECMO 支持时间较长,因而比 VA 模式感染的发病率高。感染以血流感染、尿路和下呼吸道感染最常见。

2. ECMO 感染的诊断　诊断感染常用的体温、白细胞计数等指标在 ECMO 支持的患者中受到极大限制。环境温度可降低 ECMO 患者体外循环管路内的血液温度,而血液在回到体内之前被水箱加热至相对正常水平,因此 ECMO 患者在严重炎症反应时无法表现出应有的体温上升和发热反应。当 ECMO 支持数日且状态稳定的患者出现白细胞的骤然升高时不应忽视感染的可能,但如果 ECMO 患者的白细胞仅呈中等程度的升高或降低时,不能轻易将其视为感染的征象。

急性期蛋白如降钙素原(procalcitonin,PCT)对 ECMO 患者感染的诊断价值尚不明确。PCT 可能有助于判断 ECMO 患者是否发生感染,与 C 反应蛋白(C-reactive protein,CRP)联合应用可提高诊断感染的敏感度。监测 PCT 的动态变化趋势可能比单纯观察其具体数值是否达到阳性标准更具有指导诊断和判断抗生素疗效的价值。

在 X 线胸片助益不大的情况下,需要严密观察患者气道分泌物的性状和量,也可行气管镜检查患者气道情况并协助清理气道内的分泌物,同时留取合适的下呼吸道标本进行病原学培养以指导进一步的治疗。

3. ECMO 患者感染的治疗　对明确存在感染的 ECMO 患者与普通感染患者的治疗原则相同。须注意 ECMO 患者体内药物的表观分布容积并选择适当的药物剂量,监测药物浓度等;避免导致药物中毒或治疗失败。如经针对性抗感染治疗后患者血培养持续阳性或感染性休克的临床征象持续不缓解,需要考虑存在隐匿的感染灶并进行相应的检查;由于感染过程中 ECMO 管路可能发生病原体定植,须考虑更换整套 ECMO 管路。

(三)ECMO 抗凝与出血的处理

1. 抗凝药物选择　普通肝素为行 ECMO 时最常用的抗凝药物。在置入套管前应以负荷剂量给药(50~100U/kg),此后在 ECMO 运行过程中持续静脉注射维持。对少数合并 HIT 的患者,阿加曲班通常是备选药物。

2. 抗凝效果监测

(1)活化凝血时间(activated clotting time,ACT):调节肝素注射的速度,保持 ACT 为正常值的 1.5 倍左右。ACT 是在纤维蛋白单体激活剂作用下反应的全血凝血时间(以秒计算)。各种 ACT 检测装置对正常血液样本均存在各自特异的正常值上限(大多数检测装置为 120~140s)。应每 2~4h 监测一次 ACT,当患者 ACT 波动较大时可增加监测的频率。

(2)活化部分凝血活酶时间(activated partial thromboplastin time,APTT):是不含钙离子的血浆在纤维蛋白单体激活剂联合钙离子作用后形成血栓的时间(以秒计算)。一般而言,ECMO 抗凝所用肝素剂量较心胸手术体外循环时的剂量小很多,血中的肝素浓度较低,此时 APTT 较 ACT 更加敏感。一般 VV-ECMO 情况下维持 APTT 在正常值高限的 1.5 倍左右。

（3）血栓弹力图（thromboelastography,TEG）：能对一份血样进行从凝血开始，至血凝块形成及纤维蛋白溶解的全过程，对凝血因子、纤维蛋白原、血小板聚集功能以及纤维蛋白溶解等方面进行凝血全貌的检测和评估。其结果不受肝素类物质的影响，可用于ECMO时复杂性出凝血的监测。

3. 凝血、抗凝及纤维蛋白溶解之间的平衡　ECMO抗凝的基本目标是不出血、适度抗凝、适度纤维蛋白溶解。为达此目标，须进行如下操作：

（1）每日监测1~2次凝血酶原时间（prothrombin time,PT），PT延长不超过3s，否则提示患者凝血功能障碍，可给予输注新鲜冰冻血浆。

（2）维持APTT、ACT在正常高限1.5倍以内。

（3）如果血小板（platelet,PLT）计数低于20×10^9/L，患者即可发生自发性出血，此时应常规输注血小板，尽量使血小板计数维持在80×10^9/L以上。

（4）维持纤维蛋白原在2 000~3 000mg/L。

（5）若使用大剂量肝素仍然发生血栓形成，须考虑抗凝血酶Ⅲ（ATⅢ）水平较低的可能，可输注新鲜冰冻血浆。

（6）原发病或管路血栓形成可以诱发纤维蛋白溶解反应，并导致循环中出现纤维蛋白降解产物。这些分子发挥抗凝剂的作用，并可以增加出血的风险。当检测到纤维蛋白降解产物和/或当出血程度较严重时，可以使用氨基己酸抑制纤维蛋白溶解。

（7）肝素诱导的血小板减少症（HIT）：在极少数情况下可能发生HIT，如果找不到其他原因可以解释血小板减少，临床高度怀疑HIT，则有理由选择肝素之外的抗凝剂，阿加曲班通常是备选药物。

4. 出血的预防与处理　出血是ECMO最常见的并发症之一，在ECMO过程中预防出血尤为重要，为此须特别注意：

（1）首先应按上述抗凝基本目标对患者体内出凝血功能进行调整，确保其血液系统具有较好的凝血功能。

（2）应尽量减少静脉穿刺、气管内吸痰、经鼻腔或尿道留置导管、胸腹腔穿刺等操作，以避免由此导致的难以控制的出血。

（3）血标本可以从ECMO循环管路上的接口进行采集，或在ECMO建立之前常规放置动脉导管以备采集和监测血压，尽量减少穿刺采血。

（4）如果进行了血管穿刺，应对穿刺点进行加压止血，确认无出血后方可减压。

（5）吸痰和留置导管时需十分小心。

（6）应在确保患者处于最适宜的抗凝状态时进行上述操作。如果必须进行侵入性操作，可短时间停用肝素。

（7）严密监测患者出血相关临床表现。

5. 常见的出血原因　凝血功能异常（凝血因子消耗、血小板数量与功能降低、纤维蛋白原含量与功能降低等）、抗凝剂过量、纤维蛋白溶解亢进、弥散性血管内凝血形成、手术或穿刺部位出血等。出血处理的基本原则与程序见下列6条：

（1）通过实验室检查及患者临床表现，积极寻找出血原因。

（2）将凝血状态尽量恢复至正常范围：可输注新鲜冰冻血浆或特异的凝血因子、血小板、纤维蛋白原。

（3）如果确定患者发生纤维蛋白溶解，或疑似存在纤维蛋白溶解反应（尤其是近期大手术之后），应给予α-氨基己酸；如果为继发于ECMO系统血栓导致的纤维蛋白溶解，应立即更换ECMO系统。

（4）如果仍无法止血，可在加大ECMO血流量的同时部分或完全停用肝素，同时准备好完成预冲的管路时刻备用。

（5）同时局部止血（加压、缝合结扎、应用止血胶等）。

（6）外科性出血需要外科积极处理，方可从根本上止血。

三、VV-ECMO 的撤离

（一）评估

多数行 VV-ECMO 患者不存在心力衰竭或心功能异常，未对血流动力学造成严重影响，因此在 VV-ECMO 撤离过程中只须评价患者肺功能恢复情况。但是，对肺功能恢复的评估指标，目前仍无具体标准，更多的撤机评估仍有赖于各临床中心的经验。但总的原则应包括对原发病的有效控制、呼吸力学的改善、影像学的改善、机械通气支持条件的下调，当上述条件满足的情况下可考虑撤离 VV-ECMO 装置。撤离前的呼吸机条件应保持在 $FiO_2<40\%$，气道峰压 $<25cmH_2O$，呼吸频率 <30 次/min，高于此条件多提示患者肺功能仍未有效改善，应延迟撤离 VV-ECMO。此外，当出现严重并发症，如颅内出血、消化道出血、导管相关血流感染（高度怀疑 ECMO 置管导致）、穿刺部位感染、病情不可逆、不可逆的意识障碍等问题时，也应考虑撤离 VV-ECMO。

（二）具体步骤

1. 试验性脱机

（1）调节呼吸机参数至患者可接受水平。

（2）VV-ECMO 血流量不变，抗凝不变。

（3）关闭空氧混合器气流。

（4）监测患者 SaO_2、$PaCO_2$、气道压力、呼吸频率、潮气量等变化。

（5）监测时间建议 $>1h$。

（6）对于各项指标符合要求的患者，可考虑脱机。对氧合无法达标的患者，相对而言脱机失败率较高，建议将 VV-ECMO 调整至原参数，待患者病情进一步好转后再次评估。但临床中部分患者在脱机过程中表现为氧合满意、$PaCO_2$ 快速升高、呼吸频率增快，同样提示试验性脱机失败，而对此类患者，可采取缓慢下调 ECMO 空氧混合器气流量，使机体能够适应 $PaCO_2$ 的缓慢上升并出现代偿反应，以达到短期内撤离的目的。

2. 拔管

（1）肝素：体外生命支持组织指南中，要求拔管前停用肝素 30~60min，以减少拔管过程中及拔管后出血风险。但对停用肝素的时机仍存有争议，立即停用肝素将导致凝血功能的快速失衡，引起机体凝血加强，形成血栓的风险大大地增加。因此拔管前不必立即停用肝素，而应逐渐减量，使机体的凝血功能能够形成新的平衡，以减少相关并发症的产生，后续给予低剂量肝素或低分子量肝素抗凝。

（2）管路的撤除

1）对行外科血管切开留置的管路，应用经外科修补后拔除。

2）经皮穿刺留置的管路，可局部压迫穿刺口后拔除。

3）对腔静脉压力较低或自主呼吸较强的患者，拔管过程可造成气体经穿刺通道入血而发生气体栓塞的风险，对此类高风险患者可将管路尽量放平、使用机械通气的吸气末暂停、短暂应用肌肉松弛药等方法。

4）局部压迫 30min 以上，其间切勿反复观察患者出血情况，压迫 30min 后仍有出血须继续压迫 20~30min。

5）撤除后 6h 以内患者应①保持平卧；②减少屈腿、翻身；③翻身采用平板滚动；④前 2h 以内每 0.5h 检查伤口渗血情况，以后每 1h 检查 1 次。

第四节　体外二氧化碳去除的临床应用

早在 20 世纪 80 年代,Gattinoni 将 ECCO₂R 用于 ARDS 患者的超保护性肺通气。近年来随着该项技术在设备、器材上的不断更新和进步,ECCO₂R 逐步用于 AECOPD、肺移植过渡期等领域的治疗。了解 ECCO₂R 的治疗原理、实施方法及并发症的防治,针对不同的患者选择合适的治疗时机及 ECCO₂R 模式,对患者的最终预后十分重要。

一、ECCO₂R 的设备组成

(一) 管路的放置

当患者的动脉压充足,可以采用无泵系统,通常将两根插管在导丝引导下分别置入患者的股动脉和股静脉,由心脏作为驱动泵,使血液从患者的动脉导管输出,再从静脉导管输回,称为 AV-ECCO₂R。无泵系统引起较少的血细胞损伤,但需要较大管径的管路和充足的心输出量。另外一种方式,通常选择双腔静脉导管置于患者的股静脉或颈内静脉内,由体外泵提供动力,将去除 CO₂ 后的血液泵回患者体内,血流量一般可达到 300~1 500ml/min(不同的设备、置管方式有所不同),称为 VV-ECCO₂R。

(二) 泵

ECCO₂R 联合 CRRT 采用滚压泵,运行稳定,但容易损伤血细胞。目前主流的 ECCO₂R 设备基本采用旋转泵,主要分为离心式和对角线式的血流泵。离心泵利用回转叶轮产生的涡旋压力,吸引血液至泵的中心并向外旋转,形成离心力并转化成为驱动力。最先进的离心泵叶轮悬浮在电磁场中,减少驱动轴的使用和热量的生成,使血细胞损伤最小化并降低机械损伤的发生。对角线式的血流泵,其叶轮设计成径向和轴向混合的几何形,叶轮与驱动轴相连,支持产生旋转力。对角线式的血流泵可产生高压力和高血流速,提供较高的血流量。

(三) 膜肺

目前非微孔聚甲基丙烯材料被广泛应用于 ECCO₂R 膜肺,它可提供更好的气体交换、减少血浆的渗漏,同时膜表面加上以共价键结合的肝素能够提高生物相容性。3 个主要因素影响气体的交换:弥散梯度、血液与膜的接触时间及膜的弥散特点。含 CO₂ 的血液被泵出至膜肺中,只有气体能通过膜肺而血液不能,同时在膜肺的另一侧提供少量或没有 CO₂ 的气流,以保证 CO₂ 弥散的梯度,气流量越大,CO₂ 排除越多,最终使得 CO₂ 通过弥散作用被清除。

二、ECCO₂R 的技术实施

现有的 ECCO₂R 技术参数及实施方式见表 8-4-1。

表 8-4-1　ECCO₂R 技术参数及实施方式

模式	泵	膜肺材质	膜肺面积/m²	血流量/(L·min⁻¹)	清除体积/ml
AV-ECCO₂R	无	聚甲基丙烯	1.3	<1.5	240
VV-ECCO₂R	对角旋转泵	聚甲基丙烯	1.3	0.5~4.5	240
	离心泵	多孔聚丙烯,硅氧烷和肝素涂层	0.59	0.35~0.55	259
联合 CRRT	滚压泵	多孔聚丙烯	1.35	<0.5	140~160
血管内氧合器	无	多孔聚丙烯	0.2~0.5	2.0~3.0	40

（一）AV-ECCO$_2$R

AV-ECCO$_2$R 无离心泵装置的膜肺阻力低,使血液借助自身的动静脉压力差进行流动。通常选择股动脉(13~15Fr)和股静脉(15~17Fr)插管。要求患者循环稳定,通常需要平均动脉压>70mmHg或动静脉间压力差>60mmHg、心脏指数>3L/(min·m^2)。临床上血流动力学不稳定或心力衰竭的重症患者往往限制了 AV-ECCO$_2$R 技术的应用。

（二）静脉-静脉 CO$_2$ 清除（VV-ECCO$_2$R）

VV-ECCO$_2$R 的膜肺和离心泵结合在一起,通过离心泵驱动血液流动。膜肺表面积小,但清除CO$_2$ 效率高,血流量仅为 0.35~0.55L/min,可使用更小的双腔静脉导管(15.5Fr)置于患者股静脉或颈内静脉内。同时硅氧烷和肝素涂层的管路系统有利于预防血栓形成。类似产品通过将膜肺和对角线式的血流泵结合在一起,可提供较大范围稳定的血流量,在高血流量时可提供 VV-ECMO 的功能。

（三）联合 CRRT

联合 CRRT 中同时有滚压泵、膜肺和血液滤器。血液滤器可以减少膜肺产生的气泡,同时所产生的超滤液在进入膜肺前已经输回血液中,通过血浆再循环的方式,加强对溶解于血液中 CO$_2$ 的清除,因此对 CO$_2$ 的清除效率高,较传统的 ECCO$_2$R 应用更低的血流量(血流量<0.5L/min)。抗凝策略与连续性静脉-静脉血液透析相同。

（四）血管内氧合器

血管内氧合器将中空纤维膜肺装在导管中,将直径<15mm 的导管置于腔静脉内,兼有氧合和CO$_2$ 清除的双重作用。血管内氧合器的膜表面积为 0.2~0.5m^2,CO$_2$ 持续清除率约为 40ml/min,但氧输送不稳定,临床试验结果不一。总体而言,血管内氧合器对气体交换有诸多限制,在管理过程中患者出血和血栓等并发症发生率高,故后续的研发相继中止。

三、ECCO$_2$R 技术的临床应用

（一）ECCO$_2$R 技术在 ARDS 患者中的应用

有创机械通气是对 ARDS 患者的主要治疗策略,但不恰当的呼吸支持会引起 VALI,同时增加炎症因子的释放,影响肺外器官功能。肺保护性通气策略已被证实可以明显改善 ARDS 患者预后。但即使按照肺保护性通气策略(潮气量<6ml/kg)设定,仍有 1/3 的 ARDS 患者有发生 VALI 的风险。进一步降低潮气量,减少 VALI,可能降低患者死亡率,但进而发生的高碳酸血症常难以避免。减少VALI 以及临床中清除 CO$_2$ 的必要性,促使 ECCO$_2$R 成为一项辅助治疗策略应用于 ARDS 患者。

早在 1979 年 ECCO$_2$R 被用于治疗成人重度急性呼吸衰竭,但之后并未得到 ECCO$_2$R 改善患者预后的有力证据。2013 年 Bein 等研究者设计了一项随机对照试验,实验组联合应用 AV-ECCO$_2$R和超保护性肺通气(潮气量≤3ml/kg),对比传统肺保护性通气策略(潮气量 6ml/kg)对患者预后的影响。由于样本量小,主要终点事件机械通气时间无显著差异,但对重度呼吸衰竭患者(PaO$_2$/FiO$_2$<150mmHg)联合应用 ECCO$_2$R 可以缩短机械通气时间。另一项集合 4 个研究(495 例)的 Meta综述也进一步证实,ECCO$_2$R 是可行的、有效的呼吸辅助策略,可以缩短 ARDS 患者的机械通气时间,然而不能提高患者的生存率。根据目前现有的研究,证明 ECCO$_2$R 技术可以保证超保护性肺通气策略的实施,降低呼吸机相关损伤,成为对 ARDS 患者有效的辅助治疗手段。目前仍有多项多中心研究正在进行,希望可以得到更多有价值的临床资料。

（二）ECCO$_2$R 技术在 COPD 患者中的应用

无创机械通气已成为治疗 AECOPD 呼吸衰竭患者的标准治疗手段,但仍有 15%~26% 的患者无创机械通气治疗失败需要转为有创机械通气,并且无创机械通气失败的患者相比于直接实施有创机械通气有更高的死亡率。而有创机械通气不可避免地带来许多风险,包括气压伤、脱机困难、呼吸机

相关性肺炎等。有数据分析及观察研究表明有创机械通气患者的住院病死率高达25%~39%。同时有创机械通气患者有较高的如脱机时间延长或者脱机失败等风险。

目前研究证实，对AECOPD患者应用$ECCO_2R$可以明显增强CO_2的清除率，从而降低呼吸频率、肺过度通气及PEEPi的产生。此外，$ECCO_2R$通过降低患者呼吸频率，可以有效地减少氧耗，降低呼吸肌做功及CO_2的产生，从而更进一步降低$PaCO_2$。科学家研究20例COPD并发高碳酸血症的患者应用$ECCO_2R$（血流量430ml/min），结果提示$ECCO_2R$可以改善高碳酸血症及呼吸性酸中毒，避免了9例应用无创机械通气的患者气管插管，辅助2例无创机械通气治疗失败患者顺利脱离有创机械通气，对于持续有创机械通气的患者，也能达到脱离呼吸机或降低呼吸支持条件的效果。专家报道了25例无创机械通气存在高失败风险的COPD患者应用$ECCO_2R$（血流量177~333ml/min）治疗，与相应的历史对照相比，$ECCO_2R$组患者气管插管率和住院病死率显著降低。此外，应用$ECCO_2R$成功为5例COPD并发急性呼吸性酸中毒的有创机械通气患者24h内成功脱机，48h下床活动且所有患者存活出院。

目前一系列的临床观察性研究显示，对AECOPD患者实施$ECCO_2R$，可以有效地避免气管插管及有创机械通气，或者辅助拔除气管插管撤离有创机械通气，从而降低机械通气相关并发症，减少镇静药的不良反应，如血流动力学紊乱、拔管时间延长及神经系统功能紊乱等。此外，可以鼓励患者自主活动，便于进行更积极的物理康复治疗，从而改善生活质量。期待未来有更高质量的RCT研究证实$ECCO_2R$在AECOPD患者中的有效性和安全性。

（三）$ECCO_2R$在肺移植中的作用

供体紧缺一直是肺移植技术进步的一个瓶颈，很多需要肺移植的患者都需要漫长的时间等待供体的出现，等待肺移植过程中肺功能急性恶化需要有创机械通气的患者与不需要有创机械通气的患者相比，前者病死率明显增加。以Ⅱ型呼吸衰竭为主要表现的患者，应用$ECCO_2R$可避免气管插管，从而减少机械通气带来的损伤。此外，应用$ECCO_2R$可以避免机械通气过程中进行镇静，并进行积极的物理康复治疗，维持患者的呼吸肌功能。一项回顾性研究调查了20例由于闭塞性细支气管炎综合征、囊性纤维化和特发性肺纤维化须进行肺移植的患者，应用$ECCO_2R$12h后呼吸性酸中毒得到改善，95%的患者成功移植，75%的患者存活出院。其他类似观察性研究也证实在肺移植术前应用$ECCO_2R$可能能够提高患者的生存率。

（四）$ECCO_2R$在胸外科术中的应用

$ECCO_2R$也可用于择期或急诊胸外科手术，在患者肺功能明显受损且术中需要单肺通气的情况下，$ECCO_2R$可保障手术的安全实施。在一项观察性研究中，对10例呼吸功能严重受损的患者实施胸科手术，术中给予无泵$ECCO_2R$辅助，可观察到血流量$[(1.58 \pm 0.3)L/min]$增加氧供有限$[(49.2 \pm 4.4)ml/min]$，但可有效清除CO_2 $[(121 \pm 18)ml/min]$，$PaCO_2$由$(58.4 \pm 27)mmHg$降至$(37 \pm 9)mmHg$，可明显改善酸中毒。在另一组ARDS患者需要行支气管胸膜瘘修补手术的观察研究中，科学家发现在$ECCO_2R$的支持下，患者潮气量可由5.1ml/kg降至2.8ml/kg，平台压也由$32.4cmH_2O$降至$27.6cmH_2O$，有效地保证了超保护性肺通气策略的实施，并明显降低了发生VALI的风险。

四、$ECCO_2R$相关并发症

$ECCO_2R$可以有效清除CO_2、改善呼吸性酸中毒，并发症的发生不可忽视，主要表现为患者相关并发症、插管相关并发症及机械相关并发症，见表8-4-2。因此相对地，实施较传统ECMO更为简便。

表 8-4-2　ECCO$_2$R 相关并发症

并发症类型	表现
患者相关并发症	低氧血症
	抗凝相关的出血
	溶血
插管相关并发症	插管部位出血
	插管位置不当、置换
	插管血栓
	血肿形成
	动脉瘤/假性动脉瘤形成
机械相关并发症	泵功能障碍
	膜肺功能障碍
	热交换器功能障碍
	血栓形成
	空气栓塞

低氧血症在 ECCO$_2$R 患者中并不少见。在一些报道的 ARDS 患者中,应用 ECCO$_2$R 后出现潮气量不同程度的下降,需要提高 FiO$_2$ 来补偿 PaO$_2$ 降低,同时需要提高 PEEP 来防治肺泡萎陷,部分患者需要行有创机械通气、俯卧位通气或改为 ECMO 辅助。

Branue 报道的 COPD 患者当中,约 28% 的患者存在同样的低氧问题。ECCO$_2$R 应用时的患者出现严重低氧血症可能的原因:①呼吸衰竭的临床病程进行性加重。②过度的 CO$_2$ 清除使呼吸中枢驱动减弱,导致潮气量及每分通气量明显降低,并增加了肺不张的风险。③对存在肺部感染,尤其是痰液引流不畅的患者,ECCO$_2$R 本身并无直接治疗作用。因此,严重低氧血症可能是 ECCO$_2$R 治疗的一大缺陷。

插管相关并发症多由动脉或静脉插管引起,其风险主要取决于插管的类型、型号及插管部位。有报道应用 15Fr 股动脉插管后,出现 1 例短暂性的下肢缺血及 2 例假性动脉瘤。选择小于 70% 血管直径的导管可能减少缺血的发生率。

ECCO$_2$R 系统由于泵血流量需求低,临床中需要肝素抗凝维持系统的正常运行。小的出血事件是常见并发症,虽不影响患者的血流动力学及最终预后,但增加输血风险。

大的出血事件时有报道,在 Branue 的报道中,9 例患者发生了 11 起大型出血事件(36%)。这部分高危患者可能存在高龄、肝肾功能不全、溶血、血小板减少等情况,也可能与肝素的抗凝作用、ECMO 系统的机械破坏相关。

机械相关并发症主要由血栓形成引起,大面积的膜肺血栓及离心泵血栓是比较严重的并发症,影响系统运转,明显降低 CO$_2$ 的清除效率,必要时须快速更换 ECCO$_2$R 系统。ECCO$_2$R 插管打折也会导致血流减慢,增加插管血栓及膜肺血栓风险,临床应用中应妥善固定。

随着技术、设计和材料的不断进步,ECCO$_2$R 在国内的使用尚未普及,故须谨慎评估患者的临床状况、ECCO$_2$R 的应用时机,选择合适的 ECCO$_2$R 装置及模式进行辅助,密切监测行 ECCO$_2$R 患者的潜在并发症。此外,在 ECCO$_2$R 实施过程中,对患者的气道管理及综合治疗等方面有着更高的要求。

(詹庆元　李　敏)

第一节 负压通气

一、负压通气的发展历史、基本原理及分类

（一）负压通气的发展历史

负压通气（negative pressure ventilation，NPV）是利用 NPV 装置围绕患者胸、腹部，通过周期性间歇负压扩张胸壁，使肺内压降低从而产生吸气，再由肺本身弹性回缩力产生呼气的通气过程。整个过程模拟肺的正常呼吸生理过程，部分负压呼吸机在呼气时给予一定的正压支持，可以进一步提升NPV 效果。

NPV 的最早形式是铁肺（iron lung）。铁肺最初原型由约翰·达尔齐尔提出概念并在 1832 年设计完成。具有临床意义的第一台负压通气机（Tank 型）是在 1928 年由菲利普·德林克和路易斯·阿加西兹·肖改进设计、组装而成真正意义上的铁肺呼吸机。此后 NPV 成为当时以及此后很长时间内主要的机械通气手段。在 20 世纪 40~50 年代脊髓灰质炎暴发期间，大量患者因疾病导致呼吸肌麻痹而死亡，随着负压型铁肺及箱式通气呼吸机（tank ventilator）的广泛使用，这些患者死亡率大大地下降。

随着疾病的变化以及工业技术的发展，一方面正压型呼吸机被研发，另一方面因负压型呼吸机体积大、操作及护理不便等局限性，致使正压型呼吸机逐渐替代了负压型呼吸机。NPV 显著特点是无须建立人工气道，可减少患者肺损伤发生，对间质性肺气肿等疾病患者可减少正压损伤，同时有促进疲劳呼吸肌休息和恢复的积极作用。近年来，随着无创机械辅助通气技术被高度重视，同时 NPV技术得以改进及成熟，NPV 又逐渐被关注。

（二）NPV 的基本原理及分类

NPV 的基本原理是周期性地将负压作用于体表，主要是胸、腹部，使胸壁及膈肌随着负压周期性扩张，使肺泡内压低于大气压产生吸气。呼气过程中肺内压大于大气压，负压撤离后随着肺的被动弹性回缩产生呼气，从而周期性地完成吸气-呼气的整个过程，过程中给予呼吸肌一定的辅助作用，进而增加呼吸肌动力，改善通气功能。

NPV 的主要种类：

1. 铁肺或箱式通气呼吸机 是最早的负压呼吸机。该装置呈一端开口的横卧式桶状，将平卧患者的整个躯体置于密闭箱体中，头部从开口处伸出，颈部加以密闭的颈圈防止漏气。送气时随着箱底隔板运动或负压抽吸，箱内压力发生周期性变化，作用于患者胸、腹部进而达到增加通气的效果，该类机型可用于胸廓畸形患者。其通气效率较其他通气呼吸机高，但体积大、笨重、不易护理是其主要缺点。新一代的负压呼吸机即便携肺（portable lung），是在铁肺基础上改进其材质和体型，体积和重量明显缩小，便于搬动、携带，可用于家庭及社区呼吸照护。

2. 胸甲型呼吸机（chest cuirass） 作用原理和铁肺相似，但体积小于铁肺，患者可坐立时使用，

呼气时给予正压,以利于患者呼气。其特点是将硬质胸甲固定于患者胸部,使胸甲内压力产生周期性变化,达到辅助呼吸的目的,缺点是在实施过程中可能会对局部胸廓产生压力,造成局部皮肤损伤及肋骨不适,通气效果是该类呼吸机中较低的。

3. 夹克式呼吸机(jacket ventilator)、包裹式呼吸机(wrap ventilator)、雨披式呼吸机(poncho ventilator)、气体包绕式呼吸机(pneumowrap ventilator) 类型特点是将硬质塑料或金属格栅板置于患者胸、腹部,下缘与底板连接,胸、腹部和格栅板之间存在间歇,套以不透气的尼龙布外套密封构成,连接真空泵进行周期性NPV。其优点是负压作用于胸、腹部,效率介于上述两种呼吸机之间,但患者穿戴较复杂,且呼气时不能给予正压辅助。

二、负压通气的临床应用

(一)NPV的作用机制

NPV的基本原理决定了它的作用机制和优势。呼吸衰竭病因复杂,其中肺部病变、胸壁病变、膈肌麻痹、神经肌肉病变较常见,此时患者胸廓的运动受到限制,NPV后随着压力的增加,潮气量显著增加,肺泡通气量升高,呼吸做功降低,呼吸中枢对低氧血症和高碳酸血症的敏感度随之增加。

对于部分COPD患者,让呼吸肌休息是主要目标,研究表明NPV实施后,膈肌、辅助吸气肌、呼气肌的肌电活动明显减少,可见NPV在使用中承担了部分呼吸做功,降低了呼吸肌的负担,有利于肌肉功能恢复,呼吸肌力量和强度提升,呼吸储备功能增加。

所以NPV治疗的主要作用机制是使患者呼吸肌休息,增强呼吸肌肌力,负压可增加潮气量,改善通气,进而改善机体呼吸衰竭的状态,尤其是慢性呼吸衰竭状态,保证患者安全,改善患者运动状态,提高患者生存质量。总之,NPV在肺泡无显著病变的疾病中应用可以取得较为良好的临床满意度。

(二)NPV的适应证

NPV主要运用于以下几种情况:

1. 在神经肌肉疾病及胸廓、脊柱畸形所致呼吸障碍患者中的应用 对因脊髓灰质炎、多发性硬化症、膈肌麻痹等慢性进行性神经肌肉疾病所导致的呼吸运动障碍,以及因胸廓、脊柱畸形所致的呼吸障碍患者均可使用。这类患者出现呼吸衰竭伴高碳酸血症时,通常无须建立人工气道,且须长期辅助通气治疗,此类患者是NPV的主要适应证。NPV通气时可改善患者氧合,且在呼吸末对血流动力学的影响较小,还可能有利于呼气,在心肺交互方面以及对血流动力学的影响具有优势,可应用于急性肺损伤的患者。

对于需要保证足够潮气量和气体交换的疾病急性期,或重症肌无力等疾病时,还是需要以正压通气为主要治疗手段。

2. 在COPD中的应用 对COPD患者的NPV治疗,普遍认为呼吸肌休息的标志是呼吸肌的肌电活动和机械活动减弱或消失,在NPV使用时膈肌的肌电活动下降,说明膈肌的能量消耗减少,呼吸肌得到休息。休息过程中呼吸储备得以提升,呼吸肌力量增强,收缩特性增加,进而改善呼吸肌疲劳的病理状态。通过间歇辅助呼吸,患者呼吸衰竭状态得以缓解,呼吸肌力量提升,通气量改善,血气得到明显改善,不论是COPD急性发作期还是缓解期患者都可以取得满意的临床疗效。

3. 在ARDS中的应用 早在20世纪70年代就有关于NPV治疗新生儿及儿童呼吸窘迫综合征(RDS)报告,且取得了一定疗效,24h内患儿出现肺内分流量下降,PaO_2提升。NPV和正压通气在对血流动力学的影响方面,行NPV治疗的患者血流动力学、心功能不会受到明显影响,正压通气则反之,这是两者的最大差别。可见NPA对ARDS患者可能有一定的疗效,但不能直接作用于肺内部且影响通气效果的因素较多。对因ARDS出现严重肺实变、肺不张等,导致高PCO_2患者在接受NPV

治疗时,需要动态观察,避免治疗失败情况的发生。

对新生儿而言,NPV 护理不便,且可能导致严重的并发症,所以对新生儿较少使用 NPV。

4. 手术期间的辅助通气 研究显示接受硬质镜检查的患者,接受间歇 NPV 时,与正压通气相比,NPV 组 PCO_2 结果优于正压通气组,总评分高于正压通气组,从而提示 NPV 是一种安全的、无创的、有效的辅助通气支持手段。

5. 慢性呼吸衰竭的家庭治疗

(三) NPV 的参数调节及效果影响因素

NPV 实施过程中须注意,如果通气前患者 PCO_2 处于较高水平,其获益可能更大,NPV 的治疗可能需要持续 24h 或者直至 PCO_2 达到理想水平,因影响 NPV 通气效果的因素较多,故对高 PCO_2 患者治疗时须动态观察,随时调整治疗方案。其次膈肌作为最大的吸气肌,通气前膈肌电活动水平越高,通气治疗后膈肌的肌电活动下降幅度越大,在一定负压水平能产生通气前膈肌的肌电活动,部分抑制者较相同水平膈肌的肌电活动不被抑制者可能会有更好的临床疗效。

NPV 实施在人机配合良好的情况下,动脉血气的改善明显要优于人机配合不良的患者。NPV 还受到患者年龄、心肺功能储备等因素影响,可能会对其造成负面影响。

NPV 需要调节的主要参数是负压水平,因受机型类型、患者呼吸因素、疾病因素等影响,其压力设置范围较为宽泛,平均为 $-3.0 \sim 2.45kPa$。在通气过程中必须要注意通气情况变化及患者血气分析变化情况,NPV 通常可持续,也可间歇给予,需要患者配合,防止并发症发生。

三、并发症及防治

(一) 上呼吸道梗阻

上呼吸道梗阻是 NPV 的主要并发症,常发生于声门上水平和声门水平。正常人在吸气时上呼吸道扩张,保证呼吸道通畅,但在 NPV 通气时中枢或呼吸道失去一定的协调性,上呼吸道肌肉活动和膈肌活动之间失去调节协调的功能,抑制了神经反射功能,进而发生上呼吸道梗阻。

为防止上呼吸道梗阻的发生,在 NPV 通气时需要注意以下几点:首先保持患者清醒,让患者主动吸气,降低副作用;可以选择行气管切开,避免梗阻发生;还可加用经鼻罩的持续正压通气;应用药物选择性作用于上呼吸道肌肉,保持呼吸道开放。

(二) 胃内容物反流和消化性食管炎

研究发现在 NPV 通气中,监测食管和食管下括约肌(LES)的压力变化显示 LES 压力明显降低,可能造成相关胃内容物反流和消化性食管炎等并发症。因此需要注意在通气过程中出现的反流情况。

(三) 胸、腹及背部皮肤损伤

这是 NPV 实施中长期压迫造成的医源性损伤。

(四) 其他

NPV 可增加跨肺压,减少静脉回流进而影响心输出量,但其影响相对较小。

第二节　高频振荡通气技术

广义的高频通气(high frequency ventilation,HFV)是用小于或等于解剖无效腔量的潮气量,以高的通气频率(通气频率≥正常 4 倍呼吸频率以上),在较低的气道压力下进行通气的一种特殊的非生理性的通气方法。

最早在 20 世纪 60 年代,绍斯特朗和强生发现,为减少人工通气对动脉血压的影响,采用低潮气量高频率的通气方式,不仅能保持较低的气道压力,而且对心血管的抑制作用小,从而正式开启了HFV的研究。直到1967年由桑德斯实现高频喷射通气技术,提高了送气频率和送气效果,真正意义上实现了高频模式。

临床中经常存在患者在发生呼吸衰竭时使用常规通气效果不理想的情况,主要原因除疾病本身影响外,可能为技术本身不能提高肺泡通气量,不能有效清除CO_2蓄积,甚至还可造成CO_2的进一步潴留。在不断进展的呼吸治疗技术中,HFV逐渐被重视,可以有效地、主动地促进CO_2排出,同时有效改善氧合,相比于常频通气,高频振荡通气具备低潮气量、低气道压、低胸膜腔内压和呼气末加压效应,可以避免肺泡反复开闭,减少剪切力,保持肺泡在一定压力水平持续开放,克服肺泡塌陷或过度膨胀问题,保证了肺内气体的交换和弥散作用。

一、HFV 的作用机制及分类

(一) HFV 的作用机制

HFV 的气体交换机制较为复杂,目前还不是十分清楚,与常频送气方式不同,其主要有6种机制参与肺内、肺外的气体交换。作用机制分别如下:

1. 在大气道为湍流,以对流和泰勒式弥散为主。

2. 在小气道以层流为主,主要是非对称流速剖面引起的对流扩散。

3. 而在肺泡则以心源性震动和分子弥散为主。

4. 肺泡的直接通气是由团块气体运动引起,气道内产生湍流,气体向远端运动产生连续的、重复的往返对流。

5. 同时泰勒式弥散现象反映气体交换的对流和分子扩散之间的关系,分子运动越快气体之间相互扩散越快。

6. 钟摆式充气。

HFV 特殊的气体推进方式,加之肺泡不同的阻力和顺应性,在充气时膨胀出现不同步,可加速肺内气体混合,似跳摇摆舞故又称迪斯科肺(disco lung)。在肺泡内心搏产生的震动可以使气道远端的分子弥散速度加快,进而加强心肺交互振荡混合作用,同时分子运动加剧,在肺泡内相互扩散完成分子弥散进而完成气体的交换作用。HFV 对呼吸生理也有着重要作用,可以稳定平均气道压,且气道内压力较常频通气低,减少气压伤的发生率,减少对血流动力学的影响是其对机体生理最大的影响。通气过程中还形成共振,增加气道廓清作用,当振幅和纤毛摆动频率一致时可增加纤毛的运输功能。

(二) 高频通气的分类

高频通气指呼吸机通过人工气道将高频率的气流直接送入气道,持续存在的气道压可扩张气道,防止肺泡及气道的塌陷,增加功能残气量,改善通气/血流比值。高频通气以呼吸机在患者气道内产生的高频压力、气流变化类型及气流发生方式,是否具有主动呼气等特点分为高频喷射通气(high frequency jet ventilation,HFJV)、高频振荡通气(high frequency oscillation ventilation,HFOV)、高频气流阻断通气(high frequency interruption ventilation,HFFIV)、高频正压通气(high frequency positive pressure ventilation,HFPPV)、高频胸壁振荡(high frequency chest wall oscillation,HFCWO)5种类型。

特别需要提出的是,HFOV 的呼吸频率为 300~3 000 次/min,吸气和呼气为主动过程,高频活塞或者振荡膜,将振荡波叠加于偏置气管提供的持续偏置气流上,将潮气量(约相当于患者20%~80%的解剖无效腔量)送入或抽出气道,产生 5~100ml(1~2ml/kg)的潮气量来完成通气。HFOV 是利用活塞式或相关装置的往返运动以推动气体振荡,将气体送入气道内的一种新的通气模式,近20年来被广泛应用,尤其是在新生儿及儿童呼吸疾病的治疗中取得巨大成效。低平均气道压对回心血量干扰小,在通气过程中有益于循环的稳定,同时可以降低颅内压。

二、HFOV 的临床应用

(一) HFOV 的适应证

HFOV 已被广泛应用于呼吸系统疾病治疗,如肺出血、呼吸窘迫综合征(respiratory distress syndrome,RDS)、胎粪吸入综合征(meconium aspiration syndrome,MAS)、新生儿持续性肺动脉高压(persistent pulmonary hypertension of the newborn,PPHN)等都取得了良好的临床效果,气胸、支气管肺发育不良和循环抑制等发生率明显降低。

HFOV 用于成人 ARDS 治疗经验相对不足,由于通气效果的原因,一般推荐指征仅限于常频通气无效或有禁忌证的患者使用,文献报道相对较少。HFOV 作为一种补救性治疗策略,和常频通气进行互补使用。

随着对 VALI 的认识,气压伤、肺容量伤、肺生物伤等都可能对肺造成损害,尤其是在肺自身存在感染、损伤等因素时。肺保护性通气策略逐渐受到重视,其核心技术是限制气道压力,平均气道压不超过 30cmH₂O,加以适度 PEEP 的通气方式来满足患者通气需求。故患者需要一种可以使肺泡持续开放,同时循环抑制较小的通气方式,甚至对于特殊疾病如气管食管瘘、气胸、膈疝等有良好帮助作用的通气模式,HFOV 就成为常频通气的互补措施而发挥着重要作用。

随着无创技术和理念的深入及推广,HFV 也被引入了无创的领域,一种新的无创机械通气模式——无创高频振荡通气(non-invasive high frequency oscillatory ventilation,NHFOV)逐渐被应用于临床,在一些新生儿重症监护病房中作为常规通气撤离后贯序及无创机械通气失败后的治疗方案,其作用已经被逐渐重视及肯定。

HFOV 作为一种肺保护性通气策略而被积极使用,可达到较好的疗效。HFOV 的适应证包括:

1. 常频通气无效或者效果欠佳的患者,或出现并发症不能维持有效氧合时,如呼吸窘迫综合征、新生儿肺动脉高压、肺出血、气漏综合征、气管食管瘘等。

2. 在使用常频通气时已出现气压伤或肺气肿表现者或者在通气过程中可能出现气压伤或气漏问题的患者。

3. 对呼吸机参数使用较高者,或肺部疾病严重者。

4. 对严重呼吸衰竭伴有 CO₂ 潴留和低氧血症患者,可尝试使用 HFOV,约 50% 患者可避免 ECMO 的使用。

HFOV 无明确禁忌证,但在一些情况下需要谨慎使用:①气道梗阻患者;②气漏等未经处理的患者;③休克或循环障碍的患者;④颅内出血患者。

(二) HFOV 的初始参数设置及复调

HFOV 模式需要设置的参数主要包括:

1. **平均气道压**(mean airway pressure,MAP,Pmean) 主要决定肺容积,是影响氧合功能的主要参数,一般情况下首先根据患者疾病性质、程度等来选择,恰当的 MAP 不仅可以改善患者氧合,还可减少肺损伤,最大值 35cmH₂O。

根据患者疾病类型选择低肺容量策略和高肺容量策略,两者最大的区别就是 MAP 的设置。对弥漫性疾病如新生儿肺透明膜病而言,其 MAP 一般较 CMV 的 MAP 高 2~3cmH₂O,每次增加 1~2cmH₂O,使其保持在肺泡关闭压之上,保持理想肺容量,减少肺损伤。对于限制性疾病尤其是气胸和支气管肺发育不良(broncho-pulmonary dysplasia,BPD),其 MAP 要低于或等于 CMV 的 MAP,以减少心肺功能的抑制,防止肺过度扩张,抑制自主呼吸。

2. 振荡频率 高频通气和常频通气正好相反,增加频率可使潮气量降低,从而使得 PCO_2 升高。一般频率范围选择 6~15Hz,患者体重越小选用频率越高,每次调整的幅度为 1~2Hz。

3. 吸气时间百分比 HFOV 由于频率快,故不能显示吸气时间,只能用吸气时间百分比来表示,常用的吸气时间百分比为 33%~50%,在患者严重氧合困难或高碳酸血症时,合理地增加吸气时间百分比可以增加振荡所提供的气体量,促进 CO_2 排出。

4. 振荡压力幅度(简称振幅 ΔP) 为吸气峰压与呼气末压的差值,是控制 PCO_2 的重要参数,是靠改变功率(用于驱动活塞来回运动的能量)来变化的,一般调节为 MAP 的 2 倍,最高不超过 3 倍。临床最初调节应以患者的胸廓或脐水平震动为宜,或 X 线提示膈肌位置在第 8~9 肋间为宜,以后再根据 PCO_2 监测积极调节。ΔP 影响因素包括气管插管直径、气道阻力、振荡频率等,因此改变 ΔP 时只能改变 CO_2 排出,不影响氧合。

5. 偏置气流(bias flow) 一般设置为 10~20L/min,与 MAP、氧合和通气均有关,适当增加可提高 PaO_2 或 MAP,仅部分呼吸机具备该项功能。

6. FiO_2 初始设置为 80%,维持患者 $SO_2 \geq 90\%$,既可快速下调,也可维持 CMV 时的 FiO_2,根据患者氧合情况再进行增减。当 $FiO_2 > 60\%$ 仍氧合不佳时,则可每 30~60min 增加 MAP 3~5cmH_2O。治疗严重低氧血症时由于 FiO_2 已调至 100%,故只有通过增加 MAP 改善氧合。治疗轻中度低氧血症时应遵循先上调 FiO_2 后增加 MAP 的原则。

HFOV 参数复调:HFOV 开始后 30~60min 复查血气,并根据患者的 PaO_2、$PaCO_2$ 和 pH 对振幅及频率等进行调节。若须提高 PaO_2,可上调 FiO_2,增加振幅 5~10cmH_2O,增加吸气时间百分比,或增加偏置气流 1~5L/min(按先后顺序,每次调整 1~2 个参数)。若须降低 $PaCO_2$,可增加振幅,降低 MAP,或降低吸气时间百分比。患者生命体征稳定,经皮血氧饱和度 >90%;血气分析示 pH 7.35~7.45,$PaO_2 > 60mmHg$,胸部 X 线平片示肺通气状况明显改善,此时可下调呼吸机参数准备撤离。当 MAP $\leq 15cmH_2O$ 时,先降 FiO_2,再降 MAP;当 MAP $> 15cmH_2O$ 时先降 MAP 调 FiO_2。参数下调至 MAP $< 8cmH_2O$ 时可转换到 CMV 或直接撤机。

三、HFOV 的特殊问题

(一) HFOV 的撤离

撤离原则是患者病情趋于稳定,原发疾病缓解,自主呼吸稳定,其次临床症状较前明显缓解,呼吸机参数逐渐降低,必要时复查血气分析及影像学检查协助了解患者病情变化情况。具体撤离指征如下:

1. 患者临床症状明显改善,病情趋于稳定,原发疾病缓解。

2. 可逐渐下调参数,当 $FiO_2 < 40\%$,开始降低 MAP $< 8cmH_2O$,患者自主呼吸稳定,无明显呼吸暂停及心动过缓等特殊表现。

3. 动脉血气分析结果在可接受范围内,pH 7.35~7.45,PaO_2 50~80mmHg,$PaCO_2$ 35~55mmHg 时,可考虑撤离或选用常频通气过渡后撤离,或选择无创机械通气或经鼻高流量贯序治疗,如患者病情稳定也可直接选择头罩或者鼻导管吸氧的常规氧疗方式。

4. 撤离后应继续予以患者严密的生命体征监测,撤离后 2h 可监测动脉血气分析或实施经皮氧分压监测。

凡出现下列一项指征者,则代表撤离失败,需要重新使用无创高频通气或者气管插管有创机械通气。①呼吸困难加重,再次出现气促表现;②血气分析提示高碳酸血症,pH<7.20,$PCO_2 > 60mmHg$;③血气分析提示低氧血症,$FiO_2 > 0.5\%$,$TCO_2 < 90\%$;出现严重或频繁的呕吐、呼吸暂停或需要心肺复苏的气管插管患者。

（二）HFOV 的疗效评价

HFOV 的疗效评价主要针对 PCO_2 和 PO_2，以是否有效改善 CO_2 潴留、呼吸困难症状、提高 PO_2 和降低 PCO_2 及肺扩张的程度为主。作为抢救性通气措施，HFOV 在用于疾病治疗及症状改善时，可及时改善通气，纠正低氧血症和高碳酸血症，缓解呼吸困难及防止呼吸暂停发生。

（三）HFOV 并发症的防治

有研究表明，HFOV 过程中的高气道压可能会导致患者出现颅内出血和循环抑制，还有可能导致严重的低碳酸血症。所以在治疗过程中应将 MAP、振幅等参数设置在合适的水平，以避免上述并发症的发生。还需特别注意的是，对于早产儿而言，HFOV 可能会增加脑室内出血发生率，导致脑室周围白质软化。

HFOV 的优势和劣势都很明显，所以临床应用过程中，要严格把握适应证，积极利用其重要的治疗价值，同时尽量减少相关并发症的发生。HFOV 的未来趋势是与其他治疗手段的联合使用，如与吸入一氧化氮（iNO）、肺泡表面活性物质替代等治疗联合，可强化治疗效果。

第三节　一氧化氮吸入

一氧化氮（nitric oxide，NO）是一种无色无味的气体，存在于大气中。早期研究发现 NO 由血管内皮细胞合成后进入血管平滑肌细胞，引起血管平滑肌舒张。后续研究发现 NO 还作用于血小板聚集、免疫系统、神经系统等。

一、内源性一氧化氮

NO 在血管内皮细胞内经一氧化氮合成酶（nitric oxide synthase，NOS）合成后弥散进入血管平滑肌细胞，刺激环磷酸鸟苷（3′5′-cyclic guanosine monophosphate，cGMP）的合成，cGMP 进而抑制钙离子通道受体介导的钙离子内流，同时收缩蛋白对钙的敏感性减低，肌细胞膜上钾通道活性下降，从而引起血管平滑肌舒张。

吸入性一氧化氮（inhaled nitric oxide，iNO）是一种选择性血管扩张剂，吸入后分布到已通气的肺泡，扩张此部分肺泡的血管，降低肺血管阻力和肺动脉压（pulmonary artery pressure，PAP），使肺血流从未通气的肺泡重新分布到参与通气的肺泡，改善通气/血流比值失调，从而改善氧合。由于 NO 是一种极其活跃的气体，被吸收入血以后很快失活，因此不易产生全身反应。

二、适应证

1. 成人及儿童

（1）ARDS：对 ARDS 患者，改善氧合，降低 PAP 极为重要。iNO 选择性地增加了通气肺泡的灌注，改善这类患者的通气/血流比值。由于 NO 仅作用于通气肺泡，因此配合复张塌陷肺泡，能进一步增强 iNO 的效果。但仍缺乏证据表明 iNO 能改善 ARDS 患者的生存率，NO 还有可能增加肾功能不全的风险。因此，iNO 在 ARDS 患者中须谨慎使用。如果合并其他疾病导致 PAP 增加或顽固性低氧血症仍可以考虑使用 iNO。

（2）心脏疾病：iNO 可用于肺血管扩张试验，评估患者的肺动脉高压是否可通过 iNO 得以改善，由此来判断患者是否适合心脏手术或心脏移植。由于 NO 导致肺血管扩张，对严重心力衰竭的患者还可能导致肺水肿。因此在进行 iNO 试验之前需要保证患者具有良好的心脏功能。

（3）肺动脉高压：10~20ppm 的 iNO（ppm 是比率的表示，partial per million，即百万分之一）可用于帮助评估肺动脉高压患者是否对血管扩张剂敏感，由此帮助判断患者是否可以长期使用口服血管扩张剂治疗。但仅用于临床诊断,不推荐肺动脉高压的患者长期使用 iNO。

（4）肺栓塞:对右心衰竭、严重低氧血症的肺栓塞患者,iNO 可能有效,但不作为日常使用。

（5）心脏术后并发肺动脉高压:对心脏术后的患者,由于术中体外循环,减少了内源性 NO 的合成,可能导致肺血管收缩、肺动脉高压、右心功能不全等。此时若常规治疗无效,可以尝试应用 iNO,最大剂量不超过 20ppm。

在患者气体交换功能严重受损,且对其他治疗没有反应时,可以将 iNO 作为挽救性治疗。此时,iNO 帮助患者改善氧合,避免严重缺氧导致的多脏器功能受损,为治疗原发疾病争取时间。

2. 新生儿 1999 年美国食品药品监督管理局允许 iNO 用于足月/近足月(胎龄>34 周)严重低氧血症合并肺动脉高压的患儿。PPHN 是一种常见病,患儿主要表现为肺血管收缩、肺动脉阻力增加。临床研究表明对 PPHN 患儿使用 iNO 治疗能够改善体循环氧含量,降低 PAP,改善通气/血流比值,减少 ECMO 的使用,但不能显著降低死亡率。而对早产儿,目前证据尚不支持 iNO 常规使用。

三、临床应用

1. 设备要求 NO 通常与麻醉机或有创呼吸机联用,对自主呼吸的患者,也可与鼻导管、无创呼吸机联用。

（1）须将 NO 加在吸气端。

（2）设备须提供稳定浓度的 NO,不能随气体流量波动而波动。

（3）须能提供浓度为 0~80ppm 的 NO。

（4）NO 与 O_2 接触时间应尽量短,以减少二氧化氮(NO_2)的生成。

（5）需要监测实际 NO 和 NO_2 浓度以确保患者安全。NO 浓度监测精度须精确到 1mg/L。

2. 使用剂量

（1）对成年 ARDS 患者,1~20ppm 的 NO 可改善氧合,1~40ppm 可降低 PAP。最大剂量不超过 100ppm。

（2）对新生儿,推荐 20ppm 作为初始浓度,若治疗有效,须将 NO 降至越低越好。

3. 治疗时长 目前没有证据表明最长安全治疗时长,但一项新生儿多中心研究发现通常 iNO 使用时间都低于 5d,否则须警惕肺发育不良。在 FiO_2<60% 便能维持患者 PO_2>60mmHg 时,如果没有肺动脉高压的再发生,可以考虑开始撤离 iNO。

4. 撤离 外源性吸入的 NO 会抑制内源性 NO 的分泌,iNO 突然撤离可能导致肺血管阻力反跳性增加,导致更加严重的肺动脉高压,氧合急剧下降,心输出量下降引起体循环低血压,可能造成生命危险。在患者临床表现得到显著改善后再考虑撤离 NO 能减少反跳现象,撤离时应将 iNO 浓度缓慢降低到 1ppm,在参数下调过程中可以考虑上调 FiO_2,将 iNO 换为其他肺血管扩张剂,如西地那非,已证实在儿童中使用能减少反跳现象的发生。

四、不良反应

1. 生成二氧化氮(nitrogen dioxide,NO_2) iNO 治疗的不良反应取决于 NO 的剂量和浓度,在同样吸入高浓度的氧气时,NO 与氧气结合后,生成 NO_2,2ppm 的 NO_2 足以影响肺泡渗透性,NO_2 浓度超过 10ppm 时可能造成细胞损伤、肺水肿、肺出血、高铁血红蛋白(MetHb)生成、低氧血症、肺泡表面活性物质功能障碍、Ⅱ型肺泡上皮细胞增生、纤维蛋白功能障碍、中性粒细胞和巨噬细胞在肺内聚集甚至死亡。治疗剂量的 NO 造成中毒量的 NO_2 比较罕见。如果需要长期使用 iNO,推荐将 iNO 浓度控制在 10ppm 以下,以减少可能的 NO_2 生成过多。NO_2 的报警浓度可设置为 2ppm。

2. 全身血管扩张 NO 进入血液能迅速与血红蛋白结合后失活,因此不易产生全身不良反应。

仅有少数报道称 NO 会造成低血压。研究认为可能由于 NO 与血红蛋白的结合是可逆的,红细胞将 NO 运载到体循环后将 NO 又释放出来,造成低血压。同样 NO 被氧化成亚硝酸盐和硝酸盐后,到达体循环仍能够再生成 NO 造成低血压。

3. 产生 MetHb NO 能与血红蛋白结合形成 MetHb 后失活,但 MetHb 不具备传输 O_2 的功能。血液中 MetHb 的含量达到 10%~20% 会导致患者躯体发绀,常常不伴有其他症状。MetHb 含量达到 21%~45% 可能造成患者中枢抑制(头痛、眩晕、疲惫、嗜睡、晕厥等),46%~55% 的 MetHb 含量可能造成患者昏迷、心律失常、休克、抽搐等,>70% 的 MetHb 会造成死亡。

4. 影响肺泡表面活性物质 动物实验发现,在吸入 80~120ppm 的 NO 后,肺泡表面活性物质减小肺泡表面张力的能力下降。目前尚不清楚这一机制是否与 NO 的副产物过氧亚硝酸或 NO_2 有关。后续研究发现低浓度 iNO(鼻导管吸入 14ppm)能够预防或减轻对肺泡表面活性物质的副作用。

5. 影响凝血功能 许多研究证实 NO 能抑制血小板聚集。在健康志愿者试验中发现,NO 有可能延长出血时间或对其他凝血过程产生影响,对有凝血功能异常的患者须谨慎使用。

6. 肾毒性 NO 能控制肾小球/肾小管的功能、管球反馈系统、肾素分泌、细胞外液容量。大量 NO 会导致肾病的发生。两项 Meta 分析发现对成年和儿童 ARDS/急性肺损伤的患者,iNO 会导致肾损害。目前暂不清楚肾毒性发生机制,可能与 NO 抑制线粒体与酶的活性、膜损害和脱氧核糖核酸损害有关,需要后续研究。

NO 非常昂贵,且对设备要求较高。未来除需要更多 RCT 证实 iNO 在不同疾病中的疗效外,还应寻找更加便宜的替代药物。

第四节 氦-氧混合气吸入

氦气(helium,He)是一种无色无味的惰性气体,也是除氢气以外密度最低的气体。He 的密度为 0.18g/L,而空气中含量最多的氮气(N_2)密度为 1.25g/L,O_2 更高为 1.43g/L,空气为 1.29g/L。因为 He 的这些特性,使得氦-氧混合气能安全地用于人体中。低密度的氦气与氧气混合后,混合气体的密度仍小于空气或氧气,气道阻塞的患者吸入后减少气体湍流,从而减小气流阻力,帮助患者减轻呼吸做功和缓解呼吸困难。且氦气作为一种惰性气体,吸入后不会对人体组织或与其他药物产生不良反应,比较安全。

一、雷诺数与气体流速

雷诺数(Reynolds number,Re)是一种可用来表征流体流动情况的无量纲数。利用雷诺数可区分流体的流动是层流还是湍流,也可用来确定物体在流体中流动所受到的阻力。

$$Re=(2 \times V \times \rho)/(\pi \times r \times \mu)$$

式中,V 为流速(ml/s),ρ 为气体密度(g/ml),r 为管路的半径(cm),μ 为气体的黏滞度($g \cdot cm^{-1} \cdot s^{-1}$)。

当雷诺数小于 2 000 时,气流为层流,此时气体黏滞度对气流速度影响最大,气体流动稳定。当雷诺数大于 4 000 时,气流为湍流,此时气体的密度会影响气体的惯性,进而影响气体流动,容易形成不规则紊流。

氦-氧混合气主要改善湍流,因此要了解湍流是如何以及在哪里形成的。在平静呼吸时,气流通过大气道如气管、左/右主支气管、叶支气管以湍流为主。随流速降低、气道半径变小,气流从湍流变为层流。在层流时,气体的驱动压与气流速度成正比,而气流速度和气体的黏滞度有关,与气体密度无关。而在湍流时,气体的驱动压与气流速度的平方成正比,此时气流密度对气流速度的影响比气体黏滞度更大。对低密度的气体,在湍流时相同驱动压下产生的流速更大。因此氦-氧混合气对大气道受阻的呼吸道疾病更有效,当氦气将雷诺系数降至 2 000 以下时,气流由湍流变为层流,从而减小气道阻力。

二、氦-氧混合气的应用

1. 氦-氧混合气在哮喘中的应用 哮喘急性发作时,黏液栓、黏膜水肿、平滑肌收缩导致大气道湍流,气道阻力增大。对自主呼吸或使用无创呼吸机的患者,有研究表明氦-氧混合气能增大气流速度,从而缓解呼吸肌疲劳直到支气管扩张剂及糖皮质激素起效。氦-氧混合气并不能治疗气道阻塞,而是作为附加治疗帮助患者减少呼吸做功,直到病情得到缓解。

哮喘急性发作早期,阻塞主要发生在主气道,随时间进展,周围气道可能由于分泌物或水肿变得狭窄。因此对哮喘早期患者使用氦-氧混合气更有效,治疗时间需要大于 24h,甚至有时需要长达 5d。目前尚没有针对氦-氧混合气用于严重哮喘患者的指南,有专家认为在支气管扩张剂使用后 30min,若患者临床表现没有改善,可以考虑使用氦-氧混合气。也有专家认为,如果患者开始表现为急性呼吸衰竭,需要对患者行气管插管和机械通气,在稳定后可考虑使用氦-氧混合气。

2. 氦-氧混合气在拔管后的应用 使用有创呼吸机的患者在拔管后有 10%~25% 的概率拔管失败。对于气管插管时间过长或气管插管型号选择过大的患者,在拔管后可能出现喉头水肿、喘鸣,此时除了常规治疗外,还可以使用氦-氧混合气减少患者呼吸做功,直到水肿缓解,避免再插管。

3. 氦-氧混合气与雾化药物的联用 氦-氧混合气通过改善湍流以减少雾化药物在肺外的沉积,增大药物在肺内的分布。有体外动物实验发现雾化吸入头孢他啶后,肺组织药物浓度是静脉使用的 5~30 倍,与常规雾化使用相比,使用氦-氧混合气($65\% \ He/35\% \ O_2$)联合雾化能提高 33% 的肺组织药物浓度。

4. 氦-氧混合气的使用方法 氦-氧混合气可以通过面罩用于自主呼吸的患者,也可用于使用有创或无创呼吸机的患者。为达到最佳效果,吸入气体内氦气的含量至少需要 60%。最常见的氦-氧混合气浓度比为 80:20,即 80% 的氦气与 20% 的氧气混合,此时在提供基本氧气供给的基础上,混合气体的密度最低,对气道阻塞的患者最有效。

(1)面罩:对自主呼吸的患者,可以使用非重复呼吸式面罩进行氦-氧混合气吸入。第一种方法是使用两个流量表分别连接氧气和氦气,再用氧浓度检测仪监测管路内的氧气占比,最后通过面罩吸入。第二种方法是直接将氦气连接在面罩上,再给患者通过鼻导管吸入氧气,但这种方式的缺点是氧浓度不精确。使用这两种方式时都需要密切监测患者氧饱和度。

(2)有创呼吸机:使用有创呼吸机的患者可以使用氦-氧混合气,但由于气体密度变化,大部分的呼吸机监测到的流量和容量都不准确,基于流量传感器监测值计算出的其他指标也都不准确。只有使用不依赖密度的肺量计才能准确监测氦-氧混合气的容量。氦-氧混合气还可能引起呼吸机其他功能障碍,如气体混合装置、吸气阀、呼气阀、自动漏气补偿及每分通气量报警等。

目前市面上的呼吸机中,有部分配有氦-氧混合气模块,可以较为安全地使用用氦-氧混合气。但有部分呼吸机无法使用,若直接将氦-氧混合气钢瓶连接在这种呼吸机上,会触发呼吸机报警,导致呼吸机无法送气,以保证患者安全。在为需要有创呼吸机的患者使用氦-氧混合气时,使用者须严格检查呼吸机是否具备适配氦-氧混合气的功能,且保证氦-氧混合气的储备。

(3)无创呼吸机:无论是 ICU 内使用的无创呼吸机还是便携式呼吸机,都可以与氦-氧混合气联用。在使用时,氦-氧混合气可能导致吸气触发/呼气转换不稳定。与有创呼吸机或面罩吸入氦-氧混合气相同,最高能使用 40% 的 FiO_2。由于无创呼吸机的特殊性,患者面罩、口唇会有气体泄漏等,对氦-氧混合气的消耗要大于有创呼吸机和面罩吸入,导致治疗费用昂贵。尽管氦-氧混合气主要用于大气道阻塞的患者,如哮喘,但有研究发现,COPD 急性发作的患者使用无创机械通气联合氦-氧混合气可缓解气道陷闭,减少呼吸肌做功,进而或许可以减少患者住院时间。

氦-氧混合气作为非常规治疗方法,对气道阻塞患者可改善氧合,减少呼吸做功,增加雾化药物的沉积。但须警惕若使用不当,可能导致混合气体中氧含量过高或过低,引起治疗效果不佳或窒息。

第五节 其他非常规通气方式

一、气管内吹气

机械通气时,过大的压力或容积可能造成患者出现压力伤或肺泡过度膨胀,加上不适宜的参数导致肺泡反复塌陷/再复张,都会引起 VALI。尽管目前广泛使用肺保护性通气策略,但仍然难以避免肺损伤的发生。此时,气管内吹气(intratracheal gas insufflation,TGI)和气管内氧疗则是一种替代方法。

气管内吹气(intratracheal gas insufflation,TGI)指通过将氧气管直接伸入气管切开管内到达气管隆嵴上方,输送新鲜的气体以冲刷解剖无效腔内的 CO_2。通常使用低到中等流量的新鲜气体,持续或间断吸入,在氧气管前段形成湍流,与无效腔内的气体混合,以稀释无效腔内的 CO_2 含量,减少下一次吸气时再吸入上一次呼出的 CO_2。TGI 可以单独使用或与机械通气联用,以增加肺泡通气。间断吸入时,可以仅在吸气期输送气体,此时可以改善患者潮气量,也可仅在呼气期送气,此时仅冲刷无效腔。

气管内氧疗的方式有很多,如何选择需要考虑多重因素,如患者是否在家庭氧疗,患者的活动度、氧需求等。TGI 比鼻导管能降低 25%~50% 的氧流量,0.5L/min 通过 TGI 输送的氧气约等于 4L/min 通过鼻导管输送的氧气。运动时能降低患者 30% 的氧气流量需求和减少患者发生呼吸困难的次数。因此,其可以成为顽固性低氧血症且不耐受常规氧疗患者的选择。

二、液体通气

液体通气(liquid ventilation,LV)是把携氧液体通过气管灌入肺中进行 O_2 和 CO_2 交换的通气技术。与常规通气通过进出肺泡的气体在肺泡膜形成气-液界面的气体交换原理不同,LV 技术通过携氧液体在肺泡膜形成液-液界面,气体由分压高的一侧向分压低的一侧弥散,进而达到气体交换的目的。

(一)液体通气的分类

液体通气分为全液体通气(total liquid ventilation,TLV)和部分液体通气(partial liquid ventilation,PLV)两种模式。

TLV 将相当于功能残气量的全氟化碳(perfluorocarbon,PFC)在体外氧合后灌注入肺内,使用特殊的液体呼吸机将约为潮气量的液体反复注入肺内,从而达到肺通气和肺换气的目的。TLV 操作复杂,技术要求较高。

PLV 是将少于等于功能残气量的 PFC 注入肺内,用传统呼吸机进行机械通气,提供氧并排出 CO_2。PLV 操作简便,容易推广。

(二)液体通气的作用

1. PFC 具有较好地携带 O_2 及 CO_2 的能力　在肺内能取代空气起到气体转运的作用,明显改善患者低氧血症和高碳酸血症。

2. 局部抗炎作用。

3. PFC 具有"液态 PEEP"作用　能够使萎陷的肺泡重新开放,恢复正常功能残气量。

4. 降低肺泡张力,减少无效腔。

5. 由于 PFC 的重力作用,肺血流重新分布,特别使下垂部位的血流减少,因此改善肺内通气/血流比值。

6. 显著提高肺的动态和静态顺应性,降低气道峰压和平台压,降低发生气压伤的风险。

与常规机械通气相比,LV 的技术手段复杂得多,疗效尚不突出。采用何种方法保证 PFC 均匀分布到两肺,如何掌握 PFC 的剂量及呼吸机参数的调节问题,尚未得到真正解决。相信随 PFC 材料的不断更新和对肺损伤机制研究的不断深入,LV 终将会成为重症肺损伤防治的有效手段。

三、俯卧位通气治疗

俯卧位通气治疗用于机械通气的患者已证实可以改善氧合,除此以外可能可以减少机械通气患者的损伤,改善急性呼吸衰竭患者的预后。

(一)俯卧位通气改善氧合

1. **改变局部肺扩张** 急性呼吸衰竭患者早期主要表现为肺水肿,动物研究发现肺水肿是非重力依赖性的,均匀地分布到肺组织各处,造成肺泡内气体容积减少。急性呼吸衰竭中后期患者的肺逐渐发生部分肺不张,在仰卧位下,背侧扩张的肺泡仅为健康人的一半。CT 下发现若 PEEP 为 0,则背侧的肺泡几乎全部塌陷。而俯卧位下,由于重力使肺内的气体密度重启分布,背侧(非重力依赖区)的肺泡复张,但腹侧(重力依赖区)的并不会完全塌陷,此时肺内肺泡扩张相较于仰卧位更加均匀。

2. **使肺内通气再分布** CT 下发现健康人在仰卧位下吸入气体后,气体主要进入背部肺泡。原因之一是腹侧肺泡原本就处于扩张状态,根据压力-容积曲线,此时腹侧肺泡处于更平缓的平台段,而背侧的肺泡处于陡直段,单位压力下容积的改变更大。其二是吸气后膈肌下移,而背侧段的膈肌下移更多,因此容积改变更大。急性呼吸衰竭的患者在俯卧位时,与健康人相同,背侧肺泡与腹侧肺泡的通气会更加均一,有研究发现可能与减少了时间常数的不一致性有关。

3. **使肺内血流再分布** 患者在急性呼吸衰竭时,低氧血症引起肺血管痉挛、血栓形成、血管外压迫,都会对肺内血流分布造成影响。低氧性血管痉挛和血管外压迫对仰卧位时背侧肺泡影响更大。俯卧位时,在动物实验中发现背侧血流较仰卧位时有增加。

(二)适应证与禁忌证

大型动物实验证实了俯卧位通气的肺保护作用,但早期 RCT 发现如果无选择性地针对所有氧合不佳的患者使用俯卧位通气治疗,对死亡率没有改善。因此在很长一段时间内,俯卧位通气治疗仅作为对严重低氧血症患者的挽救性治疗。在回顾早期 RCT 时,发现试验设计都存在可能导致结果偏差的问题,如每日治疗时间过短、过度镇静等。2013 年有研究发现 $PaO_2/FiO_2<150mmHg$ 的患者,给予不少于 16h/d 的俯卧位通气治疗,90d 死亡率从 41.0% 降至 23.6% 且没有显著增加患者不良反应。对 ARDS 患者,在俯卧位下非重力依赖区的肺泡减少了过度膨胀,重力依赖区的肺泡减少了周期性的塌陷再复张,有利于减少 VALI。因此推荐对 ARDS 患者早期使用俯卧位通气。俯卧位通气的禁忌证见表 9-5-1。

表 9-5-1　俯卧位通气的禁忌证

绝对禁忌证	强相对禁忌证	相对禁忌证
脊柱不稳定	血流动力学不稳定	胸、腹部手术
	心律失常	

(三)操作方法

俯卧位通气强调早期使用,避免在肺泡实变或纤维化以后再使用,可能导致效果不佳。临床上,一旦患者需要吸入高浓度 FiO_2 或 PEEP 水平,应尽早考虑实施俯卧位通气。将患者由仰卧位转变为

俯卧位需要注意以下事项:

1. 患者可能需要适当镇静,但并不是所有患者都需要镇静,须根据不同患者的临床表现进行选择。

2. 医护人员需要明确各自的任务和职责。

3. 将患者移动到床的一侧。

4. 检查所有线路、管道的长度。

5. 检查气管导管是否稳固。

6. 清理患者呼吸道。

7. 对氧合不稳定的患者可以预充 100% 浓度的 O_2。

8. 检查患者生命体征。

9. 将患者转为俯卧位。

10. 将患者的头转向靠近呼吸机侧。

11. 检查所有线路、管道,重连心电导联。

12. 检查呼吸机送气是否正常。

13. 再次检查患者生命体征。

患者一旦变为俯卧位后需要注意大部分与床接触的部位都没有脂肪层保护,如膝盖、额头、手肘等,因此需要在这些部位使用保护垫防止压伤。肩膀、臀部以及脚踝处也可垫保护垫以减少腹部的压力。

俯卧位通气时间及其频次的选择目前尚无定论,多数采取每日一次或两次,每次治疗持续时间根据患者的耐受程度和改善氧合的效果而定,时长从 2h 到 24h 不等,但目前大多数研究认为每日俯卧位通气 12h 以上才能对氧合有明显改善。多数患者在实施俯卧位通气后短期内即出现氧合的上升,但部分患者可延迟至数小时后才出现氧合的最大改善,部分患者在由俯卧位转为仰卧位时氧合的改善持续存在,这与 PEEP 的作用相似。

目前关于俯卧位通气的研究非常多,但仍不足以为我们提供一个完整的操作流程,未来我们需要更多研究来发现俯卧位通气最佳治疗时长、PaO_2/FiO_2 目标值、不良反应等。

四、高频胸壁振荡

高频胸壁振荡(high frequency chest wall oscillation,HFCWO),又称高频胸壁压迫(high frequency chest wall compression,HFCWC),是胸部物理治疗的一种方法。其使用起源于 20 世纪 60~70 年代,主要用于协助排出气道分泌物,属于振荡性气体廓清装置的一种。

(一)高频胸壁振荡的机制

HFCWO 主要由两部分组成,空气脉冲主机和用于穿戴的充气背心。空气脉冲主机可以调节强度和脉冲频率,将气体以一定的频率和幅度,快速、交替从背心注入或撤回,从而产生高频率、低振幅的震动运动。其可以均匀地作用于胸壁,并通过胸壁传到各级支气管,产生类似咳嗽的作用,使分泌物松动并向大气道开口移动。

HFCWO 主要的机制包括以下 3 种:

(1)改变分泌物的流变学特性。

(2)产生类似咳嗽的呼气相流量,使分泌物从气道壁脱落。

(3)加快纤毛系统的移动,使分泌物向大气道转移并排出。相较于人工排痰通过外力向患者背部拍击而产生振动,其叩击力深入,效果不受操作者力度、手法、体位、情绪等因素影响。

对于外科患者受手术部位伤口影响,无法实施或耐受人工排痰。仅需要给患者穿上背心,均匀地针对胸部产生震动,有效地促进支气管及小支气管分泌物的排出,预防术后肺部并发症发生。

(二)高频胸壁振荡的适应证和禁忌证

HFCWO 只是一种无创的胸部物理治疗方式,可协助排出气道分泌物,适用年龄段广泛,从小婴儿到老年人都可以适用,且能较好地清除大气道和细末支气管的分泌物。导致痰液增加的疾病有囊性纤维化病、支气管扩张症、支气管哮喘、COPD、肌萎缩、脑性瘫痪、闭塞性细支气管炎、支气管软化、呼吸机依赖、心肺移植术后、原发性纤毛动力障碍等。

禁忌证主要是由于对产生的高频剪切力不耐受,或在此过程中作用于局部或其他部位造成的不良反应或者危害。特别是对于尚未固定的头颈部外伤、血流动力学不稳定的活动性出血均为该项技术的绝对禁忌证。但对于如颅内压增高或未控制的高血压,接受脊柱手术或脊柱损伤者,大量胸膜渗液或脓胸、皮下积气、气胸、肋骨骨折、肺挫裂伤、胸部外伤或开放性胸部手术者,骨质疏松或肋骨骨髓炎,凝血功能障碍或深静脉血栓者,近期有心肌梗死的患者都是该项技术的相对禁忌证,要在使用前做出充分的评估和应急预案。

使用时选择合适的背心,振荡频率一般选择 10~14Hz,振荡强度分为 1~10 个挡位,一般选择 1~4挡,振荡强度对应振荡压力,在治疗过程中须让患者舒适且配合,配合度越高,振荡压力越稳定,效果越好。持续的振荡时间一般为每次 1~30min,每日 2~3 次,以患者的耐受为宜,可做酌情的增减。

(三)高频胸壁振荡的并发症

主要不良反应是不舒适感,患者在接受治疗时需要体位和呼吸配合,在技术实施时造成患者不适,部分患者可能出现抵抗,从而造成呼吸运动及反常呼吸。临床会出现患者呼吸、心率增快,血压升高,烦躁甚至呼吸机报警等,针对以上问题须和患者进一步沟通,给予安慰,并根据具体病情做出参数调整,如仍然无法实施须终止该技术。HFCWO 实施中由于振荡可导致部分患者出现反流及呕吐,建议一般在饭后 2h 进行,同时操作前评估患者反流和胃潴留风险,采取坐位或使用胃管减压等都可有效降低不良反应发生率。

HFCWO 时给予较高的频率和振荡幅度,可引起患者胸膜腔内压增加、回心血量减少,甚至引发心律失常及血压下降。所以在实施时需要充分评估,采取个体化的治疗方案,保持患者轻松的心态,尤其是对循环障碍的患者应等待循环稳定后再给予治疗。

对于皮肤损伤、有出血性疾病风险、骨折患者应充分评估,制订相应的合适的参数设置,减少不良反应的发生率。

五、外源性使用肺泡表面活性物质

肺泡表面活性物质(pulmonary surfactant,PS)最早是在 1929 年被发现,1959 年,艾弗里和米德首次证实新生儿肺透明膜病是由于肺内的肺泡表面活性物质缺乏而导致的,并阐述了肺泡表面活性物质与该疾病的关系。随后在 1980 年日本学者 Fujiwara 首先报道采用牛肺提取的外源性肺泡表面活性物质治疗新生儿肺透明膜病并获成功,并在全球范围内掀起了外源性肺泡表面活性物质替代治疗的浪潮,并通过各种实验进一步验证了其有效性和安全性。

(一)肺泡表面活性物质的合成代谢和功能

肺泡表面活性物质是由Ⅱ型肺泡上皮细胞合成分泌的,成年哺乳动物肺泡腔内 PS 含量10~15mg/kg,占肺内总量的 1/5~1/4,成年人肺内肺泡表面活性物质总量和动物相似,但肺泡腔内仅约 4mg/kg。

肺泡表面活性物质是由多种成分组成的复合物,脂类占 90%,脂类中磷脂占 75%。磷脂酰胆碱(PC)即卵磷脂是肺泡表面活性物质主要功能成分,包含不饱和磷脂酰胆碱和饱和磷脂酰胆碱,以单分子层形式分布于肺泡表面,发挥着降低表面张力的作用。肺泡表面活性物质从孕 18~20 周开始产生,28~32周逐渐增加,35~36周迅速增加直至达到成熟水平。磷脂酰甘油(phosphatidylglycerol, PG)是另外一种重要的磷脂,可以促进磷脂酰胆碱吸附,稳定板层小体和肺泡表面活性物质复合物的结构。鞘磷脂(sphingomyelin,SM)的含量较为稳定,还可以通过卵磷脂与鞘磷脂比值(lecithin/sphingomyelin ratio,L/S)判断胎肺的成熟度,可以作为诊断新生儿肺透明膜病的诊断标准。在肺泡表面活性物质中,中性脂肪如胆固醇占10%,蛋白质占5%~10%,会含有少量的糖类成分,中性脂肪和糖类的作用机制尚不清楚,还需要进一步研究。

肺泡表面活性物质中与磷脂结合的蛋白质称为肺表面活性蛋白(pulmonary surfactant protein, SP),又称特异性蛋白。目前已发现有4种,即SP-A、SP-B、SP-C、SP-D。在肺泡表面活性物质中, SP-A含量最多,主要参与表面张力的调节,SP-A、SP-D为大分子亲水性表面活性蛋白,主要参与肺宿主防御功能,肺表面活性蛋白与磷脂结合,加速磷脂的吸附,增加肺泡表面活性物质的表面活性作用。天然型肺泡表面活性物质含有肺表面活性蛋白,所以它的效果要优于合成型肺泡表面活性物质。

肺泡表面活性物质的合成和代谢受到多种因素调节,由Ⅱ型肺泡上皮细胞的滑面内质网合成,经高尔基体组装后储藏在板层小体内,小体成熟后分泌到细胞腔,并和特异性蛋白参与、促进、扩展到肺泡表面形成单分子磷脂酶层。PS受甾体激素、肾上腺素、环磷酸腺苷、雌激素、甲状腺素等影响,所以孕妇患有妊娠糖尿病,患儿出现新生儿肺透明膜病的概率会明显提高。肺泡表面活性物质的半衰期为15~30h,一半会被Ⅱ型肺泡上皮细胞重新回收,其余部分被Ⅱ型肺泡上皮细胞和肺泡巨噬细胞摄取后分解成为再用来合成肺泡表面活性物质的原料。

肺泡表面活性物质的主要作用是降低肺泡液体层的表面张力,即降低肺泡弹性回缩力,防止肺泡塌陷。肺泡表面活性物质的作用强调与其密度呈正相关,就意味着在各种原因导致的肺泡表面活性物质合成受到抑制或损耗增加时,肺泡表面张力调节失去平衡,出现肺泡塌陷,呼气末功能残气量减小,发展为弥漫性肺不张,出现肺水肿,造成气体交换障碍,引起低氧血症、CO_2潴留,酸中毒导致肺动脉痉挛,形成肺动脉高压,右心压力增加,肺顺应性改善后,肺血管阻力降低,可能导致动脉导管未闭,右向左分流,导致持续性胎儿循环状态等病理改变。

(二)外源性肺泡表面活性物质替代治疗

外源性肺泡表面活性物质已经被明确正式应用于早产儿新生儿肺透明膜病、PPHN、肺出血等疾病的治疗,并取得了显著的效果,常规是辅助以机械通气治疗。

对肺泡表面活性物质首选天然型,从牛肺、猪肺的盥洗液或肺碎片中直接获取,经过有机溶剂提取,特点是活性强、疗效好,缺点是提取难度大、来源有限、价格昂贵。而合成型肺泡表面活性物质是人工合成的,不含有蛋白质,活性较低,来源简单、纯度高,但疗效差。

为取得良好临床效果,建立稳定的肺泡液-气界面,补充足够的外源性肺泡表面活性物质来稳定肺泡表面张力,防止肺泡塌陷,增强气体交换,以早产儿新生儿肺透明膜病为例,给药时机建议在发现肺损伤时,或患者对氧浓度以及气道压力需求较高时可以积极给药治疗,避免气体交换障碍的进一步发生,同时还能避免高氧、高压力造成的肺损伤,缓解呼吸做功,改善氧合和通气功能。建议一次性使用足量肺泡表面活性物质即200mg/kg,最大剂量可达400mg/kg,肺部严重感染,渗出导致肺泡表面活性物质合成抑制,可能需要多次使用,呈肺泡表面活性物质剂量依赖可能,如果肺泡表面活性物质使用达到多次后,患者病情仍无改善,应积极评估病情,考虑其他治疗方法。

外源性肺泡表面活性物质替代治疗的给药途径有以下3种:

(1)气管内滴注法:是较为常规的给药方式之一,患者采取仰卧头正中位给药,在正压通气或者不中断机械通气的情况下持续缓慢滴注,直至吸收,避免反流,必要时可采取侧卧位使药物分布均匀,但不建议使用。使用后可以继续机械通气也可拔出气管插管给予无创辅助通气贯序治疗。该方法优点是给药充分,药物直达肺部避免药物浪费可能,临床效果好。

（2）微创给药技术:微创肺泡表面活性物质注射或治疗,是近年来开创的一种针对早产儿新生儿肺透明膜病的特殊用药方式,用特制的细导管,用麦氏钳夹入声门送入下气道,将肺泡表面活性物质用该特制导管注入肺内,可避免常规气管插管带来的损伤,减少有创机械通气,降低患儿死亡率和BPD发生率。但该技术实施须经严格培训,才可熟练掌握,同时建议使用孕周在25~32周的早产儿,需要考虑适宜人群及技术细节等问题。

（3）雾化吸入:以往研究显示肺泡表面活性物质雾化吸入给药效果不理想,但近年使用新型雾化吸入装置,雾化颗粒小,吸入肺泡表面活性物质能够有效进入肺泡,雾化给药的药物剂量小,肺内分布均匀,可能有较好的发展前景,但尚须进一步临床研究。

（三）外源性肺泡表面活性物质的临床应用

原则上外源性肺泡表面活性物质替代治疗可以用于各种原因导致的肺泡表面活性物质生成不足、消耗增加等缺乏的疾病,但临床中主要用于新生儿肺透明膜病、新生儿肺出血、新生儿PPHN、新生儿MAS等疾病,成人的ARDS也可以使用。

外源性肺泡表面活性物质替代治疗主要用于新生儿肺透明膜病,原发性或部分继发性肺泡表面活性物质生成障碍,消耗增加,新生儿肺较成人小,对肺泡表面活性物质的需要量相对较小,配合以精细的机械通气可取得显著的治疗效果,为减少早产儿死亡率、减少机械通气时间、减少肺损伤作出贡献。外源性肺泡表面活性物质治疗新生儿肺透明膜病是新生儿医学一个划时代的节点。

首先相较于儿童,成人的ARDS病因相对复杂,肺泡表面活性物质的改变可能是继发的,可能是急性肺损伤的结果,可能是感染、创伤等炎症因子造成的总量下降,可能是成分或代谢过程出现障碍。在肺泡表面活性物质继发缺乏时,可能加重肺损伤,进而造成严重的低氧血症和通气功能障碍,彼此相互影响出现恶性循环。理论上可以外源性补充肺泡表面活性物质缓解患者ARDS的进展,但主要原发疾病未能解除,诱因持续存在不能去除,失控的损伤过程会持续存在,肺泡表面活性物质就会不断被消耗。其次,成人的肺泡面积较儿童大近30倍,肺泡表面活性物质的使用量巨大,因此如果只是单纯想对症改善氧合,可能维持时间不长,且药量巨大、费用昂贵。并且在严重肺部感染时,肺泡塌陷、实变,外源性肺泡表面活性物质很难达到肺泡内,所以疗效不佳。

总之,外源性肺泡表面活性物质的临床应用,需要根据患者具体情况进行判断,考虑患者基础疾病和诱因,考虑疗效和可靠性,还有用药的途径也是影响治疗效果的重要因素之一。外源性肺泡表面活性物质替代治疗可降低肺泡表面张力,防止肺水肿,保持肺泡的稳定性,防止肺泡塌陷,可以缓解低氧血症,增强气体交换,促使机械通气辅助治疗使疾病较快地恢复,所以替代治疗对于成人而言是补充疗法,仅能作为常规机械通气的辅助治疗措施加以关注。

（陈　超　龚凌月）

第二篇

对机械通气患者的评估

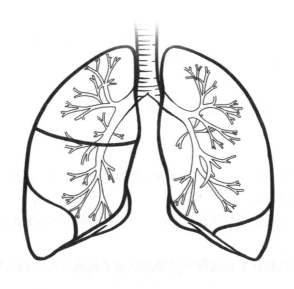

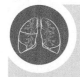

第十章 患者临床评估

第一节 病史采集

病史采集是医生诊治患者的第一步。问诊是病史采集的主要手段,是医生通过对患者或相关人员的系统询问获取病史资料,经过综合分析而做出临床判断的一种诊法。

一、问诊的目的

问诊旨在实现 3 个主要目标:

1. 获取必要的诊断信息。
2. 监测患者病情变化及对治疗的反应。
3. 建立良好的医患关系。

二、问诊的内容

问诊根据临床情景和目的的不同,大致可分为全面、系统的问诊和重点问诊。对 ICU 机械通气患者的床旁问诊一般为重点问诊。一个系统的问诊一般包括一般项目、主诉、现病史、既往史、系统回顾、个人史、婚姻史、月经与生育史和家族史等内容。

（一）一般项目

一般项目包括患者姓名、性别、年龄、籍贯、出生地、民族、婚姻、通信地址、电话号码、工作单位、职业、入院日期、记录日期、病史陈述者及可靠程度等。

（二）主诉

主诉为患者感受最主要的痛苦或最明显的症状和/或体征,也是本次就诊最主要的原因及其持续时间。

（三）现病史

现病史指患者患病后的全过程,即发生、发展、演变和诊治经过。可按以下的内容和程序询问:

1. 起病情况与患病的时间。
2. 主要症状的特点,包括主要症状出现的部位、性质、持续时间和程度,缓解或加剧的因素。
3. 病因与诱因。
4. 病情的发展与演变,包括患病过程中主要症状的变化或新症状的出现。
5. 伴随症状。
6. 诊治经过,已接受过的诊断和治疗措施及其结果。
7. 病程中的一般情况,患者患病后的精神、体力状态,食欲及食量的改变,睡眠与大小便的情况等。

（四）既往史

既往史包括患者既往的健康状况和过去曾经患过的疾病、外伤、手术、预防注射、输血、过敏等,特别是与目前所患疾病有密切关系的情况。

（五）系统回顾

系统回顾由很长的一系列直接提问组成,用以作为最后一遍搜集病史资料,避免在问诊过程中患者或医生有所忽略或遗漏。在实际应用时,可在每个系统询问 2~4 个症状,如有阳性结果,再全面、深入地询问该系统的症状。

（六）个人史

1. 社会经历　包括患者出生地、居住地区和居留时间、受教育程度、经济生活和业余爱好等。

2. 职业及工作条件　包括患者工种、劳动环境、对工业毒物的接触情况及时间。

3. 习惯与嗜好　患者的起居与卫生习惯、饮食的规律与质量。烟、酒嗜好、摄入时间与摄入量,以及其他嗜好品和麻醉药品、毒品等。

4. 冶游史

（七）婚姻史

婚姻史包括未婚或已婚、结婚年龄、配偶健康状况、性生活情况、夫妻关系等。

（八）月经与生育史

月经与生育史包括患者月经初潮的年龄、月经周期和月经期日数、经血的量和颜色、月经期症状,有无痛经与白带,末次月经日期、闭经日期、绝经年龄。其还包括妊娠与生育次数,人工或自然流产的次数,有无死产、手术产、围生期感染、绝育、避孕措施等。

（九）家族史

家族史包括询问患者双亲与兄弟、姐妹及子女的健康与疾病情况,特别应询问是否有与患者同样的疾病,有无与遗传有关的疾病。对已死亡的直系亲属问明死因与年龄。

三、问诊的方法与技巧

1. 主动创造一种宽松、和谐的环境以解除患者的不安心情,注意保护患者隐私,最好不要当着陌生人开始问诊。可先做自我介绍,告知自己的身份及问诊目的。

2. 注意仪表、礼节,举止友善。找到合适的位置,最好与患者齐平,从而保证眼神交流的舒适性,避免站在床尾或门边,防止给患者一种时间有限的感觉。适当的时候应微笑或赞许点头示意,恰当地运用一些评价、赞扬与鼓励语言。

3. 尽可能让患者充分地陈述和强调他认为重要的情况和感受,只有在患者离题太远时才需要灵活地把话题转回。

4. ICU 中接受有创机械通气的患者语言交流能力丧失,可以使用纸笔或电子产品、肢体语言等进行交流。一些患者由于镇痛/镇静药的使用、ICU 获得性衰弱等原因,手势交流和运动能力受限,可以使用点头或摇头、眨眼或图片板等方式交流。这些患者常出现理解能力降低、反应缓慢,问诊时应降低语速、重复提问,给予患者足够的反应时间。

5. 根据具体情况采用不同类型的提问。一般性提问(开放式提问)常用于问诊开始,可获得某一方面的大量资料。封闭式提问用于收集一些特定的有关细节,对于机械通气患者应多使用封闭式提问。诱导性提问或暗示性提问、责难性提问和连续提问应当避免。详见表 10-1-1。

6. 使用易懂的词语代替难懂的医学术语。

7. 不因为患者的经济状况、社会地位、文化程度、家庭背景、性别、年龄、种族等不同而采用不同的态度和言行。不对患者做任何道德评判。

8. 遇到不能回答的问题不能不懂装懂、胡乱解释,也不能简单地回答“不知道”。

9. 问诊结束时,应感谢患者的合作,告知患者下一步的计划和再次来看望他的时间等。

表 10-1-1　问诊中的提问类型

提问类型	描述	作用	举例
一般性提问 （开放式提问）	内容广泛，涉及患者症状和疾病的一些问题	允许患者像讲故事一样叙述他的病情，从而提供大量的信息，常用于问诊开始	"你今天来，有哪里不舒服？"
重点提问	提问者确定提问范围，提出比一般性提问更详细的问题和陈述	将讨论引入更具体的范围，但仍然让患者自由叙述	"对你现在这种情况在过去进行过怎样的治疗？"
封闭式提问	更具体的问题，一般可以用"是"或"不是"来回答，或者让患者客观地给出数据，如日期、数字	获得的信息更有针对性	"你有没有得过肺结核？"
诱导性提问	提问者的语言引导患者往特定的方向回答	在措辞上已暗示了期望的答案，使患者易于默认或附和，不能采用这种方法	"用这种药物后病情好多了，对吧？"
连续提问	2 个或 2 个以上独立问题一起问，不给患者单独回答的机会	造成患者对要回答的问题混淆不清，不能采用这种方法	"饭后痛得怎么样？和饭前不同吗？是锐痛还是钝痛？"

第二节　常见症状

一、呼吸困难

呼吸困难（dyspnea）指患者主观感到空气不足、呼吸费力，客观上表现为呼吸运动用力，严重时可出现张口呼吸、鼻翼扇动、端坐呼吸甚至发绀、辅助呼吸肌参与呼吸运动，并且可有呼吸频率、深度、节律的改变。由于呼吸是生命的原始活动，呼吸困难可能会引起本能的恐惧感。

呼吸困难也用来描述呼吸的机械性动作困难。从本质上讲，当付出的呼吸努力不能获得应有的潮气量时，就会发生呼吸困难。对呼吸的感知是 3 个因素之间的复杂平衡：

（1）来自脑干呼吸中枢的呼吸神经驱动力。

（2）呼吸肌产生的张力。

（3）肺和胸壁相一致的移位。

当支配这些感觉的神经信号失衡时，呼吸就会变得异常。正常人只有在特殊情况下才会呼吸困难，如试着用吸管呼吸或穿着受限的衣服。

体位性呼吸困难：有时患者因呼吸困难被迫采取半坐位或端坐呼吸（orthopnea），常见于充血性心力衰竭、二尖瓣疾病和上腔静脉综合征患者。平卧呼吸（platypnea）指直立或坐位时患者呼吸困难加重，平卧时可以改善，它通常发生在全肺切除后和慢性肝病（肝肺综合征）患者中，在低血容量和一些神经系统疾病中有时会观察到这种现象。平卧呼吸可能伴有直立低氧血症。转卧呼吸（trepopnea）指患者为了减轻呼吸困难而被迫采取一侧卧位，通常与充血性心力衰竭或单侧胸腔积液有关。

精神性呼吸困难：患者心肺功能正常，但出现呼吸频率快而深度浅，伴有叹息样呼吸或出现手足抽搐。其临床上常见于焦虑症、癔症患者，可突然发生呼吸困难。其发生机制多为因过度通气而产生的呼吸性碱中毒所致，严重时也可出现意识障碍。

二、咳嗽和咳痰

咳嗽(cough)是一种反射性防御动作,通过咳嗽可以清除呼吸道分泌物及气道内异物。当炎症、黏液、异物或有毒气体刺激咳嗽感受器时,通常会导致咳嗽。咳嗽感受器主要位于喉、气管和较大的支气管。

咳嗽的有效性取决于:

1. 深呼吸的能力。

2. 肺弹性回缩力。

3. 呼气肌力。

4. 气道阻力。

有心肺、神经或神经肌肉疾病的患者,深呼吸和用力呼气的能力通常会受到损害。由于疼痛,在上腹部手术或胸部术后或创伤后的早期,有效咳嗽也会受到影响。咳嗽能力不足的患者通常有肺不张、分泌物滞留等问题,因此更容易发生肺炎和/或低氧血症。

需要注意患者咳嗽的性质、时间与规律等。咳嗽无痰或痰量极少,称为干性咳嗽,是限制性肺疾病(如充血性心力衰竭或肺纤维化)的典型症状。咳嗽伴有咳痰称为湿性咳嗽,通常与炎性和阻塞性疾病相关。急性自限性咳嗽最常见的原因是上呼吸道的病毒感染。慢性咳嗽是持续时间为 8 周以上的咳嗽,可能由多种原因引起,通常会导致患者生活质量的下降和抑郁。夜间咳嗽常见于左心衰竭和肺结核患者,原因可能与夜间肺淤血加重及迷走神经兴奋性增高有关。

健康的呼吸道每日都会产生黏液。正常情况下,这种黏液的量很少,不足以刺激咳嗽感受器。黏液通过黏液纤毛装置逐渐移动到咽部,被吞下或吐出。呼吸道疾病可能会导致位于气道中的黏液腺产生过量的黏液,这会刺激咳嗽感受器,引起咳痰。

需要注意患者痰的颜色、黏度和量。痰的性质可分为黏液性、浆液性、脓性和血性等。黏液性痰多见于急性支气管炎、支气管哮喘及大叶性肺炎的初期;浆液性痰见于肺水肿;脓性痰见于化脓性细菌性下呼吸道感染;血性痰是由于呼吸道黏膜毛细血管受损或血液渗入肺泡所致,上述各种痰液均可带血。恶臭痰提示有厌氧菌感染。铁锈色痰为典型肺炎链球菌感染的特征;黄绿色或翠绿色痰,提示铜绿假单胞菌感染;粉红色泡沫样痰是肺水肿的特征。

三、咯血

喉及喉部以下的呼吸道及肺任何部位的出血经口腔咯出称为咯血(hemoptysis)。患者少量咯血时,有时仅表现为痰中带血,可见于多种情况,如呼吸道感染、肺炎、肺癌、肺结核、钝性或穿透性胸部创伤和肺栓塞。一次咯血量超过 100ml,或 24h 内咯血量超过 500ml 者称为大咯血。大咯血时血液从口鼻涌出,常可阻塞呼吸道,造成患者窒息死亡,常见原因包括支气管扩张、肺脓肿和急性或慢性肺结核。咯血必须与呕血相鉴别,呕血指上消化道出血经口腔呕出,出血部位多见于食管、胃及十二指肠。咯血时血液通常与痰混合,而呕血时可能与食物残渣、胃液混合。

四、胸痛

胸痛(chest pain)可分为胸膜炎性和非胸膜炎性。胸膜炎性胸痛通常位于胸廓侧部或后部,深呼吸时加重,患者通常将其描述为一种尖锐的刺痛。其主要出现在引起胸膜炎症的胸部疾病(如肺炎、脓胸、胸腔积液)中,但也是肺动脉栓塞的常见症状。

非胸膜炎性胸痛通常位于胸前中心区,可辐射至肩部、颈部或背部。它不受呼吸的影响,通常被描述为一种隐匿性疼痛或压力性疼痛。非胸膜炎性胸痛的一个常见原因是心绞痛,其他常见原因包括胃食管反流、食管痉挛、胸壁疼痛(如肋软骨炎)和胆囊疾病。

五、发热

发热(fever)指机体在致热原作用下或各种原因引起体温调节中枢的功能障碍时,体温升高超出正常范围。正常人体温一般为 36~37℃,24h 内波动范围不超过 1℃。以口腔温度为标准,可将发热分为:

1. 低热　37.3~38℃。

2. 中等度热　38.1~39℃。

3. 高热　39.1~41℃。

4. 超高热　41.1℃以上。

发热最常见的原因是细菌、病毒或真菌感染。然而,引起发热的非感染性原因很多,如药物反应(如磺胺类药)、恶性肿瘤(如淋巴瘤、转移性癌)、头部外伤(如下丘脑损伤)、烧伤、酒精性肝硬化、血栓栓塞性疾病(如肺栓塞)和自身炎症性疾病(如类风湿关节炎、系统性红斑狼疮)等。

六、水肿

水肿(edema)指人体组织间隙有过多的液体积聚使组织肿胀。水肿可分为全身性与局部性。当液体在体内组织间隙呈弥漫性分布时呈全身性水肿(常为凹陷性);液体积聚在局部组织间隙时呈局部水肿。全身性水肿包括心源性水肿、肾性水肿、肝性水肿、内分泌代谢性疾病所致水肿和营养不良性水肿等。局部水肿常见的有炎性水肿、淋巴水肿和静脉性水肿等。

在正常人体中,血管内液体不断地从毛细血管小动脉端滤出至组织间隙成为组织液,组织液又不断地从毛细血管小静脉端回收进血管内,二者保持动态平衡。保持这种平衡的主要因素有:毛细血管内静水压、血浆胶体渗透压、组织间隙机械压力、组织液胶体渗透压。

当以上因素发生障碍出现组织液的生成大于回收时,则可出现水肿。

1. 心源性水肿　主要是右心衰竭。水肿程度可由心力衰竭程度而有所不同,可从轻度的踝部水肿以至严重的全身性水肿。水肿特点是首先出现于身体低垂部位。能起床活动者,最早出现于踝内侧,活动(行走)后明显,休息后减轻或消失;经常卧床者以腰骶部为明显。颜面一般不出现水肿。水肿为对称性、凹陷性。此外通常有颈静脉怒张、肝大、静脉压升高,严重时还出现胸腔积液、腹水等右心衰竭的其他表现。

2. 肾性水肿　可见于各型肾炎和肾病。水肿特点是疾病早期患者晨间起床时有眼睑与颜面水肿,以后很快发展至全身水肿。

3. 肝性水肿　肝硬化是肝性水肿最常见的原因,患者主要表现为腹水,也可首先出现踝部水肿,逐渐向上蔓延,而头、面部及上肢常无水肿。

第三节　体格检查

对患者进行仔细的体格检查对评估患者的问题和确定治疗效果至关重要。体格检查的方法有 5 种:视诊、触诊、叩诊、听诊和嗅诊。

一、一般检查

一般检查为整个体格检查过程中的第一步,是对患者全身状态的概括性观察。内容包括患者性别、年龄、体温、脉搏、呼吸、血压、发育与体型、营养状态、意识状态、面部表情、体位姿势、步态等,还有皮肤和淋巴结情况。

（一）生命体征

生命体征是评价生命活动存在与否及其质量的指标,包括体温、脉搏、呼吸和血压。

1. 体温 测量体温的常规方法有腋测法、口测法和肛测法,近年来还出现了耳测法和额测法。

（1）腋测法:正常值为36~37℃。该法简便、安全,且不易发生交叉感染,为最常用的体温测定方法。

（2）口测法:正常值为36.3~37.2℃。该法测定较为准确,但不能用于婴幼儿及意识不清者。

（3）肛测法:正常值为36.5~37.7℃。该法测值稳定,多用于婴幼儿及意识不清者。

耳测法是应用红外线耳式体温计,测量鼓膜的温度,此法多用于婴幼儿。额测法是应用红外线测温计,测量额头皮肤温度,此法仅用于体温筛查。

2. 脉搏 成年人的正常脉率是60~100次/min。脉率大于100次/min称为心动过速,常见原因是运动、恐惧、焦虑、低血压、贫血、发热、低氧血症、高碳酸血症和应用某些药物。脉率低于60次/min称为心动过缓,不如心动过速常见,但可在体温过低、药物副作用、某些心律失常和创伤性脑损伤时发生。

桡动脉是最常用于触诊脉搏的部位。第二和第三指尖用于触诊桡动脉脉搏。理想情况下应持续计数1min,特别是在患者脉搏不规则的情况下。脉搏也可以通过触诊颈动脉、肱动脉、股动脉、颞动脉、腘动脉、胫后动脉和足背动脉来评估。当血压异常低时,应使用位置更靠中央的脉搏(如颈动脉和股动脉)进行触诊。如果触诊颈动脉,必须非常小心地避开颈动脉窦区。压迫颈动脉窦区可能会引起强烈的副交感神经刺激,导致心动过缓。

自主呼吸会影响脉搏的强度或幅度。吸气时脉压通常会有轻微的下降(通常下降幅度<10mmHg),这种下降是由吸气肌收缩产生的胸腔内负压引起的。血压的下降是左心室充盈减少的结果。吸气时脉压明显下降(下降幅度>10mmHg)称为奇脉,在急性阻塞性肺疾病(尤其是哮喘发作)、心脏压塞和缩窄性心包炎的患者中常见。

交替脉系节律规则而强弱交替的脉搏,是左心衰竭患者的重要体征之一。

3. 呼吸 正常成人静息状态下,呼吸频率为12~20次/min。呼吸过速指呼吸频率超过20次/min,与劳累、发热、低氧血症、高碳酸血症、代谢性酸中毒、焦虑、肺水肿、肺纤维化和疼痛有关。呼吸频率低于12次/min称为呼吸过缓,可能与创伤性脑损伤、严重心肌梗死、体温过低、镇静或麻醉剂过量有关。

呼吸频率是通过观察腹部或胸壁向外和向内运动来计算的。在某些情况下,可能需要将手放在患者的腹部以确认呼吸频率。理想情况下,测定呼吸频率不应被患者察觉。可以在评估完患者的脉搏后立即计数呼吸频率,同时将手指继续放在患者的手腕上,给人一种仍在计数脉搏的感觉。

4. 血压 动脉血压是血液流经动脉时施加在动脉壁上的力,通常会随年龄的增长而升高。动脉收缩压是左心室收缩时施加在动脉上的峰值压力,成年人的正常范围是90~140mmHg。舒张压是心室松弛后在动脉中剩余的压力,通常为60~90mmHg。脉压是收缩压和舒张压之间的差值,正常的脉压是30~40mmHg。当脉压小于30mmHg时,外周脉搏很难被检测到。

血压由左心室收缩力、全身血管阻力和血容量相互作用决定。高血压指动脉血压持续高于140/90mmHg。血压低于90/60mmHg时称为低血压。健康人站立和坐位血压几乎没有变化,然而,类似的体位改变可能会使低血容量患者产生突发性低血压,称为直立性低血压,可能导致晕厥。

血压测定有两种方法:

（1）直接测压法:经皮穿刺将导管送至周围动脉内,导管末端连接测压系统,自动显示血压值。本法虽然精确、实时,但为有创方式,仅适用于危重、疑难病例。

（2）间接测量法：即袖带加压法，以血压计测量，有汞柱式和电子血压计等。当袖带绑于上臂并加压至超过收缩压时，肱动脉血流停止。当袖带压力慢慢释放到恰好低于收缩压时，血液就会间歇性地流过梗阻处。部分血流阻塞会产生湍流和振动，称为科罗特科夫音。这些声音是用听诊器在袖带远端的肱动脉上听到的。

将一条未充气的袖带舒适地缠绕在患者的上臂上，袖带的下缘比肘窝高出 2.5cm。在触摸肱动脉的同时，医生将袖带充气到脉搏感觉不到后，再升高 30mmHg。然后将听诊器放在动脉上，在观察压力计的同时缓慢放气（2~3mmHg/s）。听到第一声科罗特科夫音时记录的压力即为收缩压。科罗特科夫音消失之前的压力为舒张压。

（二）发育与体型

发育应通过患者年龄、智力和体格成长状态（包括身高、体重及第二性征）之间的关系进行综合评价。病态发育包括巨人症、侏儒症和呆小病等。

体型是身体各部位发育的外观表现，包括骨骼、肌肉的生长与脂肪分布的状态等。成年人的体型可分为无力型（瘦长型）、正力型（匀称型）和超力型（矮胖型）三种。

（三）营养状态

营养状态与多种因素有关，对营养状态异常通常采用肥胖和消瘦进行描述。根据世界卫生组织标准，体重指数（BMI）$<18.5kg/m^2$ 为消瘦，$BMI \geqslant 30.0kg/m^2$ 为肥胖（我国标准为 $BMI \geqslant 28.0kg/m^2$）。

（四）意识状态

意识指人对环境和自身状态的认知与觉察能力，是大脑高级神经中枢功能活动的综合表现。正常人意识清醒，定向力正常，反应敏锐、精确，思维和情感活动正常，语言流畅、准确，表达能力良好。凡能影响大脑功能活动的疾病均可引起患者出现程度不等的意识改变，称为意识障碍。患者可出现兴奋不安、思维紊乱、语言表达能力减退或失常、情感活动异常、无意识动作增加等。根据意识障碍的程度可将其分为嗜睡、意识模糊、昏睡、谵妄以及昏迷。

（五）面容与表情

安静、烦躁、痛苦、急/慢性病容。

（六）体位

主动体位、被动体位、被迫体位、辗转不安。

（七）姿势步态

有无异常姿势与步态。

（八）皮肤

颜色、湿度、温度、弹性，有无水肿、皮疹、皮下结节或肿块、蜘蛛痣、溃疡、瘢痕，体毛生长分布。

（九）淋巴结

全身或局部淋巴结有无肿大。发现淋巴结肿大时，应注意其部位、大小、数目、硬度、有无压痛、活动度、有无粘连，局部皮肤有无红肿、瘢痕、瘘管等。

二、头颈部检查

（一）头

检查患者的面部是否有表明呼吸问题的异常体征。最常见的面部体征是鼻翼扇动、发绀和缩唇呼吸。当吸气时外鼻孔向外张开时，就会发生鼻翼扇动，这在呼吸窘迫患者中很常见，表明呼吸功增加。

发绀是呼吸或心脏疾病引起的皮肤或组织的青紫色改变。COPD 患者在呼气时可能会使用缩唇呼吸，呼气过程中产生的阻力会形成正压，可以防止小气道过早陷闭，使肺排空更充分。

（二）颈

对颈部的检查和触诊有助于确定患者气管的位置和颈静脉压。通常,当患者脸朝前时,气管位于颈部正中。通过触摸颈静脉切迹可以辨认出颈部的中线。气管的中线应该在颈静脉切迹中心的正下方。在某些胸部疾病中,气管可能会偏离中线。一般情况下,气管移向不张的肺一侧,远离空气或液体增多的一侧(如张力性气胸或大量胸腔积液)。

正常人立位或坐位时颈静脉常不显露,平卧时可稍见充盈,充盈的水平仅限于锁骨上缘至下颌角距离的下 2/3 以内。在患者处于坐位或半坐位(身体呈 45°)时,如颈静脉明显充盈、怒张或搏动,为异常现象,提示颈静脉压升高,见于右心衰竭、缩窄性心包炎、心包积液、上腔静脉阻塞综合征,以及胸腔、腹腔压力增加等情况。

颈部是常见的触诊淋巴结肿大的地方,淋巴结肿大见于多种内科疾病,包括感染、恶性肿瘤和结节病。颈部有触痛的淋巴结表明附近有感染。恶性肿瘤导致的淋巴结肿大没有触痛。

三、胸部检查

（一）视诊

1. 胸廓结构　成人胸廓的前后径较左右径为短。正常情况下,前后径随年龄增长而逐渐增大,但在 COPD 患者中可能过早增大。这种不正常的前后径增加称为桶状胸,与肺气肿有关。桶状胸时肋骨的斜度变小,其与脊柱的夹角常大于 45°,肋间隙增宽且饱满。其他的胸廓结构异常包括扁平胸、漏斗胸、鸡胸、脊柱后凸等。

2. 呼吸运动　膈肌是主要的呼吸肌。当膈肌收缩时,它会将肋骨向外向上推。膈肌还向下推动腹部器官,导致腹壁突出。因此,胸部和腹部应该在吸气时同步扩张。然而,胸腔和腹腔的相对扩张取决于体位。在仰卧位,正常吸气时的主要运动是腹部向外扩张,胸部几乎没有明显的移动。在直立状态下,肋骨的运动变得更加明显。

3. 呼吸深度

（1）呼吸浅快:见于呼吸肌麻痹、腹水和肥胖等,以及肺部疾病,如肺炎、胸膜炎、胸腔积液和气胸等。

（2）呼吸深快:见于剧烈运动、情绪激动或过度紧张和严重代谢性酸中毒时。

4. 呼吸节律　正常成人静息状态下,呼吸的节律基本上是均匀而整齐的。在病理状态下,往往会出现各种呼吸节律的变化。常见异常呼吸类型的病因和特点见表 10-3-1。

（1）潮式呼吸:又称陈-施呼吸(Cheyne-Stokes respiration),是一种由浅逐渐变深,然后再由深逐渐变浅,随之出现一段呼吸暂停后,又开始如上变化的周期性呼吸。

表 10-3-1　常见异常呼吸类型的病因和特点

类型	特点	病因
潮式呼吸		药物引起呼吸抑制,充血性心力衰竭,大脑损伤(通常于脑皮质水平)
间停呼吸		颅内压增高,药物引起呼吸抑制,大脑损害(通常于延髓水平)
库斯莫尔呼吸		代谢性酸中毒
叹息样呼吸		神经衰弱、精神紧张或抑郁症

（2）间停呼吸：又称比奥呼吸（Biot breathing），表现为有规律呼吸几次后，突然呼吸暂停一段时间，又开始呼吸。呼吸暂停时间可长可短，无固定周期性。

（3）库斯莫尔呼吸（Kussmaul respiration）：表现为呼吸变快、幅度加深，但节律规整。

（4）叹息样呼吸：在一段正常呼吸节律中插入一次深长呼吸，并常伴有叹息声。

（二）触诊

1. 胸廓扩张度　即呼吸时的胸廓动度，进行胸廓前下部检查较易获得，因该处胸廓在呼吸时动度较大。前胸廓扩张度的测定方法为检查者两手置于患者胸廓下面的前侧部，左右拇指分别沿两侧肋缘指向剑突，拇指尖在前正中线两侧对称部位，而手掌和伸展的手指置于前侧胸壁。后胸廓扩张度的测定方法则将两手平置于患者背部，约于第10肋骨水平，拇指与中线平行，并将两侧皮肤向中线轻推。嘱患者做深呼吸运动，观察比较两手的动度是否一致。若一侧胸廓扩张受限，则见于大量胸腔积液、气胸、胸膜增厚和肺不张等。

2. 语音震颤　语音震颤为被检查者发出语音时，声波起源于喉部，沿气管、支气管及肺泡，传到胸壁所引起共鸣的振动，可由检查者的手触及，故又称触觉语颤。

检查者将左右手掌的尺侧缘或掌面轻放于两侧胸壁的对称部位，然后嘱被检查者用同等的强度重复发"yi"长音，自上而下、从内到外比较两侧相应部位语音震颤的异同，注意有无增强或减弱。

语音震颤增强见于肺泡内炎症浸润、肺组织实变时。但如果实变区域没有气道开放，语音震颤会减弱或消失。另外在肥胖或肌肉发达的患者中，语音震颤也会减弱。

语音震颤减弱见于患者胸腔内积聚液体或空气（如胸腔积液或气胸）时。肺组织因过度充气（如哮喘、肺气肿）而密度降低时，也会导致语音震颤减弱。

3. 皮肤和皮下组织　当肺破裂时，空气会渗出并聚集在胸部和颈部的皮下组织中。这些皮下组织内的细小气泡在触诊时会发出嘎吱嘎吱的声音和感觉。这种表现称为皮下气肿，在触诊时产生的感觉称为捻发音。捻发音是气压伤患者的典型体征，可以发生在接受高压力和高容量机械通气而导致气压伤的患者中，也可以发生在钝性或穿透性胸部创伤的患者中。

（三）叩诊

叩诊胸壁会产生声音和可触及的振动，这对评估其对应的肺组织很有帮助。叩诊产生的振动穿透肺部至胸壁下5~7cm的深度。叩诊音分为清音、浊音、鼓音、实音和过清音5种。

常用于叩诊胸壁的技术是间接叩诊，可以分为两个步骤。首先将非优势手的中指紧贴于患者胸壁，其他手指稍微抬起，勿与体表接触；然后，用优势手的中指指端叩击非优势手中指末端指关节处或第二节指骨的远端。

胸部叩诊时由上至下、由内到外，沿肋间隙逐一检查。首先检查患者前胸，嘱其胸部稍向前挺；其次检查侧胸壁，患者双臂上举；最后检查背部，患者向前稍低头，双手交叉抱肘。注意左右、上下、内外进行对比。

在实践中，胸部叩诊可以快速对胸部异常进行床旁评估，并帮助医务工作者决定是否要拍摄胸部X线片。正常胸部叩诊为清音，任何导致肺组织密度增加（如肺炎、肿瘤或肺不张）或胸腔密度增加（胸腔积液、脓胸）的异常都会导致共振减弱，叩诊呈浊音或实音。相反，当肺部过度充气（如哮喘或肺气肿）或胸腔含有大量空气（气胸）时，共振增强，叩诊呈过清音或鼓音。

（四）听诊

听诊是一种方便、实用的非侵入性的临床检查手段，能够辨别正常和异常的肺部声音，并评估治疗效果。听诊使用听诊器进行，以增强从患者肺部到检查人员耳朵的声音传输。

肺部听诊时，患者取坐位或卧位。听诊顺序一般由肺尖开始，自上而下分别检查前胸部、侧胸部和背部，逐一肋间进行，而且要在上下、左右对称的部位进行对比。患者微张口做均匀呼吸，必要时可做较深的呼吸或在咳嗽数声后立即听诊。应在每个听诊器位置至少评估一个完整的呼吸周期。

1. 正常呼吸音

（1）气管呼吸音：空气进出气管所发出的声音，粗糙、响亮且高调，吸气相与呼气相几乎相等，于胸外气管上面可听到。

（2）支气管呼吸音：吸入的空气在声门、气管或主支气管形成湍流所产生的声音，强而高调，吸气相较呼气相短。正常人于喉部，胸骨上窝，背部第6、7颈椎及第1、2胸椎附近均可听到。

（3）支气管肺泡呼吸音：为兼有支气管呼吸音和肺泡呼吸音特点的混合性呼吸音。吸气音的性质与正常肺泡呼吸音相似，但音调较高且较响亮。呼气音的性质则与支气管呼吸音相似，但强度较弱，音调稍低。吸气相与呼气相大致相同。正常人于胸骨两侧第1、2肋间隙，肩胛间区第3、4胸椎水平以及肺尖前后部可听及。

（4）肺泡呼吸音：是空气在细支气管和肺泡内进出移动的结果，为一种叹息样的或柔和吹风样的"fu-fu"声，在大部分肺野均可听及。吸气时音响较强、音调较高、时相较长，呼气时音响较弱、音调较低、时相较短。

2. 异常呼吸音

（1）呼吸音减弱：与产生呼吸音的部位（较大的气道）声音强度降低，或通过肺或胸壁传导的声音减少有关。浅或慢的呼吸模式都会降低声音强度，因为在较大的气道中产生的湍流较少。其他原因也会导致声音传导性变差，包括：①气道黏液阻塞；②肺组织过度膨胀（如COPD、哮喘）；③空气或液体在胸腔积聚（如气胸、血胸、胸腔积液）；④全身水肿；⑤肥胖或胸部肌肉高度发达。

（2）异常支气管呼吸音：即在正常肺泡呼吸音部位听到支气管呼吸音，或称管样呼吸音。可发生于肺组织实变、压迫性肺不张和肺内大空腔与支气管相通，周围有实变组织时（肺脓肿或空洞性肺结核）。

3. 啰音
啰音是呼吸音以外的附加音，在正常情况下并不存在。

（1）湿啰音：系由于吸气时气体通过呼吸道内的分泌物如渗出液、痰液、血液、黏液和脓液等，形成的水泡破裂所产生的声音，故又称水泡音。或由于小支气管壁因分泌物黏着而陷闭，当吸气时突然张开重新充气所产生的爆裂音。湿啰音断续而短暂，一次常连续多个出现，于吸气时或呼气终末较为明显，部位较恒定，性质不易变，咳嗽后可减轻或消失。

肺部局限性湿啰音，仅提示该处的局部病变，如肺炎、肺结核或支气管扩张等。两侧肺底湿啰音，多见于心力衰竭所致的肺淤血和支气管肺炎等。如两肺野满布湿啰音，则多见于急性肺水肿和严重支气管肺炎。吸气早期爆裂音常见于COPD、哮喘患者，通常提示严重的气道阻塞；吸气晚期爆裂音常见于肺不张、肺炎、肺水肿和肺纤维化。

（2）干啰音：系由于气管、支气管或细支气管狭窄或部分阻塞，空气吸入或呼出时形成湍流所产生的声音。干啰音是一种持续时间较长、带乐性的呼吸附加音，音调较高，吸气及呼气时均可听到，但以呼气时为明显，强度和性质易改变，部位易变换。

发生于双侧肺部的干啰音，常见于支气管哮喘、COPD等。局限性干啰音是由于局部支气管狭窄所致，常见于支气管结核或肿瘤等。

发生在主支气管以上大气道的干啰音，有时不用听诊器即可听到，称为喘鸣。可发生于任何年龄的患者，最常见于婴幼儿，是气管或喉部阻塞的征兆。在儿童中，喉软化是最常见的原因。在成人中，长期气管插管后继发于气道损伤的喉部或声门下水肿是最常见的原因。

4. 语音共振
语音共振的产生方式与语音震颤基本相同。嘱患者用一般的声音强度重复发"yi"长音，喉部发音产生的振动传至胸壁，由听诊器听及。正常情况下，听到的语音共振言词并非响亮、清晰，音节亦含糊难辨。语音共振减弱见于支气管阻塞、胸腔积液、胸膜增厚、胸壁水肿、肥胖以及 COPD 等患者。语音共振增强可产生支气管语音、羊鸣音,多见于肺实变患者。

5. 胸膜摩擦音 正常情况下,呼吸时胸膜脏层和壁层之间相互滑动并无音响发生。当胸膜面由于炎症、纤维蛋白渗出而变得粗糙时,随呼吸便可出现胸膜摩擦音。其特征颇似用一手掩耳,以另一手指在其手背上摩擦时所听到的声音,吸呼两相均可听到。其常发生于纤维蛋白性胸膜炎、肺梗死、胸膜肿瘤及尿毒症等患者。

四、心脏检查

(一) 视诊和触诊

心前区的视诊和触诊有助于识别正常或异常的搏动。心前区搏动由心室收缩引起,心前区搏动强弱取决于心室收缩的力量和胸壁厚度。在正常情况下,左心室收缩是最剧烈的,在收缩时会产生可见的、可触摸的搏动,称为最强搏动点(point of maximal impulse, PMI)。将右手手掌放在胸骨左下边缘时,能识别出 PMI。

左心室肥大时 PMI 向外侧偏移。右心室肥大时,在患者胸骨左下缘附近产生收缩期抬举性搏动,是慢性低氧血症、肺动脉瓣膜病或原发性肺动脉高压患者的常见表现。严重肺气肿患者由于收缩振动不能很好地通过过度膨胀的肺传导,因此可能很难找到 PMI。肺不张时 PMI 向患侧移动,气胸时 PMI 向健侧移动。严重肺过度充气时,PMI 向上腹部中心移位。

胸骨左缘第 2 肋间的位置被称为肺动脉瓣区,通过触诊可以识别肺动脉瓣关闭时的异常。当患者存在肺动脉高压或瓣膜异常时,在该区域可感觉到强烈的振动。

(二) 听诊

正常的心音是由于心脏瓣膜关闭而产生的。第一心音(S_1)是在心室收缩时二尖瓣和三尖瓣(合称房室瓣)关闭而产生的。当收缩结束,心室松弛时,肺动脉瓣和主动脉瓣(合称半月瓣)关闭,产生第二心音(S_2)。如果房室瓣或半月瓣没有同时关闭,就会听到明显的心音分裂。第三心音(S_3)音调低沉,出现在心尖,对成年人而言,这可能意味着充血性心力衰竭。第四心音(S_4)出现较晚,可能是心脏病的征兆。能听到 S_3 和 S_4 的心脏病患者称为有奔马律。

心脏或心脏之外的异常可能导致心音强度降低。肺过度充气、胸腔积液、气胸和肥胖使对 S_1 和 S_2 的识别变得困难。心力衰竭或心脏瓣膜疾病引起的心室收缩不良也会导致 S_1 和 S_2 强度降低。相反,由于肺动脉瓣的强制关闭,肺动脉高压时会出现 S_2 强度增强(P_2 亢进)。

心脏杂音指除心音与额外心音外,在心脏收缩或舒张过程中的异常声音,杂音产生的机制有:

(1)血液流经关闭不全的瓣膜反流。

(2)血液流经狭窄的瓣膜。

(3)血液快速流过正常的瓣膜。

由关闭不全的房室瓣导致的收缩期杂音在 S_1 期间通常会产生高调的"呼呼"声。通过狭窄的半月瓣的血流受阻产生的喷射性收缩期杂音,响亮而粗糙。血液流经关闭不全的半月瓣时反流会在 S_2 期出现舒张期杂音。湍流舒张期杂音由舒张期通过狭窄的房室瓣的血流受阻引起。

五、腹部检查

通过视诊和触诊腹部,检查患者是否有腹部膨隆和压痛。腹部膨隆和疼痛会影响膈肌运动,并可能导致患者出现呼吸功能障碍,也可能会抑制深呼吸和咳嗽,促进肺不张的发生。特别应关注的是腹内高压,定义为腹内压>12mmHg。腹内压>20mmHg 会引起腹腔间室综合征,通常需要紧急减压手术。这种综合征会导致严重的肺不张、低氧血症、低血压和肾衰竭。

腹内高压是钝性或穿透性腹部创伤、主动脉瘤破裂、肠梗死和终末期肝衰竭患者的常见表现。

当腹部视诊发现非常明显的腹部膨隆时,即应怀疑。腹内压可以通过将动脉测压导管连接到尿管的培养口来测量。

肝脏增大(肝大)是右下叶肺不张和胸腔积液的常见原因。肝大是肝病和肺源性心脏病患者的常见表现。

六、四肢检查

呼吸系统疾病可能会导致患者肢体异常,如出现杵状指/趾、发绀和脚肿。

(一) 杵状指/趾

手指或足趾的杵状隆起是心肺疾病患者的重要表现。杵状指/趾指随时间推移手指和足趾末端骨节的无痛性增大。随病程进展,指甲与甲床的角度增加,甲床摸起来像海绵。导致杵状指/趾的疾病有浸润性或间质性肺疾病、支气管扩张、各种癌症(特别是肺癌)、先天性心脏病、慢性肝病和炎症性肠病。COPD 患者在不合并其他疾病时,即便存在低氧血症,也不会导致杵状指/趾。COPD 患者的手指出现杵状隆起,表明正在发生 COPD 以外的其他疾病。

(二) 发绀

检查患者手指有无发绀是初始评估的一部分,只要怀疑低氧血症就应该进行。由于指甲和皮肤的透明性,因此发绀可以被识别出来。当患者毛细血管血液中的脱氧血红蛋白含量超过 50g/L 时,就会出现发绀。这可能是由于动脉或静脉血中氧含量的减少,或者二者均有。

周围性发绀主要出现在肢体的末端与下垂部分,如肢端、耳垂、鼻尖处,主要由于灌注不良造成。当毛细血管血流不畅时,组织会摄取更多的氧气,导致静脉血中氧含量下降,从而增加脱氧血红蛋白的含量。外周灌注不良导致周围性发绀时,四肢通常摸起来很冷。

中心性发绀除四肢外,也可累及躯干和黏膜,可能是严重肺部疾病的征象,也可能是先天性心脏病导致静脉血分流的征象。

(三) 毛细血管充盈时间

评估毛细血管充盈的方法是短暂而用力地按压患者的指甲,直到甲床变白。松开时,记录血液流动和颜色恢复的速度。当患者心输出量减少,肢端灌注不良时,毛细血管充盈缓慢,需要几秒才能完成。在心输出量和肢端灌注良好的健康人中,毛细血管充盈时间为 2s 或更短。

(四) 外周皮肤温度

当患者全身灌注不良(如心力衰竭或休克)时,四肢会出现代偿性血管收缩,将血液重新分配到重要器官。这种外周血流灌注的减少会导致四肢湿冷。湿冷延伸到躯干的程度代表循环衰竭的程度。相比之下高心输出量和外周血管异常(如脓毒症休克时)的患者可能皮肤温暖、干燥。

第四节 实验室检查

实验室检查是重要的临床评估手段,旨在评估患者的一般健康状况和基线状态,识别器官功能障碍,检测是否存在感染和监测治疗效果等。因此,医生及呼吸治疗师必须熟悉这些检查及其在辅助诊断呼吸功能障碍方面的价值。

实验室医学涉及患者组织和液体样本的研究,由 5 个学科组成:临床生化,分析血液、尿液和其他体液中的电解质和蛋白质;血液学,分析血液中的细胞成分;临床微生物学,检测血液和其他体液中的感染性病原体,包括鉴定细菌、病毒、真菌和寄生虫的亚专业;免疫学,聚焦于自身免疫和免疫缺陷疾病;解剖病理学,通过分析组织样本辅助诊断疾病。

一、生物参考区间、医学决定水平与危急值

参考区间是在指定百分位数时(如中央区域的95%),参考样本组中所检测到的数值区间或参考人群的预测数值区间,主要用于判断某个个体的实验室检测结果或观测结果是否正常。医学决定水平常用于确定或排除某种疾病,或对某些疾病进行分级或分类,或对患者预后做出估计,或决定采取某种治疗措施等。参考区间研究的是健康人群的数据,而医学决定水平研究的是其他各种无关疾病的患者的参考水平以及有关疾病的患者在不同病情时的数据(图10-4-1)。

危急值指检验结果的极度异常,如不及时处理随时会危及患者生命的检验值。临床实验室通常通过电话向患者所在地传达危急值,收到危急值的医务人员必须将结果回读给临床实验室。通话中关于危急值的关键信息应登记在册。

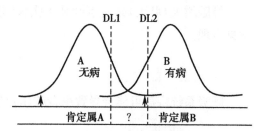

图10-4-1 参考区间与医学决定水平
曲线 A. 在两箭头之间为无某种疾病的无病组参考区间;曲线 B. 为患有某种疾病的有病组;DL1 为其中的一个决定水平,在此阈值的左侧可排除有病;DL2 为其中的另一个决定水平,在该阈值的右侧可确定有病。

二、血液常规检测

血液常规检测包括血红蛋白测定、红细胞计数、红细胞平均值测定和红细胞形态检测;白细胞计数及分类计数;血小板计数、血小板平均值测定和血小板形态检测。

(一) 红细胞计数和血红蛋白测定

红细胞的主要功能是向组织提供 O_2。红细胞计数有助于确定血液携带 O_2 的能力。红细胞计数异常降低称为贫血,表明患者骨髓生成红细胞不足或发生了过度失血。此时,血液携氧能力会降低,患者组织缺氧风险也会增加。贫血有多种原因:有些与饮食中铁或维生素(如维生素 B_{12} 和叶酸)缺乏有关;其他与慢性炎症性疾病有关,如克罗恩病、艾滋病、淋巴瘤和破坏红细胞的自身免疫病(溶血性和再生障碍性贫血)。

红细胞计数异常升高称为红细胞增多症。慢性低氧血症时,骨髓受到刺激产生额外的红细胞,称为继发性红细胞增多症。通过红细胞增多增加血液的携氧能力来抵消 PO_2 的降低。生活在高海拔地区和有慢性肺部疾病的患者常经历慢性缺氧并发展为继发性红细胞增多症。

血红蛋白(Hb)是一种具有与 O_2 结合能力的蛋白质。每个健康的红细胞含有 2 亿~3 亿个血红蛋白分子,健康成年人的血红蛋白水平为 120~170g/L。血红蛋白浓度不足的患者携氧能力降低。此时,红细胞比正常细胞小(小细胞性贫血),缺乏正常颜色(低色素性贫血)。输注红细胞的必要性取决于患者贫血的原因和整体状况。通常只有当血红蛋白浓度降至 70.0g/L 时才需要输血,这种保守性策略反而可以改善患者预后。

(二) 白细胞计数

白细胞计数高于正常值(成人为 $10 \times 10^9/L$)称为白细胞增多,可由压力、感染和创伤等多种原因导致。白细胞增多的程度反映了患者感染的严重程度。白细胞计数显著增高($>20 \times 10^9/L$)表明存在严重感染,患者的免疫系统正在产生强烈应答。

白细胞计数低于正常值(成人为 $4 \times 10^9/L$)称为白细胞减少,通常发生在免疫系统被感染击溃时。其他原因包括骨髓疾病(如白血病、淋巴瘤)、系统性红斑狼疮、结核病、艾滋病以及癌症患者的化学治疗或放射治疗。

三、生物化学检测

（一）血清电解质检测

正常的细胞功能取决于液体、电解质和酸碱平衡的稳态。总体上，每日获得的水、电解质、酸和碱的总量必须与损失的总量相平衡。电解质检测主要测定钠（Na^+）、钾（K^+）、钙（Ca^{2+}）、镁（Mg^{2+}）、总CO_2/碳酸氢盐（HCO_3^-）、氯（Cl^-）和磷（PO_4^-）等离子的浓度。由于身体的电解质平衡由肾控制，因此经肾排泄的废物如肌酐（Cr）和血尿素氮（BUN）也包括在内。

（二）葡萄糖

碳水化合物降解产生血清葡萄糖，用于细胞代谢获取能量。细胞利用血液中循环的葡萄糖需要胰腺中分泌的胰岛素参与。高血糖指血糖水平的异常升高，通常由糖尿病或严重脓毒症引起。低血糖指血糖水平的异常降低，与消化问题、碳水化合物饮食摄入不足和胰岛素或药物导致的糖尿病过度治疗有关。

糖尿病是通过检测患者空腹血糖水平诊断的。两次血糖水平高于7.0mmol/L通常表明患有糖尿病。伴有代谢性酸中毒的严重高血糖称为糖尿病酮症酸中毒，如果不立即治疗，可能会危及患者生命。胰岛素抵抗和严重高血糖（血糖水平>11.1mmol/L）在危重患者中很常见，并与更高的器官衰竭率和死亡率相关，对这些患者需要使用胰岛素控制血糖。

（三）乳酸

乳酸是葡萄糖无氧代谢的最终产物。血液乳酸盐浓度取决于肌肉细胞和红细胞中乳酸盐的产生以及肝脏的乳酸盐代谢速率。因此，乳酸的过度产生和代谢不足都可能导致乳酸酸中毒。多种原因可以导致患者乳酸水平异常，如肝病、糖尿病、维生素 B_1 缺乏、恶性肿瘤以及乙醇、甲醇或水杨酸盐中毒。然而，乳酸酸中毒最常见的原因是与休克相关的组织缺氧引起的无氧代谢。血液乳酸水平大于4mmol/L表示乳酸无法被快速清除，其与感染性、创伤性或心源性休克患者的较高死亡率相关。

表 10-4-1 列举了电解质及其他常见生物化学检测项目的危急值结果以及与之相关的常见病理状况。

表 10-4-1　常见生物化学检测项目的危急值及常见病理状况

检测项目	危急值	与异常高水平相关的常见病理状况	与异常低水平相关的常见病理状况
钠（Na^+）	>155mmol/L； <125mmol/L	高钠血症：过度失水或液体限制导致的脱水；过量使用含盐液或利尿剂	低钠血症：过度水合或抗利尿激素分泌异常；严重呕吐或腹泻；充血性心力衰竭、肾或肝衰竭、艾迪生病
钾（K^+）	>6.0mmol/L； <3.0mmol/L	高钾血症：急性或慢性肾病、艾迪生病、严重乙醇中毒、横纹肌溶解综合征	低钾血症：严重呕吐或腹泻；慢性肾病；大剂量 β 受体激动剂治疗
钙（Ca）	>6.75mmol/L； <3.25mmol/L	高钙血症：甲状旁腺功能亢进、锂或噻嗪类利尿剂治疗、转移性癌、多发性骨髓瘤	低钙血症：甲状旁腺功能减退、输血、急性胰腺炎、维生素 D 缺乏
离子钙（Ca^{2+}）	>0.75mmol/L； <0.40mmol/L	高钙血症：甲状旁腺功能亢进、锂或噻嗪类利尿剂治疗、转移性癌、多发性骨髓瘤	低钙血症：甲状旁腺功能减退、输血、急性胰腺炎、维生素 D 缺乏
镁（Mg^{2+}）	>1.85mmol/L； <0.4mmol/L	高镁血症：慢性肾衰竭、艾迪生病、糖尿病酮症酸中毒、脱水	低镁血症：肝硬化、胰腺炎、重度乙醇中毒、血液透析、妊娠毒血症、溃疡性结肠炎
总 CO_2	>40mmol/L； <15mmol/L	肺通气功能衰竭	代谢性碱中毒；高通气综合征；严重腹泻

检测项目	危急值	与异常高水平相关的常见病理状况	与异常低水平相关的常见病理状况
氯（Cl⁻）	>120mmol/L； <70mmol/L	高氯血症：过量使用 Cl⁻（通常是休克时的液体复苏）；代谢性酸中毒、尿崩症	低氯血症：严重腹泻或呕吐；代谢性碱中毒、肾上腺功能不全、严重烧伤、静脉过量输注葡萄糖
磷（PO₄⁻）	>2.5mmol/L； <1.0mmol/L	高磷血症：一般见于肾衰竭、肝衰竭、骨转移瘤、低钙血症、甲状旁腺功能减退	低磷血症：大多见于慢性高通气综合征；也可由高钙血症、甲状旁腺功能亢进和营养不良引起
肌酐（Cr）	>100mg/L	急性肾损伤、慢性肾衰竭	蛋白质摄入不足、肝病
血尿素氮（BUN）	>1 000mg/L	急性肾损伤、慢性肾衰竭、脱水	肝病、营养不良
葡萄糖（Glu）	>27.8mmol/L； <2.8mmol/L	高血糖：糖尿病；严重脓毒症	低血糖：过量注射胰岛素、饮食中碳水化合物摄入不足
乳酸	>4mmol/L	常见于出血性或感染性休克患者；也可能是由肝脏清除率降低、脱水或创伤引起	

四、酶学检测

（一）肝功能检测

肝脏主要负责将食物转化为细胞代谢、蛋白质合成和解毒所必需的底物。谷丙转氨酶、谷草转氨酶和碱性磷酸酶的异常增高可用于评估肝损伤。总胆红素是由肝脏对破坏的红细胞分解产生的，是肝功能检测的一个重要指标。蛋白质合成是肝脏的另一个重要功能，通过检测总蛋白质和白蛋白的浓度来评估。肝病的特点是无法清除血液中的毒素。与肝病患者精神功能改变有关的毒素主要是由蛋白质分解产生的堆积的氨。

（二）胰酶和肌酶检测

其他疾病也会在血清中产生异常水平的酶。胰腺炎患者的脂肪酶和淀粉酶异常。肌酸磷酸激酶（creatine phosphokinase，CPK）或称为肌酸激酶（creatine kinase，CK）是一种主要存在于心脏、大脑和骨骼肌组织中的酶。这些组织发生缺血性损伤的患者 CPK 水平升高。每种组织都有 3 种类型的 CPK。CPK-1（CPK-BB）主要在损伤后从肺或脑中释放。骨骼肌大面积挤压伤患者和肌炎患者的 CPK-3（CPK-MM）水平升高。CPK-2 与心脏损伤有关。

乳酸脱氢酶是一种催化丙酮酸转化为乳酸的酶。血清乳酸脱氢酶水平升高与组织分解有关，这种分解发生在许多情况下，如横纹肌溶解、癌症、脑膜炎、溶血性贫血、急性胰腺炎和急性心肌病等。乳酸脱氢酶的适度增加（>880IU/L）与心肌梗死或溶血性贫血相关，而癌症、横纹肌溶解、严重休克和缺氧时可出现大量增加（>8 800IU/L）。

（三）心肌酶和心肌蛋白检测

最常用的 CPK 检测是 CPK-2（CPK-MB），这是一种心肌梗死后从心脏释放的酶。损伤后 4~6h 其水平显著升高，12~24h 达到峰值。对疑似心肌梗死、胸部创伤引起的心脏挫伤、心脏直视手术或心肌炎患者应进行连续 CPK-2 检测。肌钙蛋白是一种调节骨骼肌和心肌收缩力的蛋白质。蛋白片段肌钙蛋白 I 与心肌损伤有关。与 CPK-2 类似，肌钙蛋白 I 水平在心肌梗死后 12~16h 达到峰值。

脑利尿钠肽（brain natriuretic peptide，BNP）由心脏产生，在心肌拉伸增加时分泌增多。BNP 检测主要用于评估心力衰竭患者，特别是伴有呼吸困难和肺水肿的患者。大于 300pg/ml 表示轻度心力衰竭，大于 600pg/ml 表示中度心力衰竭，大于 900pg/ml 表示严重心力衰竭。其他情况如 ARDS 和严重脓毒症，也会导致心肌拉伸增加，BNP 水平可在 300~500pg/ml。

五、凝血检测

凝血是血液和血管树形成凝块以止血和修复损伤血管的过程。简言之,血管内壁(内皮)的损伤使血液暴露于组织因子(即蛋白质)中,这些组织因子会吸引和激活血小板,从而刺激凝血。血小板减少和血小板功能异常会导致过度出血,而血小板增多会导致凝血过度。除直接测定血小板外,整个凝血过程的功能通过凝血酶原时间(prothrombin time,PT)和部分凝血活酶时间(partial thromboplastin time,PTT)来测定。这些检测评估了纤维蛋白凝块形成的两种不同途径。PT 指暴露于组织因子后,血浆形成纤维蛋白凝块所需的时间(以秒为单位)。它评估外源性凝血途径,并反映凝血因子 I、II、V、VII和 X 的功能。相反,PTT 主要评估内源性凝血途径。它用于评估凝血异常并监测抗凝治疗的效果。PTT 的异常与凝血因子 I~VI 和凝血因子 VIII~XII 有关。临床上,在维生素 K 缺乏症患者和接受华法林或肝素等抗凝治疗的患者中发现 PT 和 PTT 异常增加。弥散性血管内凝血(disseminated intravascular coagulation,DIC)患者和终末期肝病患者的 PT 和 PTT 也会增加。

D-二聚体是纤维蛋白凝块溶解时产生的一种小蛋白质片段,是一大类纤维蛋白降解产物。检测 D-二聚体水平有助于诊断深静脉血栓形成、肺栓塞或 DIC。

六、感染指标检测

降钙素原(procalcitonin,PCT)是一种降钙素的无活性蛋白,在对细菌感染(特别是脓毒症)做出反应时释放。PCT 水平与感染的严重程度直接相关。由于 PCT 在患者病毒感染时不会增加,因此它是细菌感染的独特标志物。PCT 水平通常在脓毒症发生最初的 2~4h 内增加,峰值水平在 24~48h 后出现。一旦用适当的抗生素治疗控制了感染,PCT 水平就会迅速下降。因此,PCT 检测越来越多地被用于滴定抗生素治疗。健康人的 PCT 水平低于 0.1ng/ml。当 PCT 水平高于 0.5ng/ml 时,支持脓毒症的诊断,而当 PCT 水平低于 0.2ng/ml 时则排除。当 PCT 水平达到 0.25~0.50ng/ml 时通常开始抗生素治疗。每 1~2 日重复检测一次,以评估抗生素治疗。当 PCT 从峰值下降约 90% 时,通常停止抗生素治疗。

C 反应蛋白(C-reactive protein,CRP)是在感染(特别是脓毒症)或创伤时由肝脏表达的血浆蛋白。CRP 的主要作用是激活补体系统,帮助抗体摧毁细菌。CRP 水平在感染或损伤后 6~8h 开始升高,并在 36~50h 达到峰值。正常 CRP 水平约为 0.8mg/L,80~100mg/L 时提示感染,大约 130mg/L 时提示严重脓毒症。

七、痰液微生物检测

对怀疑有严重肺部感染的患者需要痰液标本来识别引起感染的微生物,从而帮助选择适当的抗生素。革兰氏染色是第一种用于评估痰液标本的检测方法。实验室技术人员将痰液标本涂抹在载玻片上,涂上染色液,并通过显微镜进行检查。

革兰氏染色能够确定痰液标本的质量。一些患者很难产生足够的痰液标本,可能只向痰杯中吐唾液。在这种情况下,革兰氏染色显示很少(每低倍镜视野<25 个)脓细胞和大量上皮细胞,此时标本不合格。含有大量脓细胞和少量上皮细胞的标本很可能是真正的肺部痰液标本,并可能反映感染源。

验证标本质量后,实验室技术人员确定革兰氏染色反应(阳性或阴性)和存在的细菌的形状(杆菌与球菌)。尽管革兰氏染色有助于识别病原体,因此可以更快地开始使用抗生素,但只有对特定生物体进行几天的培养才能作出明确的诊断。

（一）痰培养

如果革兰氏染色显示有足够的标本，技术人员会准备一部分痰进行培养。将痰液标本置于能让微生物生长的培养基中。当微生物成熟后，对其进行显微镜检查，以确定其确切类型和对抗生素治疗的敏感性。这些信息使医生能够开始适当的抗生素治疗。革兰氏染色和培养也适用于血液、胸腔积液或任何其他与感染有关的体液标本。

（二）抗酸染色

肺结核是由结核分枝杆菌引起的。快速识别和隔离疑似结核感染患者是极其重要的感染控制措施。检测结核感染的一种快速、有效的方法是对含痰标本的玻片进行革兰氏染色，然后用酸冲洗。所有分枝杆菌的共同特点是染色后，后续的酸洗不能充分削弱细胞壁以去除着色染料。这种对脱色的抗性使这种微生物被归类为抗酸细菌。

八、实验室检查数据的临床应用

虽然呼吸治疗师（respiratory therapist，RT）主要关注呼吸系统，但本节提到的许多实验室检查仍与 RT 的工作内容密切相关。

对于需要检测动脉血气（arterial blood gas，ABG）或经鼻吸痰的患者，RT 必须评估其凝血功能。对于 ABG 检测，对血小板计数异常降低或 PT 升高的患者需要在抽取动脉血后对穿刺部位进行更长时间的压迫，以防止出血和血肿形成。对血小板计数极低的患者只有在必要时才应进行动脉穿刺，或经鼻吸痰，因为出血风险极高。

肺栓塞患者常表现出一些与心肌梗死患者相同的症状（如呼吸困难和胸痛），因此，在评估疑似肺栓塞患者时，RT 熟悉 D-二聚体、肌钙蛋白 I、CPK-1 和 CPK-2 等检测有助于帮助鉴别诊断。

严重的电解质紊乱对呼吸功能有显著的影响，许多电解质紊乱会导致患者出现全身性骨骼肌无力。这种无力可能会限制活动，并增加患者患肺炎和静脉血栓栓塞的风险，从而导致肺栓塞。呼吸系统疾病患者的呼吸肌无力会影响自主通气的能力，以及通过深呼吸和充分咳嗽维持气道廓清的能力。引起呼吸肌无力的原发性电解质紊乱包括低钙血症、低镁血症和低磷酸盐血症。低血糖患者常主诉乏力，因此低血糖患者不太可能成功撤机。严重的高钾血症（血钾>8.0mmol/L）、低钾血症（血钾<2.0mmol/L）或低磷血症（血磷<1.0mmol/L）可导致呼吸肌无力。此外，严重的高钾血症（血钾>6.0mmol/L）会增加患者心律失常的风险。严重的低钙血症（血钙<6.5mmol/L）有时会导致患者出现喉喘鸣和呼吸困难。

血液中的电解质紊乱和其他毒素会抑制神经功能。由于精神状态异常可能会抑制呼吸动力，影响患者配合治疗，并通过抑制咳嗽影响患者气道保护能力。严重情况下，高钠血症可以是中枢神经系统抑制的主要原因，可导致患者出现嗜睡、昏迷和呼吸暂停。在严重肝病患者中，血氨水平升高也会抑制神经功能。

最后，医生会使用实验室检查来评估危重症患者的总体生存可能性。对原发性呼吸衰竭患者而言，预防继发性多器官功能衰竭与预后相关。因此，跟踪肌酐、总胆红素和血小板的趋势对监测肾、肝和血液系统衰竭的发生或发展至关重要。

（陶　程　夏金根　詹庆元）

第十一章　胸部影像学检查

第一节　胸部 X 线平片和胸部计算机体层摄影

一、胸部影像学检查的目的和适应证

胸部影像学检查在临床上十分常用,是非常有价值的一项诊断技术,可用于发现肺、胸膜、心脏等胸部器官由疾病引起的形态学改变,从而确定适当的治疗方法,也可用于评价各种导管的安置位置是否恰当。对患者胸部影像学的追踪对比,是评价疗效及疾病进展的依据之一。

患者站立的后前位和侧位投照是评价胸部影像的标准放射学观察方式,这样的投照方式可恰当、三维地评价胸部影像。但对机械通气患者,多无法站立,可选择直立正位或仰卧位投照,但这样的投照体位会使图像质量受到影响。正位投照大多适用于全身一般情况差、无法到放射科摄片者,或者无法站立的患者,前者通常由移动式 X 线机到患者床边摄片,患者取平卧或半卧位,片盒放置于其背部,此时 X 线球管与胶片的距离为 90~100cm,由于焦点到胶片距离缩短且为仰卧位,所以心影放大明显,且多数机械通气患者无法配合屏住呼吸或深吸气,所以图像质量会有所下降。

因此,要对机械通气患者的胸部影像学做出准确的诊断是比较困难的。机械通气患者大多病情危重,所以正位便携式(床旁)胸部 X 线平片仍是目前对重症患者最为常用的影像学检查方式。至于胸部计算机体层摄影(computed tomography,CT)或磁共振成像(magnetic resonance imaging,MRI)检查,由于患者的转运风险高,只在必要时进行。

二、导管及其并发症

解读机械通气患者胸部 X 线平片的第一步是诊断气管导管和侵入性导管的位置。导管的位置异常可导致严重的并发症。

(一)气管导管

患者进行机械通气时须插入气管导管,导管的末端应置于气管隆嵴上 4~7cm 处。气管隆嵴一般明显可见,如果不可见,可以通过寻找主支气管,再沿着主支气管寻找气管与气管隆嵴的交汇点。如果气管隆嵴显示仍然不是很明显,则可能位于主动脉弓下或邻近第 5、第 6 胸椎平面。

气管插管的位置是否理想,取决于插管时患者颈部是伸展的还是屈曲的。当颈部由自然状态转为屈曲状态时,导管的末端可下降约 3cm,当颈部由自然状态转为伸展状态时,导管的末端可以上升约 5cm。当插管时患者的颈部处于自然状态时,导管的末端应放在气管隆嵴上 4~7cm。如果插管时患者颈部处于伸展状态,导管的末端应该再高一些(气管隆嵴上 7~9cm),以允许导管有向下移位的可能性。如果插管时患者颈部处于屈曲状态,则刚好相反,导管末端应该再低一些(气管隆嵴上 2~4cm)(图 11-1-1)。

气管插管位置过低,常进入右主支气管,多造成右肺过度膨胀,从而导致肺泡破裂、右侧气胸,右肺上叶或左侧肺叶则多会发生塌陷及不张。插管进入左侧主支气管很少见,因为左主支气管接近于

水平走行。

气管插管导管末端若位置太高,会停留在下咽部或喉部,导致肺通气不良及胃部膨胀。如果导管的末端或开口处在声带的水平位置,可能在该处形成溃疡和瘢痕,导致声带损伤。末端过高也容易脱管。

对困难气道患者气管插管偶尔会误插入食管内,可通过导管不与气管内的气柱重叠或胃部膨胀等征象来判断。侧位片对诊断很有帮助,即使气管与食管在正位片上重叠,它们在侧位片上很容易区分(图11-1-2)。

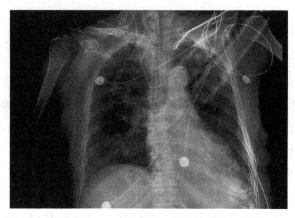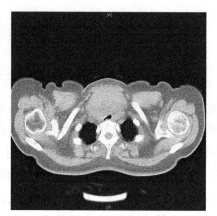

图 11-1-1　气管插管

气管插管术后,末端约平 $T_{4\sim5}$ 椎体水平。

图 11-1-2　颈部肿物

颈部肿物致气道狭窄气管切开一般用于需长时间机械通气的患者,其优势在于颈部活动不会影响气管切开导管的位置。管末端须位于气管 1/2~2/3 水平,约 T_3 水平。此类插管发生异位情况较为少见,气管切开后须马上拍片以排除纵隔气肿、皮下气肿等并发症的发生。气管切开患者的早期并发症包括喉返神经损伤,面部损伤,肺尖损伤造成气胸、纵隔气肿、皮下气肿,感染,溃疡形成,穿孔,出血等。长期置管并发症发病率高达 60%,包括气管狭窄、气管软化、气管撕裂、气管肉芽肿形成、气管无名动脉瘘、气管食管瘘。

(二)中心静脉置管

中心静脉置管主要用于输液、抢救用药和中心静脉压(CVP)的测定。在胸部 X 线平片上导管的头端经过上腔静脉,上方位于第 1 前肋末端和锁骨处,下方位于右心房顶部,即气管隆嵴水平,大致平第 4 胸椎,插管走形应与上腔静脉平行。导管位置过高可增加血栓的风险,导管位置过低会进入右心房引起心律失常,甚至引起心脏穿孔和心脏压塞。置管后应立即行床旁胸部 X 线平片检查,除确定位置外还应除外操作引起的气胸、纵隔气肿或血肿(图11-1-3)。

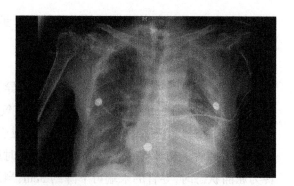

图 11-1-3　中心静脉置管术后

中心静脉置管末端平 $T_{4\sim5}$ 水平。

(三)鼻胃管

鼻胃管用于提供肠内营养的同时也可做胃肠道减压,抽出胃内容物。胃管头端及侧孔应放置在食管胃结合部的远侧。若误放至近端食管可增加患者误吸的风险,误放入气管或支气管可直接导致误吸或气胸的发生,若在食管内扭曲打折,可引起食管受损,长时间可导致穿孔,所以在置管后应拍摄床旁胸部 X 线平片以确定胃管位置。

(四) 胸部引流管

胸部引流管用来引流胸腔内的气体或者液体。气体多好聚集于胸腔的顶部,而液体多好聚集于胸腔的低凹处,所以引流管的位置会有所不同。引流管插入过浅或过深均会影响引流的效果,床旁胸部 X 线平片可以很好地帮助确定引流管的位置是否适当,从而进行调节,以保证充分、有效地引流。

三、机械通气和气压伤

VALI 既往被认为只是一种机械伤,即由于机械通气时过高的压力或容量使肺泡极度扩张、肺泡毛细血管膜受损、毛细血管内液体及有形成分渗出,最终导致肺水肿、透明膜形成及肺泡表面活性物质减少及失活等病理性改变。

但近年来的研究发现,机械通气同时也是一种炎症前期刺激,其主要分子机制可能为机械通气力量被细胞感知,通过细胞内信号转导使细胞激活和细胞因子大量释放,产生肺内异常激活和放大的炎症反应,即生物伤。

故 VALI 的概念已从单纯的气压伤转变为包括气压伤、肺容积伤、肺萎陷伤、生物伤为主的多种损伤。

(一) 纵隔气肿

当气体在压力作用下造成肺泡破裂,即发生了气压伤。在远端无软骨气道区域内,气体被迫进入相邻的支气管血管(血管周)鞘间质中。"逃逸"的气体沿鞘向肺门及纵隔移动,造成纵隔积气。

在成人中,胸骨后间隙增宽和透亮度增加提示纵隔气肿。纵隔气肿也可表现为灰黑密度的条带影,将纵隔胸膜与纵隔相区分;也可表现为大量气体积聚,勾画出纵隔结构的轮廓。异常的纵隔内气体表现为在纵隔阴影侧边的垂直透亮条带影。壁胸膜与纵隔结构分开,形成与心脏和纵隔轮廓相平行的细线影,同时一条空心带把心脏和纵隔分开。这条线在左侧最明显,但是容易被忽略。除此之外,正面观可见心脏的边界、主动脉和胸腺的轮廓较正常轮廓更加明显。

在没有贯通伤或放置胸腔引流管时,即使在纵隔气肿还不是很明显时,皮下气肿的出现也是纵隔气肿的间接有力证据(图 11-1-4)。

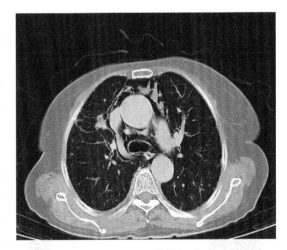

图 11-1-4　纵隔气肿
纵隔及双侧颈部软组织见多发气体影。

(二) 皮下气肿

皮下气肿是气压伤患者的常见体征,是破裂肺泡的气体切割进入皮下组织发展来的,通常在头颈部最明显,经常可触及皮下气肿,按压患者局部皮肤会出现轻微的脆裂声,即"握雪感"。气体由纵隔延伸至患者颈部、胸部和腹壁的软组织内,或者由胸腔闭式引流管或胸壁的穿通伤引起皮下气肿。气体沿肌肉走向分开肌肉,产生特征性的梳状、条纹状外观,与下方的肺叶重叠,经传统的胸部X 线平片往往难以评价肺部情况。皮下气肿影像学表现很明显,表现为局部皮下有大小、长短不整齐的异常透亮影,但皮下气肿本身通常不产生严重的临床结果(图 11-1-5)。

(三) 气胸

气胸是最常见、最严重的机械通气并发症之一,正压机械通气患者的气胸发病率为 3%~5%。胸膜破裂导致肺泡内气体进入胸膜腔,发生气胸。气胸量少时不易被发现,应在患者有病情变化时积极地复查床旁胸部影像学检查,以做出早期诊断。

在平卧位胸部 X 线平片上,前内侧隐窝是最敏感的部位。前内侧气胸征象为纵隔边缘和心脏下方内侧膈面被清晰勾画,出现一个明显的前心膈角。肺底气胸表现为上腹部异常透亮影,肋膈角变深,可见到前肋膈沟和肺的下缘。在发生张力性气胸时,膈肌受压,纵隔向对侧移位。但有时由于某些基础性肺疾病(如肺实变)的存在,即使在有张力的情况下,也可能不出现气胸侧显著的肺塌陷。在仰卧位患者中,气胸可能出现在不典型的位置,

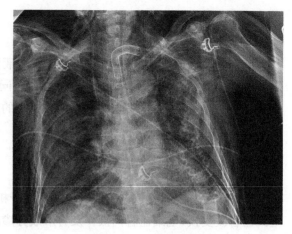

图 11-1-5　皮下气肿

如肺的中野或肺底部。阅片时需要对气胸与皮肤皱褶的重叠影仔细鉴别。

若患者胸片上出现皮下气肿或纵隔气肿的 X 线征象,则应高度怀疑气胸的可能。当发生大量气胸或张力性气胸时,一侧肺容积的增大或透光度增加,纵隔向对侧移位,患侧的膈面低平甚至反向(图 11-1-6)。

气胸患者的胸部 CT 基本表现为胸膜腔内出现极低密度的气体影,伴有肺组织不同程度的压缩、萎缩改变。一般应在肺窗条件下观察,对含极少量气体的气胸和主要位于前中胸膜腔的局限性气胸的诊断,胸部 X 线平片可漏诊,而在胸部 CT 上诊断非常容易(图 11-1-7)。

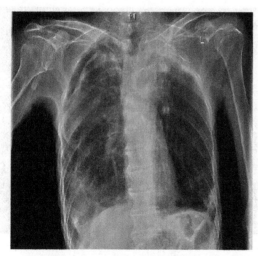

图 11-1-6　气胸的胸部 X 线平片

右上肺见无肺纹理区,右肺压缩约 15%。

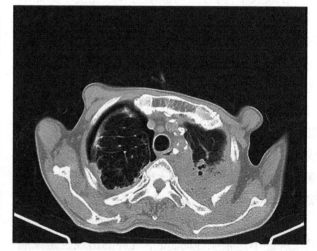

图 11-1-7　气胸的胸部 CT

右侧气胸,肺组织压缩约 20%,左侧胸腔积液,左下肺可见团片状影。

(四) 心包积气

机械通气所致的心包积气多见于新生儿肺透明膜病的患者。心包积气指心包腔内出现气体聚集,常见原因为自发性和继发性,自发性多见于新生儿心包膜缺损、心包与邻近空腔脏器间形成瘘管,继发性常见于手术、创伤或医源性穿刺术后。心包积气在婴儿中是相当普遍的,但是在成人中却不常见,除非是做过心脏手术或心包介入治疗的患者(图 11-1-8)。最常见的症状为心前区锐痛,轻至中度的呼吸困难,心脏听诊可闻及金属性爆裂音和摩擦音,若同时存在液体时可出现 moulin 杂音或车轮样杂音,即金属性泼水声。随着心脏压塞的发生可见呼吸窘迫加重,颈静脉怒张、CVP 升高、

奇脉、脉压减小、低血压、有些患者出现心动过缓。心包积气的影像学表现为围绕心脏的透光影或出现围绕心脏的透光"晕"征象(图 11-1-9)。

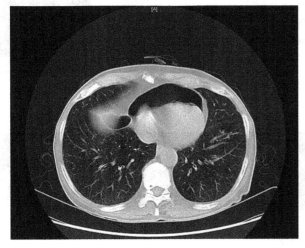

图 11-1-8　心包积气的胸部 CT
心包积液及积气。

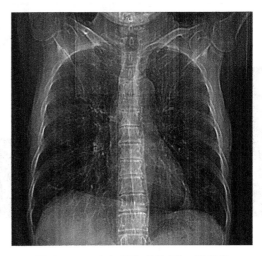

图 11-1-9　心包积气的胸部 X 线平片
心包少量积气。

(李小钦　赵菲璠)

第二节　肺 部 超 声

随着技术的进步和经验的积累,肺部超声(lung ultrasound,LUS)广泛用于肺部疾病、胸膜疾病等的早期诊断和临床管理。相比于其他影像学技术,LUS 具有无创、无辐射、便携、可重复、动态实时监测等优点。因此,对于呼吸治疗师而言,掌握 LUS 是十分重要的。

(一) LUS 基础

1. LUS 原理　LUS 是基于超声波的基本特性和肺部的病理生理改变来呈现的。在正常肺组织中,超声波束会完全反射产生伪像,限制了其对深部组织结构特征的进一步探查。但当肺组织中的液体逐渐增加时,超声检查时会形成特殊征象,并且不同病变类型的肺组织因其气液比例不同会形成不同类型的征象(图 11-2-1)。

2. 超声探头和模式的选择　LUS 检查对探头无明确的要求,目前临床使用的凸阵探头、线阵探头、相控阵探头、微凸探头等均可以进行 LUS。线阵探头适合检查表浅的胸膜及胸膜下病变,凸阵探头更适用于对体形肥胖者或深部肺组织检查。常用的超声模式是 B 型和 M 型两种,其中 B 型是线阵换能器扫描一个解剖平面并显示二维图像,而 M 型是记录朝探头方向来回运动的结构图像。在扫描时,探头应垂直于胸壁,多采用垂直肋间隙法或平行肋间隙法纵向扫描。

3. 患者体位　实施 LUS 时,可选择仰卧、半卧、侧卧、俯卧位及坐位等不同体位,但需要知道不同体位会导致重力依赖区发生改变从而对结果产生影响,如肺泡实变通常为重力依赖性,胸腔积液为完全重力依赖性。重症患者进行 LUS 时多取平卧位,在该体位下便于经胸前壁和侧壁进行检查,背部肺组织检查往往受限,很容易遗漏重力相关性肺实变和胸腔积液。因此,临床上,应尽可能使患者处于侧卧位以充分暴露背部,如体位调整存在困难,则应持探头尽可能压向床垫,使探头方向尽可能朝向患者前方。

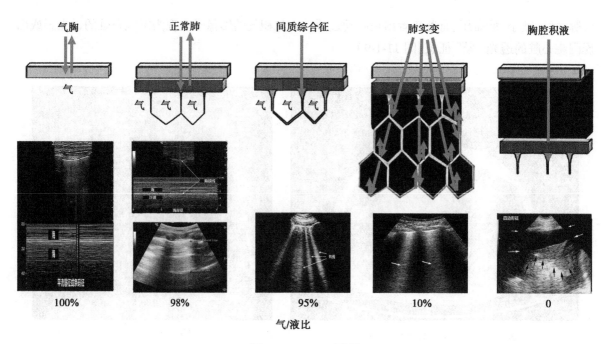

图 11-2-1　LUS 原理

（二）LUS 征象

LUS 需要掌握以下基本征象：蝙蝠征、肺滑动征、A 线、海岸征、窗帘征、肺搏动征、四边形征、正弦波征、B 线、碎片征、组织样征、支气管充气征、平流层征和肺点。部分 LUS 征象如图 11-2-2 所示。

1. 蝙蝠征（bat sign）　将探头扫描方向沿肋骨短轴进行纵行肋间扫描时，肋骨表现为平滑、圆形低回声，且在其后方伴有明显声影。在肋骨下方约 0.5cm 深处即可以发现高回声的、随呼吸往复运动的胸膜线。得到的图像描绘了上下相邻肋骨、肋骨声影、胸膜线共同构成了一个特征性超声表现——蝙蝠征，是定位肺表面的基本标志。

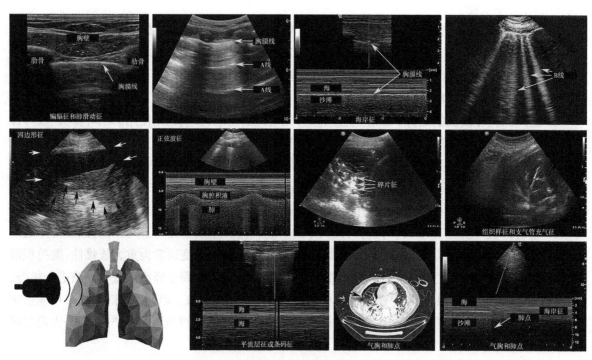

图 11-2-2　LUS 征象

2. 肺滑动征（lung sliding） 肺部组织的胸膜由壁胸膜和脏胸膜两部分组成。在进行 LUS 检查时，超声波经过皮下组织和壁胸膜交界面时，会形成一条高回声的线，同样，当超声波经过脏胸膜和肺组织交界面时，也会形成一条高回声的线。由于壁胸膜与脏胸膜之间在正常情况下紧密贴合，因此在 LUS 下只会形成一条高回声的、随呼吸往复运动的胸膜线。这种随呼吸的往复运动称为肺滑动征，也被称为胸膜滑动征。

3. A 线（A line） 在正常情况下，充满气体的肺组织阻止了超声波的进一步穿透，在胸膜-肺组织界面上形成强烈的反射，反射的超声波不断融合，使得在胸膜以下形成了一系列与胸膜线等间距的、平行的高回声伪影，这些明亮的伪影即为 A 线。A 线被认为是胸膜线的声反射伪影。A 线的存在排除了一些病理征，如胸腔积液等。

4. 海岸征（seashore sign） 又称沙滩征，M 型超声下胸膜线上的平行线代表相对固定不动的胸壁，其下沙粒状图像代表正常的肺实质，为肺正常动态征象。正常超声表现为在胸膜线以上的静止胸壁组织没有任何运动，形成平行线，而在胸膜线下方则是均匀的颗粒样表现。

5. 窗帘征（curtain sign） 在左右侧胸（腋中线），肺可随呼吸周期的交替而遮盖邻近的肝脏、脾脏。吸气时膈肌下降，肺进入视野；呼气时膈肌上抬，肺淡出视野，犹如窗帘一样的征象。

6. 肺搏动征（lung pulse） 在 M 型超声下胸膜线随心脏搏动称为肺搏动征。心脏搏动引起的胸膜线震动可被 M 型超声记录到，并与心电监护同步。

7. 四边形征（quad sign） 对少量胸腔积液，除了在膈肌上方发现液性暗区之外，还有两个征象可以使胸腔积液诊断更为准确。其一为静态征象，表现为少量积液被规则边界包围，形成比较锐利的低回声四边形，其边界由胸膜线、上下肋骨的声影和脏胸膜肺界面所形成的肺线所组成，即四边形征。

8. 正弦波征（sinusoid sign） 胸腔积液的另一个征象是动态征象，指呼吸过程中脏胸膜与壁胸膜间距在吸气期下降，呼气期增加的循环变化现象，即正弦波征。其实质是肺组织在吸气过程中朝向胸壁的离心运动，在 M 型超声上表现为正弦曲线图形。

9. B 线（B line） 是从胸膜线出现延伸至屏幕底部的离散垂直胸膜的伪像影，亦称为彗尾征或者火箭征。同时满足以下征象才能被认定为 B 线：①是一条带有"彗星尾"的伪线；②从胸膜线发出；③随胸膜的滑动而滑动；④几乎总是高回声；⑤几乎总是清晰的激光样的直线；⑥几乎总是不随距离而衰减；⑦几乎总是消除 A 线。

B 线的数量取决于肺通气损失程度，在正常人下肺侧胸处可观察到 1~3 条 B 线。B 线之间的平均距离也蕴含重要的临床信息，间距≤3mm 的多条 B 线（称 B3 线）与胸部 CT 磨玻璃影相关，间隔大约 7mm（称 B7 线）提示肺小叶间隔增厚。

10. 碎片征（shred sign） 当肺实变或不张时，肺组织内几乎不含空气，超声波束可以穿透肺组织，并且可以显示肺组织的内部结构。肺实变的浅表边界通常为胸膜线或胸腔积液的深部边界，实变的深部边界表现为不规则的强回声线，肺实变部分深部边界与正常充气肺组织交界处的碎片样强回声光斑称为碎片征。

11. 组织样征（tissue-like sign） 肺不张压迫或气道阻塞都可以导致肺不张，超声表现主要包括肺实质类组织样表现，实变肺组织结构酷似肝脏，边界常较清晰且无明显含气征象。

12. 支气管充气征（bronchogram sign） 在不均匀的组织样实变超声图像区域（类似肝脏回声）内常可以发现多个类点状或支气管样的线状高回声征象，表明在实变或不张肺组织支气管或肺泡内存在残留空气。若支气管征不随呼吸变化，称为静态空气支气管征。若在动态运动时支气管内呈现充气影，则称动态支气管征，是区别肺炎和肺不张重要的诊断性肺伪影。

13. 平流层征（stratosphere sign） 由于空气会阻止声波对后方胸膜运动的检测，因此，只要两层胸膜之间存在空气,就可以导致肺滑动征消失。肺滑动征消失,在 M 型超声的图像上表现为平流层征,也叫条码征。表现为图像从近场到远场都表现为平行线。

14. 肺点(lung point) 是诊断局灶性气胸的特异性超声征象,通常呼气阶段呈平流层征(B 超下 A 线伴肺滑动征的消失、M 型超声下呈平行线状)而吸气阶段呈正常模式(B 超下肺滑动征或彗尾征、M 型超声下的沙滩征),二者临界点称为肺点。肺点的位置可以提示胸腔的气体量,肺点在前侧提示存在易被胸部 X 线平片漏诊的小量气胸,侧胸壁肺点提示存在明显的气胸,后胸壁肺点提示大量气胸或张力性气胸,需要紧急处理。肺点检测的阳性率与操作者的经验和技能相关。

(三)LUS 流程和半定量评分

LUS 的实际操作需要按照一定的流程进行,才能便于实施者将区域化的影像整合成整体的肺部表现。半定量评分提供了对肺部情况的量化评价,利于实施者对患者肺部情况进行动态、持续地监测。下述这些流程和半定量评分对临床的诊断和治疗有重要的意义(图 11-2-3)。

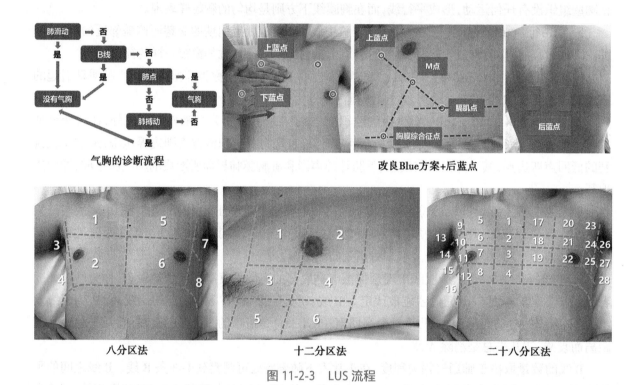

图 11-2-3 LUS 流程

1. 气胸诊断流程 诊断气胸需要结合肺滑动征、A 线、B 线、肺搏动征以及肺点的有无,按照一定的流程进行诊断,才可以避免误诊和漏诊。

2. BLUE 方案 2008 年,Lichtenstein 等基于大量的临床工作经验提出了诊断急性呼吸衰竭的床旁急诊肺部超声检查(bedside lung ultrasound in emergency,BLUE)方案。BLUE 方案的主要的检查位置包括上蓝点、下蓝点、膈肌点、后外侧壁肺泡和/或胸膜综合征点(posterolateral alveolar and/or pleural syndrome point,PLAPS point)等。BLUE 方案通过对这些点的测量,可以快速诊断气胸、间质综合征、胸腔积液以及其他病变,适用于将入住急诊和 ICU 的呼吸困难患者。

3. 改良 Blue 方案(m-BLUE) 定位方法以上蓝点和膈肌点的中点来定位下蓝点。中国重症超声研究组在 m-BLUE 方案的基础上又增加了位于肩胛下角线和脊柱旁区域的后蓝点,对后背区肺部情况进一步评估。

4. 八分区法 是探查每侧肺部的 4 个区域,区域 1 和 2 分别表示上前胸和下前胸;区域 3 和 4 分别表示上侧胸和基底侧胸部。

5. 十二分区法 以乳头水平为界,将双侧胸壁分为上、下两区。以胸骨、腋前线、腋后线、脊柱为界,将每侧胸壁分为前、侧、后 3 区,总共十二个区域。十二分区法扫查范围更全面,更适用于全面诊断,避免遗漏。另外 LUS 的评估还有二十八分区法,可用于对心力衰竭患者的充血状态的动态评估。

6. PLUE 方案 即患者俯卧位时 LUS 的评估,PLUE 方案。检查点:以椎旁线、肩胛线、腋后线为身体标志,将单侧背部分为 3 个区域,然后将每个区域 3 等分,得到 9 个检查区域,单侧 8 点(排除肩胛骨覆盖点),双侧共 16 点。

7. LUS 的半定量评分 0 分,正常通气(A 线或最多两条 B 线);1 分,中度通气损失(3 个或更多间隔良好的 B 线);2 分,通气严重丧失(合并 B 线);3 分,完全无通气(组织样征象)。

(四) LUS 的优点和局限性

LUS 可在床边进行,可方便、实时、动态观察患者病情变化,与传统放射学检查相比,得到有用信息的时间短、费用低且无放射线暴露,尤其对不宜搬动的危重患者及儿童、孕妇很有益处。熟练的 LUS 检查可以减少胸部 X 线平片或胸部 CT 扫描的应用,但 LUS 在临床上使用仍有诸多限制。

首先,患者自身特殊病理生理状态会对 LUS 结果产生巨大干扰,如皮下气肿、胸膜钙化、全身性水肿、肥胖等。其次,LUS 属于实施者依赖的技术,临床操作和结果判读都需要长时间的训练,否则会产生较大偏差。另外,LUS 无法评估肺部通气状态,更无法评估肺血流、通气血流分布情况。最后,LUS 目前只能做到半定量评分,无法做到准确量化。

(刘　凯　亚夏尔江·穆合塔尔)

第三节　电阻抗断层成像

一、电阻抗断层成像概念

电阻抗断层成像(electrical impedance tomography,EIT)是近年来新兴的一种成像技术,主要利用生物组织的电特性,通过配置于生物体表面的电极阵列,施加并测量电流/电压,经图像重构得到生物体内电阻率分布及变化的图像,兼具无创性、无辐射性、灵活性和操作简单等突出优势。简单而言,EIT 是通过向人体特定部位注入已知电压测定引起的电流或注入已知电流测定在体表引起的电压,利用所测量的电流、电压值,依据特定算法计算所测量部位阻抗分布,产生断层成像。

20 世纪 80 年代,自 Barber 和 Brown 将 EIT 引入医学领域后,相关研究不断进展,目前临床研究和应用主要围绕在肺功能成像、胃排空/胃动力测量、脑代谢、乳房成像等方面,其中肺功能成像是 EIT 最主要的应用领域。胸部电阻抗断层成像可通过床旁连续监测通气过程中的肺部阻抗的变化,实时重建区域性通气分布图像,监测并评估治疗过程中肺容积、通气分布和机械通气过程中区域性呼吸力学的改变,指导实施个体化通气支持。

二、胸部电阻抗断层成像的基本原理

肺通气成像是 EIT 理想的应用方向,肺组织电阻抗约为胸腔内其他软组织的组织电阻抗的 5 倍,可以产生较高的绝对对比度。同时在呼吸过程中大量电绝缘空气进出肺部,使肺部电阻抗产生剧烈波动,深吸气时电阻抗可增加 2 倍以上,从残气量到总肺容量可使电阻抗增大 300% 左右,而心脏舒张到收缩、心搏和心脏灌注仅会使电阻抗变化 3% 左右,血管外肺水、身体移动、电极电阻也都会影响胸部电阻抗的大小,但胸部电阻抗变化主要与肺通气有关,总体而言肺内气体量增加会使胸部电阻抗增加,而血液等液体量增加、细胞屏障破坏会增加导电性、降低胸部电阻抗。此外,肺部相对靠

近体表、便于监测,胸部电阻抗断层成像可通过监测呼吸过程中电阻抗变化,实现肺部通气的实时监测与评估。

EIT监测通常需要环绕胸廓放置16或32个(具体取决于所用设备)电极,可采用间距相等、单独放置的电极片或集成于电极带中的嵌入式电极缚带。电极通常放置于第4、5肋间隙的同一横截面内(图11-3-1),也可根据临床监测需求放置于其他平面,但不建议将电极放置于第6肋间隙之下,否则会因膈肌周期性进入监测范围影响测量的准确性。

在测量过程中,每个电极都会根据预设频率,按顺序释放少量安全电流,同时电阻抗断层成像设备会测量其余电极的电压水平,并计算相邻电极间的电阻抗(图11-3-2)。在所有电极均按顺序轮换放

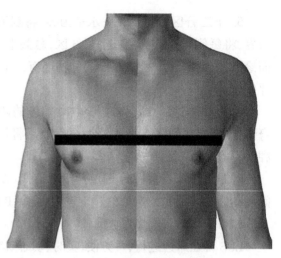

图 11-3-1　胸部放置电极带
推荐将电极带放置于第4、5肋间隙。

电结束、完成一圈的电压测定后,EIT设备通过特定的算法重建并产生图像,随后将产生的每个图像与基线参考值对比,EIT设备显示图像中每个像素点代表在一定时间间隔内电阻抗相对于参考值的变化情况(图11-3-3)(即相对阻抗变化),图像帧也经常称为相对图像。

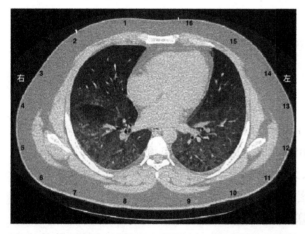

图 11-3-2　胸部CT切面显示带有16个电极的电极带

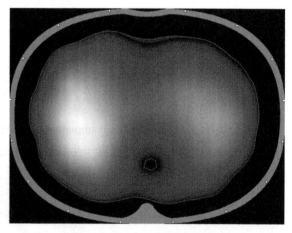

图 11-3-3　EIT功能性图像重建
蓝色越明亮,局部通气越好。

除相对阻抗变化外,EIT设备还可测量绝对阻抗值,可更直观区分电阻抗较低(胸腔积液、肺不张、肺水肿等)和较高(气胸、肺气肿等)的区域,但绝对阻抗图像的成像需要输入精确身体数据、体型和电极位置,否则会导致严重的重建伪影,目前技术条件尚未成熟,无法应用于临床。EIT图像的空间方向与CT类似,胸腔的右侧位于图像的左侧,胸腔的前方位于图像上方。

三、胸部电阻抗断层成像测量方法及基本图像

本节将以某胸部电阻抗断层成像为例进行介绍,它采用16个电极的嵌入式电极缚带,测量时须放置电极缚带并在患者身体中心点(腹部)放置参考电极作为参考电位,通过前述原理进行测量和图像重建,每秒可生成多达50幅EIT图像,可实时监测通气的动态分布、局部的肺灌注和肺搏动。

该成像为功能性EIT,主要监测患者肺部阻抗的相对变化(即肺部的通气情况及肺容积的变化),

具有较高的时间分辨率。基本监测内容包括动态图像、阻抗波形、感兴趣区及阻抗数值。

（一）动态图像

可实时、连续、动态显示监测区域内每个像素点阻抗的相对基线参考值的变化，反映吸气过程中肺部充气的整个过程，可定量分析区域性气体分布情况（图 11-3-4）。电子束 CT、单光子发射计算机断层显像（single photon emission computed tomography，SPECT）和普通 CT 都已验证这种方法的可行性，可用于明确各种病变或通气设定下气体分布的异质性。

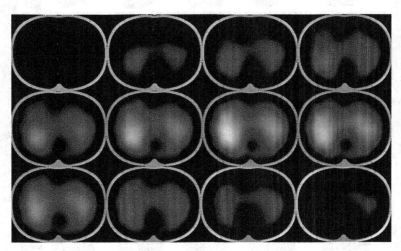

图 11-3-4　连续动态显示吸气过程中肺内通气情况

（二）阻抗波形

阻抗波形为监测区域内阻抗大小随时间变化的波形，可在同一时间标尺下显示全局阻抗波形（global）和局部阻抗波形（ROI 1~ROI 4）（图 11-3-5）。全局阻抗为各局部阻抗之和，主要显示了与通气相关的阻抗变化，局部阻抗曲线为各兴趣区内阻抗变化之和，可用于评估和比较不同肺部区域内阻抗的变化。

全局阻抗随时间变化所绘制的波形代表了进出监测区域的气体量。呼吸周期引起的全局阻抗曲线的波动称为 ΔZ（图 11-3-5），和 CT 评估的肺容积变化密切相关（R_2=0.92）。通过多次呼吸氮气洗脱法测定的呼气末肺容量和呼气末肺阻抗之间也存在密切关系（R_2=0.95）。因此除了监测肺通气情况（ΔZ），EIT 还能够明确因体位或 PEEP 变化所导致的肺内气体量的变化（通过呼气末肺阻抗变化）（图 11-3-6）。

（三）感兴趣区

在临床应用中，可将肺部 EIT 图像由腹侧到背侧划分为 4 个等距感兴趣区（region of interest，ROI），其中 ROI 1 区和 ROI 2 区代表腹侧区，即非重力依赖区，ROI 3 区和 ROI 4 区代表背侧区，即重力依赖区。各 ROI 区域会显示相应的阻抗变化波形，所有 ROI 区域阻抗变化之和即为全局阻抗变化，通过 ROI 大小和位置的调整，可对各 ROI 区域内阻抗变化进行比较，实现对各区域通气分布和容量变化的实时量化监测。

（四）吸气末趋势图及呼气末肺阻抗趋势图

吸气末趋势图可显示不同时间（C_1、C_2）的两幅状态图像，并对两幅状态图像进行差异对比（C_2-C_1），形成差异图像，差异图像反映出 C_2 时间点相较于 C_1 时间点通气状态的差值。

呼气末肺容量（end-expiratory lung volume，EELV）也会影响呼气末肺阻抗（end-expiratory lung impedance，EELI，EELZ）。EELV 的变化会引起 EELI 的变化，可显示和量化 ΔEELI 随时间变化的全

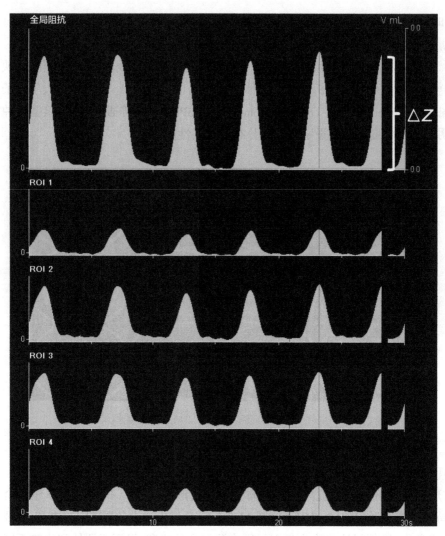

图 11-3-5　全局阻抗波形和局部阻抗波形

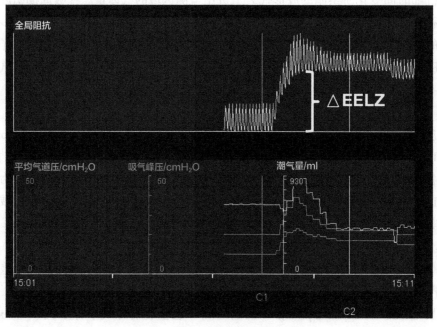

图 11-3-6　吸气末趋势图

局和局部 $\Delta EELI$ 趋势图。同时可对比两个时间点(C_2-C_1)位置上全局和局部呼气末图像差异,并于差分图上通过颜色进行直观显示:零变化(黑色)C_1 值和 C_2 值之间无差异;正变化(青绿色)C_2 值大于 C_1 值;负变化(橙色)C_2 值小于 C_1 值(图 11-3-7)。

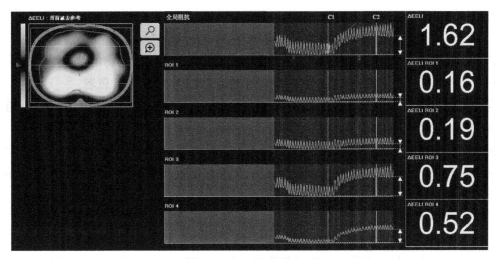

图 11-3-7　呼气末肺阻抗趋势图

四、EIT 在机械通气患者中的应用

(一)监测通气分布

EIT 可实时、连续、动态监测患者肺内阻抗的变化,评估吸气过程中肺部充气的过程,定量分析肺充气和区域性气体通气分布情况。如前所述,基于 EIT 的肺充气和通气量变化监测已得到广泛验证。

EIT 可早期发现摆动呼吸。在 ARDS 患者中,由于呼吸驱动的增加以及肺部病变的不均一性,过强的跨肺压会导致肺内不同肺区通气不同步,出现气体摆动现象,即在潮气量不变的情况下气体在不同肺区间移动(吸气过程中肺内气体由非重力依赖区流向重力依赖区)。气体摆动可导致重力依赖区的潮式肺复张(局部肺萎陷伤),而这种容量的传递同时会导致重力依赖区肺泡过度牵张(局部肺容积伤),这两种损伤机制均会引起局部炎症加重。这种由于强烈吸气努力所导致的局部跨肺压的增大通常无法通过常规呼吸机监测发现,只有 EIT 才能够在床边连续监测、定位和定量气体摆动。

(二)监测肺灌注情况

肺区域血流灌注监测在呼吸衰竭诊疗中具有重要价值,但床旁肺灌注评估仍是未攻克的难题。机械通气的目标之一在于改善气体交换,此过程不仅依赖于通气,同时还需要有足够的肺灌注。EIT 在肺血流灌注监测方面的应用也日益受到关注,监测方法主要分为肺血管搏动法和造影 EIT 肺灌注技术。

肺血管搏动法主要分析肺血管搏动阻抗变化反映肺灌注,但搏动的电阻并不直接反映前向局部肺灌注血流,肺灌注监测容易受到肺动脉压、心脏收缩及舒张、气道压等影响,准确性相对较低。造影 EIT 肺灌注技术更受到人们的青睐,多个动物实验已证实高渗盐水造影 EIT 肺灌注成像与单光子发射计算机断层显像(SPECT)肺灌注成像具有较好的相关性和一致性。

目前国内及国际上多采用高渗盐水造影 EIT 来评估肺灌注,何怀武等已推出初步技术规范,在呼吸暂停期间通过"弹丸"式注射高电导率的造影剂(高渗盐水)引起胸腔电阻抗变化来反映区域肺灌注情况。盐水注射导致某一肺区域电阻下降明显,提示流经该区域造影剂多,即血流灌注多;反之,电阻下降不明显,血流灌注少。通过分析盐水注射期间,区域性肺组织不同像素点的相对电阻抗值下降斜率,可构建肺血流灌注区域分布图,结合肺通气和血流评估,可重建并分析肺灌注时间-电阻曲线、肺血流分布图及通气血流匹配图像,在对重症患者呼吸衰竭病因诊断和机械通气参数设置等方面具有广阔的应用前景,但仍处于起步阶段,不同疾病的相关阈值和诊断标准仍需大样本临床研究进行进一步验证。

(三)监测肺容积变化

EIT 可以监测肺容积的改变。吸痰是机械通气患者清除气道内分泌物的常规操作,但操作过程中气道内压力的突然下降可能会使气体交换进一步恶化,尤其对于 ARDS 患者。

部分学者使用 EIT 评估了 ARDS 试验模型中气道内吸引对肺容积的影响,发现背侧重力依赖区出现了更为显著的肺泡塌陷,呼吸机回路断开会导致 EELI 下降约 50%,而吸痰时会进一步下降 20%。而在心脏术后患者中,通过对比密闭式吸痰和开放式吸痰对肺容积的影响,发现密闭式吸痰过程中 EELI 下降较开放式吸痰更少,但恢复更慢,即使是重新连上呼吸机 30min 后,EELI 仍然低于吸引之前的状态。

(四)监测气胸

EIT 可用来床旁实时监测患者是否存在气胸(图 11-3-8)。气胸是 ICU 患者常见并发症,尤其对于机械通气以及行中心静脉置管及胸腔穿刺等有创操作的患者。ICU 医源性气胸的发病率约为 3%,ARDS 患者气胸发病率为 8%~10%。有学者通过建立不同程度气胸的试验模型,发现气胸部位出现特征性电阻抗增加同时局部通气下降,通过实验模型明确 EIT 实时监测气胸的敏感度达到 100%。另一项动物实验发现,EIT 可以以 100% 敏感度发现少至 20ml 的气胸。

(五)评估肺复张效果、指导 PEEP 设置

ARDS 是一种肺部炎症损伤性疾病,以肺容积减少、肺顺应性下降、严重的通气/血流比值失调和低氧血症为主要特征,死亡率高达 40%。呼吸支持仍是唯一有效的治疗方法,肺保护性通气和肺开放策略是 ARDS 重要的治疗措施。

肺复张的目的是重新打开塌陷的肺区,从而最大限度上减少肺部异质性,改善气体交换,减少 VALI 的发生。EIT 评估肺复张反应性主要依赖于肺复张后肺阻抗较基线水平的变化程度。阻抗增加表明肺泡复张,阻抗不增加表明已扩张的肺泡出现了过度膨胀,应警惕 VALI 的发生(图 11-3-9、图 11-3-10)。

合适的 PEEP 选择同样至关重要,PEEP 不足不能维持肺泡开放,过高的 PEEP 又会进一步导致肺损伤加重。传统的 PEEP 滴定方法如最佳氧合法、最大肺顺应性、跨肺压法、压力容积曲线法等只能反映肺部整体状况,无法对肺部进行区域化的管理。因此,许多研究提出基于 EIT 优化 PEEP 设定。有学者采用 PEEP 递增/递减试验通过逐步升高和

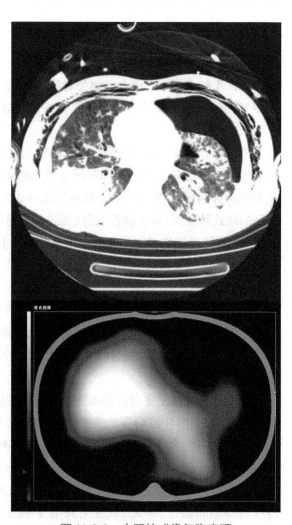

图 11-3-8 电阻抗成像气胸表现

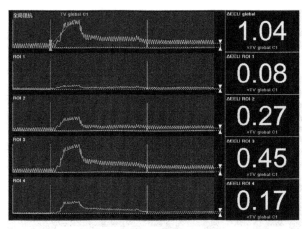

图 11-3-9　肺复张前后,全局和区域呼气末肺阻抗变化

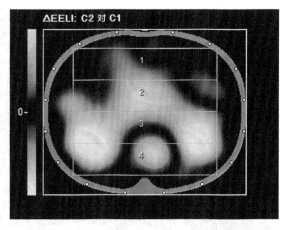

图 11-3-10　肺复张前后全局肺阻抗的改变
蓝色表示阻抗增加,橙色表示阻抗减少。

降低 PEEP,分析 EELI 梯度,评估肺过度膨胀和萎陷的程度,确定 EELI 梯度水平所对应的 PEEP 为最佳 PEEP(图 11-3-11),图中黄色箭头梯度增加表示肺泡复张,梯度减少表示肺泡塌陷,梯度水平对应稳定呼气末肺容量,即最佳 PEEP。

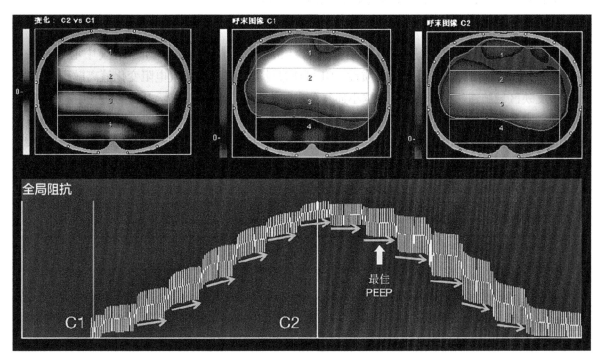

图 11-3-11　通过 ΔEELI 分析结果确定最佳 PEEP

有学者在进行 PEEP 滴定时用 EIT 进行观察,使用电阻抗改变代表伴随 PEEP 的肺顺应性变化(C=ΔZ/[Pplat-PEEP]),用区域顺应性丢失(compliance loss,CL)和顺应性增加(compliance win,CW)描述肺泡塌陷和过度膨胀,并使用区域通气延迟(regional ventilation delay,RVD)评估肺通气的均一性,并提出了一种使通气不均一性最小化的 PEEP 设置方法,通过不同 PEEP 水平下区域通气延迟和肺过度膨胀及塌陷的比例变化曲线,帮助医务人员判断合适的 PEEP 水平,通常选择 CL 曲线和 CW 曲线交点处 PEEP(图 11-3-12)。

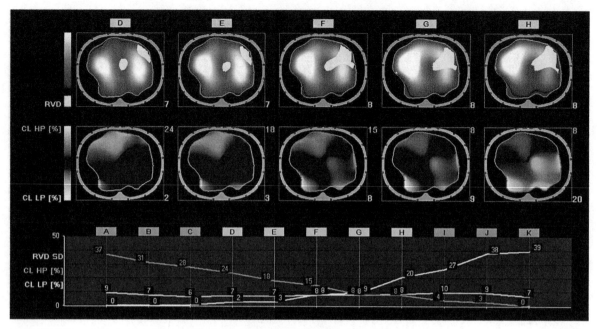

图 11-3-12　通过肺过度膨胀及塌陷比例确定最佳 PEEP

RVD SD 代表区域通气延迟标准差（standard deviation of regional ventilation delay）；CL HP 代表 PEEP 递增过程中出现顺应性减少（compliance loss towards higher PEEP levels）；CL LP 代表 PEEP 递减过程中出现顺应性减少（compliance loss towards lower PEEP levels）；A~K 代表不同 PEEP 水平。

除 RVD 外，还可通过全肺不均一指数（global inhomogeneity index，GI）和通气中心（center of ventilation，CoV）评估肺通气分布的异质性。GI 可通过计算各像素点潮气电阻变化值离散程度获得，可用于反映区域肺通气的异质性，GI 越小通气分布越均匀。CoV 是几何学上肺的通气中心，可根据各像素点潮气电阻变化值在空间位置上的加权平均计算，可量化各种治疗措施引起腹、背侧垂直方向上的通气分布变化，CoV 降低表示通气分布向腹侧肺区转移，其最佳值取决于患者胸廓解剖结构。

此外，还有学者在随后一项病例对照研究中分析了 EIT 区域顺应性法（24 例）和传统 P-V 曲线法（27 例）设定 PEEP 的差异，发现与采用准静态 P-V 曲线滴定的回顾组（低拐点+2cmH₂O 选择的 PEEP）相比，基于 EIT 滴定 PEEP 的方法与氧合、顺应性、驱动压力和脱机成功率改善相关。

五、EIT 数据解释注意事项

（一）空间分辨率

本文示例设备采用 16 个电极的嵌入式电极缚带测量并重建 EIT 图像，电极间约有 3cm 的间隙，受电极排布所限图像空间分辨率仅为胸部直径的 15%，同时 EIT 图像分辨率只有 32×32 像素，与常规 CT 512×512 像素分辨率相比少 256 倍，因此 EIT 主要用于指导通气治疗，而非进行绝对性诊断。

（二）测量横截面

本文示例设备所示 EIT 状态图像及相关信息，仅代表电极缚带所测量横截面上的通气分布。电极缚带宽度为 40mm，测量电流为三维方向运动，因此测量区域厚度至少为 40mm，但所测横截面实际厚度和形状取决于胸腔内在形状、大小和生物电特性，可以认为 EIT 数据所反映的为 40mm 中心厚度透镜形状的肺部情况。当对测量数据二维化并在屏幕显示时，会进一步降低测量的空间分辨率。此外，EIT 图像无法代表肺部区域的大小，所显示的电极面周长并不能与患者胸围准确吻合，EIT 测量的阻抗变化位置也并不总是与实际阻抗变化位置准确吻合，腹内压增加或 PEEP 增加可能会造成肺内结构偏移，在分析和解释 EIT 结果时应充分考虑这些情况。

（三）伪像

体位变化及患者活动可能会导致严重伪像，电极缚带位置的改变或电极胶的使用也可能改变皮肤电极阻抗，继而影响 EIT 数据的准确性，造成 EIT 趋势数据丧失参考性。此外，血管外肺水指数的变化也会导致肺部电阻抗发生改变，在分析和解释趋势数据时，应充分考虑上述情况带来的可能影响。

六、总结

肺部 EIT 可通过床旁连续监测患者通气过程中的肺部阻抗的变化，实时重建区域性通气分布图像，监测并评估治疗过程中肺容积、肺灌注、通气分布和机械通气过程中区域性呼吸力学的改变，具有广泛的应用场景，尤其对 ARDS 等机械通气患者，目前仍需要更多的临床验证试验来充分探索这项技术的潜力。

（王　蒙）

血气分析技术在急、慢性呼吸衰竭诊疗、外科手术、抢救与监护过程中发挥着至关重要的作用。动脉血气分析特别是动态的动脉血气监测,对判断急危重症患者的呼吸功能和酸碱失衡类型、指导治疗、预后判断,尤其是在急危重症患者的救治中显示了重要作用。

第一节　作用和参考值

一、动脉血气的作用

（一）判断呼吸功能

通过 $PaCO_2$ 评估肺泡通气的高低及其有效性,若 $PaCO_2$ 过高提示肺泡通气过低,若 $PaCO_2$ 过低则提示肺泡通气过度。通过 PaO_2 来评估气体交换的有效性及其氧合程度。根据血气分析,呼吸衰竭可以分为Ⅰ型呼吸衰竭和Ⅱ型呼吸衰竭（表 12-1-1）。

表 12-1-1　呼吸衰竭类型及判断指标

判断指标	海平面平静呼吸空气条件下		吸氧条件下	
	Ⅰ型呼吸衰竭	Ⅱ型呼吸衰竭	须计算氧合指数 *,判断是否呼吸衰竭	Ⅱ型呼吸衰竭
$PaCO_2$	正常或下降	>50mmHg	<50mmHg	>50mmHg
PaO_2	<60mmHg	<60mmHg	>60mmHg	>60mmHg

* 氧合指数（PaO_2/FiO_2）<300mmHg,提示呼吸衰竭。如应用鼻导管吸氧,流量 3L/min,PaO_2 80mmHg。FiO_2=21+4 × 3=33（%）,氧合指数=80/33<300（mmHg）,提示呼吸衰竭。

（二）判断酸碱失衡

通过 HCO_3^- 和 $PaCO_2$ 的比值来评估酸碱状态,pH 的变化取决于 $HCO_3^-/PaCO_2$ 的值。$PaCO_2$ 反映酸碱变化的呼吸成分,HCO_3^- 反映酸碱变化的代谢部分,二者关系实际上是肺、肾的关系。

二、血液血气分析的参考值

血气分析原则上应采用动脉血,但在某些情况下,比如患者动脉穿刺困难,特别是婴幼儿,此时往往用外周静脉血取代动脉血测定,如果患者已经留置中心静脉或者肺动脉导管,中心静脉血气或混合静脉血气的测定会更方便。但必须牢记静脉血气分析只能用于判断酸碱失衡,不能用于判断呼吸功能。常见血气分析参考值如表 12-1-2 所示。

在进行动脉血气分析时,应注意标本的收集、处理。穿刺部位可选择桡动脉、足背动脉和股动脉,实际工作中常选择桡动脉。动脉血气分析至少需要采集动脉全血 1ml。采血的注射器须经特殊的抗凝处理,采血后的血样须与注射器内预置的少量肝素混匀。采得的血样不能暴露在空气中,如果注射器内混入气泡则应及时排出。

表 12-1-2　常见血气分析参考值

简称	名称	参考值		
		动脉血	混合静脉血	外周静脉血
PO_2	氧分压	95~100mmHg	38~42mmHg	40mmHg
SO_2	氧饱和度	>95%	>70%	65%~75%
PCO_2	二氧化碳分压	35~45mmHg	44~46mmHg	42~50mmHg
CO_2	氧含量（O_2/100ml 血）	约 20ml	约 15ml	约 15ml
pH	酸碱度	7.35~7.45	7.32~7.36	7.32~7.38
H^+	氢离子	37~43nEq/L	—	42~48nEq/L
HCO_3^-	碳酸氢根	22~27mEq/L	24~30mEq/L	23~27mEq/L

注：对于 n 价离子（电荷数为 n），1mmol/L=n × mEq/L=n × 1 000nEq/L。

第二节　常用指标及其意义

一、常用判断低氧血症指标及其意义

（一）血氧分压

血氧分压（blood partial pressure of oxygen）指血浆中物理溶解的氧分子所产生的压力。在进行呼吸功能判断时，一定要用动脉血氧分压，不能用静脉血氧分压。在海平面静息状态的正常成人动脉血氧分压（arterial partial pressure of oxygen，PaO_2）为 80~100mmHg。其正常值随年龄的增加而下降，但即使年龄再大，PaO_2 也不应低于 70mmHg。临床上根据 PaO_2 的高低将低氧血症分为 3 度：①轻度，60mmHg≤PaO_2<80mmHg；②中度，40mmHg≤PaO_2<60mmHg；③重度，PaO_2<40mmHg。

（二）氧饱和度

氧饱和度（oxygen saturation，SO_2）指血红蛋白实际上所结合的氧含量除以全部血红蛋白能够结合的氧容量的百分率。

其公式为

$$氧饱和度（\%）=氧含量/氧容量×100\%$$

动脉血氧饱和度以 SaO_2 表示，正常范围为 95%~99%，SaO_2 与 PaO_2 直接有关，即 PaO_2 降低，SaO_2 降低；PaO_2 增高，SaO_2 增高。尽管 SaO_2 与 PaO_2 直接有关，但二者并非线性关系，而是呈 S 形曲线，称为氧解离曲线（oxygen dissociation curve）（图 12-2-1），简称氧离曲线。

氧离曲线可分为平坦段和陡直段两部分。PaO_2 超过 60mmHg 后，PaO_2 变化所引起 SaO_2 的变化较小，如 PaO_2 由 60mmHg 上升至 100mmHg，仅升高 7%；PaO_2 达 100mmHg 后，SaO_2 已接近 100%，PaO_2 达 150mmHg 后，SaO_2 达 100%，增加 PaO_2 不能引起 SaO_2 进一步上升。PaO_2 低于 60mmHg，氧离曲线处于陡直段，此时 PaO_2 较小的变化即引起 SaO_2 大幅度改变。如 PaO_2 由 25mmHg 增加到 40mmHg，SaO_2 增加约 25%。

氧离曲线的这种特点有利于血液从肺泡摄取 O_2 和在组织毛细血管中释放 O_2。肺泡气 PO_2 处于氧离曲线的平坦段，因此肺泡气 PO_2 变化引起 PaO_2 下降时，SaO_2 可无明显变化。组织细胞的 PO_2 处于氧离曲线的陡直段，有利于氧合血红蛋白的解离并向组织供氧。氧离曲线可因各种因素左移或右移，右移后在相同的 PaO_2 下 SaO_2 较低，有利于血液在组织中释放氧，不利于血液在肺部结合氧；左移则正相反。氧离曲线的移位在陡直段表现得更显著。因此主要影响血液在组织释放氧，而对肺组

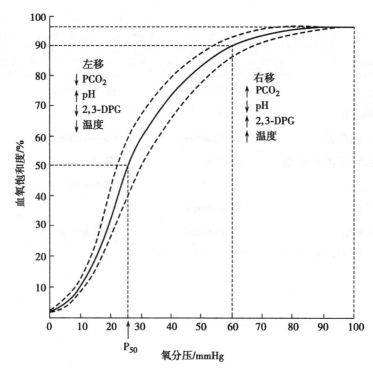

图 12-2-1　氧解离曲线及其影响因素

织的氧合作用影响不大。影响氧离曲线向右移位的因素有 PCO_2 增高、pH 降低、红细胞内 2,3-DPG 增加和体温上升等,反之则引起氧离曲线左移。

氧离曲线上应记住的要点是 "3、6、9 法则",即 PaO_2 30mmHg 时,SaO_2 60%;PaO_2 60mmHg 时,SaO_2 90%。

（三）氧合指数

氧合指数（P/F）又称通气/灌注指数,用 PaO_2/FiO_2 表示,即

$$氧合指数 = PaO_2/FiO_2$$

氧合指数正常值为 400~500mmHg。ARDS 时,由于患者存在严重肺内分流,PaO_2 降低明显,提高 FiO_2 并不能显著提高 PaO_2,故氧合指数常可小于 300mmHg。

（四）肺泡-动脉血氧分压差

肺泡-动脉血氧分压差（alveolar-artery oxygen partial pressure gradient,$P_{A\text{-}a}O_2$）指 P_AO_2 与 PaO_2 之差。在正常生理条件下,$P_{A\text{-}a}O_2$ 30 岁以下为 5~10mmHg,吸入空气（FiO_2 21%）时一般不超过 20mmHg。在 60~80 岁时,$P_{A\text{-}a}O_2$ 可达到 24mmHg,但通常不超过 30mmHg。年轻人在海平面条件下,FiO_2 每增加 10%,其 $P_{A\text{-}a}O_2$ 可增加 5~7mmHg,吸入 100% O_2 时,其 $P_{A\text{-}a}O_2$ 可达 60~70mmHg。

正常情况下,$P_{A\text{-}a}O_2$ 增大的生理性因素有年龄较大、仰卧位、肥胖和剧烈运动等。在病理情况下,凡是任何影响肺泡和肺毛细血管氧气交换的情况均可能导致 $P_{A\text{-}a}O_2$ 增大,包括通气/血流比值严重失调、功能性分流增加或解剖分流增加和肺弥散障碍等。如 ARDS 时 $P_{A\text{-}a}O_2$ 增大,吸入空气时 $P_{A\text{-}a}O_2$ 可增至 50mmHg;而吸纯 O_2 时 $P_{A\text{-}a}O_2$ 常可超过 100mmHg。

关于 $P_{A\text{-}a}O_2$ 的测定,由于肺泡气体较难直接采样测定,故临床上多采用以下公式计算 $P_{A\text{-}a}O_2$,即

$$P_{A\text{-}a}O_2 = P_AO_2 - PaO_2$$

$$P_AO_2 = PiO_2 - PaCO_2/R = FiO_2 \times (PB-47) - PaCO_2/R$$

式中,PiO_2 为吸入气氧分压;FiO_2 为吸入氧浓度;PB 为大气压力(海平面为 760mmHg);47 是水在 37℃时的水蒸气压力(mmHg);R 为呼吸商,通常为 0.8。

（五）肺内分流量（Q_S/Q_T）

正常人可存在小量解剖分流,一般不超过 3%。ARDS 时,由 $\dot{V}_A/\dot{Q}$ 严重降低,Q_S/Q_T 可明显增加,达 10% 以上,严重者可高达 20%~30%。在临床上动态监测此值变化,可以作为患者病情恶化或好转的一项指标。

二、判断酸碱失衡指标及其意义

（一）pH 和 H⁺浓度

pH 是反映体液总酸度的指标,以 H⁺浓度的负对数来表示,受呼吸和代谢因素共同的影响,在 pH 7.35~7.45 范围内,二者近似于直线关系,即 pH 每变化 0.01 单位,等于[H⁺]往反方向变化 1mmol/L。当动脉血 pH 低于 7.35(或 H⁺>45mmol/L)时提示有酸中毒,pH 高于 7.45(或 H⁺<35mmol/L)提示有碱中毒,仅根据 pH 变化不能区别是呼吸性还是代谢性酸/碱中毒。如果[HCO_3^-]变化伴有 PCO_2 的相应变化,只要[HCO_3^-]/0.03 PCO_2 的值保持 20:1,pH 即能保持正常。

一般情况下,机械通气是否合适不能以 $PaCO_2$ 是否正常为标准,而必须以 pH 是否在正常范围为原则。当然,若通气压力导致气压伤的机会显著增加时,pH 可以允许在较低的范围,称为允许性高碳酸血症(permissive hypercapnia,PHC)。但无论何种情况,皆尽量避免 pH 的显著升高。

人体血液 pH 能够维持在上述正常范围内,主要依靠血液缓冲系统以及肺和肾脏的调节作用。强酸或强碱经过缓冲系统缓冲后即转化为弱酸或弱碱。以碳酸-碳酸氢盐缓冲对为例,即

$$HCl+BHCO_3 \longrightarrow H_2CO_3+BCl$$

（二）PCO_2

血浆中物理溶解的 CO_2 分子所产生的压力。它是酸碱平衡呼吸因素的唯一指标。组织代谢所产生的 CO_2 由静脉血携带到右心,然后通过肺血管进入肺泡,随呼气排出体外。肺泡气和动脉血 CO_2 的差值($P_{A-a}CO_2$)可忽略不计,因此 $PaCO_2$ 是反映肺通气功能的可靠指标。$PaCO_2$ 正常值为 35~45mmHg,当 $PaCO_2$>45mmHg,见于呼吸性酸中毒或代谢性碱中毒的呼吸代偿;当 $PaCO_2$<35mmHg,见于呼吸性碱中毒或代谢性酸中毒的呼吸代偿。机械通气使肺泡通气量增加,CO_2 产生量下降,$PaCO_2$ 下降。

（三）血浆二氧化碳总量

血浆二氧化碳总量(total plasma carbon dioxide content,TCO_2)指存在于血浆中的一切形式的 CO_2 的总含量,包括物理溶解的 CO_2、与蛋白质氨基相结合的 CO_2、HCO_3^-、CO_3^{2-} 和 H_2CO_3。其中 H_2CO_3 量仅为溶解状态 CO_2 量的 1/800,CO_3^{2-} 的含量也可以忽略不计。HCO_3^- 是血浆中 CO_2 运输的主要形式,占 95%(表 12-2-1)。TCO_2=[HCO_3^-]+PCO_2×0.03mmol/L,正常人动脉 TCO_2 的参考值范围是 23~31mmol/L,平均 27mmol/L。

表 12-2-1　动脉血浆中各种形式 CO_2 的含量

单位:mmol/L

成分	含量	成分	含量
H_2CO_3	0.001 7	氨基甲酰 CO_2	0.17
CO_3^{2-}	0.03	HCO_3^-	24
溶解的 CO_2	1.2		

（四）实际碳酸氢盐和标准碳酸氢盐

实际碳酸氢盐和标准碳酸氢盐均为反映酸碱平衡代谢因素的指标。实际碳酸氢盐(actual bicarbonate,AB)指隔绝空气的血液标本在实验室条件下所测得的血浆 HCO_3^- 值。HCO_3^-<22mmol/L 提

示代谢性酸中毒或呼吸性碱中毒代偿;$HCO_3^->27mmol/L$,提示代谢性碱中毒或呼吸性酸中毒代偿。

标准碳酸氢盐(standard bicarbonate,SB)指在标准条件下(温度37℃、$PaCO_2$ 40mmHg、血红蛋白100%氧合)测得的HCO_3^-值。

正常情况下SB=AB;若AB↑>SB↑,见于代谢性碱中毒或呼吸性酸中毒代偿;AB↓<SB↓,见于代谢性酸中毒或呼吸性碱中毒代偿。

(五)缓冲碱

缓冲碱(buffer base,BB)指体液中所有缓冲阴离子总和,包括HCO_3^-、血红蛋白、血浆蛋白和磷酸盐等。一般认为HCO_3^-是最重要的缓冲碱,不仅由于它的数量占到全血缓冲碱的50%以上,而且能通过红细胞膜,并通过血红蛋白放大其缓冲作用。它的含量受肾脏调节,而HCO_3^-缓冲H^+后产生的CO_2又由肺排出。当循环血液流经组织时,氧合血红蛋白与O_2解离,释放O_2供组织利用;去氧血红蛋白碱性较氧合血红蛋白强,可缓冲由组织细胞进入血液中的CO_2。因此血红蛋白缓冲系统在CO_2的运输和呼吸性酸、碱紊乱的缓冲方面有很大作用,贫血的患者不仅运输氧的能力下降,且对呼吸性酸中毒和碱中毒的耐受能力也会显著下降,因此对合并贫血的呼吸衰竭患者,适当输血有多方面的价值,而新鲜血的作用更强,这点在临床上容易忽视。血浆中磷酸盐和蛋白质的含量低且固定,缓冲作用远不如上述两种缓冲物质。

全血缓冲碱参考值范围为45~52mmol/L,血浆碱剩余参考值范围为40~44mmol/L。BB一般不受呼吸因素与血红蛋白氧饱和度的影响,但能随血红蛋白及血浆蛋白浓度而改变。BB升高提示代谢性碱中毒或呼吸性酸中毒的代偿反应;BB降低提示代谢性酸中毒或呼吸性碱中毒的代偿反应;若出现BB降低,而HCO_3^-值正常时,提示低蛋白血症、贫血等。

(六)碱剩余

碱剩余(base excess,BE)是表示血浆碱储量增加或减少的量。参考范围为(0 ± 3)mmol/L。BE正值时表示缓冲碱增加,BE负值时表示缓冲碱减少或缺失。通常代谢性酸中毒时,BE负值增加(BE<-3mmol/L);代谢性碱中毒时,BE正值增加(BE>+3mmol/L);若BE值>+10mmol/L或BE值<-10mmol/L则提示明显代谢性酸碱异常。

(七)阴离子隙

阴离子隙(anion gap,AG)的计算公式为

$$AG=[Na^+]-([HCO_3^-]+[Cl^-])$$

AG反映了未测定阳离子(undetermined cation,UC)和未测定阴离子(undetermined anion,UA)之差。AG升高的最常见原因是体内存在过多的UA,即乳酸根、丙酮酸根、磷酸根及硫酸根等。当这些UA在体内堆积,必定要取代HCO_3^-,使HCO_3^-下降,称之为高阴离子隙性代谢性酸中毒。AG是临床判断高阴离子隙性代谢性酸中毒的重要指标,也可用于对伴有高阴离子隙性代谢性酸中毒的混合型酸碱失衡的鉴别。

目前多以AG大于16mmol/L就可以考虑为高阴离子隙性代谢性酸中毒(根据实验室不同而有不同)。AG小于6mmol/L时,可判定为AG值降低,实验室误差是常见原因,还有一些潜在性疾病,如低白蛋白血症、多发性骨髓瘤等,也可引起AG值降低。

(八)潜在HCO_3^-

潜在HCO_3^-(potential bicarbonate)是1985年由Gabow提出的概念,但现在多数学者将其称为矫正(校正或更正)的碳酸氢盐(corrected HCO_3^-,HCO_3^- corr)或计算的碳酸氢盐(calculated HCO_3^-)。指排除高阴离子隙性代谢性酸中毒对HCO_3^-掩盖作用之后的HCO_3^-,其计算公式为

$$潜在HCO_3^-=实测HCO_3^-+\Delta AG$$

潜在HCO_3^-是判断高阴离子隙性代谢性酸中毒是否并存其他酸碱失衡的实用指标。目前多以潜

在 $HCO_3^->26mmol/L$,提示考虑为高阴离子隙性代谢性酸中毒合并代谢性碱中毒;潜在 $HCO_3^-<22mmol/L$,提示高阴离子隙性代谢性酸中毒合并阴离子间隙正常型代谢性酸中毒;潜在 HCO_3^- 在(24 ± 2)$mmol/L$,则提示只有高阴离子隙性代谢性酸中毒。

三、酸碱失衡预计代偿公式

酸碱失衡预计代偿公式是简便、有效地判断单纯性和混合性酸碱失衡的重要方法之一。单纯性酸碱失衡时,其代偿变化应在适宜的范围内,若超过其代偿范围即可考虑为混合性酸碱失衡。

常用酸碱失衡预计代偿公式,如表 12-2-2 所示。

表 12-2-2　常用酸碱失衡预计代偿公式

原发失衡	原发化学变化	代偿反应	预计代偿公式	代偿极限
代谢性酸中毒	$HCO_3^-\downarrow$	$PCO_2\downarrow$	$PCO_2\downarrow=1.5\times HCO_3^-+8\pm2$	10mmHg
代谢性碱中毒	$HCO_3^-\uparrow$	$PCO_2\uparrow$	$\Delta PCO_2=0.9\times\Delta HCO_3^-\pm5$	55mmHg
呼吸性酸中毒	$PCO_2\uparrow$	$HCO_3^-\uparrow$	急性:代偿引起 HCO_3^- 升高 3~4mmHg	30mmol/L
			慢性:$\Delta HCO_3^-=0.35\times\Delta PCO_2\pm5.58$	42~45mmol/L
呼吸性碱中毒	$PCO_2\downarrow$	$HCO_3^-\downarrow$	急性:$\Delta HCO_3^-=0.2\times\Delta PCO_2\pm2.5$	18mmol/L
			慢性:$\Delta HCO_3^-=0.49\times\Delta PCO_2\pm1.72$	12~15mmol/L

注:代偿极限指单纯性酸碱失衡代偿所能达到的最大值或最小值;有 "Δ" 者为变化值;无 "Δ" 者为绝对值;急性:起病时间≤3d;慢性:起病时间>3d(代谢性酸碱失衡主要经肺代偿,时间快,无急慢性之分;呼吸性酸碱失衡主要是肾脏代偿,因肾脏最大代偿能力发挥需 3~5d,故以 3d 为急、慢性酸碱失衡分界线)。

正确使用酸碱失衡预计代偿公式的步骤:①首先通过 pH、$PaCO_2$、HCO_3^- 3 个参数,并结合患者临床确定原发失衡;②根据原发失衡选用公式计算代偿值;③将公式计算所得结果与实测 HCO_3^- 或 $PaCO_2$ 相比做出判断。

举例 1:动脉血 pH 7.37、$PaCO_2$ 82mmHg、HCO_3^- 47mmol/L。

分析:pH 7.32(pH<7.35)酸中毒,$PaCO_2$ 82mmHg($PaCO_2>45mmHg$)呼吸性酸中毒,HCO_3^- 47mmol/L(大于 27mmol/L)代谢性碱中毒,则原发酸碱失衡为呼吸性酸中毒;因慢性代偿极限为 45mmol/L,实测 HCO_3^- 为 47mmol/L,大于 45mmol/L,提示代谢性碱中毒。

结论:呼吸性酸中毒合并代谢性碱中毒。

举例 2:动脉血 pH 7.33、HCO_3^- 15mmol/L、PCO_2 30mmHg。

分析:①pH 7.33(pH<7.35)、PCO_2 30mmHg($PCO_2<35mmHg$)、HCO_3^- 15mmol/L($HCO_3^-<22mmol/L$)原发性代谢性酸中毒;②选用代谢性酸中毒预计代偿公式:$PCO_2\downarrow=1.5\times HCO_3^-+8\pm2=1.5\times15+8\pm2=30.5\pm2=28.5~32.5mmHg$;③实测 PCO_2 30mmHg 在此范围内。

结论:代谢性酸中毒。

举例 3:动脉血 pH 7.48、HCO_3^- 15mmol/L、PCO_2 20mmHg。

分析:①pH 7.48(pH>7.45)、PCO_2 20mmHg($PCO_2<35mmHg$)、HCO_3^- 15mmol/L($HCO_3^-<22mmol/L$)原发性呼吸性碱中毒;②选用慢性呼吸性碱中毒代偿公式:$\Delta HCO_3^-=0.49\times\Delta PCO_2\pm1.72=0.49\times(20-40)\pm1.72=(-9.80\pm1.72)mmol/L$;预计 HCO_3^-=正常 $HCO_3^-+\Delta HCO_3^-=24-9.8\pm1.72=15.92~12.48mmol/L$;③实测 HCO_3^- 为 15mmol/L,在此范围内。

结论:呼吸性碱中毒。

四、酸碱失衡类型及判断

传统认为，酸碱失衡类型仅有代谢性酸中毒、代谢性碱中毒、呼吸性酸中毒、呼吸性碱中毒、呼吸性酸中毒合并代谢性碱中毒、呼吸性酸中毒合并代谢性酸中毒、呼吸性碱中毒合并代谢性酸中毒和呼吸性碱中毒合并代谢性碱中毒 8 型。

随 AG 和潜在 HCO_3^- 概念在酸碱失衡领域应用，认为尚有以下几种酸碱失衡存在：①混合性代谢性酸中毒（高阴离子隙性代谢性酸中毒+高氯性酸中毒）；②代谢性酸中毒合并代谢性碱中毒，包括高阴离子隙性代谢性酸中毒合并代谢性碱中毒和高氯性酸中毒合并代谢性碱中毒两型；③三重酸碱失衡（triple acid-base disorders，TABD），包括呼吸性酸中毒+代谢性碱中毒+高阴离子隙性代谢性酸中毒（呼吸性酸中毒型 TABD）和呼吸性碱中毒+代谢性碱中毒+高阴离子隙性代谢性酸中毒（呼吸性碱中毒型 TABD）两型。但目前临床上只能对并发高阴离子隙性代谢性酸中毒的 TABD 做出判断，而对伴有高氯性酸中毒的 TABD 理论上存在，但尚缺乏有效的判断手段。

举例： 动脉血 pH 7.32、$PaCO_2$ 70mmHg、HCO_3^- 36mmol/L、Na^+ 140mmol/L、Cl^- 80mmol/L。

分析： ①判断酸碱失衡类型，$PaCO_2$ 70mmHg（$PaCO_2>45$mmHg）呼吸性酸中毒；HCO_3^- 36mmol/L（$HCO_3^->27$mmol/L）代谢性碱中毒、pH 7.32 酸中毒，提示呼吸性酸中毒为原发酸碱失衡；按呼吸性酸中毒代偿公式计算，$\Delta HCO_3^-=0.35\times\Delta PCO_2\pm5.58=0.35\times(70-40)\pm5.58=(10.50\pm5.58)$mmol/L，预计 $HCO_3^-=24+10.5\pm5.58=28.92\sim40.08$mmol/L。②AG$=[Na^+]-([HCO_3^-]+[Cl^-])=140-(36+80)=22$mmol/L，大于 16mmol/L，提示高阴离子隙性代谢性酸中毒。③潜在 $HCO_3^-=$实测 $HCO_3^-+\Delta AG=36+(24-16)=44$mmol/L，大于 40.08mmol/L，提示代谢性碱中毒。

结论： 呼吸性酸中毒+代谢性碱中毒+高阴离子隙性代谢性酸中毒（呼吸性酸中毒型 TABD）。若不计算 AG 和潜在 HCO_3^-，则会误判为单纯性呼吸性酸中毒。

第三节　分析步骤

（一）评估氧合

1. 是否有低氧血症　在海平面吸入室内空气下，判断患者低氧血症的最主要指标是 $PaO_2<80$mmHg 或 $SaO_2<94\%$。注意被检测者年龄，PaO_2 会随年龄的增加而逐渐下降，但即使年龄再大，PaO_2 也不应低于 70mmHg。

2. 是否低氧血症合并高碳酸血症　主要看两个指标：一个是 $PaO_2<80$mmHg（或 $SaO_2<94\%$），另一个是 $PaCO_2>45$mmHg，提示低通气的存在。

3. 若 $PaO_2<80$mmHg，而 $PaCO_2$ 值无增加，计算 $P_{A-a}O_2$ 来评估换气功能，因为 $P_{A-a}O_2$ 上升比单独的 PaO_2 下降更为敏感。实际计算的 $P_{A-a}O_2$ 值应低于其年龄预计值。如果 $P_{A-a}O_2$ 大于预计值，提示通气/血流比值异常或弥散功能障碍或分流等换气功能障碍。

4. 若 $PaO_2<80$mmHg，$PaCO_2$ 值和 $P_{A-a}O_2$ 均增加，提示肺泡通气功能和肺泡水平气体交换功能均有障碍。

5. 计算氧合指数来评估。

（二）评估酸碱度

评估酸碱度主要通过动脉血 pH 来判断。正常动脉血 pH 为 7.35~7.45。低于 7.35 为酸中毒；高于 7.45 为碱中毒。需要注意：pH 若在正常范围，可能有以下几种情况：①无酸碱失衡；②几乎完全代偿的单纯性酸碱失衡；③酸碱相互抵消的混合性酸碱失衡。

（三）分清原发与继发（代偿）变化

以下方法均可选择：

1. 看动脉血 pH 数值 原发失衡决定了 pH 是偏碱还是偏酸。一般而言，单纯性酸碱失衡的 pH 由原发失衡所决定。如果 pH<7.40，提示原发失衡可能为酸中毒；pH>7.40，原发失衡可能为碱中毒。

举例： 动脉血 pH 7.31、HCO_3^- 16mmol/L、$PaCO_2$ 34mmHg。

分析：$PaCO_2$ 34mmHg，小于 35mmHg，可能为呼吸性碱中毒；HCO_3^- 16mmol/L，小于 22mmol/L，可能为代谢性酸中毒，但因 pH 7.31，小于 7.40，偏酸。

结论：原发失衡为代谢性酸中毒。

2. 看动脉血 pH 和 $PaCO_2$（或 HCO_3^-）改变的方向 如果 pH 和 $PaCO_2$（或 HCO_3^-）呈同向性改变（$PaCO_2$ 或 HCO_3^-增加，pH 也增加）多为原发性代谢性改变。反之，反向性改变多为原发性呼吸性改变。

3. 比较 $PaCO_2$ 和 HCO_3^-距正常值的距离大小 距离正常值较远的指标，往往提示为原发性改变。

举例： 动脉血 pH 7.49、$PaCO_2$ 53mmHg、HCO_3^- 45mmol/L。

分析：$PaCO_2$ 实测值与正常值差值为 53-40=13mmHg；HCO_3^-实测值和正常值的差值为 45-24=21mmol/L。$PaCO_2$ 差值为 13mmHg，小于 HCO_3^-差值 21mmol/L。

结论：提示原发失衡为代谢性碱中毒。

4. 参考患者基础疾病判断原发与继发改变

（四）分析单纯性和混合性酸碱失衡

可根据 $PaCO_2$ 和 HCO_3^-代偿调节的方向性、代偿调节的变化数值（预计代偿值和代偿极限值）等来判断。

1. 根据 $PaCO_2$ 和 HCO_3^-代偿调节的方向性 如果 $PaCO_2$ 和 HCO_3^-二者呈同向变化，一般考虑为单纯性酸碱紊乱；如果 $PaCO_2$ 和 HCO_3^-二者呈相反变化，必有混合性酸碱失衡存在。当 $PaCO_2$ 和 HCO_3^-虽同向改变，但有明显异常同时伴有 pH 正常，应考虑有混合性酸碱失衡。

2. 用单纯性酸碱失衡预计代偿公式来判断 将公式计算所得结果与实测 $PaCO_2$ 和 HCO_3^-相比，凡落在公式计算代偿范围内判断为单纯性酸碱失衡，落在范围外判断为混合性酸碱失衡。

举例： 动脉血 pH 7.52、$PaCO_2$ 38mmHg、HCO_3^- 32mmol/L。

分析与结论：HCO_3^- 32mmol/L，大于 27mmol/L，提示代谢性碱中毒可能。按代谢性碱中毒公式计算：$\Delta PCO_2=0.9 \times \Delta HCO_3^- \pm 5=0.9 \times（42-24）\pm 5=52.2\sim42.2$mmHg，实测 $PaCO_2$ 为 38mmHg，小于 42.2mmHg，提示呼吸性碱中毒成立，虽然此时 $PaCO_2$ 为 38mmHg，在正常范围内，仍可诊断为在原发性代谢性碱中毒的基础上合并相对呼吸性碱中毒。

（五）计算血 AG 值和潜在 HCO_3^-

计算 AG 值并不局限于原发性代谢性酸中毒患者，而是对所有患者均应进行 AG 值计算。当提示存在高阴离子隙性代谢性酸中毒时须计算潜在 HCO_3^-，以判断是否有被掩盖其他酸碱失衡。

（六）综合判定

原则上，结合患者临床表现与实验室检查结果综合分析判断，必要时动态观察。

第四节 酸碱失衡的处理

（一）酸碱失衡的处理原则

1. 积极治疗原发疾病和诱发因素，如 COPD、糖尿病、感染、腹泻、呕吐等，因为这些原发疾病和因素是引起和加重酸碱失衡的主要因素。

2. 针对不同酸碱失衡类型确定治疗方案。

3. 兼顾水、电解质紊乱的纠正。因为酸碱失衡常常与水、电解质紊乱同时存在,且相互影响。

4. 同时需要维护肺、肾等主要酸碱调节器官功能。

(二)呼吸性酸中毒的处理

1. 原则 通畅气道,尽快解除 CO_2 潴留,随着 PCO_2 下降,pH 随之趋向正常。

2. 补碱性药物 酸中毒对机体危害的动脉血 pH 在 7.20 以下,因此当 pH≥7.20 时不需要补碱性药物,但当 pH<7.20 时,为减轻酸中毒对机体的损害,可以适当补 5% $NaHCO_3$ 溶液,一次量 40~60ml,以后根据血气分析结果酌情补充。当呼吸性酸中毒合并代谢性酸中毒时,由于同时存在代谢性酸中毒,补碱性药物的量可适当加大,但必须要在 pH<7.20 时,一次性补 5% $NaHCO_3$ 溶液 80~100ml 即可,以后再根据血气分析结果酌情处理。

pH<7.20 时,酸中毒对机体的四大危害:①心肌收缩力下降,使心力衰竭不易纠正。②心肌心室颤动阈值下降,易引起心室颤动。再加上酸中毒时常伴有高钾血症,更容易引起心室颤动。③外周血管对血管活性药敏感性下降,一旦发生休克不易纠正。④支气管对支气管扩张药的敏感性下降,气道痉挛不易解除,CO_2 潴留得不到纠正。

3. 纠正低氧血症 呼吸性酸中毒往往与低氧血症同时存在,应该尽快纠正低氧血症,最好将 PaO_2 升至 60mmHg 之上。临床上常出现肺性脑病的患者,经治疗后 $PaCO_2$ 降低并不明显,但只要 PaO_2 升高,大于 60mmHg,患者常可清醒。

(1)应严防 CO_2 排出后碱中毒:特别是使用机械通气治疗时,不宜通气量过大,CO_2 排出过多、过快。

(2)注意电解质平衡:严重酸中毒可因细胞内外离子交换,而出现细胞外液 K^+ 骤升,即为酸中毒高钾血症。

(三)呼吸性碱中毒的处理

1. 原则 治疗原发病,纠正缺氧状态,对呼吸性碱中毒本身无须特殊处理。

2. 注意 呼吸性碱中毒时必伴有代偿性 HCO_3^- 下降,此时若将 HCO_3^- 代偿性下降误判为代谢性酸中毒,而不适当地补偿碱性药物,势必造成在原有呼吸性碱中毒的基础上合并代谢性碱中毒。因此,在临床工作中,切忌单凭 HCO_3^- 下降或 CO_2 结合力下降作为补碱性药物的依据,特别在基层单位,无动脉血气分析结果,单凭血电解质判断时,一定要结合患者临床表现综合分析 K^+、Cl^-、Na^+ 和 HCO_3^-。若 HCO_3^- 下降同时伴有血 K^+ 下降,应想到呼吸性碱中毒可能。记住:"低钾碱中毒,碱中毒低钾"这一规律。

(四)代谢性酸中毒的处理

1. 原则 在积极治疗原发疾病的同时,注意维持 pH 在相对正常范围,尽快解除酸中毒对机体的危害。

2. 补碱性药物 轻度代谢性酸中毒(pH≥7.20)可以不补碱性药物;当 pH<7.20 时,一次性补 5% $NaHCO_3$ 溶液,量控制在 250ml 以内即可,以后再根据动脉血气分析结果酌情处理。

3. 严重酸中毒时常伴有高钾血症,应注意预防和处理。

(五)代谢性碱中毒的处理

危重症患者的碱中毒可见于呼吸性酸中毒合并代谢性碱中毒、呼吸性碱中毒、呼吸性碱中毒合并代谢性碱中毒、代谢性碱中毒和呼吸性碱中毒型三重酸碱失衡(呼吸性碱中毒型 TABD)5 种类型。临床上需要用药物纠正的碱中毒,仅见于代谢性碱中毒或碱中毒严重且伴有代谢性碱中毒的混合性酸碱失衡。常用的药物有:

1. 氯化钾 是既能纠正代谢性碱中毒,又能预防代谢性碱中毒最常用、有效的药物。口服和静脉滴注均可。肺源性心脏病患者只要尿量在 500ml/d 以上,常规补氯化钾 3~4.5g/d,一旦患者发生低钾性碱中毒,宜通过静脉补充氯化钾溶液,浓度为 3‰(即 500ml 溶液中最多加入 10% 氯化钾溶液 15ml)。

2. 盐酸精氨酸　使用盐酸精氨酸纠正碱中毒的主要机制是其中的盐酸发挥了作用。10g 盐酸精氨酸含有 48mmol H^+ 和 Cl^-。使用方法:10~20g 盐酸精氨酸加入 5% 或 10% 葡萄糖溶液 500ml 中静脉滴注。

3. 乙酰唑胺　是碳酸酐酶抑制剂,在临床使用时要注意补氯化钾。另外也应注意到乙酰唑胺可干扰红细胞内碳酸酐酶的活性,影响 $CO_2+H_2O \longrightarrow H_2CO_3$,引起体内 CO_2 潴留加重。因此在通气功能严重障碍、CO_2 潴留明显的患者中,不宜使用乙酰唑胺。使用方法:乙酰唑胺 0.25g/次,1~2 次/d,连用 2d 即可。

4. 氯化铵　在临床上常将氯化铵作为祛痰药使用。用于纠正碱中毒的机制是此药进入体内后可产生 H^+,起到酸化体液、纠正碱中毒的作用。但 NH_4^+ 仅在肝脏内可与 CO_2 相结合转化为尿素,尿素从尿中排出。因此,当患者肝功能不好时忌用此药,以免血 NH_3 积聚,引起肝性脑病。使用方法:NH_4Cl 口服 0.6g/次,3 次/d。

5. 稀盐酸　可从中心静脉缓慢滴注 0.1mol/L 的 HCl 溶液,500ml/次。临床上也可口服稀盐酸或胃蛋白酶合剂。

(六)混合性酸碱失衡的处理

1. 积极治疗原发疾病　在危重症患者救治中一定要积极治疗原发疾病,同时兼顾混合性酸碱失衡的处理,特别要注意维护肺、肾等重要的酸碱调节脏器的功能。

2. 同时纠正两种或三种原发酸碱失衡　针对不同原发失衡采取不同的治疗措施。

3. 维持 pH 在相对正常范围,不宜补过多的碱性或酸性药物。因为酸碱失衡时对机体损害主要是由于血 pH 过度异常所致,补碱性或酸性药物的目的也只能纠正 pH,并不能治疗原发疾病。因此只要 pH 在相对正常范围,不必补过多碱性或酸性药物。只有在以下两种情况时可适当补一些碱性或酸性药物。

(1)补碱性药物的原则:当 pH<7.20 时,可在积极治疗原发病的同时适当补一些碱性药物,特别是混合性代谢性酸中毒时,高阴离子隙性代谢性酸中毒和高 Cl^- 代谢性酸中毒复合,补碱量可适当多一些。

(2)补酸性药物的原则:一般情况下,混合性酸碱失衡不必补酸性药物,即使是 pH 升高较为明显的呼吸性碱中毒合并代谢性酸中毒。但应注意:合并呼吸性碱中毒的混合性酸碱失衡中呼吸性碱中毒不需要特殊处理,只要原发疾病纠正,呼吸性碱中毒自然好转;对混合性酸碱失衡中代谢性碱中毒的处理应以预防为主,因为代谢性碱中毒大部分是医源性造成的,包括慎用碱性药物、排钾利尿剂、糖皮质激素,注意补钾;对严重碱中毒的混合性酸碱失衡,常见于呼吸性碱中毒合并代谢性碱中毒,应尽快将 pH 降下来。

4. 同时兼顾纠正电解质紊乱　混合性酸碱失衡常同时存在严重电解质紊乱,其中 HCO_3^- 和 Cl^- 变化与 CO_2 变化有关,不需要特殊处理。临床上要重视对低钾血症、低钠血症的纠正。

5. 注意纠正低氧血症　危重症患者并发混合性酸碱失衡时,常存在低氧血症,特别是伴有呼吸性酸碱失衡的患者,常可存在严重的低氧血症。

(刘　丹)

第十三章　气体交换功能的无创监测技术

第一节　经皮动脉血氧饱和度

一、概述

经皮动脉血氧饱和度（percutaneous arterial oxygen saturation，SpO_2）监测是临床获取患者氧合功能的重要手段。可通过脉搏血氧饱和度仪进行监测。脉搏血氧饱和度仪有多种类型，虽然在外观与尺寸上有所区别，但是功能基本一致，是一种无创性监测脉搏和动脉血氧饱和度的预警设备。其对进入手指、耳垂或其他血管丰富组织内的搏动性血流进行监测，持续监测动脉血中血红蛋白的氧饱和度水平，帮助临床医护人员尽早发现患者的缺氧状态。其测定方法主要为分光光度测定法。

在正确使用的情况下，SpO_2 与动脉血氧饱和度（arterial oxygen saturation，SaO_2）相关性较好，数值接近，但有研究显示，其仍存在 3%~4% 的误差，但因 SpO_2 测量简单方便，临床应用非常广泛。

二、工作原理

脉搏血氧饱和度仪主要由探头与监测器两部分组成。探头工作时，内部发光二极管产生光源，产生的光线透过组织至另一侧，此过程组织及血液会吸收一部分光线，不同类型的血红蛋白对光线的吸收程度不同。

正常人血液最主要有两种血红蛋白，一种是氧合血红蛋白，一种是去氧血红蛋白，此两种血红蛋白对光线的吸收光谱并不相同。去氧血红蛋白吸收可见红光，波长为 660nm；氧合血红蛋白吸收红外光，波长 940nm。光线穿透组织时，部分光线被血液中不同的血红蛋白所吸收，另一侧的光探测元件则可根据透射过的光线计算患者的血氧饱和度。因此为保证脉搏血氧饱和度仪的正常工作，探头放置的位置应是能够探测到脉搏搏动的部位，且探头内的发光二极管与光探测元件应相对以保证光探测元件可正确测定透过组织及血液的光线量。

三、探头类型与监测部位

早期用于 SpO_2 监测的探头使用时患者舒适性较差，可能造成压疮，且患者肢体活动易导致探头脱落、损坏，现已很少使用。橡胶指套探头的应用在一定程度上减少了压疮的发生，且橡胶探头较为结实、耐用，但若佩戴时因指套较小或患者自身原因导致佩戴过紧，则可能影响血流，也在一定程度上限制了其应用。除了于手指、脚趾等部位监测 SpO_2，近年来也有新的监测探头可于耳垂、舌边、鼻尖、额头、足背皮肤等处对 SpO_2 进行监测。但因存在体循环时间差等多种原因，从指尖等末梢部位测得的 SpO_2 并不能完全代表患者体内同一时刻的 SaO_2，末梢监测的 SpO_2 数值受多种因素影响，如若患者末梢灌注不足，SpO_2 监测数值常不稳定甚至测不出。

另外，在一些特殊情况下，如严重烧伤患者通过体表难以对 SpO_2 进行有效监测。对此类患者，可监测经食管脉搏氧饱和度（trans-esophageal aortic blood oxygen saturation，SeO$_2$）。其工作原理与普通血氧饱和度监测仪一致，利用氧合血红蛋白与去氧血红蛋白吸收光线的波长不同，对氧饱和度进行测量。目前有研究显示此方法对患者损伤较小，属微创或无创技术，监测过程中无须考虑食管烧伤的风险。但相较于传统监测方式，其操作较为复杂，目前有关研究样本量较小，其有效性与安全性还有待进一步验证，临床并未大规模开展。

四、SpO$_2$监测数值的影响因素

（一）监测部位

SpO$_2$的监测探头通常需要置于身体皮肤较为菲薄、血管床较丰富的部位，如手指、脚趾、耳垂、额头、足背等处。有研究显示，体动对SpO$_2$的监测准确性有明显的影响，监测探头置于身体不同部位，体动对监测准确性的影响是不同的，当探头置于患者额头时，其肢体运动等造成的影响最小。因脉搏血氧饱和度仪工作原理所限，若想准确测量SpO$_2$，则探头安放部位的组织须有搏动性血液流过。

任何导致血流搏动性减弱的因素都会降低SpO$_2$测量的准确性。如在手指处监测SpO$_2$，应选择放置血压袖带的对侧手臂，避免测量血压时由于血流部分或完全阻断造成SpO$_2$监测数值的大幅波动。同理，尽量不将探头放置于有动脉穿刺的一侧肢体。若因特殊情况，探头须放置于同侧肢体，应尽可能避免袖带过紧或考虑选择其他部位进行血氧饱和度的监测。

若其他常规末梢部位同样不适宜放置脉搏血氧饱和度仪监测探头，可考虑通过放置特殊探头进行血氧饱和度监测，如SeO$_2$。有研究显示，SeO$_2$同样能够准确反映患者的氧合情况。另外，相较于传统末梢监测的SpO$_2$，其探头因在食管内，紧邻主动脉，SeO$_2$监测的敏感性与准确性更优。

（二）皮肤与指甲

若监测探头放置于手指或脚趾处，应根据探头标识的甲床方向正确佩戴。若患者指甲过长，会造成传感器位置的偏移，红光不能正对甲床，使之不能在最佳位置进行监测。当红光和红外光的光束通过放置部位组织的边缘时，会产生"半影效应"，减少信号-噪声比，影响监测数值的准确性，导致SpO$_2$监测值低于正常。当探头移位时，应及时复位。对不能有效配合监测的患者，可以考虑使用弹力绷带固定探头，防止其移位。使用时须保证探头放置部位指/趾甲的清洁，如指甲油可能会导致指甲透光度下降。有研究表明，红色、紫色、透明色指甲油对SpO$_2$监测值无明显影响，但蓝色指甲油，其吸收光线的波长接近660nm，与氧合血红蛋白类似，可造成监测数值异常。绿色、黑色指甲油同样能够使监测数值偏低，因此必要时须清除指甲油以保证监测数值的准确。

皮肤色素沉着虽会对监测造成一定影响，但不同肤色人群SpO$_2$监测的精确性区别并不大。黄疸患者，由于胆红素吸收光线的波长与氧合血红蛋白、去氧血红蛋白有区别，因此对SpO$_2$监测影响较小，但严重黄疸患者可能出现测定结果的异常。

（三）环境光线强度

环境中的光线，包括自然光与各种灯光，都含有红光与红外光，当这类光线照射到探头时，会干扰光探测元件，从而导致SpO$_2$监测值出现偏差。阳光的直接照射可能会造成SpO$_2$监测值偏低。因此，尽量避免脉搏血氧饱和度仪监测探头直接暴露在各种强光源下，必要时可遮住SpO$_2$监测探头。

（四）血流动力学状态

具备良好的末梢组织灌注是实现稳定监测SpO$_2$的基本保证，当末梢组织灌注不足时，SpO$_2$的测定并不稳定。患者由于低温、休克或使用血管活性药等原因，末梢局部组织可能出现灌注不良、末梢动脉搏动减弱甚至消失，SpO$_2$的监测值会出现较大波动甚至监测不出，严重影响SpO$_2$监测的准确性。有研究显示，相对于将监测探头安放于手指，将其安放于耳垂对SpO$_2$的监测影响更小。另一方面，肢体的压迫也可使监测部位的血流下降，如前文所述血压袖带对SpO$_2$监测的影响。

（五）血红蛋白的性质与数量

因 SpO_2 的监测是基于氧合血红蛋白、血红蛋白对红光与红外光的吸收进行测量的。任何原因造成体内血红蛋白性质的改变都会造成 SpO_2 的监测数值出现偏差。如当患者出现一氧化碳（carbon monoxide，CO）中毒时，体内会形成碳氧血红蛋白（carboxyhemoglobin，COHb），造成监测数值的升高。同理，当患者存在亚硝酸盐中毒或长期使用亚硝酸类药物时，体内会形成高铁血红蛋白（methemoglobin，MetHb），也会影响 SpO_2 的监测。

理论上，当患者出现贫血，血红蛋白减少，但应并不影响 SpO_2 的监测。但有研究显示，相较于轻度贫血与正常人，严重贫血的患者 SpO_2 监测值偏高，可能与贫血后组织缺氧，血红蛋白结合氧能力代偿性增高有关。

五、注意事项

用脉搏血氧饱和度仪进行监测时，应注意对探头大小、型号的选择，在使用指/趾套式探头时尤为重要，避免因型号过小造成血流减少及皮肤压疮。另外，因脉搏血氧饱和度仪监测探头工作时会产生一定热量，可能造成手指等部位烧伤，使用时须定期检查患者皮肤状态。使用时，脉搏血氧饱和度仪需要数秒来探测脉搏并计算氧饱和度，若监测器没有显示脉搏搏动，则脉搏血氧饱和度仪显示的氧饱和度数值没有意义。使用过程中确保脉搏血氧饱和度仪的报警为开启状态。

在脉搏血氧饱和度仪工作时，根据监测到的患者血氧饱和度的不同，监测器随脉率发出的声音会出现音调高低的变化，临床使用时，可根据音调的变化大致判断患者的血氧饱和度，不需要一直观察监测器读数。脉搏血氧饱和度仪同其他仪器一样，可能会偶尔出现错误读数，若数值可疑，医护人员应首先根据患者临床相关信息判断，不应只根据脉搏血氧饱和度仪读数进行判断。

六、临床应用

SpO_2 相较于 SaO_2，由于无须抽取动脉血，以无创的方式监测患者血氧饱和度，较为安全，患者出现损伤、感染风险小，且成本低、易操作。自 20 世纪 70 年代发明至今，临床应用越来越广泛，如危重症患者监护、手术麻醉、急诊抢救等，已成为评估 SaO_2、监测患者病情的重要手段，可用于判断机体是否缺氧，同时也可作为临床实施各种操作时的重要观察指标。脉搏血氧饱和度仪是近现代麻醉、重症监护方面最重大的技术进步。

对行常规氧疗或 HFNC 的患者，当其 SpO_2 监测数值偏低时，可根据 SpO_2 适当调节患者 FiO_2，避免患者长时间处于低氧血症的状态。若患者长时间 SpO_2 监测数值为 100%，可以 SpO_2 为依据，适当降低患者的吸入气氧流量或 FiO_2，避免长时间吸入高浓度氧造成的潜在的肺泡上皮等损伤。此外，对于进行氧疗的 AECOPD 患者，也可根据 SpO_2 对 FiO_2 进行调节，维持患者 SpO_2 于 88%~92%，避免患者氧分压过高抑制呼吸中枢。

对机械通气患者，SpO_2 监测数值可作为调整呼吸机模式、参数的重要参考指标，如调整呼吸机潮气量、PEEP、压力支持水平、FiO_2 等。同时，其还可为机械通气患者撤机、拔除人工气道提供参考。对机械通气患者进行某些重要治疗、操作时，也须参考 SpO_2，如雾化吸入治疗、肺复张、俯卧位通气、胸部物理治疗、早期康复、血液透析、气管镜操作等，以提高治疗、操作的安全性。

对院内或院间转运的患者，SpO_2 监测作为重要的生命体征监测手段是必不可少的，除了可获取患者氧合的状态，还可辅助观察患者机体的循环状态，尤其对心功能不全、休克的患者。

（巴文天）

第二节　经皮氧分压与经皮二氧化碳分压

一、概述

准确测量人体内 PaO_2 及 $PaCO_2$ 的指标对评估氧合、通气及灌注状况是非常重要的,传统情况下测量 PaO_2 及 $PaCO_2$ 的是动脉血气分析,但是动脉血气分析对操作人员要求较高,对患者相对痛苦,且无法实时、动态、连续获得数据。

经皮氧分压监测(transcutaneous monitoring of partial pressure of oxygen tension,$PtcO_2$)和经皮二氧化碳分压监测(transcutaneous monitoring of partial pressure of end-tidal carbon dioxide,$PtcCO_2$)是在患者皮肤表面安置一种改良版血气电极,监测患者皮肤的 PO_2 及 PCO_2,还能借此评估患者组织缺氧及微循环状态,是一种无创、快速、准确、实时、动态、连续的监测手段。

二、原理

在正常情况下,人体皮肤毛细血管中释出的氧绝大部分被周围组织耗尽,到达皮肤表面的氧量极少。给患者安装 $PtcO_2$ 电极后,测定局部加温时,电极下的皮肤毛细血管扩张,毛细血管血"动脉化",使监测 $PtcO_2$ 值接近动脉血气 PaO_2 值。角化层由纤维蛋白组织构成,其中含有脂肪层和蛋白层。如果将皮温加热大于 41℃,将会熔化脂肪层,从而提高通过皮肤的气体弥散。加热引起的 PaO_2 上升抵消了因皮肤耗氧和氧经皮肤弥漫引起的 PaO_2 下降,因此监测的 $PtcO_2$ 始终要小于 PaO_2。低灌注和低流量情况下差异会进一步拉大,无休克新生儿的 $PtcO_2$ 和 PaO_2 数值相对接近,成人监测的 $PtcO_2$ 会比 PaO_2 低 15%~20%。

和 $PtcO_2$ 电极一样,$PtcCO_2$ 电极被加热至 42~45℃。$PtcCO_2$ 数值略高于 $PaCO_2$,这主要是因为电极部位皮肤加热致代谢率略高。大多数市售仪器设备通过在其系统软件中加入校正因子来修正 $PtcCO_2$ 和 $PaCO_2$ 之间的差值。

三、临床应用

1. 在新生儿氧疗中的应用　氧疗是对患有心肺疾病新生儿最常用的治疗手段,在氧疗的过程中始终要关注患儿是否有氧中毒,临床上通常用 SpO_2 和动脉血气来共同判断。新生儿 SpO_2 有一定的局限性,PaO_2 监测是有创操作,需要对患儿进行反复穿刺,容易造成损伤。$PtcO_2$ 监测可以连续监测患儿氧分压,还是无创操作,不会对患儿造成过多的影响。新生儿皮肤薄嫩,皮下脂肪较少,皮肤通透性好,使气体更易弥散,监测数值更为准确,通过 $PtcO_2$ 监测可以实时反映患儿氧疗情况,避免氧中毒的发生。

2. 在机械通气中的应用　对所有机械通气患者,都需要定时复查动脉血气,关注患者的 PaO_2 和 $PaCO_2$ 的变化,目前大多是通过采血针采取动脉血检测的方式获得。但抽取动脉血属于有创操作,且反复穿刺容易对患者造成损伤,除此之外有些患者动脉血抽取困难,特别是婴幼儿的动脉血采取困难。

因此,$PtcO_2$ 与 $PtcCO_2$ 监测可广泛地应用于机械通气患者中,特别是儿科机械通气,婴幼儿皮肤薄嫩,不管是 $PtcO_2$ 或 $PtcCO_2$,监测数值更为准确,更加接近 PaO_2 和 $PaCO_2$。$PtcO_2$ 与 $PtcCO_2$ 的监测可连续反映患者肺部通气、换气情况,可避免频繁采集动脉血,可广泛地用于没有明显酸碱失衡的患者中。$PtcO_2$ 和 $PtcCO_2$ 监测不能用于反映患者内环境酸碱失衡、电解质等情况,所以并不能完全代替血气分析。

3. 在休克患者中的应用　随着 $PtcO_2$ 与 $PtcCO_2$ 监测技术的发展与进步,逐渐发现其对监测休克、循环不良患者的组织灌注情况及评估休克时的液体复苏也有一定的作用。

组织灌注不良导致的缺血缺氧是休克的本质原因，尽早发现组织灌注不足并积极进行液体复苏是治疗的关键，在休克未进入失代偿期时，虽然患者血氧饱和度、血压、呼吸等结果尚好，但局部组织可能存在缺氧。$PtcO_2$ 能够通过反映组织灌注流量变化和缺氧代谢两方面内容从而用于对组织缺氧的监测。

在非休克状态时，$PtcO_2$ 随 FiO_2 及 PaO_2 的增加而增加，而在感染、低血容量性休克的患者中，$PtcO_2$ 与 PaO_2 及 FiO_2 相关性明显下降，这种差异是早期休克外周低灌注所导致的。所以，临床上可以通过"冲击试验"来判断患者是否有组织灌注不足，即给患者吸入基础氧浓度的双倍氧浓度（如果患者 $FiO_2>80\%$，则吸入纯氧），然后根据 5min 后患者 $PtcO_2$ 的增加数值来判断患者的组织灌注情况。

相对于 O_2 而言，CO_2 的弥散效率更高，在循环状态正常时，$PtcCO_2$ 与 $PaCO_2$ 变化一致。在严重休克时，微循环灌注明显减少，局部组织缺氧导致无氧酵解增加，使得组织局部产生的 CO_2 很难排出，导致 $PtcCO_2$ 升高，因此，在一定程度上，$PtcCO_2$ 也可以反映休克时的组织灌注水平。

$PtcO_2$ 与 $PtcCO_2$ 除了评估患者休克时组织灌注水平，还能用于评估休克复苏时组织灌注恢复情况。在液体复苏之后，再次给予患者"冲击试验"，可根据此来评估之前液体复苏的效果。

4. 在其他方面的应用 $PtcO_2$ 可用来辅助诊断下肢动脉阻塞性病变，一般患者静息平卧时 $PtcO_2<40mmHg$，表明肢体存在明显的缺血性病变。

$PtcO_2$ 测定可用来作为下肢是否出现缺血性坏死或溃疡的诊断依据，为选择截肢平面提供理论依据。一般认为：

（1）当测定患者静息平卧位 $PtcO_2>40mmHg$ 时，行单纯保守治疗可能获得治愈。

（2）当 $PtcO_2<20mmHg$ 时，药物治疗效果不佳，患者下肢皮肤溃疡常难以治愈，已有皮肤色素沉着者则可能进一步加重，乃至并发溃疡形成，此时提示须选用血管重建术或其他方法予以治疗。

（3）当 $PtcO_2$ 为 20~40mmHg 时，患者治疗结果难以预测，对此，应结合其他检查手段加以综合分析、判断。

四、电极安置

任何厂家生产的 $PtcO_2$ 与 $PtcCO_2$ 监测电极都需要在使用前校准。校准传感器后，须选择一处皮肤放置传感器固定环。传感器固定环应放置在毛细血管密集的区域。可选择的部位有腹部外侧、胸部、臀部、大腿上部内侧、前臂、颧骨、耳垂、脸颊或前额等。在患儿中，首选位置是上胸部。选定位置后须清除皮肤上的油脂和死皮，再放置传感器固定环。固定装置就位后，在环内滴入 1~2 滴接触凝胶或生理盐水，能使气体扩散更有效，提高传感器的精度。然后将传感器放入固定环中，通常会听到"啪"的一声，确定固定到位。固定过程中，须保证固定环有足够的密封性，以防止泄漏或形成气泡，否则，周围的空气会进入传感器影响测量值。

五、常见问题

局部皮肤烧伤是临床使用 $PtcO_2$ 和 $PtcCO_2$ 监测时遇到的最常见的问题之一。发生烧伤是由于测量部位皮肤必须被加热至 42~45℃。为了避免这个问题，须每 4~6h 改变传感器放置位置。当应用于新生儿时，则需要更频繁地更换传感器位置，建议每 2h 更换 1 次。

（薛　杨）

第三节　呼出气二氧化碳分压

一、概论

呼出气二氧化碳分压（partial pressure of carbon dioxide in expired gas，P_ECO_2）监测是临床上应用比较广泛的一种气体交换功能的无创监测技术。由于CO_2弥散能力很强，所以可以根据呼气末二氧化碳分压（partial pressure of end-tidal carbon dioxide，$PetCO_2$）的水平，推测$PaCO_2$的水平。相较于传统的动脉血气分析，P_ECO_2监测具有无创、快速、实时、连续等优点。

（一）测量原理

P_ECO_2监测有红外线法、比色法和质谱仪法等，临床上大多采用红外线法。红外线法的原理是CO_2在受到红外光谱照射时，会在$4.26\mu m$处产生一个高吸收峰。因此，用红外线照射患者呼出的气体，根据其被吸收的情况可以测量出呼出气体中的PCO_2的情况。

（二）分类

根据气体采样的不同方式，红外线法监测P_ECO_2可分为主流式和旁流式。

主流式CO_2监测装置的测量室包含一个小巧的U形红外传感器，通常安装在呼吸机管路中。当呼出气体流经测量室时，直接进行测量。主流式CO_2监测的优点包括响应时间快，无须抽取测量气体，对患者的通气量监测不产生影响；缺点包括增加呼吸机管路无效腔及重量，仅适用于人工气道的患者。

旁流式CO_2监测装置则是利用抽气泵将患者的一部分呼出气体从呼吸机管路或特制鼻塞中抽出，通过一根细管传输到单独的测量室进行PCO_2测量。旁流式CO_2监测的优点包括不增加呼吸机管路的无效腔及重量，可用于无人工气道的患者；缺点包括测量延迟，呼吸机管路中的水蒸气和分泌物可能影响气体取样，可能影响通气量监测及呼吸机触发。

（三）显示

1. 时间-CO_2图　根据监测到的呼出气中CO_2浓度，以时间为横轴，P_ECO_2为纵轴，可以绘制时间-CO_2图（图13-3-1）。通过对时间-CO_2图数值及波形形态的分析，能获得大量的临床信息。

时间-CO_2图分为4个时期。在第Ⅰ期，患者刚开始呼气，PCO_2基本为零，表明这部分呼出气体不含CO_2，来自患者的解剖无效腔。在第Ⅱ期，呼出气体中PCO_2逐渐升高，是解剖无效腔的残余气体与肺泡气体的混合气体。在第Ⅲ期，呼出气体中的PCO_2逐渐达到稳定，主要来自肺泡。在第Ⅲ期的末端，PCO_2达到最高值，即为$PetCO_2$。第Ⅳ期，患者开始吸气，气体中CO_2迅速下降至零，不含CO_2的新鲜气体进入气道。

2. 容量-CO_2图　是将P_ECO_2与呼出潮气量相结合，以呼出潮气量为横坐标，以P_ECO_2为纵坐标（图13-3-2）。容量-CO_2图的数值与形态可以揭示肺通气和灌注、生理无效腔和基础代谢有关的重要信息。

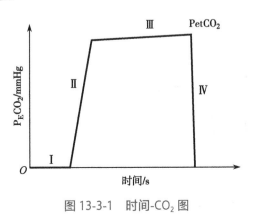

图 13-3-1　时间-CO_2图

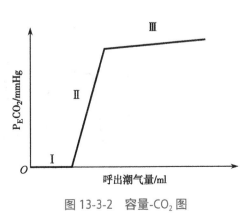

图 13-3-2　容量-CO_2图

容量-CO_2图分为3个时期,与时间-CO_2图的前3期类似。在第I期,PCO_2在基线,是无效腔气体。第II期,是无效腔气体与肺泡气体的混合气体。在第III期,是肺泡气体。

二、临床应用

(一) 呼吸监测

1. 判断气管插管位置 P_ECO_2监测最重要的应用之一是确定气管插管位置。气管插管术完成后,连接CO_2监测装置,当出现正常时间-CO_2图波形及$PetCO_2>30mmHg$时,则可确定插管在患者的气管内。在院前急救、机械通气患者转运期间,$PetCO_2$数值与时间-CO_2图是确定气管插管位置最可靠的方法之一。

需要注意的是,当患者出现心搏骤停或呼吸暂停时,即使气管插管插入气管内,仍可能无法监测到P_ECO_2,这可能会被误解为食管插管,造成误判。

2. 判断通气状态 对大多数接受全身麻醉或静脉镇静的患者,P_ECO_2监测是一种便捷的、实用的、无创的监测通气效果的技术。在健康志愿者中,$PetCO_2$与$PaCO_2$非常接近($PetCO_2$通常比$PaCO_2$低2~5mmHg)。因此$PetCO_2$可作为通气充分性评估的有效指标,显著减少动脉血气分析次数,并且对患者通气问题提供早期预警。

但在危重症机械通气患者中,$PetCO_2$和$PaCO_2$之间的相关性可能会因以下因素而降低:

(1)通气-灌注不匹配,肺泡无效腔或动静脉分流增加。

(2)严重的阻塞性肺疾病,时间-CO_2图中第III期的斜率增加,并可能出现呼气不完全。

(3)心输出量的突然变化,这会导致患者循环状态不稳定,肺部排出的CO_2量发生改变。在评估危重症机械通气患者的通气充分性时,应非常谨慎地使用$PetCO_2$。

3. 指导机械通气设置

(1)时间-CO_2图:对时间-CO_2图波形的连续、动态分析,可及时发现机械通气过程中患者常见的问题,如通气不足(图13-3-3)、通气过度(图13-3-4)、气道阻塞(图13-3-5)、麻醉机吸气活瓣失灵(图13-3-6)、自主呼吸(图13-3-7)等情况,有利于调节呼吸机参数,保障机械通气正常进行。

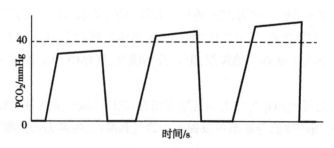

图 13-3-3　通气不足患者的时间-CO_2图变化

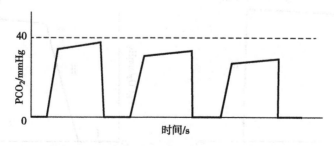

图 13-3-4　通气过度患者的时间-CO_2图变化

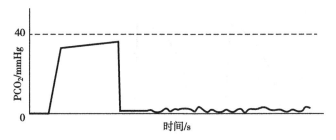

图 13-3-5 气道阻塞患者的时间-CO$_2$图变化

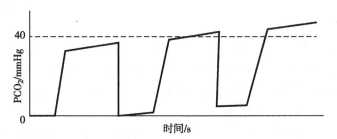

图 13-3-6 麻醉机吸气活瓣失灵患者的时间-CO$_2$图变化

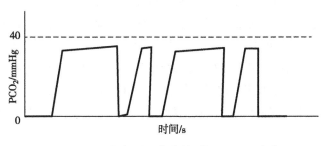

图 13-3-7 自主呼吸患者的时间-CO$_2$图变化

（2）容量-CO$_2$图：利用容量-CO$_2$图，可使用单次呼吸CO$_2$波形分析法或恩格霍夫（Enghoff）改良方程来评估患者的呼吸无效腔量。从而评估危重症患者机械通气期间的无效腔量与潮气量之比。

4. 呼吸系统疾病的诊疗

（1）肺栓塞的诊断：当患者发生肺栓塞时，肺泡内的无效腔会明显增加，肺部通气/血流比值失调，PetCO$_2$明显低于PaCO$_2$。有研究表明，（PaCO$_2$–PetCO$_2$)/PaCO$_2$>0.15有助于诊断肺栓塞。在时间-CO$_2$图中，肺栓塞患者的第Ⅲ期曲线明显平坦，斜率较小。而进行溶栓治疗后，患者的时间-CO$_2$图中第Ⅲ期曲线斜率增加。

监测容量-CO$_2$图时，可以计算患者无效腔量与潮气量之比，比值<0.2时，发生肺栓塞的可能性较低，而比值>0.4则高度提示肺栓塞。

（2）小气道阻塞的判断：小气道阻塞（COPD、哮喘和支气管扩张）患者的肺内气体排出受限，因此在时间-CO$_2$图中，第Ⅱ期波形上升趋于平缓，而在第Ⅲ期则呈现斜向上的"鲨鱼鳍"外观（图13-3-8）。第Ⅲ期曲线的斜率与肺功能测量的气流阻塞的严重程度以及胸部CT所见的肺气肿程度有关。根据此特征性的时间-CO$_2$图形，可以初步判断小气道阻塞的情况。第Ⅲ期持续升高的曲线也提示PetCO$_2$的数值依赖于患者的呼气时间。严重小气道阻塞的患者，因无效腔量与潮气量之比增大，也可导致PetCO$_2$明显低于PaCO$_2$。

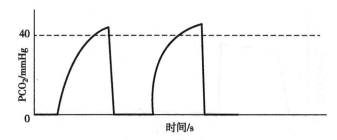

图 13-3-8　严重小气道阻塞患者的时间-CO_2 图（"鲨鱼鳍"改变）

（二）循环监测

1. 判断自主循环情况　在心肺复苏（cardiopulmonary resuscitation, CPR）期间，当心脏按压充分有效时，患者具有一定的心输出量，因此 $PetCO_2$ 有一定的数值。若患者的自主循环恢复，可监测到 $PetCO_2$ 突然增加。在 CPR 期间监测 P_ECO_2，可以根据 $PetCO_2$ 是否出现显著上升来判断患者自主循环恢复情况，进而可避免心脏按压的中断。

CPR 过程中，$PetCO_2$ 出现下降可能是救援人员疲劳或胸部按压率或深度不当的指标。若 $PetCO_2$ 持续较低不能提升，则考虑患者自主循环未能恢复，这有助于救援人员判断是否继续复苏工作。研究表明，心肺复苏 20min 后，$PetCO_2$ 仍<10mmHg 提示患者极可能死亡。

2. 判断容量反应性　在危重症患者中，常通过补液试验或被动抬腿试验来预测患者的容量反应性，进而指导液体治疗。若患者在补液或被动抬腿后，心输出量增加，则说明患者具有容量反应性，应补充液体。在稳定状态下，组织产生 CO_2 的速率和肺排出 CO_2 的速率相等。心输出量的突然增加会使输送到肺部的 CO_2 增加，进而会暂时增加 $PetCO_2$ 和呼出 CO_2 容量（V_ECO_2）。因此，在低血压的机械通气患者中，快速补液试验或被动抬腿后，若 $PetCO_2$ 升高至少 5%，则提示患者容量反应性良好。

3. 测量心输出量　进行容量-CO_2 图监测时，可以用一种部分 CO_2 重复吸入的技术来测算患者心输出量。但该方法依靠大量的推算值而不是实测值，因此该方法的准确性还有待验证。

（三）估计代谢状态及静息能量消耗

CO_2 是人体新陈代谢的产物，进行 P_ECO_2 监测可反映人体代谢状态。体温变化、癫痫发作、麻醉过深等情况，都会导致患者 $PetCO_2$ 变化。恶性高热时，肌肉代谢旺盛，CO_2 产生增加，在体温升高前，$PetCO_2$ 即可增高。代谢性酸中毒患者会出现代偿性的库斯莫尔呼吸，导致 $PetCO_2$ 下降。对这类患者，$PetCO_2$ 的数值可间接反映其酸中毒程度，从而可降低患者接受动脉血气检查的频率。

根据间接测热法，机体消耗一定量的蛋白质、脂肪和碳水化合物，产生一定的能量时，会相应地消耗一定量的 O_2，产生一定量的 CO_2。在机械通气患者中，通过监测容积-CO_2 图，可以得出呼出 CO_2 容积（V_ECO_2），单位为 ml/min。

若产生一定量的 V_ECO_2 所消耗的氧气量为 VO_2，根据 Weir 公式，即可以计算患者的静息能量消耗（resting energy expenditure, REE），单位为 kcal/d（1kcal=4 185.85J），即

$$REE=[(3.9 \times VO_2)+(1.1 \times V_ECO_2)] \times 1.44$$

若呼吸商取 0.85，则

$$REE=[(3.9 \times V_ECO_2/0.85)+(1.1 \times V_ECO_2)] \times 1.44=8.19 \times V_ECO_2$$

在机械通气期间，通过 REE 的计算，可以实时获得患者代谢率和营养需求的估计值，并可以在病程中进行趋势分析。相较于传统的代谢监测，利用 P_ECO_2 监测来评估代谢状态及静息能量消耗成本更低，操作更简单，具有良好的临床运用前景。

三、小结

P_ECO_2 监测不仅局限于 $PetCO_2$ 数值的监测,还包括了时间-CO_2 图和容量-CO_2 图监测,能提供呼吸、循环、基础代谢 3 个方面的宝贵信息。合理解读 P_ECO_2 的结果有助于识别患者异常生理情况、量化疾病严重程度、评估干预措施和预测患者结局,在麻醉、ICU、呼吸、急诊等科室具有重要的应用价值。

（吕　姗）

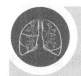

呼吸力学（respiratory mechanics）是以物理力学的原理和方法对呼吸运动进行研究的一门学科。传统呼吸力学主要用于常规肺功能的测定。随着机械通气技术的快速发展和应用的日益普及，对床旁呼吸力学监测的需求亦呈快速增长趋势。伴随传感器和微电脑技术的进步，床旁呼吸力学监测成为可能，并出现了商业化的呼吸力学监测仪，进一步推动了机械通气技术的发展。

第一节　呼吸系统的力学特性

（一）阻力

呼吸系统的阻力（resistance）按物理特性可分为黏滞阻力、弹性阻力和惯性阻力。一般呼吸状况下，惯性阻力可忽略不计。

1. 黏滞阻力（viscous resistance，R）　包括气道黏滞阻力、肺阻力和气管导管及呼吸机管路的阻力。

（1）气道黏滞阻力（airway viscous resistance，Raw）：简称气道阻力，为气体在气道内流动时气体分子之间及气体分子与气道壁之间产生的摩擦力。计算气道阻力的公式为

$$Raw=8\eta l/(\pi r^4)$$

其中 η 为黏滞系数，l 为气道的长度，r 为气道的半径。一般情况下 η 与 l 变化不大，气道阻力主要与气道的半径有关，气道管径的轻微变化即可使气道阻力明显改变。因此，气道阻力的监测是反映气道基础病变和治疗效果的敏感指标。此外，流量越大，气道阻力越大。而肺容积不同时，肺实质对气道的牵拉力也不一样，使气道的口径发生变化，从而影响气道阻力。气道阻力的这两种特性称之为流量和容积依赖性。临床在测定气道阻力时，应保证气体流量和肺容积在测定前后基本可比。

（2）肺阻力（lung resistance，RL）：气道阻力和肺组织黏滞阻力之和。正常情况肺组织黏滞阻力只占肺阻力很小的一部分，气道阻力的变化可反映肺阻力的变化。

（3）气管导管及呼吸机管路的阻力：气管导管对气道阻力的影响很大，口径越小，影响越明显。对呼吸功能较差的患者，这一部分阻力所致的呼吸功将会对自主呼吸产生非常明显的影响，直接关系到撤机的可能。

2. 弹性阻力（elastance，E）　与呼吸系统顺应性（C）有关，E 与 C 呈倒数关系。顺应性为单位压力改变所引起的肺容积改变，可分为静态顺应性（static compliance，C_{st}）和动态顺应性（dynamic compliance，C_{dyn}）。静态顺应性是吸气或呼气相气流暂时阻断（屏气）、呼吸肌完全放松时所测得的顺应性，此时由于无气流发生，压力的变化只与呼吸系统的弹性有关。动态顺应性指呼吸周期中气流未阻断所测得的顺应性，不但与呼吸系统弹性有关，由于存在气流，故还与气道阻力有关。不同肺容积时的顺应性不同，故顺应性也具有容积依赖性。

（二）肺过度充气

正常人呼吸时，功能残气量指作用力方向相反的肺和胸廓的弹性回缩力在呼气末达到平

衡时残留在肺及气道中的气体量,这时呼吸肌完全放松,呼吸系统的静态回缩力为零,肺泡内压（intrapulmonary pressure,alveolar pressure,Palv）与气道开口处压力都等于大气压,整个呼吸系统处于静息平衡位（resting equilibrium position）。

若肺容积在呼气末超过功能残气量,即存在肺过度充气（pulmonary hyperinflation）。肺过度充气可分为静态肺过度充气（static pulmonary hyperinflation,SPH）和动态肺过度充气（dynamic pulmonary hyperinflation,DPH）。

SPH 指恒定的外力存在于呼气相,使呼气末肺容量大于功能残气量,如 PEEP 可使肺容积在呼吸肌完全放松时的肺容积超过功能残气量。

由于多种原因使得呼气速度与呼吸周期中的呼气时间不匹配,导致呼气不完全,使得在每一次吸气开始前肺内的气体并未完全呼出,因此而形成的肺过度充气称为 DPH,此时呼吸系统未处于静息平衡位。导致 DPH 的原因有很多,如呼气时间过短、气道阻力和呼吸系统顺应性较大、每分通气量过大、气道狭窄或塌陷致呼气受限等。

由于 DPH 的存在,呼气末肺泡内残留的气体过多,在肺的弹性回缩下导致呼气末肺泡内成正压,这称为 PEEPi。PEEPi 与 PEEP 共同组成总呼气末正压（total PEEP）,反映了呼气相肺泡内的平均压,并决定呼气末肺的容积大小（图 14-1-1）。

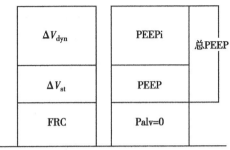

图 14-1-1　呼吸系统容积与呼吸系统压力变化

ΔV_{st} 为增加的静态肺容量,指呼吸机设置的 PEEPe 增加的肺容量;ΔV_{dyn} 为增加的动态肺容量,指由于动态 PEEPi 增加的肺容量;FRC 为功能残气量;Palv 为肺泡内压;PEEPi 为内源性呼气末正压;PEEP 为呼气末正压。

（三）时间常数

对任一呼吸系统,其容积变化（ΔV）与压力变化（ΔP）呈指数函数的关系,即气体在肺内的充盈与排空先快后慢,其函数特征可以用时间常数（time constant,TC,τ）表示,即

$$\tau = R \times C \text{ 或 } TV/F$$

式中 R 为气道阻力,C 为顺应性,TV 为潮气量,F 为气体流量。τ 决定气体在肺内的充盈和排空速度,正常为 0.4s。在一个 τ 内,肺泡充气至最终容积的 63%,2 倍 τ 可充盈 95%,3 倍 τ 可充盈 100%。由于肺局部病变的影响,使不同肺区的充盈和排空速度有所不同。

在机械通气过程中,许多变化过程都遵循指数函数的规律,如肌肉松弛状态下压力控制通气时的吸气压力随时间的变化,肌肉松弛状态下任何模式的呼气压力随时间的变化,自主呼吸状态下被动呼气时的压力随时间的变化等。

第二节　呼吸力学指标的监测及其临床应用

机械通气的主要目的是通过提供一定的驱动压以克服呼吸系统的阻力和呼吸机管路的阻力,把一定潮气量的气源按一定频率送入肺内。这种压力和容积之间的变化关系可以从力学的角度进行描述,运动方程（equation of motion）可表达为

$$P = PEEPi + TV/C_{RS} + F \times R$$

式中 P 为驱动压力,PEEPi 为内源性呼气末正压,TV 为潮气量,C_{RS} 为呼吸系统顺应性,R 为黏滞阻力,F 为流量。

运动方程是整个呼吸力学研究的基础。在获得上述压力、流量和容积三要素后就可以推算出反映呼吸系统弹性特性和流量-阻力特性的指标,包括静态和动态顺应性以及黏滞阻力。

(一) 压力

在容积控制通气时,监测可以得到如图14-2-1所示的曲线。

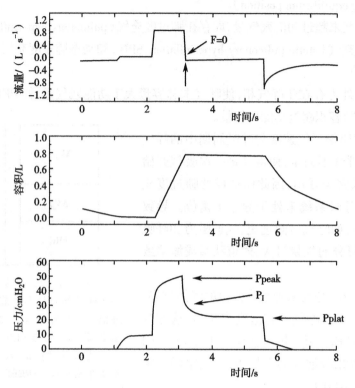

图 14-2-1　容积控制通气时的流量-时间、容积-时间和压力-时间曲线

F 为吸气流量,P_I 为吸气压,Ppeak 为吸气峰压,Pplat 为平台压。

1. **气道峰压**(peak airway pressure,Ppeak)　用于克服胸、肺黏滞阻力和弹性阻力。影响气道峰压的阻力因素如图14-2-2所示,包括呼吸机管路阻力、气管导管阻力、气道阻力、肺弹性阻力和胸壁所致阻力(咳嗽和腹压增加等),除此之外还与吸气流量、潮气量、PEEP 有关。

气道峰压是临床设置压力报警限的根据,一般将报警限设置在实际气道峰压之上 5~10cmH₂O,以不高于 45cmH₂O 为宜。气道峰压过高的潜在危害取决于使其升高的原因,因而应努力去分析这些原因。多数意见认为,气道阻力增加的危害性低于顺应性降低的危害性,因为与阻力有关的压力不能直接作用于气压伤的发生部位(肺泡)。因此气道峰压与气压伤的关系不如平台压与之密切。

2. **平台压**(plateau pressure,Pplat)　用于克服胸、肺弹性阻力。与潮气量、呼吸系统顺应性和 PEEP 有关。若吸入气体在肺内有足够的平衡时间,可近似代表肺泡内压的大小,因而平台压与肺损伤的关系较气道峰压更为密切。当平台压达到 30~35cmH₂O 时,肺容量相当于正常肺总量位,此时再增加气道压或潮气量,发生气压伤的可能性将大大地增加,所以临床需要严格限制平台压不超过 30cmH₂O。

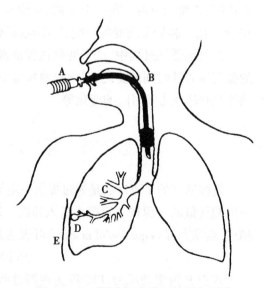

图 14-2-2　影响气道峰压的阻力因素

图示:呼吸机管路阻力(A);气管导管阻力(B);气道阻力(C);肺弹性阻力(D);胸壁所致阻力(E)。

3. 气道平均压（mean airway pressure, MAP, Pmean） 为数个周期中气道压的平均值。与影响平台压的因素及吸气时间长短有关。气道平均压的大小决定了正压通气对心血管系统的影响。通常认为气道平均压在 7cmH₂O 即可引起血流动力学变化。患者肺的顺应性越高，则正压通气对循环系统的影响就越大。对存在血容量不足和/或心室功能不全的患者，机械通气对循环功能的抑制作用更为明显。

4. PEEPi

（1）PEEPi 产生的机制：与决定呼气末肺容量及肺排空的许多因素有关，可用等压点学说（equal pressure point）来解释。在呼气过程中，肺泡端为上游气道，口腔端为下游气道；从上游气道到下游气道压力逐渐下降，其中必有一点的气道内外压力相等，为等压点。

由于呼气阻力增加、顺应性增加及肺实质的破坏，在用力呼气时等压点上移较快，在呼气早期小气道便发生动态陷闭。小气道的动态陷闭使呼气阻力进一步增加及呼气流量进一步降低，从而发生气流受限。当陷闭部位出现闭塞时，就会形成真正的气体陷闭（air trapping），这时即使增加呼气力量，也只能增加肺泡内压，而不能增加呼气流量。

虽然这种情况常常发生于主动呼气过程，但如果存在严重的 DPH，呼气末胸膜腔内压明显高于气道压，被动呼气也可出现小气道陷闭及呼气气流受限。呼气气流受限造成了呼气末肺泡内压高于大气压，导致 PEEPi 的产生。

（2）PEEPi 产生的原因：呼气阻力增加，呼吸系统顺应性增高，呼气时间不足，呼气气流受限，每分通气量较大及呼气肌主动用力呼气均可产生 PEEPi。

（3）监测方法：存在 PEEPi 患者的临床表现有胸围增大，呼吸费力，心血管功能恶化而难以用循环系统疾病来解释，通气效果下降，呼气末有持续呼气气流，呼气的最后部分突然被吸气中断，压力控制通气时潮气量或每分通气量下降，不能用呼吸系统顺应性下降解释的平台压升高，容积控制通气时气道压力升高。

临床定量测定 PEEPi 的方法有两种。一种是呼气末阻断法（图 14-2-3），适用于控制通气，该方法所测得的是全肺的平均 PEEPi，为静态 PEEPi，它反映呼气末整个呼吸系统的静态弹性回缩力。另一种是通过在食管放置球囊的方法，为一种有自主呼吸时测定 PEEPi 的方法，所测得的是最小的 PEEPi，这种方法称之为动态法（图 14-2-4）。

新近提出的 Mueller 动作法，为有自主呼吸患者静态 PEEPi 的测定方法。该方法同时监测气道压和食管压，在呼气末阻断吸气阀，让患者用力吸气，阻断至少 2s 后释放。吸气肌产生的最大压力（respiratory muscle pressure, Pmus）一部分克服呼气末呼吸系统总的弹性回缩压（Prs），另一部分产生气道最大吸气压（MIP），因此可获得公式为

$$Pmus=Prs+MIP$$

在阻断过程中胸膜腔内压的最大变化（maximal intrapleural pressure, Ppl_{max}）就反映了 Pmus 的大小，呼气末总的呼吸系统弹性回缩压是 PEEPi，所以上面的公式可换算为

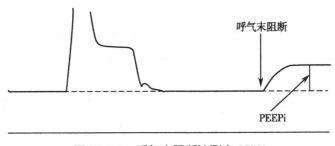

图 14-2-3　呼气末阻断法测定 PEEPi

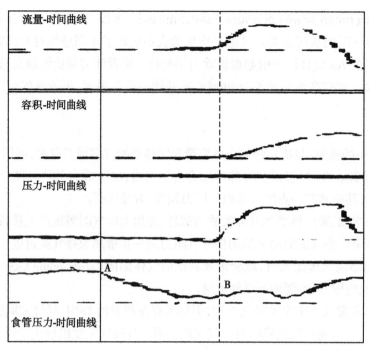

图 14-2-4　动态法测定 PEEPi

自主呼吸用力吸气(由食管压力-时间曲线显示,A点代表吸气开始),
使肺泡内压从 PEEPi 降至大气压,并继续下降至触发灵敏度设置的
水平才能触发呼吸机送气,因此从吸气开始(A点)至吸气流量产生
(B点)之前的食管压下降即为动态的 PEEPi。

$$Ppl_{max}=PEEPi+MIP$$

最后得出 PEEPi 的计算公式为

$$PEEPi=Ppl_{max}-MIP$$

（4）PEEPi 对机体的影响及其临床意义：自主呼吸时,只有在肺泡内压低于气道开口处压力时吸气气流才可出现。在正常情况下,只要胸膜腔内压稍微下降即可产生吸气气流；但存在 PEEPi 时,患者必须首先产生足够的压力克服 PEEPi 才能产生吸气气流,胸膜腔内压下降量程加大,呼吸系统所需做功增加。此外,存在严重 DPH 时,肺顺应性降低,其压力-容积曲线趋于平坦,导致在呼吸相同容量气体时需要更大的压力变化。近来的研究表明呼吸机依赖的 COPD 患者,为克服 PEEPi 所做的功平均占整个呼吸功的 40%,甚至更高。

容积控制通气时潮气量恒定,由于存在 PEEPi,患者肺过度扩张,易致肺损伤,尤其在时间常数大的肺泡更易发生。高水平的 DPH 和 PEEPi 使通气基线移向肺压力-容积曲线的高平台部分,因此肺泡有过度扩张和破裂的危险,而 PEEPi 降低时气道峰压和平台压降低。

压力控制通气时呼吸机提供一定的压力,由于 PEEPi 的存在,有效吸气驱动压减小,潮气量减少,每分通气量不足,可导致患者出现高碳酸血症。

正常人各肺区之间便存在时间常数的不一致,COPD 患者各肺区之间时间常数的差别更大。因此在机械通气时,不同肺区不同水平 PEEPi 的存在可引起通气的更不平衡分布,从而导致通气/血流比值失调,对气体交换造成一定的影响。

由于 PEEPi 的存在,肺容积及胸膜腔内压增高还会对循环系统产生抑制作用。PEEPi 不但使静脉回流减少,还使肺血管阻力和肺毛细血管嵌顿压增加,右心室后负荷升高及右心室舒张功能障碍,所有这些都造成了右心室功能的下降。而左心室充盈减少和室间隔左移还可以在一定程度上影响左心室功能。高水平的 DPH 和 PEEPi 可引起严重的心律失常、电机械分离、心搏骤停。这种心搏骤停对心肺复苏无反应,可通过降低 DPH 和 PEEPi 而恢复。呼气末肺容量的增加可导致对一些血流动力学参数的解释出现错误,如对肺毛细血管楔压的过高估计,使得在血容量不足的情况下进一步减少输入液体量。

（5）PEEPi 的临床应用:对 COPD 和支气管哮喘等具有呼气受限的疾病患者,应尽量减少 PEEPi 以避免相关并发症。具体的方法包括:通过抗炎和解痉等治疗以减小气道阻力和改善肺顺应性,在一定范围内减少每分通气量,合理调节呼吸频率和吸呼气时间比以延长呼气时间,加用一定水平的 PEEP 以减少吸气功耗等。对 ARDS 和肺间质纤维化的患者,其气道阻力小、顺应性差、功能残气量小,能有效参与气体交换的肺泡面积小,通过延长吸气时间或采用气道压力释放通气模式,可诱发一定水平的 PEEPi,从而可以使部分萎陷肺泡重新复张和参与气体交换的肺泡面积增加,有利于改善氧合。

5. 胸膜腔内压（intrapleural pressure,Ppl）/食管压（esophageal pressure,Pes）　胸内食管壁顺应性较好,食管压能较好地反映胸膜腔内压,虽然绝对值有一定的差别,但二者的变化幅度和趋势一致（$\Delta Pes/\Delta Ppl=1$）,故临床常用食管压替代胸膜腔内压进行动态观察。

对食管压的监测,使胸壁与肺力学性质分开描述成为可能,同时可用于计算自主呼吸的做功情况,也是计算静息跨膈压的重要原始参数。

（二）流量

机械通气时很容易对吸气峰流量（peak inspiratory flow rate,PIFR）、呼气峰流量（peak expiratory flow rate,PEFR）和平均吸气流量等指标进行监测。因患者呼吸驱动的不同,吸气流量既可能满足患者的吸气需求,也可能超过或低于患者的吸气需求。通常吸气流量设置在 40~80L/min。如果患者在吸气时腹肌紧张,说明吸气流量太高,此时应该将流量调低或延长吸气时间。

对一个保持很强吸气努力的患者,则应给予一个较高的吸气流量,可选的方法有提高设置的吸气流量;改换为减速波,即在吸气开始给予一个最高的流量;吸气峰流量必须达到一定水平,以避免呼气时间太短;改换为 PSV 模式,通过改变压力设置水平可以获得较高的初始吸气流量。平均吸气流量可反映呼吸中枢驱动力,与 $PaCO_2$ 水平直接相关,重复性好,但常常会过低估计实际呼吸中枢驱动水平。

（三）容积

机械通气时常用的容积（volume,V）指标包括潮气量（TV）和每分通气量（minute ventilation,VE）。潮气量和每分通气量报警限的设置是安全实施机械通气必不可少的手段。功能残气量以上的吸气末肺容量是目前反映气流阻塞和肺过度充气的较好指标。

监测方法:患者在使用肌肉松弛药的情况下,先吸纯氧 3~4min,而后在吸气末暂停机械通气 40~60s,利用肺量计测得呼气肺容量,该值反映吸气末肺容量,此时呼气肺容量为潮气量和气体陷闭（air trapping）量之和。若患者吸气末肺容量>20ml/kg,则发生低血压和气压伤的可能性大大地增加。

（四）黏滞阻力和顺应性的测定

1. 吸气末阻断法（end-inspiratory occlusion method）　又称恒流量法（constant flow method）,即在容积控制通气时,给予恒流量（方波）供气,之后在吸气末阻断气流,使气道压维持在平台压（平台的出现,表明呼吸肌由于屏气抑制了肺牵张反射而松弛）。此时的压力反映了呼吸系统弹性回缩压。吸气末阻断法要求除流量恒定和呼吸肌放松外,还必须有一定的平衡时间（4s）,对自主呼吸较强和非恒流的情况不适用。

在采用吸气末阻断法后,气道峰压迅速下降至较低的吸气压（inspiratory pressure,P_1）,之后吸气压逐渐下降,3~5s 后达到平台压。如果同时监测流量与容积的变化,即可推算出气道阻力和顺应性。

黏滞阻力有两种计算方法,即

$$R_{min}=(\text{Ppeak}-P_I)/F \text{ 或 } R_{max}=(\text{Ppeak}-\text{Pplat})/F$$

式中，F 为流量，P_I 为吸气压，Ppeak 为气道峰压，Pplat 为平台压，R_{max} 为最大黏滞阻力，R_{min} 为最小黏滞阻力。

两种阻力大小不同的原因是各肺区时间常数不一致，即使呼吸机已停止供气，但肺内还存在不同肺区之间的气体再分布。最小黏滞阻力实为真正的黏滞阻力，而最大黏滞阻力还包含了肺组织的黏滞阻力。

黏滞阻力增加的原因很多，可大致分为与气管导管和气道有关两大类，如气管导管管腔狭小、扭曲、牙齿咬合、痰痂形成或气道痉挛、分泌物增加等。临床应仔细鉴别并加以处理。

顺应性的计算不但要考虑 PEEP 对平台压的影响，还必须把 PEEPi 的影响计算在内。其计算公式为

$$\text{呼吸总静态顺应性}(C_{st})=TV/(\text{Pplat}-\text{PEEP}-\text{PEEPi})$$

$$\text{呼吸总动态顺应性}(C_{dyn})=TV/(\text{Ppeak}-\text{PEEP}-\text{PEEPi})$$

如果要分别计算静态肺顺应性和静态胸廓顺应性（chest compliance，C_{CW}），就必须对食管压进行监测，之后可根据如下公式进行计算，即

$$\text{静态肺顺应性}(C_L)=TV/(\text{Pplat}-\text{Ppl}-\text{PEEP}-\text{PEEPi})$$

$$\text{静态胸廓顺应性}(C_{CW})=\cfrac{1}{\cfrac{1}{C_{st}}-\cfrac{1}{C_L}}$$

顺应性降低的原因很多，包括肺僵硬（肺水肿、肺实变、肺纤维化、肺不张等）、胸壁僵硬（脊柱侧弯或其他胸壁畸形、肥胖、腹水或腹胀等）、肺受压（气胸、胸腔积液等）和动态肺充气。

2. 呼气相间隙阻断法 在呼气相短暂（0.1~0.2s）间隙阻断呼气气流，使肺泡和气道内压可迅速达到平衡而出现平台压。该平台压既代表了呼吸系统的弹性回缩压，同时也代表了克服呼出气流阻力的压力，并产生相应的流量变化。通过记录每次阻断的平台压、阻断前的流量以及相应的容量变化，就能推算出呼气相阻力和呼气相顺应性。

传统测定阻力和顺应性的阻断法要求完全消除自主呼吸的影响。但在多数情况下，患者都保留有一定程度的自主呼吸，因而在测量这些指标时需要使用镇静或肌肉松弛药以抑制自主呼吸。但这种做法在临床应用不方便，并且在被动呼吸时测量的数据不能完全等同和应用于自主呼吸。此外，对非常重要的判断自主呼吸活动的指标（如呼吸功，呼吸中枢驱动力等）也难以获得。

为了克服传统方法的不足，近年来出现了一些新的测定方法。这些方法最大的优点在于既可用于被动呼吸，也可用于自主呼吸，如最小二乘配置法（least squares collocation，LSC）、强迫振荡法（forced oscillation method）、多重线性回归法（multiple linear regression）、切分法（slice method）等。

这些方法已部分运用于临床，但这些方法的建立必须有一个能真实反映呼吸力学状况的数学模型作为基础，而对具有复杂病变（如 ARDS，COPD）的呼吸系统而言，很难做到这一点，使其准确性受到很大的影响。加之病变的不均一性，问题就更复杂，所以上述方法所监测的结果往往只能反映整个呼吸系统的"平均"呼吸力学状况，而不能反映局部肺力学状况的差异，在应用时须加以注意。

（五）呼吸功

为克服呼吸系统阻力（主要包括弹性阻力和黏滞阻力）和呼吸机管路阻力而由呼吸机和/或患者所做的机械功称为呼吸功（work of breathing，WOB）。其中患者自主呼吸所做呼吸功（WOBp）与临床关系最为密切。为测定患者自主呼吸所做呼吸功，需要对食管压进行测量，之后可通过如下公式进行计算，即

$$\text{WOBp}=(\text{Pee}-\text{Poes})dV+2\times C_{CW}/TV$$

式中 Pee 为呼气末食管压,Poes 为每一次呼吸开始的食管压,dV 为流量,C_{CW} 为胸廓顺应性(可假定为 0.2L/cmH$_2$O),TV 为潮气量。

呼吸功的单位有两种,即 J/min 和 J/L。其中 J/min 为每一次呼吸的呼吸功×呼吸频率,正常值为 3.9J/min。而 J/L 为(J/min)/VE,个体越大,其值越大,并与呼吸阻力呈正相关,正常值为 0.47J/L。

监测呼吸功的意义在于对自主呼吸用力大小进行定量评价,对指导通气模式的选择,呼吸支持水平的调节,撤机,评价呼吸机管路对呼吸功的影响及定量评价人机协调性都有很重要的临床应用价值。

但在患者自主呼吸较弱时,患者自主呼吸所做呼吸功将有失敏感性。对伴有明显气道阻塞的患者,虽然自主呼吸用力很大,但可能并不产生明显的肺容积变化,此时呼吸功不能真实反映自主呼吸做功大小。为此,引入了压力-时间乘积(pressure-time product,PTP)的概念,即

$$压力\text{-}时间乘积=肌肉收缩时间 \times 肌肉产生的压力变化$$

压力-时间乘积能真实地反映呼吸肌的努力(特别是在气道狭窄、阻塞时),与呼吸氧耗的相关性比呼吸功更好。其监测方法也可通过描记食管压,按如下公式计算,即

$$PTP=\{[(Poee-Pes)+(Vol/C_{CW})] \times dt\}/t_{min}$$

式中 Poee 为终末食管压,Pes 为取样时的食管压,Vol 为取样时间内的肺容积变化,C_{CW} 为胸廓顺应性(可假定为 0.2L/cmH$_2$O),dt 为取样时间,t_{min} 为每分钟内自主呼吸吸气时间(duration of breaths per minute)。

气管插管患者的压力-时间乘积正常值为 200~300(cmH$_2$O·s)/min,未气管插管时为 60~80(cmH$_2$O·s)/min。临床应用与呼吸功相同,但对自主呼吸较弱的患者更敏感。

(六)呼吸驱动力

1. 呼吸中枢驱动力 过度增高提示患者呼吸系统处于应激状态、呼吸肌功能障碍或疲劳,须依靠呼吸中枢加大发放冲动来促进呼吸肌收缩。相关监测指标除前述的平均吸气流量外,以 0.1s 口腔闭合压(P 0.1)最为常用。P 0.1 的测定原理(图 14-2-5):在功能残气量阻断气道后,吸气肌产生的负压在吸气开始后的短时间内(如 0.1s)与呼吸阻力无关(由膈肌肌电图和膈神经的收缩活动显示),无气道流量和肺容积的变化,呼吸肌处于等长收缩,只反映呼吸中枢的驱动作用。把吸气开始后 0.1s 时的气道压变化称为 P 0.1,为负值。正常值为 -4~-2cmH$_2$O。

临床可用于指导调节 PSV 模式时的压力支持水平,也可作为指导撤机的参考指标。但影响 P 0.1 的因素很多,须加以注意:①呼气末肺容量增加会影响肌肉的收缩,使实测压力较实际值减小;②呼气肌用力使呼气末肺容量低于功能残气量而使测量值较实际值高;③由于阻力和气道塌陷的存在,使气道压力的变化在相当程度上滞后于食管压的变化,使实测压力明显低于实际值;④呼吸肌长度

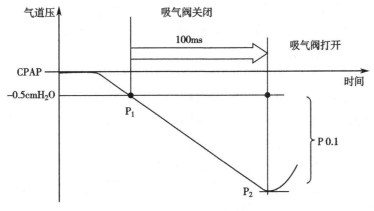

图 14-2-5 P 0.1 的测定

P$_1$ 为吸气阀关闭时气道内压力;P$_2$ 为吸气阀关闭 100ms 后气道内压力,P 0.1=|P$_2$-P$_1$|。

和收缩速度改变,气道阻断后,吸气努力可能使胸壁和腹部产生矛盾运动,此时即使无肺容积的改变呼吸肌也会发生明显收缩;⑤胸壁变形使呼气末肺容量发生改变而影响测量的准确性。

2. 呼吸肌肌力

(1)最大吸气压(maximal inspiratory pressure,MIP):指在残气量或功能残气量阻断气道时,用最大吸气努力能产生的最大口腔或气道压,反映所有吸气肌产生的肌力的总和。正常值为100cmH$_2$O。MIP<正常预计值的30%时,易出现呼吸衰竭。MIP也可作为撤机参考指标,若MIP≥20cmH$_2$O,成功撤机的可能性大。

(2)静息跨膈压(transdiaphragmatic pressure,Pdi):简称跨膈压,反映膈肌肌力,指在功能残气量(或残气量)气道阻断状态下,以最大吸气努力时产生的最大Pdi值,是临床反映膈肌力量最可靠的指标。临床以食管压(Pes)代替胸膜腔内压(Ppl),以胃内压(gastric pressure,Pga)代替腹压(abdominal pressure,Pabd)进行计算,即

$$Pdi=Ppl-Pabd=Pes-Pga$$

3. 呼吸肌耐力 指呼吸肌维持一定的力量或做功时对疲劳的耐受性。对呼吸肌而言,耐力比肌力更重要。肌肉的耐力取决于能量(血液)供给、肌纤维组成及其做功大小等因素。做功的大小主要取决于其收缩的力量和收缩持续时间。对膈肌而言,吸气时膈肌产生的平均跨膈压与其收缩持续的时间的乘积等于膈肌所做的功。跨膈压越大,持续的时间越长,越可能产生疲劳。

(1)每分通气量:呼吸肌无力的肺功能改变主要是限制性改变,每分通气量明显降低,肺活量下降。然而肺功能的改变不能敏感地反映肌肉力量的变化,肌力下降50%时,肺活量仅下降20%。

(2)吸气时间比例:指每一次吸气时间与每一次呼吸周期持续时间之比,正常值为0.3~0.4。当呼吸频率增快或已经出现呼吸肌疲劳时,吸气时间比例将会明显增加。

(3)呼吸浅快指数:在断开呼吸机后,将容积描记仪与气管插管连接进行测定。正常值为60~90次/(min·L)。其优点为操作简单、重复性好、易记忆。该指标对判断患者何时不需要机械通气较判断拔管患者是否需要上机更敏感。目前倾向用于判断何时开始撤机,而不用于判断拔管时机。

(七)呼吸力学曲线(环)

能直观反映每一次呼吸从开始到结束的具体情况,包括呼吸机送气和自主呼吸用力及二者间的交互作用。常用的有气道压力-时间、流量-时间、容积-时间曲线,食管压力-时间曲线以及压力-容积环、流量-容积环。本节仅就呼吸力学环的应用进行概要介绍。

1. 流量-容积环(flow-volume loop) 受呼吸肌用力、气道阻力、呼吸顺应性和气道陷闭位置等多种因素的影响。正常控制通气时流量-容积环如图14-2-6所示。如果患者存在动态气道塌陷和呼气气流受限,则呼气相后段凸向容积轴(图14-2-7、图14-2-8)。此外流量-容积环还可用于判断支气管扩张剂的治疗效果、大气道分泌物过多、PEEPi的存在(曲线的呼气支在呼气末突然垂直降至0)、呼吸机管路漏气等。

2. 压力-容积环(pressure-volume loop,P-V环) 可直观反映压力与容积的变化关系,通常以横轴为压力轴,纵轴为容积轴进行描记。当存在一定气体流量时所描记的环称为动态P-V环,此时压力与容积的变化不但受顺应性的影响,还与气道阻力和流量有关(图14-2-9、图14-2-10)。呼吸机常规监测的每一周期的P-V环即属于动态P-V环。而排除气体流动的影响所描记的P-V

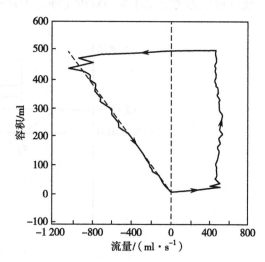

图 14-2-6　正常控制通气时流量-容积环

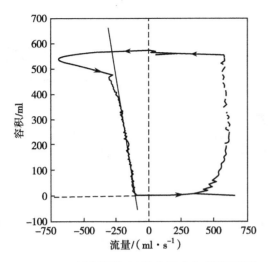

图 14-2-7 控制通气时具有动态气道塌陷和
呼气气流受限的流量-容积环

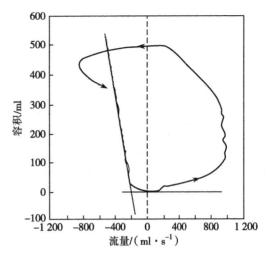

图 14-2-8 自主呼吸模式通气时具有动态气道
塌陷和呼气气流受限的流量-容积环

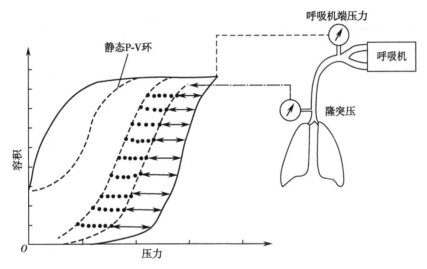

图 14-2-9 气管导管导致的阻力增加造成的影响

气管隆突压增加（←→表示气管隆突压的增减与插管内径有关）和气道本身
的阻力增加（虚点部分）均可致气道开口处的压力也增加。P-V 环吸气支向左
或向右移位反映气道阻力减少或增加。如果吸气流量为 0，则气管导管和气
道本身的阻力就不会对气道压产生影响，此时描记的 P-V 环即为静态 P-V 环。

环称为静态 P-V 环，此时由于不存在气体流动，压力与容积的相互变化只受顺应性的影响，而与气道
阻力无关。

静态 P-V 环的描记方法比较特殊，一般可采取如下 3 种方法：

（1）大注射器法（super-syringe method）：在患者呼气末，将 1~3L 的注射器与气管导管相接，分次
注入纯氧 50~200ml，每次注入后平衡 1~5s，与大注射器相连的压力-容积监测装置记录当时的压力
与容积变化并进行 P-V 环的描记。当压力达到 40~50cmH₂O 或出现压力平台后再以类似的方法逐
步放气描记呼气相曲线。这种方法可一次完成，但重复性较差，需要将患者与呼吸机断开，耗时较长
（60~90s），对患者有一定的危险性（图 14-2-11）。

（2）吸气末阻断法：给予患者大小不同的潮气量，获得不同的平台压，多个相对应的潮气量和平
台压描记在 XY 轴上就能得到 P-V 环的吸气支。为了使气体在肺内均匀分布，在每次注入气体后需

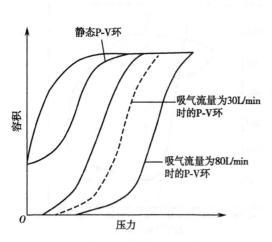

图 14-2-10 吸气流量对 P-V 环的影响

吸气流量增加使气道压力也相应增加,吸气支向右移位,反之则向左移位。

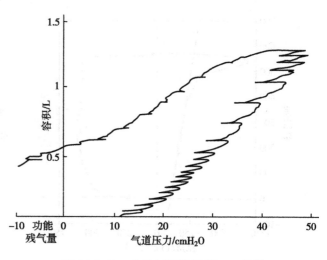

图 14-2-11 大注射器法描记 P-V 曲线

要按住吸气末屏气(end-inspiratory hold)键 3~5s。这种方法无须将患者与呼吸机断开,操作方便,但操作次数较多,费时,重复性较差,不适合所有的呼吸机,不能对 P-V 环的呼气支进行描记(图 14-2-12)。

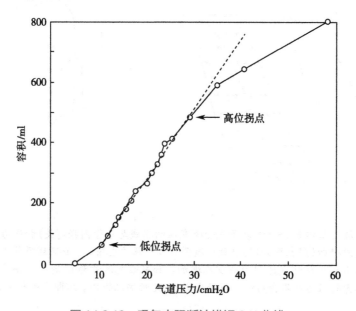

图 14-2-12 吸气末阻断法描记 P-V 曲线

(3)低流量法(low flow method):以低流量(2L/min 左右,在普通呼吸机中可通过下调呼吸频率和延长吸气时间获得)持续对肺充气。由于流量低,气道阻力对压力的影响非常小,所获得的 P-V 曲线为准静态 P-V 环(吸气支)。这种方法描记的 P-V 曲线与大注射器法描记的静态 P-V 曲线相近,有很好的一致性,重复性很好,亦无须将患者与呼吸机断开,可一次完成。这种方法具有较好的应用前景,可在临床常规开展(图 14-2-13)。

静态 P-V 曲线是直观反映压力与容积相互关系的手段,在危重症医学领域,尤其在对 ARDS 患者的呼吸力学研究和指导临床机械通气的使用方面具有十分重要的理论与实际意义。目前强调,ARDS 患者通气参数的调节除考虑改善氧合外,还应特别注意对肺的保护。由于 ARDS 患者具有正常通气功能的肺泡明显减少和病变的不均一性,使其在应用机械通气时容易发生 VALI。大量研究

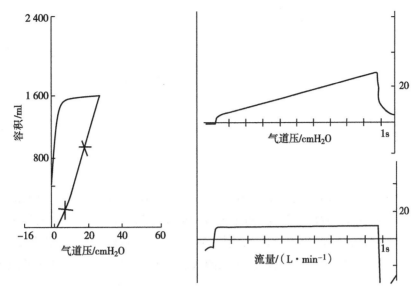

图 14-2-13　低流量法描记 P-V 曲线

表明,过大的潮气量使肺泡过度牵拉和过小的呼气末肺容量致终末气道和肺泡的反复开闭都会产生 VALI,因而给予小潮气量通气(6~8ml/kg)与合适的 PEEP 以避免吸气末肺容积过大和呼气末肺容积过低,是防止 VALI 的关键。

在 ARDS 患者中,其静态压力-容积环的吸气支(P-V 曲线)常呈 S 形,在曲线的开始段有一向上的拐点称为低位拐点(lower inflection point,LIP),所对应的压力(Pinflex)为逐渐增加 PEEP 时,肺泡突然大量开放时的压力转换点。在呼气末使用略高于 Pinflex 的压力水平,可以使较多的肺泡维持在开放状态,从而避免了终末气道和肺泡反复开闭所造成的损伤。目前许多学者把 Pinflex 再加 2~3cmH$_2$O 的压力水平作为最佳 PEEP(best PEEP),以此指导 PEEP 的调节。

在低位拐点之后,肺顺应性最大,容积与压力呈直线关系。在曲线末可见一向下的拐点,称为高位拐点(UIP),所对应的压力以 Pdeflex 表示。此点提示当潮气量超过该点的容积时,大部分肺泡将处于过度扩张状态,顺应性下降,容积伤将难以避免。由于肺容积较低和较高均可引起肺损伤,所以机械通气应在两拐点之间的安全区进行。

(詹庆元　夏金根)

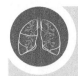

第十五章　机械通气波形

机械通气波形描记了肺通气过程中压力（pressure，P）、流量（flow）、容积（volume，V），甚至食管压（esophageal pressure，Pes）、膈肌电活动（diaphragmatic electrical activity，Edi）的实时、动态变化。

机械通气波形包括曲线和呼吸环，压力、流量、容积、时间变量两两组合，形成临床常用的曲线和呼吸环，其中曲线包括压力-时间曲线、流量-时间曲线、容积-时间曲线，呼吸环包括压力-容积环及流量-容积环。

观察、对比和解读机械通气波形，具有以下目的和意义：①帮助理解各个通气模式的工作原理。②获取呼吸力学信息，如患者呼吸驱动、气道阻力、呼吸系统顺应性、平台压、PEEPi、跨肺压、膈肌电活动等。③判断人机同步性。④判断当前通气参数是否遵循肺保护性通气策略，不引起额外肺损伤。⑤指导机械通气参数的精细调节，如指导PEEP、吸气时间、屏气时间等参数的精细调节，从而改善通气/血流比值，促进气体在肺内均匀分布，进而改善氧合；还可通过波形判断呼气时间是否足够，指导呼吸频率、吸气时间等参数的精细调节，从而促进CO_2排出，减轻或避免呼吸性酸中毒。

不同模式、参数设置下，压力、流量、容积变化不同。我们可以通过呼吸周期的4个阶段（触发阶段、送气阶段、转换阶段、呼气阶段）来理解机械通气模式的内涵和工作机制。同样地，我们解读机械通气波形时，也应在这4个阶段观察变量的变化情况。

同时近年来越来越多的呼吸机配置食管压和膈肌电活动（Edi）监测功能，结合食管压和膈肌电活动对呼吸机波形进行系统分析有助于分析患者病情、判断人机同步性、指导呼吸机参数的设置。

第一节　曲　　线

曲线是用图形来表示变量（压力、流量、容积）随时间的实时变化的。

压力-时间曲线表示气道压力（airway pressure，Paw）随时间的实时变化，以0为零点，以时间（s）为横轴，以气道压力（cmH_2O）为纵轴，横轴上方为正压、下方为负压。

流量-时间曲线表示气体流量随时间的实时变化，以0为零点，以时间（s）为横轴，以流量（L/min）为纵轴，横轴上方代表吸气、下方代表呼气。

容积-时间曲线表示肺吸入或呼出的气体量随时间的实时变化，以0为零点，以时间（s）为横轴，以容积（ml）为纵轴，上升支代表吸气，下降支代表呼气，上升支和下降支之间的平台，代表吸气末暂停，此时无容积变化。

在学习机械通气曲线前，须理解容积、压力、流量存在如下基本关系，依据运动方程，即

驱动压力=流量×气道阻力+潮气量/呼吸系统静态顺应性+内源性呼气末正压

可知：①气道与肺泡之间的压力差（即驱动压力）越大，流量越大，肺部充盈越快；②可以通过分析机械通气波形中的压力、流量和容积的变化，来反映患者呼吸驱动、气道阻力、呼吸系统顺应性及内源性呼气末正压的变化。

流量指单位时间内的容积变化，即容积等于流量-时间曲线下的面积，因此容积通常不直接测

定,而是通过流量和吸气时间计算得出。在流量恒定的情况下,即

$$容积=流量 \times 吸气时间$$

一、触发阶段

触发主要分为时间触发及患者触发(包括压力触发、流量触发、膈肌电活动触发)。部分呼吸机还可手动触发,即手控通气(manual ventilation)。

(一)患者无自主呼吸

此为时间触发,吸气初曲线无压力或流量的波动,直接进入送气期(图 15-1-1A)。

(二)患者存在自主呼吸

在压力触发时,患者的吸气努力使气道压力下降,下降幅度达设定阈值即触发呼吸机送气,下降幅度与设定阈值、患者吸气努力、呼吸机反应性相关。在患者正常自主呼吸时,若设定阈值恰当、呼吸机响应时间<100ms,压力仅小幅下降(图 15-1-1)。

为流量触发时,呼吸机监测流量改变达到设定阈值即触发呼吸机送气,设定阈值恰当时,压力-时间曲线小幅下降(图 15-1-2)。

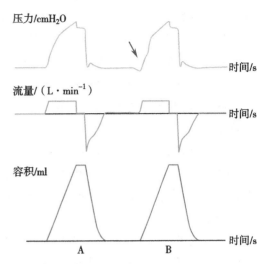

图 15-1-1 时间触发与压力触发

A:时间触发,吸气初无压力、流量波动;B:压力触发,吸气初压力下降达触发阈值(如箭头所示),呼吸机送气,触发阶段流量几乎无变化。

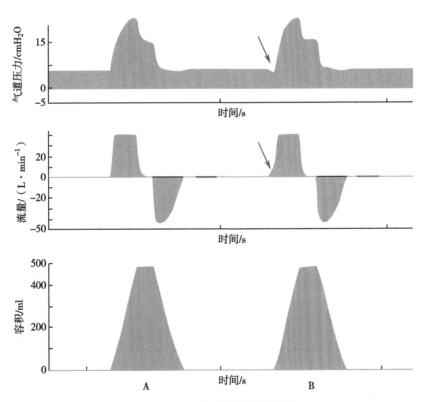

图 15-1-2 时间触发与流量触发

A:时间触发,吸气初无压力、流量波动;B:流量触发,吸气初流量改变达到触发阈值,呼吸机送气,触发阶段由于基础气流的存在,流量可迅速上升以响应患者吸气努力(如流量-时间曲线上箭头所示),期间压力小幅下降(如压力-时间曲线上箭头所示)。

患者存在自主呼吸时,曲线主要用于评估人机同步性。人机对抗(patient-ventilator asynchrony, PVA),又称人机不同步,定义为机械通气期间,呼吸机所提供的支持和患者对时间、流量、容积或压力的需求不匹配。严重时,人机不同步可能导致患者与呼吸机产生明显的对抗。

触发阶段的人机不同步即为触发不同步,指患者开始吸气努力与呼吸机开始输送气流之间的不同步,包括触发延迟、无效触发、自动触发、双触发及反向触发。

1. 触发延迟(trigger delay) 指呼吸机送气迟于患者吸气努力。患者吸气需要克服肺通气阻力,达到压力或流量触发阈值,呼吸机吸气阀开放后,呼吸机才能送气,因此一定程度的触发延迟是不可避免的。通常认为延迟<100ms时,可以满足大部分患者的同步需求。患者总呼吸努力的10%~30%发生在吸气触发阶段,触发延迟越久,患者触发做功越大,因此最大限度地减少触发延迟很重要。

触发延迟的常见原因包括:

(1)患者原因:①患者呼吸驱动不足或呼吸肌肌力减弱,可继发于过度镇静,使用神经肌肉阻滞剂,呼吸支持力度过高导致的呼吸机依赖,膈肌功能障碍等因素;②存在PEEPi,导致呼吸负荷过高,触发困难。

(2)人工气道及呼吸机相关原因:①设定触发阈值过高,患者触发做功增加,舒适性下降,一般对成年患者而言,压力触发设置为 –3~–1cmH₂O 或者流量触发设置为1~3L/min较为合适;②人工气道或湿热交换器(heat and moisture exchanger,HME)阻力增加;③外接气源驱动喷射雾化器,导致基础气流增大,触发困难;④呼吸机送气响应时间过长,老式呼吸机的触发延迟可能大于400ms,但随着技术的改进,现在发布的大多数呼吸机触发延迟小于60ms。

触发延迟在曲线上表现为:呼吸机启动送气迟于患者自主吸气努力导致的压力下降,即二者之间存在一定间隔。当通过常规曲线难以识别时,可借助膈肌电活动或食管压力-时间曲线准确判断(图15-1-3)。

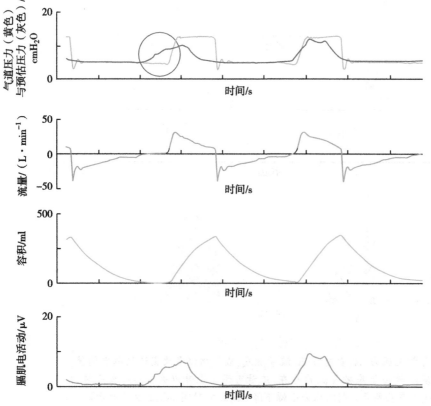

图15-1-3 触发延迟

曲线从上至下依次为:①压力-时间曲线和启动神经调节辅助通气模式时的预估气道压力-时间曲线;②流量-时间曲线;③容积-时间曲线;④膈肌电活动-时间曲线。患者自主吸气导致膈肌电活动上升,但呼吸机送气迟于患者吸气努力(如图圈中所示),为触发延迟。

2. 无效触发（ineffective triggering） 指患者存在吸气努力（患者胸腹部存在起伏），但呼吸机未能识别而未进行送气，常见原因同触发延迟（图 15-1-4）。

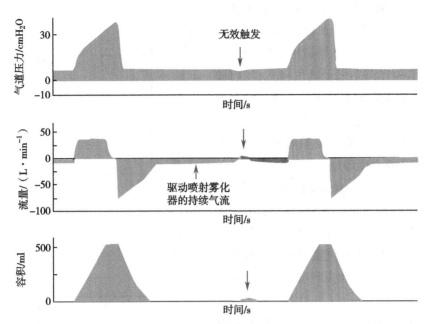

图 15-1-4 外接喷射雾化器所致无效触发

外接喷射雾化器导致基础气流增加，患者吸气努力使得压力下降、容积轻微上升（如无效触发处箭头所示），但未能触发呼吸机送气，为无效触发。

无效触发是 COPD 患者最常见的人机不同步类型之一（图 15-1-5）。当通过常规曲线难以识别时，可借助膈肌电活动或食管压力-时间曲线准确判断（图 15-1-6）。

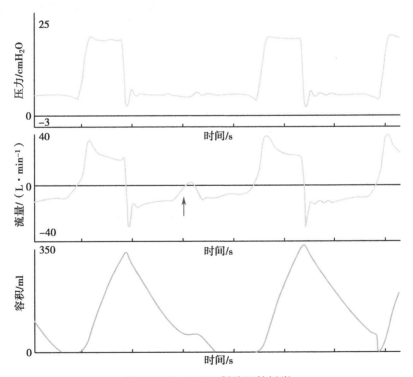

图 15-1-5 PEEPi 所致无效触发

COPD 患者呼气阶段的无效触发示意图：患者吸气努力使得压力下降、流量向横轴偏转（如箭头所示），由于患者未能触发呼吸机送气，因此只能继续呼气。

触发延迟与无效触发解决措施包括：①降低触发阈值，或将压力触发改为流量触发；②降低人工气道阻力、更换HME；③存在PEEPi时，可通过减少每分通气量，降低呼吸频率与吸气时间，延长呼气时间，使用一定的PEEP等措施降低PEEPi，有条件可更换为神经调节辅助通气模式；④将喷射雾化器更换为振动筛孔雾化器或者使用呼吸机自配的雾化功能；⑤解决患者呼吸驱动不足或呼吸肌力减弱的原因（如减轻镇静，呼吸机支持过度时降低呼吸机支持力度等）。

3. 自动触发（auto triggering） 又称误触发，指患者无吸气努力，也未到指令通气时间，但呼吸机进行了一次过早的送气。自动触发的原因是呼吸机传感器将呼吸回路中的流量或压力变化误认为是患者的吸气努力，从而触发呼吸机送气。可见于下列情形：

（1）患者原因：①心脏收缩引起的胸膜腔内压变化（又称心源性振荡）（图15-1-7）；②膈肌痉挛。

（2）人工气道、管路及呼吸机相关原因：①触发阈值过低；②呼吸回路漏气（图15-1-8）；③大量支气管分泌物或管路积水引起的流量或压力振动（图15-1-9）。

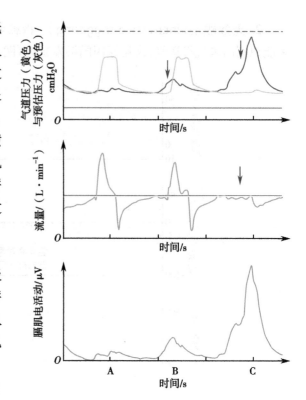

图15-1-6 触发延迟与无效触发

曲线从上至下依次为：①压力-时间曲线和启动神经调节辅助通气模式时的预估气道压力-时间曲线；②流量-时间曲线；③膈肌电活动-时间曲线。A：时间触发；B：患者触发，存在触发延迟；C：无效触发，患者膈肌电活动明显上升，但未能触发呼吸机送气，无效触发时曲线上可见流量和压力波动，通过膈肌电活动可准确判断无效触发。

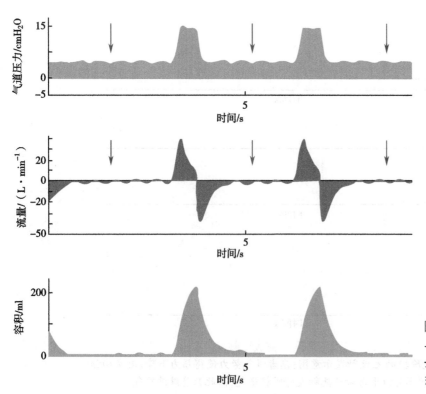

图15-1-7 心源性振荡

与心率一致的心源性振荡波，如箭头所示，本图中心源性振荡未引起自动触发。

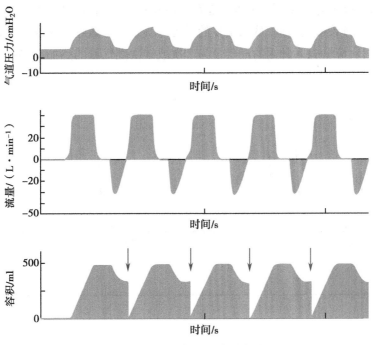

图 15-1-8　漏气所致自动触发

呼气末容积未回至基线（如箭头所示），为漏气所致自动触发。

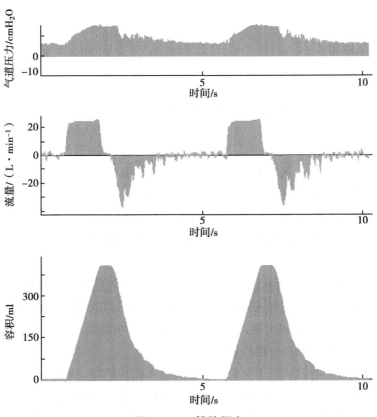

图 15-1-9　管路积水

呼气回路大量管路积水引起的流量、压力振动，表现为流量及压力-时间曲线呼气支多发锯齿波。本图管路积水未引起自动触发。

4. 双触发（double triggering） 又称双循环（double circulation）（图 15-1-10），指患者吸气努力持续时间超过呼吸机预设吸气时间，从而引发的没有呼气或仅少量呼气就开始的第 2 次甚至第 3 次呼吸机送气。此时，实际输送入肺内的潮气量为 2 次或 3 次潮气量的叠加，称为呼吸叠加，较易导致 VALI，应重点关注。

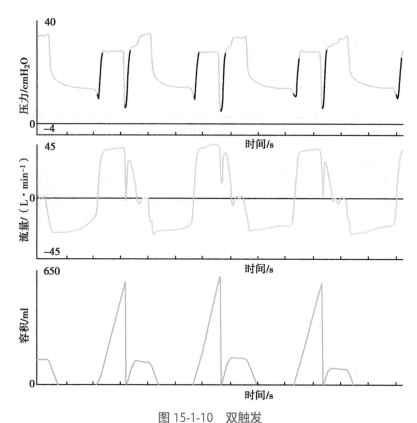

图 15-1-10 双触发

双触发，患者吸气努力持续时间超过呼吸机预设吸气时间，从而导致呼吸机连续 2 次送气。

双触发的常见原因包括：①吸气触发阈值设定过低；②吸气时间设置过短或呼气触发灵敏度过高，导致患者吸气时间不足；③流量饥渴；④呼吸驱动过强。

双触发的解决措施包括：①将吸气触发阈值调至可以避免双触发且患者可以较好触发呼吸机送气的水平；②延长吸气时间或降低呼气触发灵敏度；③解决流量饥渴（下文将详细描述）；④降低患者呼吸驱动。

5. 反向触发（reverse triggering） 是一种容易被忽视的人机不同步表现，其概念仍在演变，指在控制通气模式下，呼吸机送气过程诱导患者呼吸中枢发放新的或与控制通气存在一定偶联的呼吸节律，又称呼吸拖带。反向触发的实质是机体呼吸中枢在呼吸机周期性通气影响下，对呼吸节律的重新设定，以使二者之间暂时保持一种稳定的关系。

目前，反向触发仍是一种我们远未充分认识的人机不同步类型。根据反向触发出现的时间以及是否伴随呼吸叠加（图 15-1-11，不伴呼吸叠加）（图 15-1-12，伴呼吸叠加），可将其分为前期（吸气相出现）、中期（始于吸气相，但最大吸气努力在呼气相）、后期（呼气相出现）。有时仅依靠曲线较难识别反向触发，而膈肌电活动、食管压测定可帮助准确判断。

食管压可能受心源性振荡波的影响，且当患者的吸气努力很小时，食管压的评估可能会造成反向触发的漏诊，而膈肌电活动可以克服这种情况。反向触发与双触发可通过 5s 呼气末阻断法予以

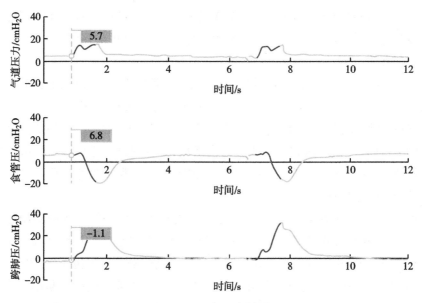

图 15-1-11　反向触发

本图为压力辅助控制通气模式,在触发阶段,无食管压波动,为控制通气,在呼吸机送气过程中,食管压开始下降表明患者产生吸气努力(压力-时间曲线也随之"下凹"),提示呼吸机送气过程诱导了患者呼吸中枢发放新的呼吸节律,并与控制通气存在一定偶联关系,为反向触发。

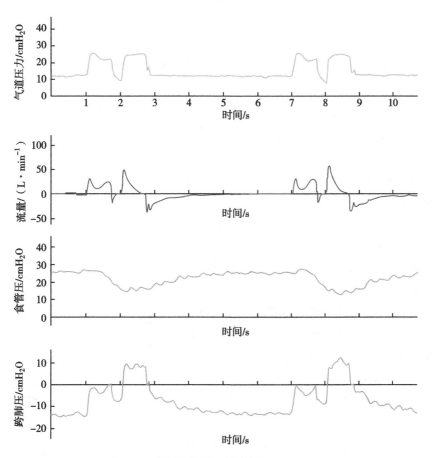

图 15-1-12　反向触发

本图为压力辅助控制通气。在第一次呼吸的触发阶段,无食管压下降,为控制通气,第 1 次呼气仍未结束,食管压开始下降(表明患者产生吸气努力)并触发呼吸机第 2 次送气,提示呼吸机送气过程诱导了患者呼吸中枢发放新的呼吸节律,并与控制通气存在一定偶联关系,为反向触发,且本例反向触发合并呼吸叠加。

鉴别:给予5s呼气末阻断使呼吸机停止送气,阻断期间控制呼吸诱发的自主呼吸节律会消失,反向触发被打断,而双触发呼气阻断期间自主呼吸努力仍然存在,并且更加强烈。

反向触发有利有弊。

(1)利:①对肺或膈肌损伤风险较低的患者而言,一定程度上允许反向触发的存在,可以增加患者膈肌活动;②反向触发可能会阻止完全呼气,从而起到微小肺复张作用。

(2)弊:①对肺或膈肌损伤风险较高的患者而言,反向触发将导致潮气量和跨肺压升高;②患者吸气努力过强时,气体在不同肺区移动造成剪切伤增加;③反向触发也可以增加胸腔内负压而增加血管跨壁压,诱发肺水肿;④呼气期间,膈肌的离心收缩可能导致膈肌纤维损伤。

反向触发的处理措施包括:

(1)调节呼吸机设置:①调节呼吸频率,由于设置的机械通气与神经呼吸周期存在一定比例关系,因此理论上改变呼吸机呼吸频率的设置,可以减少甚至消除反向触发,增加呼吸频率可以降低患者吸气努力,降低呼吸频率可能导致患者在控制通气发生之前触发呼吸机送气,也可有效消除偶联,此外,呼吸频率的改变,可影响每分通气量和$PaCO_2$水平,进而可能影响呼吸驱动。②目前的研究表明,适当增加潮气量(由6ml/kg增至8ml/kg)可降低反向触发的发生(注意监测平台压)。

(2)镇痛、镇静甚至肌肉松弛:但应充分平衡利弊,镇静过深可能导致患者机械通气时间延长、ICU住院时间延长,目前的研究也表明镇静会增加反向触发的发病率,因此,应尽可能减少镇静药的应用。但是,若患者仍处于肺损伤急性期,需要避免过强的吸气努力,可考虑增加镇静药用量,必要时加用肌肉松弛药,来终止反向触发及其带来的临床后果。

二、送气阶段

不同模式下送气阶段曲线有所差异,且受自主呼吸影响。

(一)患者无自主呼吸时的送气阶段曲线

1. 容积控制通气、流量方波 患者无自主呼吸时,临床常在容积控制通气模式下选择流量方波并设定一定屏气时间(≥3s),测量呼吸力学参数。此时,送气阶段压力-时间曲线由3部分组成(图15-1-13):

(1)B点为气道内最高的压力,称气道峰压(peak airway pressure),是临床设置压力报警限的依据,一般将报警限设置在实际气道峰压之上10cmH$_2$O,气道高压报警以不高于40cmH$_2$O为宜。A→B之间的压力差为克服呼吸机管路阻力、人工气道阻力、患者气道黏滞阻力、肺组织黏滞阻力及呼吸系统弹性阻力所需压力。

呼吸机管路阻力可在自检时通过管路补偿功能抵消,故在管路安装并完成自检程序后,呼吸机管路的阻力是可以忽略不计的。人工气道的阻力只有在部分具有自动导管补偿(automatic tube compensation,ATC)功能的呼吸机可选择该功能后抵消。肺组织黏滞阻力较小可忽略。

(2)吸气暂停时,流量为0,此时无须克服气道阻力,因此压力从气道峰压迅速回落,经过一段屏气时间,气体在肺内重新分布,形成一个平台C,称平台压(Pplat)。平台压可近似反映肺泡内压,与肺损伤关系密

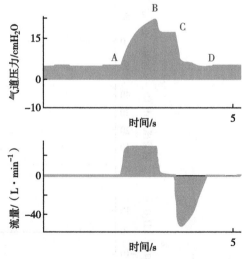

图15-1-13 容积控制通气(流量方波)的压力-时间曲线

A:呼吸周期起始点,B:气道峰压,C:平台压,D:呼吸周期结束点。无自主呼吸、容积控制通气、流量方波、设置一定吸气末屏气时间时的压力-时间曲线。

切,须保持平台压≤30cmH₂O,B→C之间的压力差主要反映克服气道阻力所需压力。

（3）随着气体呼出,压力逐渐降至基线D点,C→D之间的压力差反映克服呼吸系统弹性阻力所需压力。

气道阻力增加时,如果呼吸机设置（潮气量、吸气流量或吸气时间）不变,则气道峰压增加、平台压不变,气道峰压与平台压差值增加（图15-1-14）。

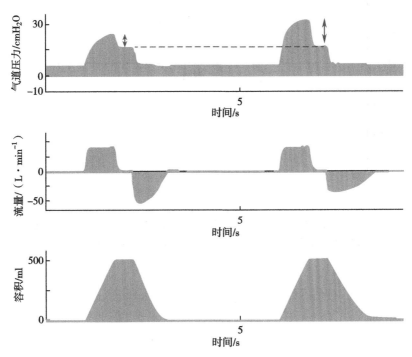

图 15-1-14　气道阻力增加所致压力-时间曲线变化
呼吸机设置不变,无自主呼吸、容积控制通气下,气道阻力增加导致气道峰压增加、平台压不变,气道峰压与平台压差值增加。

平台压受呼吸系统顺应性、潮气量、PEEP 及 PEEPi 的影响。肺顺应性下降（肺水肿、肺不张、肺实变、肺纤维化等）、胸廓顺应性下降（脊柱侧弯或其他胸壁畸形、肥胖、腹水或腹胀等）、肺扩张受限（气胸、胸腔积液）、动态肺过度充气等情况均可导致呼吸系统顺应性下降。

在呼吸机设置（潮气量、PEEP、吸气流量、吸气时间等）不变的前提下:①顺应性下降表现为平台压升高,平台压与 PEEP 差值增加;若此时气道阻力不变,则表现为气道峰压与平台压等幅升高,即气道峰压与平台压差值不变（图15-1-15）。②若顺应性下降,同时伴随气道阻力增加,则气道峰压与平台压、平台压与 PEEP 差值均增加（图15-1-16）。

2. 压力控制通气　在压力控制通气时,压力从基线上升至预设压力水平（上升所需时间称为压力上升时间）,并在吸气期间保持恒定,形成一个平台,故送气阶段压力-时间曲线近似方波。

吸气初,气道与肺泡间压力差值最大,故吸气初流量最高,随气体逐渐充盈肺泡,气道与肺泡间压力差递减,流量随之递减,因此流量形态为递减波,或称减速波。

潮气量受设置的吸气相控制压力、气道阻力、呼吸系统顺应性、PEEP、PEEPi、自主呼吸努力的影响。如果呼吸机设置不变（控制压力、PEEP、吸气时间等）,气道阻力增加或呼吸系统顺应性下降时,将导致潮气量和吸气峰流量的下降（图15-1-17）。压力控制通气模式下,常无法直接分析潮气量下降原因,须转换为容积控制通气、流量方波,获取呼吸力学参数,分析患者病情变化原因。

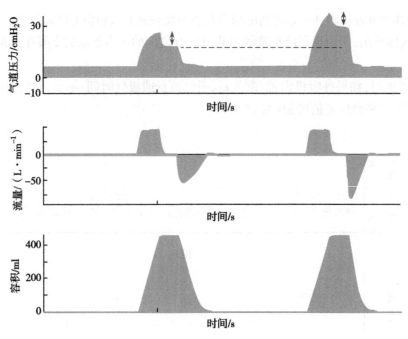

图 15-1-15　顺应性下降所致压力-时间曲线变化

呼吸机设置不变、无自主呼吸、容积控制通气下，气道阻力不变、顺应性下降导致气道峰压和平台压等幅升高、平台压与 PEEP 差值增加。

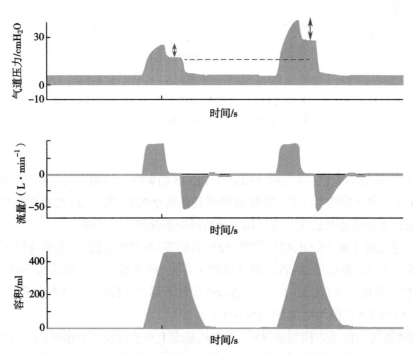

图 15-1-16　顺应性下降且气道阻力增加所致压力-时间曲线变化

呼吸机设置不变、无自主呼吸、容积控制通气下，顺应性下降且气道阻力增加将导致气道峰压与平台压、平台压与 PEEP 差值均增加。

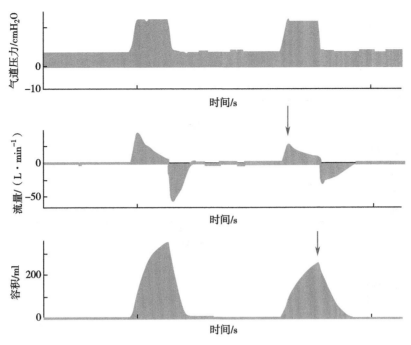

图 15-1-17　呼吸力学变化致压力控制通气波形变化

呼吸机设置不变,无自主呼吸时,压力控制通气下当气道阻力增加或顺应性下降时,吸气峰流量、潮气量均下降(如箭头所示)。

3. 容积控制通气、流量递减波　容积控制通气、流量递减波时,送气阶段压力-时间曲线近似方波(图 15-1-18)。

(二)患者存在自主呼吸时的送气阶段曲线

有自主呼吸干扰时,无法准确测量呼吸力学参数,此时波形解读的重点在于分析人机同步性。当呼吸机提供的吸气流量与患者需求不匹配时,称流量不同步,为送气阶段最主要的人机不同步类型。流量不同步分为流量过高和流量饥渴。

1. 流量过高(excessive flow)　指呼吸机提供的流量高于患者吸气流量需求。常见于:①容积控制通气下,预设吸气流量过高;②压力目标型(压力控制或者压力支持)通气下,支持压力过高或吸气压力上升时间设置过短,此时压力-时间曲线表现为吸气初压力尖峰(超过预设压力目标值),称压力超射(图 15-1-19)。

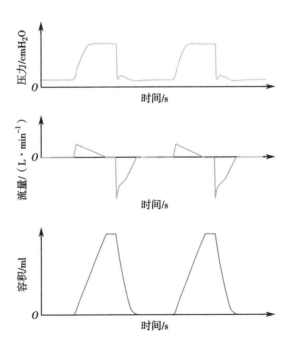

图 15-1-18　容积控制通气递减波示意图

2. 流量饥渴(flow starvation)　呼吸机提供的流量不足以满足患者吸气流量需求,造成压力-时间曲线 M 形凹陷,又称 M 波(图 15-1-20、图 15-1-21),称为流量饥渴。发生流量饥渴时,患者吸气努力增加,压力控制通气下出现吸气流量和潮气量同步增加;容积控制通气下出现气道峰压降低,非常严重时吸气相压力甚至降至基线下方。发生流量饥渴时,若患者吸气努力持续时间超过呼吸机预设吸气时间,且患者吸气努力大于触发阈值,可引发双触发。

发生流量饥渴的常见原因:①压力目标型通气下,吸气压力上升时间设置过长或预设吸气压力

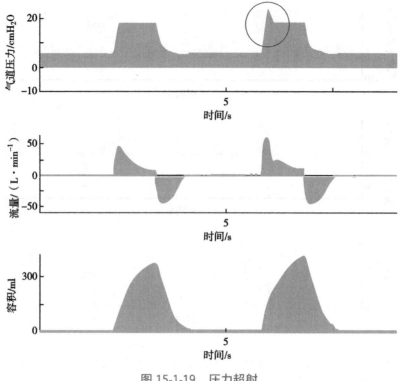

图 15-1-19　压力超射

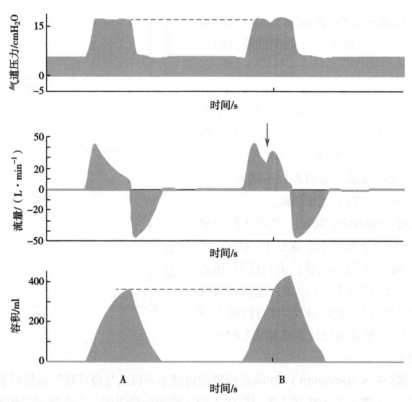

图 15-1-20　压力控制通气吸气流量随患者需求增加而增加

压力控制通气下患者吸气努力增加时,吸气流量同步增加(如箭头所示),压力-时间曲线出现凹陷,潮气量增加。

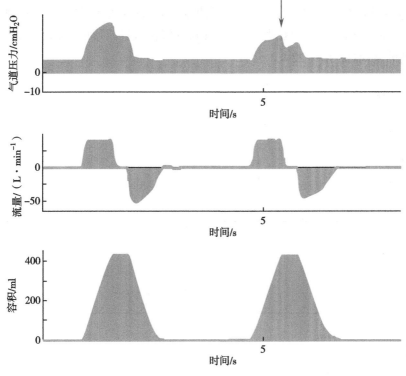

图 15-1-21　容积控制通气流量饥渴示意图

容积控制通气下流量饥渴,气道峰压降低(如箭头所示)。

不足;②容积控制通气下预设潮气量、吸气流量不足;③患者通气需求较大或呼吸驱动过强。

流量饥渴的处理措施包括:

(1)压力控制通气时,缩短吸气压力上升时间,确保设置的控制压力≥8cmH₂O。

(2)容积控制通气时,增加吸气峰流量(即缩短吸气时间),或将流量方波改为递减波;也可考虑更换模式为压力控制通气、压力支持通气或混合型通气模式(如压力调节容积控制通气)或开启自动气流(autoflow),但须监测潮气量变化,避免肺损伤;此外,也可考虑适当增加潮气量,潮气量增加若伴随有效肺泡通气量的增加,则可降低患者呼吸努力。当患者出现人机不同步和严重呼吸困难时,在维持平台压≤30cmH₂O 的前提条件下,可将潮气量增至每千克标准体重 8ml。

(3)了解患者出现呼吸驱动增加的原因,如发热、疼痛、躁动、谵妄、药物戒断、脓毒性脑病、代谢性酸中毒等,对症处理。适当的镇痛和镇静可以降低患者呼吸驱动,以改善人机不同步。早期中重度 ARDS 患者(PaO₂/FiO₂<150mmHg)出现严重人机不同步,通过上述措施均无法改善时,可短时间使用肌松药。

三、转换阶段

当呼吸机设置的转换时机与患者不匹配时,称转换不同步,分为转换过早和转换延迟。当患者仍有吸气努力,而呼吸机已转换至呼气阶段,即转换过早。当患者已经开始呼气,而呼吸机仍处于送气阶段,即转换延迟。转换主要分为时间转换(控制通气模式下)和流量转换(压力支持通气模式下)。流量转换时,吸气时间由呼气触发灵敏度决定。

1. 转换过早(premature cycling) 常见原因:①设置的吸气时间过短(控制通气模式)或呼气触发灵敏度过高(压力支持通气模式);②压力支持通气模式下,若呼吸机设置(压力支持、呼气触发灵敏度、PEEP)不变,顺应性下降,将导致吸气峰流量下降,流量转换随之提前,潮气量下降,此时患者自主呼吸努力将代偿性增加,若超过吸气触发阈值,可引起双触发。

转换过早所引起的人机不同步在波形上可表现为:①患者持续吸气努力超过触发阈值,引起双触发;②转换过早,呼气初患者仍存在吸气努力,使得呼气初流量波形向横轴偏转,而后继续呼气,其实是双触发未遂的表现(图15-1-22)。

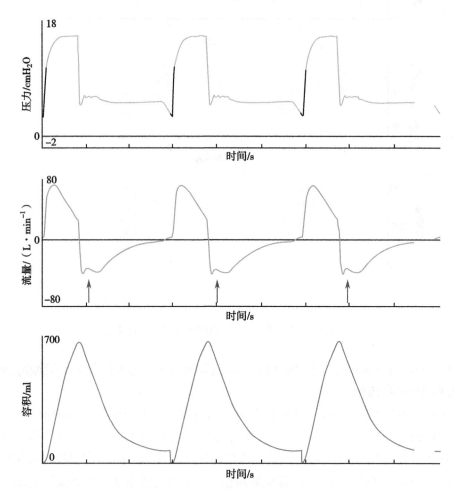

图 15-1-22　转换过早

转换过早,呼吸机已转换为呼气,但患者仍存在吸气努力(如箭头所示)。

2. 转换延迟(delayed cycling)

(1)控制通气:控制通气时为时间转换,患者主动呼气导致吸气末期气道压力升高,压力-时间曲线在吸气末形成尖峰(图15-1-23),此时应缩短预设吸气时间。

(2)压力支持通气

1)若呼吸机设置(压力支持、呼气触发灵敏度、PEEP)不变,气道阻力和顺应性都增加时(如COPD患者),时间常数增加,吸气相流量下降缓慢,流量转换将随之延迟,使得吸气时间延长,将进一步加重患者气体陷闭和肺过度充气。此时也可引起呼气肌主动呼气(可通过触诊患者腹部辅助判断)。当患者主动呼气导致气道压力升高超过预设值1~3cmH$_2$O(压力-时间曲线在吸气末形成尖峰),呼吸机将自动转换为呼气(压力转换)。

2)在压力支持通气模式下,回路漏气存在两种表现:①漏气量大于吸气触发阈值时,将导致自动触发;②漏气量小于吸气触发阈值时,由于存在持续漏气气流,流量无法降至预设呼气触发灵敏度,导致吸气时间延长、转换延迟(图15-1-24),此时应检查呼吸机管路各处连接是否紧密,气囊压力是否充足,一般呼吸机在PSV模式下,若吸气阶段延迟达到最大吸气时间限制,呼吸机则自动转换为呼气。

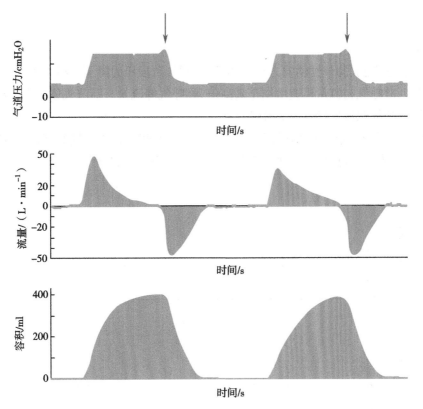

图 15-1-23　转换延迟

转换延迟,患者主动呼气导致吸气末期气道压力升高(如箭头所示)。

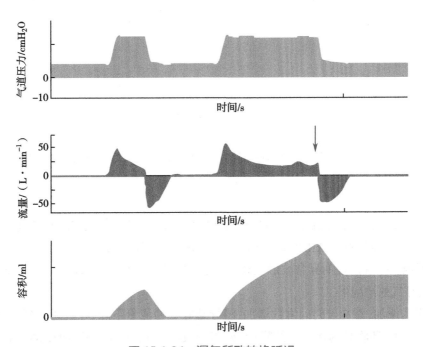

图 15-1-24　漏气所致转换延迟

压力支持通气模式下,漏气量小于吸气触发阈值,由于存在持续漏气气流,流量无法降至预设呼气触发灵敏度,导致吸气时间延长、转换延迟(如箭头所示)。

四、呼气阶段

（一）正常曲线

正常呼气时，依靠胸、肺弹性回缩力将气体呼出，呼气阶段压力降至基线水平。呼气初肺泡与气道压力差值最大，故呼气初流量迅速增加至最高值，称呼气峰流量。随着气体逐渐呼出，肺泡与气道压力差逐渐减小，呼气期流量指数样平滑降至0。

正常情况下，呼气相气道阻力稍大于吸气相，故呼气时间稍长于吸气时间，容积-时间曲线呼气支斜率稍小于吸气支。平静呼吸时，吸入潮气量等于呼出潮气量，故呼气末容积-时间曲线应回到基线（图15-1-25）。

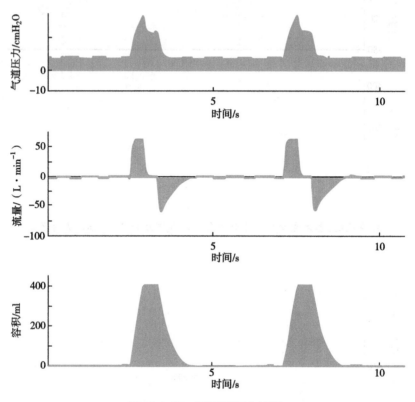

图 15-1-25　正常呼气曲线图

曲线从上至下依次为：①压力-时间曲线；②流量-时间曲线；③容积-时间曲线。

（二）异常曲线

呼气阶段，曲线的变化，尤其是流量-时间曲线的变化，与胸/肺弹性回缩力、呼气阻力及时间常数密切相关。顺应性下降时（如 ARDS 患者），时间常数减小，呼气时间缩短，故仅顺应性下降患者一般不存在呼气困难。呼气阶段的异常波形主要发生在呼气阻力增加的患者中。在呼吸机设置不变且患者没有主动呼气的情况下：

1. 气道阻力增加，意味着时间常数增加，将导致呼气峰流量下降、呼气时间延长，见图15-1-14；压力目标型通气下，还将伴随潮气量的降低，见图15-1-17。呼气阻力明显增加时（见于呼气支管路打折、呼气端过滤器堵塞等情况），呼气期压力将缓慢下降（图15-1-26）。

2. 对于小气道陷闭患者，如 COPD 患者，小气道管腔狭窄、动态陷闭，导致小气道阻力增加，此外，肺泡弹性纤维的广泛破坏，导致肺弹性回缩力下降，使得呼气驱动压降低，故 COPD 患者呼气气流受限、肺排空缓慢。

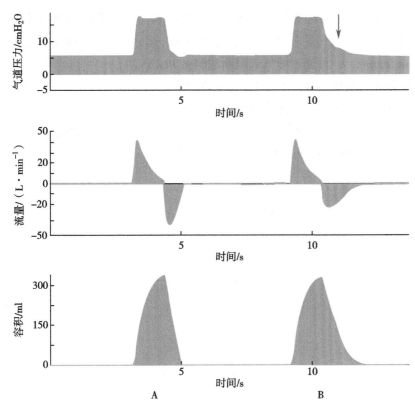

图 15-1-26 呼气阻力增加所致压力-时间曲线变化

A. 气道阻力正常时曲线图；B. 呼气阻力明显增加时，呼气期压力缓慢下降（如箭头所示）。

呼气初处于高位肺容积，小气道仍为开放状态，故呼气初可产生相对较高的呼气流量，一部分气体被呼出，此后小气道发生动态陷闭，呼气阻力进一步增加、流量迅速下降，表现为呼气期流量-时间曲线向横轴凹陷，凹陷越明显表明小气道阻塞越严重（图 15-1-27）。

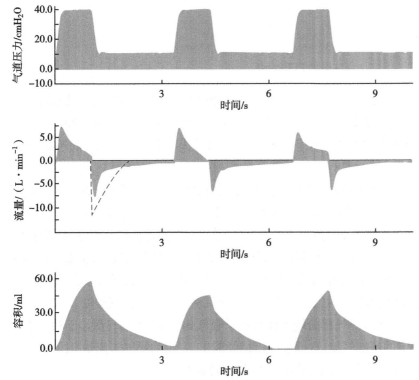

图 15-1-27 气体陷闭示意图

呼气初流量较高，小气道陷闭后，流量迅速下降，呼气期流量-时间曲线向横轴凹陷，正常呼气流量曲线呈指数变化（如图中虚线所示）。

此时,若呼气末流量能降至0,提示呼气时间充足,吸入潮气量=呼出潮气量。反之,若呼气末流量不能降至0,则提示呼气时间不足,吸入潮气量未完全呼出(呼气不全),部分气体仍陷闭于肺泡内形成 PEEPi,即出现气体陷闭(air trapping)。可通过呼气末阻断法测量 PEEPi。

(1)呼气末阻断法适用于控制通气条件下自主呼吸不明显的患者。

(2)为避免 PEEPe 对 PEEPi 测量值的影响,一般将 PEEPe 设为0。

(3)按呼气末暂停键至少 3s,吸呼气阀均关闭,肺内压力与管路内压力达到平衡,此时在压力-时间曲线上可获得一个稳定的压力平台,该压力即为 PEEPi 数值(图 15-1-28)。

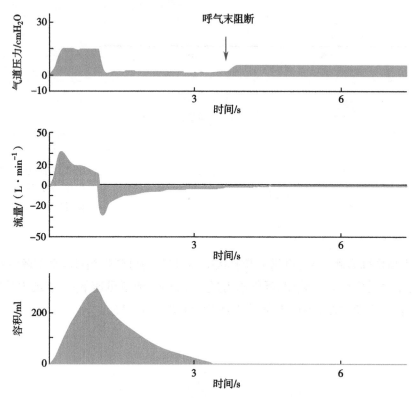

图 15-1-28　通过呼气末阻断法测量 PEEPi
本图中 PEEPe=0。

(4)须注意,由于肺的不均一性,各肺单位之间气体陷闭和 PEEPi 也不尽相同,该方法仅能反映在呼气末仍然开放的肺泡内压力,在部分肺泡 PEEPi 可能比测量值更高,因此呼气末阻断法测得的为全肺平均 PEEPi。对出现气道陷闭的患者应采用小潮气量(每千克标准体重 6~8ml)、低呼吸频率、长呼气时间的通气策略。

3. 应用支气管扩张剂后,若呼气峰流量较前增加、呼气阶段波形凹陷较前减轻甚至消失、呼气时间缩短、呼气末流量归零、PEEPi 减轻、呼吸机设置不变的前提下,容积控制通气下气道峰压降低、压力目标型通气下潮气量增加(图 15-1-29),均可提示气道阻力下降、小气道陷闭改善,应用支气管扩张剂有效。

呼气阶段,曲线的变化还与人工气道、呼吸回路是否漏气密切相关。存在漏气时,①漏气速度小于触发阈值,不会引起自动触发,漏气导致呼出潮气量小于吸入潮气量,表现为呼气末容积-时间曲线无法回到基线(注意与气体陷闭相鉴别),可通过吸入与呼出潮气量差值判断漏气程度。

漏气在流量-时间曲线上可表现为呼气相曲线下面积小于吸气相,即呼出潮气量小于吸入潮气量;流量触发时,呼吸机存在一定的基础气流,这部分气流持续漏出,表现为呼气末流量-时间曲线始终高于基线(图 15-1-30)。②漏气速度大于触发阈值,可引起自动触发。

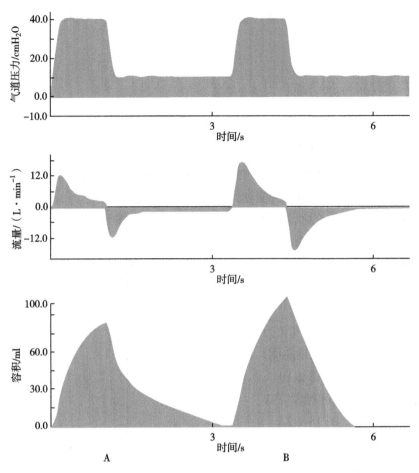

图 15-1-29　评估支气管扩张剂的疗效

A. 应用支气管扩张剂前;B. 应用支气管扩张剂后。

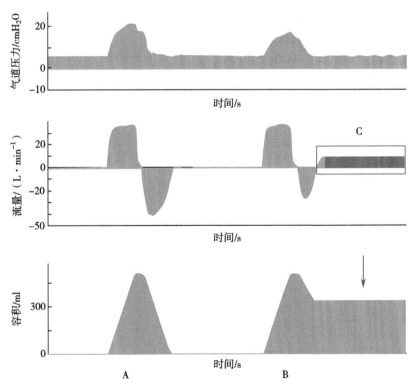

图 15-1-30　漏气

A. 无漏气时曲线图;B. 漏气时曲线图,呼气末容积-时间曲线无法回到基线(如箭头所示);C. 基础气流持续漏出,呼气末流量-时间曲线始终高于基线。

此外,患者主动呼气或外接喷射雾化器时,呼出潮气量大于吸入潮气量,可使呼气末容积-时间曲线降至基线下方。

第二节 呼 吸 环

一、压力-容积环

压力-容积环(pressure-volume loop,P-V 环)表示一个呼吸周期内,气道压力(Paw)与容积(V)的实时变化关系,以 0 为零点,以气道压力(cmH₂O)为横轴,以容积(ml)为纵轴。

P-V 环的斜率为单位压力下产生的容积变化,故可代表呼吸系统顺应性。按照描记时有无气流存在,分为静态 P-V 环(斜率代表呼吸系统静态顺应性)和动态 P-V 环(斜率代表呼吸系统动态顺应性)。

P-V 环的临床意义:

1. 判断患者有无自主呼吸

(1)生理呼吸时的 P-V 环:生理呼吸时,吸气相为负压,呼气相为正压,故 P-V 环的吸气相位于纵轴左侧,呼气相位于纵轴右侧,以顺时针方向描记(图 15-2-1)。

(2)机械通气患者无自主呼吸时,为时间触发,P-V 环以逆时针方向描记,整个环在纵轴右侧(图 15-2-2)。

(3)机械通气患者存在自主呼吸时,曲线先向左移动(顺时针方向),反映患者的吸气努力,达到触发阈值后,呼吸机开始送气,P-V 环以逆时针方向描记(图 15-2-3)。

2. 评估呼吸力学变化及是否存在肺泡萎陷或过度膨胀。患者无自主呼吸干扰、容积控制通气、流量方波时,P-V 环可用于评估呼吸力学的变化。在呼吸机设置

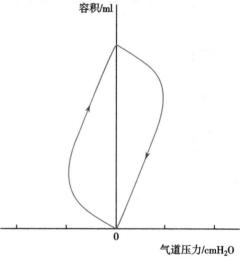

图 15-2-1　生理呼吸时的 P-V 环

不变的前提上:顺应性不变、气道阻力增加时,P-V 环的斜率不变,吸气支和呼气支宽度增加(图15-2-4);气道阻力不变,顺应性下降时,P-V 环的斜率下降(图 15-2-5),若吸气快结束时,P-V 环

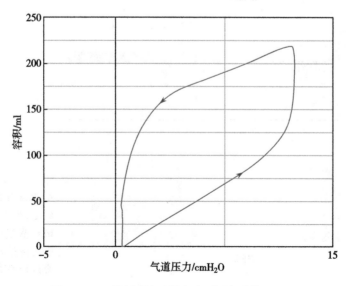

图 15-2-2　机械通气(无自主呼吸)时的 P-V 环

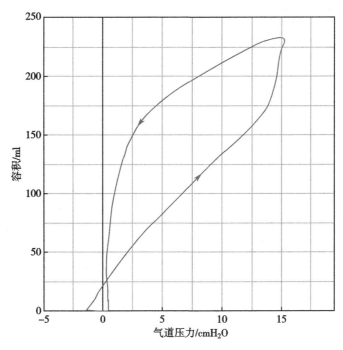

图 15-2-3　机械通气（有自主呼吸）时的 P-V 环

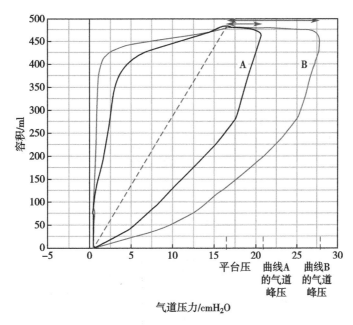

图 15-2-4　气道阻力增加时（容积控制通气）P-V 环变化

患者在无自主呼吸、容积控制通气、流量方波时，在呼吸机设置不变的前提下：顺应性不变、气道阻力增加时（气道阻力 B>A），P-V 环的斜率不变，吸气支和呼气支宽度增加（宽度 B>A），平台压不变，气道峰压和平台压差值增加。

逐渐变平、进入高位平坦段，意味着肺泡过度膨胀、肺泡内压力过高，这种波形通常称为"鸟嘴征"（图 15-2-6）。

　　患者无自主呼吸干扰、压力控制通气下，P-V 环的斜率代表呼吸系统动态顺应性，在呼吸机设置不变的前提下，气道阻力增加（图 15-2-7），伴或不伴顺应性下降（图 15-2-8），均表现为 P-V 环的斜率下降，相同压力下产生的潮气量下降，吸气相气道阻力增加还伴随 P-V 环吸气支向横轴倾斜（图 15-2-8）。

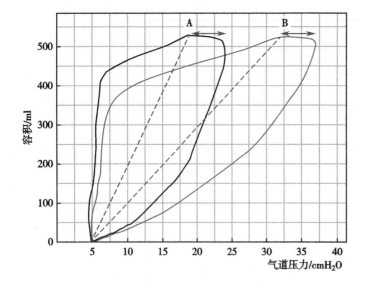

图 15-2-5　顺应性下降时（容积控制通气）P-V 环变化

患者无自主呼吸、容积控制通气、流量方波时，在呼吸机设置不变的前提下：气道阻力不变，顺应性下降时（顺应性 B＜A），P-V 环的斜率下降（斜率 B＜A），气道峰压和平台压增加，气道峰压和平台压差值不变。

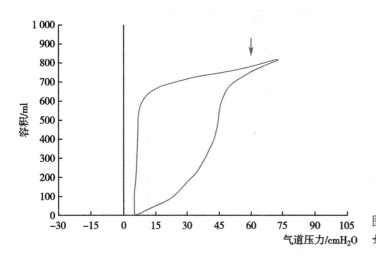

图 15-2-6　鸟嘴征

如箭头所示。

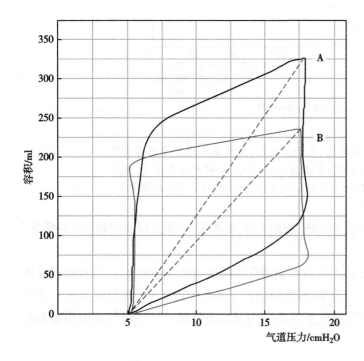

图 15-2-7　气道阻力增加时（压力控制通气）P-V 环变化

患者无自主呼吸、压力控制通气、呼吸机设置不变时，气道阻力增加（气道阻力 B＞A），导致：P-V 环的斜率下降（斜率 B＜A）、相同压力下产生的潮气量下降（潮气量 B＜A）、吸气相气道阻力增加还伴随 P-V 环吸气支向横轴倾斜。

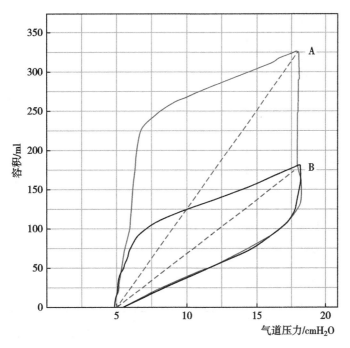

图 15-2-8　顺应性下降时（压力控制通气）P-V 环变化

患者无自主呼吸、压力控制通气、呼吸机设置不变时，顺应性下降（顺应性 B<A），导致：P-V 环的斜率下降（斜率 B<A）、相同压力下产生的潮气量下降（潮气量 B<A）。

3. 评估人机同步性。各阶段发生人机不同步时 P-V 环变化如图所示（图 15-2-9）。

4. 评估是否存在漏气或气体陷闭。存在漏气或气体陷闭时，P-V 环呼气支无法回至容积基线（图 15-2-10）。

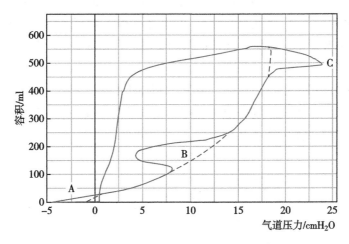

图 15-2-9　人机不同步时 P-V 环

人机不同步时 P-V 环变化如图中实线所示，正常 P-V 环如图中虚线所示。A. 吸气触发阈值过高，患者触发做功增加，产生高的吸气负压；B. 患者流量饥渴，吸气努力增加，气道压力下降；C. 送气阶段患者主动呼气，导致气道压力急剧升高，为转换延迟的表现。

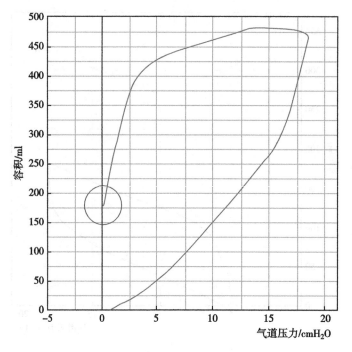

图 15-2-10　存在漏气或气体陷闭时,P-V 环呼气支无法回至容积基线

二、流量-容积环

流量-容积环(flow-volume loop,F-V 环)表示一个呼吸周期内,流量与容积的实时变化关系,以 0 为零点,以流量(L/min)为纵轴,以容积(ml)为横轴,基线上方为吸气相,基线下方为呼气相,为一闭合环(注:这与肺功能室报告 F-V 环的方式相反)。呼气支流量的最高值即呼气峰流量。

流量-容积环的临床意义:

1. F-V 环通常用于评估患者气道阻力的变化。容积控制通气过程中,呼吸机设置不变,气道阻力增加将导致呼气峰流量下降、呼气时间延长;小气道陷闭时,呼气支波形向横轴凹陷,吸气支流量为预设值,不会受到明显影响。对比支气管扩张剂使用前后患者 F-V 环差异,有助于评估药物疗效(图 15-2-11)。

2. 当呼气末流量不能回到基线时,提示存在气体陷闭、PEEPi 形成(图 15-2-12)。

3. 当呼气末容积不能回到基线时,意味着呼出潮气量小于吸入潮气量,提示人工气道或呼吸回路存在漏气甚至患者存在气胸(图 15-2-13)。

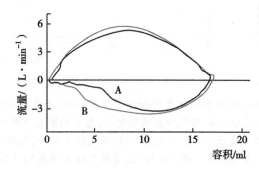

图 15-2-11　评估支气管扩张剂疗效

A. 呼气支波形向横轴凹陷,提示小气道陷闭;B. 使用支气管扩张剂后凹陷较 A 减轻,提示小气道陷闭较前改善,支气管扩张剂有效。

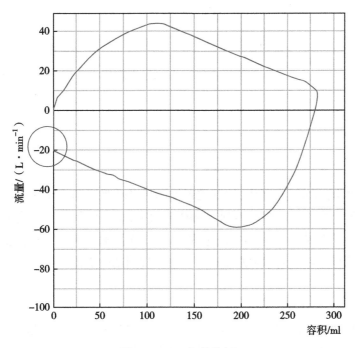

图 15-2-12　气体陷闭

当呼气末流量不能回到基线时,提示存在气体陷闭、PEEPi 形成。

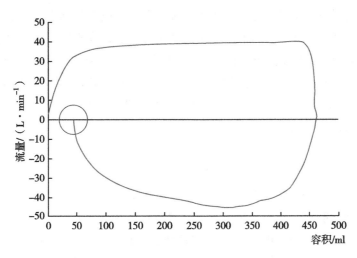

图 15-2-13　漏气

当呼气末容积不能回到基线时,提示人工气道或呼吸回路存在漏气。

(刘　萍　李　洁)

机械通气是利用机械装置来替代、控制或者辅助患者呼吸运动的通气方式,指在呼吸机的支持下,通过打开气道或者维持气道通畅,向肺部提供较高 O_2 含量的气体以期改善机体 O_2 供需失衡和 CO_2 蓄积。与自主呼吸不同,在机械通气的过程中,由于正压通气改变了胸膜腔压力、跨肺压及心肺相互作用的存在从而导致呼吸周期中血流动力学也出现周期性变化。

一、机械通气对右心的影响

右心室前负荷取决于静脉回心血量的多少。在正压吸气时胸膜腔压力增加,导致右心房压升高阻碍了静脉回流,同时胸膜腔内压升高也会压迫腔静脉导致静脉回流减少,从而导致右心室前负荷降低。此外右心室前负荷还与机械通气压力持续时间的长短相关,吸气时间越长、呼气时间越短及 PEEP 值越大,右心循环的负担越重。

右心室后负荷与肺血管阻力有关,肺血管包括肺泡周围血管及肺泡间质血管,肺容积对肺泡周围血管及肺泡间质血管阻力的影响不同。正压吸气时,由于肺容积增加,肺泡周围血管被挤压导致直径逐渐减小,阻力逐渐增大;而肺泡间质血管由于肺泡的牵拉导致血管直径变大,阻力逐渐降低。当肺容积为功能残气量时,肺血管阻力最小,而肺的过度膨胀或塌陷均可导致肺血管阻力增加,导致右心室后负荷增加,右心室每搏输出量下降。此外,严重低氧血症、酸中毒也会导致肺血管收缩,肺血管阻力升高,增加右心室后负荷。

二、机械通气对左心的影响

正压通气导致右心回心血量减少,肺血管阻力升高,右心室每搏输出量减少。经过几个心动周期,血液通过肺循环回到左心,右心室搏出量下降将在呼气相导致左心室回心血量下降,进而导致左心室搏出量下降。而在正压吸气时肺泡内压的升高会导致肺毛细血管血液被挤出,流向左心,使吸气时左心室前负荷增加。正压吸气胸膜腔内压增加导致左心室跨壁压下降,从而导致左心室的后负荷下降;而且充气肺对心脏的直接挤压作用使左心室射血增加。因此,在正压通气呼吸周期中,在吸气相左心室的泵血增加,在呼气相左心室的泵血减少。

因此,在整个呼吸周期中,左、右心前、后负荷呈周期性变化,心输出量亦呈周期性变化。

ARDS 是导致重症患者呼吸衰竭,需要机械通气的主要原因之一。调查显示,超过 60% 的 ARDS 患者出现过血流动力学障碍,约 65% 的患者需要血管活性药维持血压。循环衰竭导致 ARDS 患者死亡风险远远高于低氧血症导致的死亡风险。急性肺源性心脏病是 ARDS 的严重并发症,20%~25% 的 ARDS 患者出现过此并发症,导致右心功能障碍,影响患者预后。机械通气对循环的不利影响对有效循环血量相对或绝对不足的患者尤为突出。而循环功能良好、血容量充足的患者,可通过神经反射的调节使周围静脉收缩,恢复周围静脉和中心静脉的压力差,以保证足够的静脉血回流予以代偿。

因此为优化机械通气患者的血流动力学,评价容量状态、心脏功能等,在机械通气过程中进行血流动力学监测显得至关重要。本章介绍 3 种监测血流动力学的方法。

第一节　脉搏指示连续心输出量监测

脉搏指示连续心输出量（pulse indicator continuous cardiac output，PiCCO）监测是将经肺热稀释法和脉搏轮廓分析法相结合，通过一根中心静脉导管和一个带有热敏探头的动脉导管用于连续监测心输出量（cardiac output，CO），并同时测得心脏前负荷、血管外肺水、外周血管阻力以及液体治疗反应性等，是目前临床常用的有创血流动力学监测手段。

一、PiCCO 监测原理

PiCCO 监测技术基于两个技术方法，即经肺热稀释法和脉搏轮廓分析法。

第一种技术方法为经肺热稀释法，即将容量与温度已知的液体（通常为冰盐水，故温度为负值）经中心静脉导管处快速注入血管内，在体循环的大动脉（股动脉或腋动脉）处，热敏电阻感知血液温度在注射前后的变化，描绘出温度（T）-时间（t）变化曲线，根据曲线下面积用公式计算出心输出量（图 16-1-1）。

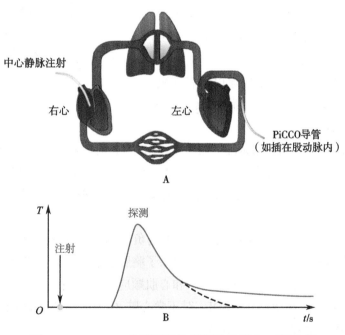

图 16-1-1　PiCCO 监测经肺热稀释法及温度-时间曲线
A. PiCCO 监测经肺热稀释法示意图；B. PiCCO 监测经肺热稀释法温度-时间曲线。

第二种技术方法为脉搏轮廓分析法，分析的是心脏从射血开始到射血结束主动脉瓣关闭时的压力曲线（图16-1-2）。射血的压力越高、射血时间越长，心脏单次泵血的压力曲线下面积就越大，即患者每搏输出量（stroke volume，SV）越大。每搏输出量乘以心率是患者的心输出量。

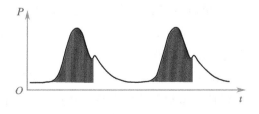

图 16-1-2　脉搏轮廓分析法的时间-压力曲线

经肺热稀释法和脉搏轮廓分析法相互结合，提供了一种包含全心前负荷、后负荷、心肌收缩力和血管外肺水的完整、动态的血流动力学监测，有助于临床医生全面评估机械通气患者的血流动力学状态。

二、PiCCO 监测主要参数及其正常值范围

1. 主要参数 经肺热稀释法得到的是非连续性参数,包括心脏指数(又称心排血指数,cardiac index,CI)、全心舒张末期容积指数(global end diastolic volume index,GEDI)、胸腔内血容量指数(intrathoracic blood volume index,ITBI)、血管外肺水指数(extravascular lung water index,ELWI)、肺血管通透性指数(pulmonary vascular permeability index,PVPI)、全心射血分数(global ejection fraction,GEF)等。

脉搏轮廓分析法获得的是连续性参数,包括脉搏轮廓心脏指数(pulse contour cardiac index,PCCI)、血压(blood pressure,BP)、心率(heart rate,HR)、每搏输出量指数(stroke volume index,SVI)、每搏量变异度(stroke volume variation,SVV)、脉搏压变异度(pulse pressure variation,PPV)、体循环阻力指数(systemic vascular resistance index,SVRI)、左心室收缩力($\Delta P_{max}/\Delta t$,dPmx)。其中 ELWI 为 PiCCO 监测的独有参数。

2. 主要参数正常值范围 心输出量指心脏 1min 泵出的血液流量,代表全身血流量。心输出量除以体表面积后即得到了心脏指数。心脏指数修正了由患者身高、体重等因素带来的差异,正常范围为 $3\sim5L/(min\cdot m^2)$,$<3L/(min\cdot m^2)$ 提示心输出量不足,$>5L/(min\cdot m^2)$ 提示心输出量偏高。

每搏输出量指数等于每搏输出量除以体表面积,取决于全心前负荷、后负荷和心肌收缩力,其正常值为 $40\sim60ml/m^2$(图 16-1-3)。

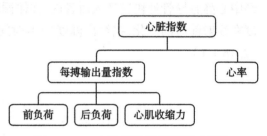

图 16-1-3 心脏指数及相关影响因素

全心舒张末期容积(global end diastolic volume,GEDV)指心脏舒张末期 4 个腔室内血液的总和。注射冰盐水后,冰盐水会经过右心到肺循环,再回到左心,然后到达股动脉被热敏电阻监测到。在这个过程中,机器会分析冰盐水到达的波形,从而计算出心脏完全充盈状态下 4 个腔室内血液的总容积,即为 GEDV。

GEDV 以心腔内的血容量指标直接反应心脏的前负荷,避免了以往以压力代替容积、以右心代替全心的缺陷。以容量参数反映心脏容量状态消除了胸膜腔内压及心肌顺应性等因素对压力参数的干扰,因此 GEDV 不受机械通气、胸膜腔内压和心肌顺应性的影响,能更准确地反映心脏前负荷。GEDV 除以患者的体表面积后即得到 GEDI。对正常心脏,GEDI 在 $680\sim800ml/m^2$,低于 $680ml/m^2$ 提示容量不足,高于 $800ml/m^2$ 提示容量超负荷。

SVV 和 PPV 是容量反应性参数,可用于预测液体治疗的反应。机械通气时,吸气相由于呼吸机对肺泡的作用,引起跨肺压增加,对肺毛细血管床起到一种挤压作用,相对增加了左心室前负荷。吸气相胸膜腔内压增加导致左心室跨壁压下降,从而导致左心室的后负荷下降;而且充气肺对心脏的直接挤压作用使左心室射血增加。因此,在正压通气呼吸周期中,吸气相左心室的泵血增加,呼气相左心室的泵血减少。

SVV 反映了心脏每搏输出量随机械通气呼吸周期变化的情况,可以通过 SVV 随呼吸周期的变化评估容量治疗的反应性。SVV 等于左心的最大每搏输出量(SV_{max})减去最小每搏输出量(SV_{min})之差,再除以平均每搏输出量(SV_{mean})。

PPV 和 SVV 的原理类似,PPV 通过压力的高低变异来反映患者的容量反应性(图 16-1-4)。SVV 和 PPV$>$10% 提示有容量反应性,$<$10% 提示无容量反应性(图 16-1-5)。使用 SVV 和 PPV 评估容量反应性时须满足如下条件:完全机械通气且潮气量$\geq$8ml/kg、窦性心律、动脉压力波形正常。

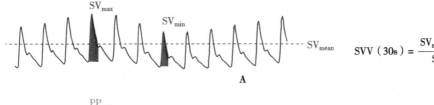

$$SVV(30s) = \frac{SV_{max} - SV_{min}}{SV_{mean}}$$

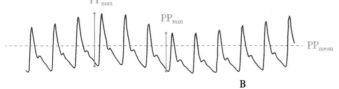

$$PPV(30s) = \frac{PP_{max} - PP_{min}}{PP_{mean}}$$

图 16-1-4　SVV、PPV 计算方法

A. SVV 计算方法；B. PPV 计算方法。

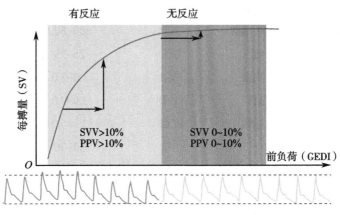

图 16-1-5　SVV、PPV 与容量反应性

左心室收缩力（dPmx）即动脉波形上升支斜率最大值，是评估左心收缩力的参数。动脉波形升支的上升速度和幅度反映了心脏收缩能力和循环的容量状态，收缩力越大则斜率越大（图 16-1-6）。在临床中，dPmx 可以用于评估左心收缩的情况，调整正性肌力药的种类及剂量。

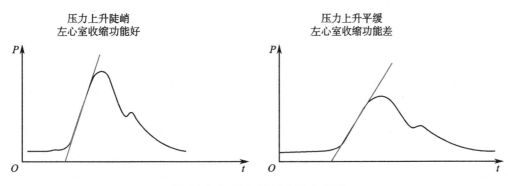

图 16-1-6　动脉波形上升支斜率

全心射血分数（GEF）是反映全心收缩力的参数，即四倍每搏输出量与全心舒张末期容积的比率。GEF 主要依靠左右心室的收缩力来决定，同时也受到全心后负荷的影响，反映的是整个心脏的射血分数，和射血分数（EF）不同，正常值是 25%~35%。

心功能指数（cardiac function index，CFI）可用来评估心脏收缩力，表示血流（心输出量）与前负荷容积的关系，是一个与前负荷相关的心脏性能参数，正常值范围为 4.5~6.5L/min。

PiCCO 监测是床旁直接量化监测血管外肺水的技术。血管外肺水指数(ELWI)包括细胞内液、间质液以及肺泡内液(不受胸腔积液的影响),可以床边直接量化肺水肿。肺血管通透性指数(PVPI)则可以判断肺水肿的类型。各种原因引起的肺水升高会导致肺水肿,影响气体弥散、交换及呼吸功能。ELWI 正常范围为 3~7ml/kg,当 ELWI>7ml/kg 认为肺水升高,当 ELWI>10ml/kg,须考虑发生了肺水肿。PVPI 可以帮助判断肺水肿的类型。一般而言,肺水肿有两种类型:心源性肺水肿和渗漏性肺水肿。PVPI 正常值为 1.0~3.0,当 ELWI>10ml/kg 且 PVPI<3.0,考虑心源性肺水肿;当 ELWI>10ml/kg,且 PVPI≥3.0,考虑渗漏性肺水肿。各指标的参考值见表 16-1-1。图 16-1-7 提供了 PiCCO 治疗决策树。

表 16-1-1　PiCCO 监测血流动力学各指标参考值

测量方法	参数	缩写	正常范围	单位
经肺热稀释法	心脏指数	CI	3.0~5.0	L/(min·m²)
	胸腔内血容量指数	ITBI	850~1 000	ml/m²
	全心舒张末期容积指数	GEDI	680~800	ml/m²
	全心射血分数	GEF	25~35	%
	肺血管通透性指数	PVPI	1.0~3.0	—
	血管外肺水指数	ELWI	3.0~7.0	ml/kg
脉搏轮廓分析法	脉搏轮廓心脏指数	PCCI	3.5~5.0	L/(min·m²)
	心率	HR	60~90	次/min
	每搏输出量指数	SVI	40~60	ml/m²
	每搏量变异度	SVV	≤10	%
	脉搏压变异度	PPV	≤10	%
	动脉收缩压	SBP	90~130	mmHg
	动脉舒张压	DBP	60~90	mmHg
	平均动脉压	MAP	70~90	mmHg
	左心室收缩力	dPmx	1 200~2 000	mmHg/s
	体循环阻力指数	SVRI	1 200~2 000	(dyn·s)/(cm²·m²)

三、PiCCO 监测在机械通气中的应用

PiCCO 监测由于可以监测心脏前负荷、心输出量、血管外肺水、全身血管阻力以及液体治疗反应性等,目前已经在危重症、麻醉高危患者、高危术中广泛应用。

在对胸部外伤导致 ARDS 需要机械通气的患者进行 PiCCO 监测。结果显示,在 PiCCO 监测组中患者输注的液体量明显少于对照组;而且 PiCCO 组患者的机械通气日数、ICU 住院时间、ICU 监护和治疗费用显著低于中心静脉压监测组。使用 PiCCO 监测能够改善 ARDS 和严重胸部创伤患者的预后。同时 PiCCO 监测可以指导 ARDS 患者呼吸机撤离。一项探讨 PiCCO 在 ARDS 患者撤机中的指导价值的研究表明,撤机成功组患者在撤机后 30min、撤机后 48h 的全心舒张末期容积指数(GEDI)、胸腔内血容量指数(ITBI)明显低于撤机失败组,撤机后 48h 的血管外肺水指数(ELWI)、肺血管通透性指数(PVPI)明显低于撤机失败组。刘莲等人通过血流动力学参数和液体平衡建立了预测机械通气撤机失败的模型,结果表明,基于 PiCCO 监测的血流动力学参数和液体平衡建立的预测模型预测机械通气患者撤机失败具有较高的准确性,可指导临床撤机。ICU 中机械通气患者处于十

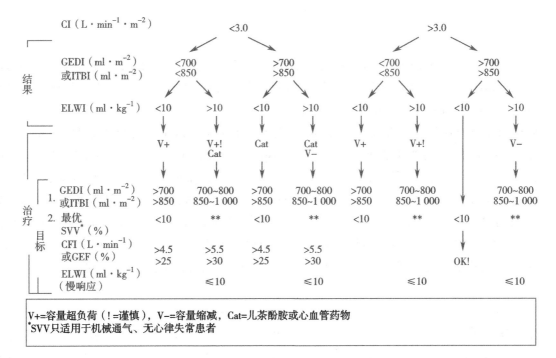

图 16-1-7 PiCCO 治疗决策树

分特殊的病理生理状态,其血流动力学状态是在自身和正压通气二者相互作用下形成的。PiCCO 监测技术可及时、便捷、连续地反映机械通气患者的血流动力学状态,可以帮助临床医生制订出合理、有效的治疗对策,并能根据患者血流动力学参数的动态变化,及时调整治疗方案,发挥最佳疗效,缩短呼吸机带机时间,提高呼吸机撤机成功率。

四、PiCCO 注意事项

在一些特殊情况下,PiCCO 监测值会受到影响:

1. 患者不适合动脉置管,如置管位置皮肤感染、穿刺点有其他导管穿刺等。

2. 合并使用连续性肾脏替代治疗(CRRT)的患者,中心静脉导管和血液透析导管须分别穿刺在上腔静脉和下腔静脉,以免冰盐水在中心静脉处被血液透析导管抽走。

3. 接受主动脉内球囊反搏(intra-aortic balloon pump,IABP)的患者,通过经肺热稀释法进行监测的间断参数是准确的,但脉搏轮廓分析法的参数无法获得,仅可以通过缩短注射冰盐水的时间间隔、以间断参数反映患者的血流动力学状态。

4. 使用 ECMO 的患者,仅 VV-ECMO 可以进行监测,并且需要在 ECMO 开机前校准。

5. 体外循环的患者不能利用 PiCCO 监测到数据。

6. 大面积肺栓塞患者,冰盐水无法经过整个肺部,使测得的血管外肺水指数偏大,影响对肺水的判断。

7. 严重反流的患者(包括二尖瓣、三尖瓣、主动脉瓣反流,左向右分流),冰盐水流经路径错误会导致无法测量,虽然 PiCCO plus 模式能校正右向左分流的偏差,使右向左分流患者监测不受影响,但对严重反流的患者,仍不建议使用 PiCCO。

(尹万红　邹同娟　罗　芩)

第二节 肺动脉漂浮导管

肺动脉漂浮导管（pulmonary artery catheter，PAC）又称肺动脉导管、斯旺-甘兹导管（Swan-Ganz catheter），由 Swan 等人于 1970 年发明，最初应用于急性心肌梗死患者的血流动力学监测，在危重症患者的血流动力学管理中起着举足轻重的作用。

肺动脉漂浮导管获得的直接指标有右心房压（right atria pressure，RAP）、肺动脉压（pulmonary artery pressure，PAP）、肺毛细血管楔压（pulmonary capillary wedge pressure，PCWP）、心输出量（cardiac output，CO）；亦可通过公式计算获得的间接指标有肺血管阻力（pulmonary vascular resistance，PVR）、体循环阻力（systemic vascular resistance，SVR）、每搏功（stroke work，SW）、左室每搏功（left ventricular stroke work，LVSW）、右室每搏功（right ventricular stroke work，RVSW）、心脏指数（cardiac index，CI）。

这些参数可应用于指导各种心脏疾病所致心力衰竭、各种类型休克的血流动力学监测，了解患者容量状态、血管张力、心功能及全身氧代谢状态，从而优化重症患者的总体治疗方案。

一、肺动脉漂浮导管组成及测量原理

肺动脉漂浮导管全长 110cm，每 10cm 有一刻度，作为插管深度的指示。六腔漂浮导管尖端有一腔开口，可做肺动脉压监测；距导管尖端约 26cm 处有另一腔开口，可做右心房压监测；导管头端还有红外光纤探头，可连续监测混合静脉血氧饱和度；距导管尖端 4cm 处有热敏电阻探头，与导管 15~25cm 处的加热导丝配合可进行连续心输出量、右室舒张末容积、右室射血分数的监测；导管头端有一气囊，可通过导管尾端红色管腔充气 1.2~1.5ml，指引导管进入肺动脉，测定肺毛细血管楔压。图 16-2-1 为完整的六腔气囊漂浮导管示意图。

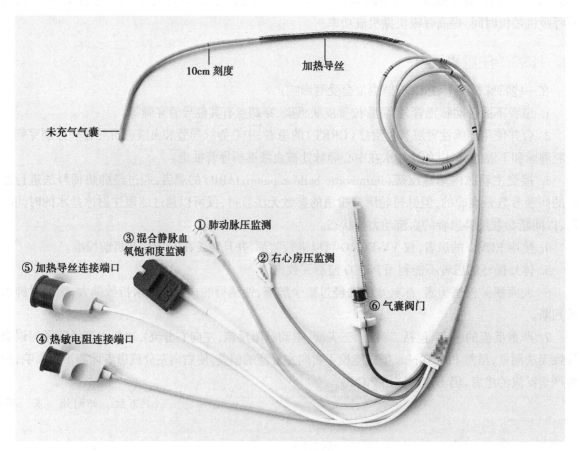

图 16-2-1 六腔气囊漂浮导管

肺动脉漂浮导管经血流漂浮并楔嵌到肺小动脉部位,阻断该处的前向血流,此时导管尖端血流静止,其所测得的压力即是肺动脉楔压。当肺小动脉被楔嵌堵塞后,堵塞的肺小动脉段及与其相对应的肺小静脉段内的血液即停滞,成为静态血流柱,其内压力相等,由于大的肺静脉血流阻力可以忽略不计,若无肺血管疾病,其压力等于左心房压,若无瓣膜相关疾病,则可反映左心室舒张末期压力,从而反映心脏功能。

二、肺动脉漂浮导管参数

(一)通过肺动脉漂浮导管测得的血流动力学参数

血流动力学参数主要包括3个方面:压力参数(右心房压、肺动脉压、肺动脉楔压等)、流量参数(心输出量等)和氧代谢参数(混合静脉血氧饱和度等)。这些参数结合临床常规检查,通过计算可以得出更多参数。通过肺动脉漂浮导管测量可获得的常用血流动力学参数及参考正常范围见表 16-2-1。

表 16-2-1　肺动脉漂浮导管测量可获得的常用血流动力学参数及参考正常范围

指标	缩写	计算方法	参考范围
平均动脉压	MAP	直接测量	80~100mmHg
右心房压	RAP	直接测量	6~12mmHg
平均肺动脉压	MPAP	直接测量	11~16mmHg
肺动脉楔压	PAWP	直接测量	5~15mmHg
心输出量	CO	直接测量	4~6L/min
心脏指数	CI	CO/BSA	$2.5~4.2L \cdot min^{-1} \cdot m^2$
每搏输出量	SV	CO/HR	60~90ml
每搏输出量指数	SVI	SV/BSA	$30~50ml \cdot m^{-2}$
体循环阻力	SVR	80×(MAP-CVP)/CO	$900~1\,500dyn \cdot s \cdot cm^{-5}$
体循环阻力指数	SVRI	80×(MAP-CVP)/CI	$1\,760~2\,600dyn \cdot s \cdot m^2 \cdot cm^{-5} \cdot m^2$
肺血管阻力	PVR	80×(MPAP-PAWP)/CO	$20~130dyn \cdot s \cdot cm^{-5}$
肺血管阻力指数	PVRI	80×(MPAP-PAWP)/CI	$45~225dyn \cdot s \cdot m^2 \cdot cm^{-5}$
左室每搏功指数	LVSWI	SVI×(MAP-PAWP)×0.013 6	$45~60g \cdot m \cdot m^2$
右室每搏功指数	RVSWI	SVI×(PAP-CVP)×0.013 6	$5~10g \cdot m \cdot m^2$

注:CVP 为中心静脉压,PAP 为肺动脉压。

(二)重要指标介绍

1. 心脏指数(CI)　是用单位体表面积标准化心输出量后的心泵功能指标,反映心功能。可以将体型大小不一的患者进行直接比较。

2. 肺毛细血管楔压(PCWP)　反映肺静脉压状况,一般情况下肺循环毛细血管床阻力较低,故 PCWP 能较准确地反映左心室舒张末期压力,从而反映左心室前负荷大小。要注意下列情况 PCWP 可能偏高:

(1)二尖瓣狭窄或左心房黏液瘤梗阻左心室流入道。

(2)肺静脉阻塞。

(3)肺泡内压增高(如持续正压通气)。

3. 肺血管阻力(PVR)及肺血管阻力指数(PVRI)　反映右心室后负荷大小,肺血管及肺实质病变时亦可影响其结果。

4. 体循环阻力(SVR)及体循环阻力指数(SVRI) 反映左心室后负荷大小。体循环中、小动脉病变或因神经体液等因素所致的血管收缩与舒张状态均可影响结果。体循环总阻力增加见于高血压及休克伴有小动脉痉挛(低排高阻型)。但血管活性药的应用亦可引起体循环阻力的增加或降低。

5. 左室每搏功指数(LVSWI) 反映左心室肌肉收缩能力。如果 LVSWI 低于正常,说明左心室肌肉收缩无力,高于正常则反映左心室肌肉收缩力增强,但此时心肌耗氧量亦增加。同理,右室每搏功指数(RVSWI)则为反映右心室肌肉收缩能力的指标。

(三)心房压力波

在窦性心律时,心房压力波的特征为 2 个大的正向波(a 和 v 波)、2 个负向波(X 和 Y 降波)和另外一个小的正向波 c 波(图 16-2-2)。a 波由心房收缩产生,随后三尖瓣关闭、房室连接处向下运动产生负向 X 波。三尖瓣关闭时瓣叶轻度向右心房突出引起右心房压轻微增加形成 c 波,c 波波幅较小,有时可能不明显。X 降波后的正向波为 v 波,为心室收缩时心房被动充盈产生。最后的一个波为 Y 降波,标志着三尖瓣开放、右心房快速排空、血液进入右心室。同步记录心电图和压力波形有助于正确分析压力波形。心电导联应选择能清晰显示 P 波的导联。先确定心

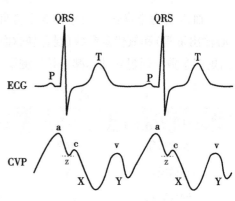

图 16-2-2　心房压力波组成

电的 P 波,紧随 P 波之后所对应的压力波形第一个正向波即为 a 波。无房室传导异常时,右心房的 a 波与 QRS 波群的起始部相对应。随 a 波之后,间隔相当于 PR 间期的时间为 c 波。

QT 间期正常时,v 波的峰值在 T 波末端或 QT 间期后的 TP 段。心房压力波的临床意义在于反映右心室舒张末容积。右心房压是评价容量状态、指导液体复苏最常用的指标,正常范围为 6~12mmHg。但右心房压和左心室舒张末容积之间的相关性较差,达到最佳心脏充盈所需的右心房压在不同患者之间存在着很大的个体差异。右心房压除了反映右心室充盈压水平外,还反映影响静脉回流的阻力。对自主呼吸的患者,吸气时胸膜腔压力下降,右心房压下降,静脉回心血量增加。但是当右心房扩张受限时,吸气时右心房压不仅不下降,甚至会更高(库斯莫尔征)。因此,若吸气时右心房压未下降,则增加容量负荷将不再增加心输出量。

(四)肺动脉压力波

肺动脉压力波由收缩波和重搏切迹组成(图 16-2-3A)。重搏波位于收缩波的降支。典型的肺动脉收缩波峰值点与心电图的 T 波同步。肺动脉的舒张压为收缩波开始前的一点,与 QRS 波群相对应。肺动脉压的正常值为收缩压 15~30mmHg、舒张压 5~15mmHg、平均压 11~16mmHg。肺血管网是一个低压高容系统,具有极大的容量储备。正常情况下,舒张期的血流阻力轻微,血液能轻松流出,舒张压近似于肺动脉楔压,舒张压与肺动脉楔压的差值应小于 5mmHg。当出现大面积肺栓塞、ARDS、PEEP设置过高等情况时,肺血管阻力升高,可使舒张压与肺动脉楔压的差值大于 5mmHg。

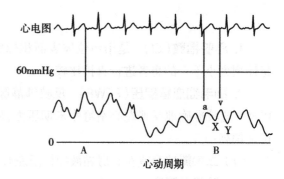

图 16-2-3　肺动脉压力波形和组成肺动脉楔压波形

A. 肺动脉压力波;B. 肺动脉楔压波。

(五)肺动脉楔压

肺动脉楔压(PAWP)反映的是左心房压,其波形特征与右房波类似,典型的 PAWP 亦由两个大的

正向波（a 和 v 波）、两个负向波（X 和 Y 降波）和另外一个小的正向波 c 波组成。同步记录心电图和压力波形，发现在 PAWP 波中 a 波通常出现在 QRS 波群之后，v 波则出现在 T 波之后。在正常的楔压图中，由于左心房压力的延迟表现、反射阻尼及左心房和心室收缩之间的时间间隔比右心房短，c 波通常难以辨别（图 16-2-3B）。

其测量一般选择在患者呼气末进行，因为呼气末呼吸肌处于舒张状态，肺容积最小，此时胸膜腔内压力对 PAWP 影响最小，故此时所测压力相对较准。PAWP 是评估肺毛细血管静水压和左心室前负荷的一项重要指标。

（六）肺毛细血管静水压

肺毛细血管静水压（pulmonary capillary hydrostatic pressure，Pcap）与 PAWP 比较，能够更好地指导肺水肿的管理，通过肺动脉漂浮导管只可以间接测得 Pcap。肺循环是低压高容量系统，总的肺血管阻力包括肺毛细血管前肺动脉产生的阻力（约占 60%）和肺毛细血管后肺静脉产生的阻力（约占 40%）。

有时临床上难从肺动脉漂浮导管的波形上得到 Pcap，虽然 PAWP 和 Pcap 并不相等，但 Pcap 一般高于 PAWP，且在 PAWP 和 PAP 之间。因此 PAWP 的变化趋势亦间接反映 Pcap 的变化。对严重低氧血症的 ARDS 患者，只要血压能够保证器官灌注，应积极应用利尿剂、血液透析等使 PAWP 下降，将明显降低 Pcap，能够显著改善氧合，有积极的临床意义。

三、肺动脉漂浮导管在机械通气患者血流动力学监测中的应用

机械通气对患者血流动力学的影响取决于患者基础状态及通气模式等多种因素，其中平台压对机械通气患者血流动力学的影响显著。一项包含 24 例安置肺动脉漂浮导管并接受机械通气的急性呼吸衰竭患者的研究中，采用自身对照研究，先予常规通气，根据潮气量（TV）及气道平台压（Pplat）的状况分为 A、B 两组。

A 组（14 例）：TV 12ml/kg，Pplat<30cmH$_2$O；B 组（10 例）：TV 12ml/kg，Pplat≥30cmH$_2$O。

监测入组患者心率（HR）、平均动脉压（MAP）、中心静脉压（CVP）、平均肺动脉压（MPAP）、肺动脉楔压（PAWP）、心输出量（CO）、心脏指数（CI）。然后换用 TV 6ml/kg 的肺保护性通气策略，0.5h 后再次监测血流动力学参数。比较两组患者常规通气和肺保护性通气的血流动力学变化。

结果发现在常规通气更换为肺保护性通气后，A 组患者的血流动力学无明显变化，而 B 组的 HR、MAP、CI 明显升高且差异有统计学意义。因此，为了减少机械通气对 ARDS 患者血流动力学影响，限制平台压尤为重要。ARDS 患者在进行机械通气过程中使用肺动脉漂浮导管监测血流动力学变化仍有一定使用价值。

不同通气模式对机械通气患者血流动力学的影响也各不相同。在一项利用肺动脉漂浮导管观察不同通气模式对血流动力学影响的研究中，选择 13 例呼吸衰竭行机械通气的患者同时行肺动脉漂浮导管、PiCCO、无创心输出量（noninvasive cardiac output，NiCO）血流动力学监测，对相应数据进行统计学相关性分析。同时随机选择 32 例机械通气患者，观察 BiPAP、PSV、比例压力支持通气（proportional pressure support ventilation，PPSV）3 种通气模式下其血流动力学状态的差异。结果显示，PiCCO、NiCO 均与肺动脉漂浮导管血流动力学监测得到的血流动力学参数有较好的相关性。

在低辅助机械通气期间，心功能接近正常的患者 3 种不同机械通气模式对其心功能及肺机械通气参数影响无明显差异，但自主呼吸方式（PSV、PPSV）可使患者心功能明显改善，对心功能明显低下患者，PPSV 较 PSV 更能明显改善心功能（P<0.05）；故 PiCCO 及肺动脉漂浮导管连续血流动力学监测技术虽可作为 ICU 机械通气患者床旁监测的可靠手段，但考虑到不同呼吸机模式对患者血流动力学的影响从而进一步制订有效的治疗策略是十分必要的，PPVS 通气模式对心功能严重低下的机

械通气患者的血流动力学影响最小,较适用于作为该类患者的撤机模式。在机械通气之初直至撤机过程中,通过连续动态监测血流动力学了解患者的心功能水平及其在整个治疗过程中的动态变化,对治疗方案的选择、低辅助机械通气开始时机的选择及成功撤机具有重要的指导意义。

通过肺动脉漂浮导管监测患者耗氧量预测二尖瓣置换术后患者机械通气撤机成功率的研究表明,通过肺动脉漂浮导管测量耗氧量并不能预测二尖瓣置换术后患者是否能成功撤机,但肺动脉漂浮导管可以诊断出需要在撤机前治疗的低心输出量。

目前关于机械通气对肺动脉漂浮导管所测得的具体参数影响的研究不多,在临床上通过肺动脉漂浮导管监测判断呼吸支持对循环影响的程度仍显得困难重重。首先,气道内压的改变不能直接反映胸膜腔内压的变化以及对循环的影响,而呼吸支持对循环的影响主要源于胸膜腔内压和肺容积的变化,但临床上对胸膜腔内压和肺容积的直接监测非常困难。另外就具体患者而言,胸膜腔内压与肺容积随气道内压增加的程度与气道阻力、肺及胸廓顺应性根据患者不同而有所不同,比如对肺顺应性较差的 ARDS 患者,相同气道正压对循环产生的影响可能低于肺正常的患者。

因此,判断机械通气对肺动脉漂浮导管循环监测的影响必须结合患者肺部情况及实际临床症状,不可过分依据单纯的研究结论进行评定。

四、注意事项

目前研究证据证实使用肺动脉漂浮导管进行血流动力学监测对有适应证的患者具有潜在益处,但仍需更多设计完善的随机对照试验来证明肺动脉漂浮导管的有效性。

同时值得注意的是,肺动脉漂浮导管监测相关并发症发病率高,如心律失常、血栓形成及栓塞、肺动脉破裂、导管打结、感染、瓣膜损害等,因此未经规范化操作培训和血流动力学知识培训的医护人员应避免盲目实施,肺动脉漂浮导管放置和监测的有效性与医护人员的经验及对血流动力学参数解读能力密切相关。

所有进行肺动脉漂浮导管相关操作的人员都应接受严格的、高质量的知识培训,使用肺动脉漂浮导管的单位应该制订质量改进计划,使用以模拟器和模拟软件为基础的决策辅助系统可以丰富医护人员的临床知识,减少操作并发症,提高血流动力学参数解读能力。

(尹万红　邹同娟　徐菲菲)

第三节　心脏超声

一、心脏超声的血流动力学监测

机械通气可通过影响患者胸膜腔内压、肺容积以及心室相互作用从而影响机械通气患者血流动力学稳定。在机械通气过程中,评估心脏与循环功能有助于对机械通气策略的选择与调整,也有助于减少机械通气过程中的血流动力学波动,还可以评估患者撤机风险与时机。

超声由于其可视化显像的能力,可以床旁迅速了解患者心脏结构、功能、容量状态,具有动态、实时、可重复的特点,不仅可用于病情评估,及时窄化病因,还可进行多目标整合动态评估,与其他监测手段共同获得重要监测和评估数据,为诊断与治疗调整提供及时、准确的指导。

目前,使用心脏超声评估患者血流动力学状态常使用血流动力学诊治六步法进行全面的评估。血流动力学诊治六步法通过剑突下四腔心、剑突下下腔静脉、胸骨旁长轴、胸骨旁短轴以及心尖四腔心 5 个基础心脏切面进行心脏整体评估、容量及容量反应性评估、右心及左心评估,并包括外周阻力、组织灌注与肺水评估(表 16-3-1)。

表 16-3-1 血流动力学诊治六步法流程

步骤	项目	内容
1	心脏整体评估	以心脏整体评估流程分析超声检查结果,①发现需要紧急干预的心脏紧急情况;②识别已存在的明显的心脏慢性疾病
2	容量状态及容量反应性评估	以下腔静脉为基础的容量状态和容量反应性评估流程分析超声检查结果,快速确定容量状态并评估容量反应性
3	右心评估	快速判断右心形态、大小;室间隔有无受压或矛盾运动;右心收缩运动有无异常;上述异常是急性还是慢性
4	左心评估	以定性评估为基础评估左心室收缩和舒张功能
5	外周阻力评估	间接判断法或排除法
6	组织灌注评估与肺水评估	①利用肾脏血流评分来反映组织器官灌注状态;②利用肺部超声的肺水半定量评估来判断液体治疗的风险

1. 心脏整体评估 包括心包、心腔、心室壁、心脏瓣膜及心脏血流评估。心脏整体评估以定性为主,亦可结合径线测量参数进行定量评估。主要有两方面:

(1)发现急性心脏事件,如心脏压塞、严重限制性心包疾病、新发节段室壁运动异常(可能提示急性冠脉综合征)、腱索断裂、室壁穿孔、急性心内膜炎、心腔或大血管腔内占位或血栓等情况,须紧急处理或请心脏专科协助紧急救治。

(2)诊断有无合并慢性心脏疾病,为后续血流动力学治疗提供重要信息。心腔大小及心室壁厚度的变化是重要的评判依据,右心室是可以急性明显增大的心室,右心室以外的其他腔室明显增大常提示存在慢性心脏疾病,心室壁的肥厚也常提示慢性压力过负荷。对心腔大小及心室壁厚度的评估价值重大,因为慢性心脏疾病会影响心脏超声检查结果的判读及后续的血流动力学治疗。

2. 容量状态及容量反应性评估 心脏超声对容量状态及容量反应性的评估一般包括静态指标和动态指标。静态指标一般指通过测量心脏内径、面积、容积进行评估,如低血容量时超声评估的指标包括:功能增强但容积很小的左心室,左心室舒张末期面积(left ventricular end diastolic area, LVEDA)$<5.5cm^2/m^2$ BSA;在自主呼吸模式下,下腔静脉内径小,且吸气塌陷明显;在机械通气模式下,呼气末下腔静脉内径小,且随呼吸变异度大。容量过负荷时,下腔静脉明显充盈(扩张或固定),随呼吸变异度小。下腔静脉的评估需要结合右心室的结构和功能,尤其存在慢性右心功能不全时,下腔静脉直径增大并不一定反映容量过负荷,须同时结合心腔大小(如右心室大小,左心室舒张末期及收缩末期面积大小)、收缩期乳头肌亲吻征等辅助判断。

动态指标指基于心肺相互作用的动态指标。当患者既不是严重容量不足,也不是明显容量过负荷时,即容量反应性判断比较困难时,此时包括完全机械通气和自主呼吸两种不同的情况,选择的指标和方法有:

(1)对完全机械通气,无心律失常的患者,选择心肺相互作用相关的动态指标可以预测容量反应性,如主动脉流量和左心室 SV 的呼吸变化率以及上腔静脉塌陷率、下腔静脉扩张指数等。

腔静脉塌陷指数可以预测容量反应的具体机制为:机械通气吸气相,胸膜腔内压上升,血液淤滞在胸腔外静脉,下腔静脉内径增大(扩张),呼气相时下腔静脉内径减小(塌陷);上腔静脉作为胸腔内静脉直接受压,在吸气相内径减小(塌陷),呼气相胸膜腔内压下降因此内径增大(扩张)。当容量不足时,因为静脉血容量在胸腔内外分布变化随机械通气胸膜腔内压变化而扩张,塌陷的变化幅度更大。但是腹部手术操作和腹内压变化会对下腔静脉内径产生干扰,而上腔静脉一般不会受影响。

(2)当患者存在自主呼吸或心律失常时,可选择应用被动抬腿试验相关的超声指标。此外,严重低血容量时在胸骨旁左室短轴切面可以观察到收缩末期心腔重度缩小,前后乳头肌高动力向心性运动,甚至贴合形成室壁亲吻征(wall kissing sign)现象。需要注意的是,此处观察到的低血容量实际上是左心室前负荷降低,并不能反映是血容量绝对不足还是相对不足。

3. 右心评估 右心是静脉回流的终点,担负着将回流的血液输送至肺,进而回到左心。其解剖和生理特点是壁薄、压力耐受性差、受室间隔影响大。当右心压力负荷增高时易引起右心形态、大小的变化,影响右心室收缩及舒张功能,并通过室间隔影响左心室舒张及收缩功能。因此,对右心功能的评估主要从右心大小、室间隔以及右心运动3个方面进行评估。

第一,右心大小评估。健康成人中,心尖四腔心切面右心室舒张末期面积(reft ventricular end diastolic area,RVEDA)与左心室舒张末期面积(left ventricular end diastolic area,LVEDA)比(RVEDA/LVEDA)小于0.6,当RVEDA/LVEDA大于0.6时说明右心增大,当RVEDA/LVEDA大于1时说明右心明显增大。

第二,室间隔评估。正常人胸骨旁左心室短轴切面,左心室呈O形,右心室呈C形,室间隔凸向右心。当任何原因导致右心室后负荷明显增加时,室间隔将出现矛盾运动或室间隔受压推挤变平,左心室由O形变为D形,即D字征。说明右心室压力明显升高。

第三,右心运动评估。分为定性及定量评估。定量评估可采用M型超声测量三尖瓣环根部位移距离(tricuspid annular plane systolic excursion,TAPSE),当TAPSE<1.6cm,说明存在右心收缩功能障碍。当存在三尖瓣反流时,还可以采用多普勒超声方法测定三尖瓣反流速度,联合中心静脉压可计算出肺动脉收缩压,用于间接评估肺动脉收缩压。

4. 左心评估 左心评估分为舒张功能以及收缩功能评估。

(1)左心室舒张功能评估流程

1)明确是否存在舒张功能不全及其程度分级。

2)明确是否有左心房压增高及其程度。定性评估是主要的评估方式,简单易行,可快速判断舒张功能不全,但不能精确地评估舒张功能不全的程度及左心房压。如果需要精确评估或者进行滴定治疗,则须根据二尖瓣前向血流速度等指标进行定量评估(图16-3-1)。

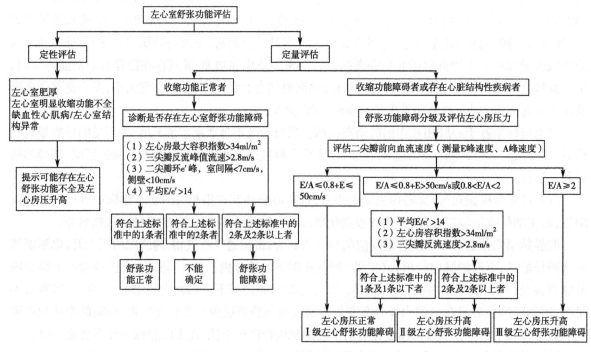

图16-3-1 左心室舒张功能超声评估流程

（2）左心室收缩功能评估流程

1）评估整体收缩功能障碍的程度。

2）评估收缩功能障碍的不同表现形式。以此为线索,结合临床资料分析导致收缩功能障碍的原因,进行精准的心脏功能支持及对因治疗。临床以定性评估为主,必要时可采用 M 型超声测量射血分数（ejection fraction,EF）值及二尖瓣环根部位移距离（mitral annular plane systolic excursion,MAPSE）,使用多普勒超声方法测定速度时间积分（velocity time integral,VTI）进而计算 SV 以及心输出量对左心室收缩功能进行定量评估（图 16-3-2）。

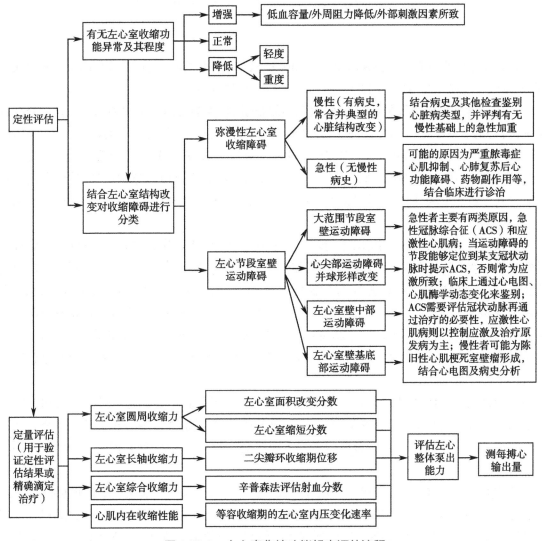

图 16-3-2　左心室收缩功能超声评估流程

5. 外周阻力评估　方法主要包括间接判断法和排除法。间接判断法主要通过左心室舒张末期面积和收缩末期面积相对变化来确定,如果均减小,低血容量可能性大;如果舒张末期面积大,收缩末期面积小,可能存在动脉张力下降（注意排除心脏高动力情况）。当临床出现低血压时,排除低血容量、梗阻、心功能不全等情况后,即可考虑为动脉张力降低。

6. 组织灌注评估与肺水评估　利用肾脏血流评分来反映组织灌注状态;利用肺部超声的肺水半定量评估来判断液体治疗的风险。

此外,经食管超声心动图检查（trans-esophageal echocardiography,TEE）评估血流动力学也已经在临床广泛应用。TEE 是利用安装在内镜尖端的小型超声探头由食管内探查心脏和大血管解剖结构和血流信息的影像诊断技术。TEE 相较于经胸心脏探头是高频探头,其成像分辨力更好,可提供高质量的心脏超声图像,更易识别瓣膜病变和心脏结构改变。其次,TEE 探头进入直接与心脏大血管毗邻的食管能够从心脏后方近距离观察心脏,不受肺气肿、肥胖、敷料、机械通气 PEEP 等干扰。而且 TEE 可以通过调整探头尖端的内置电子平面,全面地评估心血管各个切面和一些独有的切面,从而能够精细、连续地评估心脏的解剖结构及功能、瓣膜形态及功能等。

TEE 对俯卧位通气患者非常适用,可用于俯卧位下血流动力学监测,有助于评估俯卧位通气治疗效果,同时发现潜在的血流动力学紊乱的风险。TEE 还能观察俯卧位通气时患者左肺背侧病变面积改变,从而帮助评估俯卧位通气的有效性,指导俯卧位通气的实施。

二、心脏超声在机械通气患者的循环监测中的应用

心肺交互作用的本质是胸膜腔内压变化和肺容积变化引起的心脏前、后负荷以及心肌收缩力变化,在机械通气过程中选用合适的监测手段评估循环稳定性是非常必要的。

1. 心脏超声在机械通气患者肺复张及俯卧位通气治疗中的应用 正常的肺循环是一个高容低阻系统,右心的心室壁很薄,对后负荷的升高耐受性很差。机械通气对右心的影响较大,正压通气时,胸膜腔内压上升会增加静脉回流阻力,减少回心血量,即右心的前负荷降低。而低血容量情况下,增加胸膜腔内压能引起肺血管阻力的升高,从而引起右心后负荷的急剧增加,最终会造成右心功能障碍甚至右心衰竭,引发急性肺源性心脏病。因此,对机械通气患者进行右心功能的监测尤为重要。

肺复张可改善 ARDS 患者肺组织的膨胀程度,改善氧合,从而降低右心室后负荷,使血流动力学得到改善。然而肺复张亦可明显增加胸膜腔内压引起肺血管阻力升高,引起右心后负荷的急剧增加,造成右心功能障碍甚至右心衰竭,导致循环波动。研究表明气道平台压高于 26cmH$_2$O,患者右心功能不全发病率明显增高;平台压维持在 27~35cmH$_2$O 的 ARDS 患者,由于右心功能不全而使死亡率明显增高。因此,对平台压不超过 26cmH$_2$O 的 ARDS 患者,如果右心功能正常,可考虑把潮气量维持在 6ml/kg 以上。而对存在右心功能不全的患者,尽可能通过降低潮气量等措施维持平台压不超过 26cmH$_2$O。

因此,对重症 ARDS 患者进行呼吸机参数设置及肺复张前后用心脏超声进行心脏功能监测有助于早期发现肺复张对血流动力学的影响,评价肺复张效果,从而指导呼吸机参数及肺复张参数的设置和调整,以获得塌陷肺泡有效复张的同时不引起或改善右心功能障碍,同时早期发现右心功能障碍。

俯卧位通气是对重症 ARDS 患者的治疗手段。俯卧位通气使塌陷肺复张,增加功能残气量,降低肺血管阻力,从而降低右心室后负荷,改善患者的血流动力学状态。机械通气患者俯卧位时,超声可以可视化监测肺复张效果,指导俯卧位通气实施的时间及频率。同时根据俯卧位通气前后右心室的大小、左右心室的比例、是否存在 D 字征及根据三尖瓣反流情况估测肺动脉压等来评价右心室负荷的变化情况,有助于指导如何进行循环管理,更有助于对俯卧位通气效果的评价。

2. 心脏超声在机械通气患者撤机中的应用 机械通气是重症患者常用的生命支持手段,但随待机时间的延长,呼吸机相关并发症的发病率会显著增加,因此,当患者的原发疾病去除以及心肺功能有明显改善时,应尽早评估撤机。机械通气撤机的成败受很多因素影响,引起撤机失败的原因可归纳为"ABCDE" 5 项。

A:呼吸道及肺功能障碍(airway and lung dysfunction);B:脑功能障碍(brain dysfunction);C:心脏功能障碍(cardiac dysfunction);D:膈肌功能障碍(diaphragmatic dysfunction);E:内分泌和代谢功能障碍(endocrine and metabolic dysfunction)。

但最近几年,心脏功能障碍已被认为是撤机失败的常见病因,越来越多的证据表明,左心室舒张功能障碍是导致撤机失败的主要因素。患者的撤机过程,需要从原本的正压机械通气转换到自主呼吸,这时胸膜腔内压力突然降低变成负压,胸腔内静脉回流阻力降低,导致静脉回流量增多,右心室前负荷、左心室前负荷、左心室后负荷、左心室周围压增加以及呼吸肌做功增加,双心室交互作用机制下左心室顺应性下降,左心室充盈压升高。研究表明,在自主呼吸试验(spontaneous breathing trial,SBT)前存在左心室舒张功能障碍的患者,无论其左心室收缩功能是否正常,都存在着更高的撤机失败风险。

心脏超声虽不能指导机械通气患者拔管,但在 SBT 前用心脏超声测量舒张期二尖瓣前向血流速度 E 峰和 A 峰以及二尖瓣环根部组织多普勒速度 e' 峰对机械通气患者进行心脏舒张功能评估,能够识别撤机失败的高危人群。

可以通过 E/A 增加、E 峰减速时间(deceleration time of E wave,DTE)缩短、E/e' 增加来评估左心室舒张功能和左心室充盈压的改变。研究表明,当 E/e'<8 时,提示患者的左心房压正常;当 E/e'>15 时,患者出现心源性撤机失败的可能性增加。在 SBT 结束时,E/A>0.95,且 E/e'>8.5,可准确发现撤机相关的肺动脉楔压升高,更高的 E/e' 与撤机失败显著相关。

3. 心脏超声辅助机械通气患者肺部疾病诊断　心脏超声有助于协助诊断某些肺部疾病,如心-肺-血管联合评估可提高肺栓塞诊断的准确性。急性肺栓塞时,由于肺动脉阻塞以及肺动脉压升高,右心后负荷随之增加。当右心后负荷压力显著升高,甚至超过左心室的压力时,心脏超声胸骨旁短轴切面可见 D 字征。由于肺动脉阻塞程度不同,右心后负荷压力升高的程度也不同,当压力升高不明显时,即使存在肺栓塞,心脏超声切面也可能不会显示为 D 字征。当超声未发现明显的 D 字征时,表明患者没有能影响循环的大面积肺栓塞,可除外由大面积肺栓塞导致的梗阻性休克。此外 TEE 检查可以实现对气体栓子的实时监测和可视量化。相对于经胸心脏超声检查,经食管心脏超声检查对静脉空气栓塞(venous air embolism,VAE)的检测敏感性更高。

总之,心脏超声是机械通气患者重要的循环监测手段,不仅可以可视化评估患者心脏基础结构、功能、容量状态及容量反应性,而且可以评估俯卧位通气、肺复张效果,指导呼吸机参数设置及撤机等。选择合适的指标可以有效地协助呼吸管理以及评估循环状态,是临床中重要的监测手段。

(尹万红　邹同娟　李　雅)

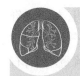

第十七章 镇痛、镇静评估与实施

机械通气是危重症患者救治的重要手段,这些患者常因为自身严重疾病因素、环境因素、隐匿性疼痛以及对未来命运的忧虑而处于强烈的应激环境之中。上述因素使患者感到极度的无助和恐惧,构成对患者的恶性刺激,增加了患者的痛苦,增加医疗相关不良事件的发生率,危及患者生命安全。

在危重症患者救治过程中,需要尽可能减少患者的痛苦与不适感,避免这些痛苦及其所引发的焦虑和躁动增加脏器的代谢负担,加重患者的病情或影响其接受治疗,因此,镇痛、镇静已经作为ICU患者的常规治疗。

在机械通气过程中,镇痛、镇静治疗可以减轻插管带来的疼痛刺激,抑制过强的自主呼吸,改善人机同步性,减少氧耗,从而减少机械通气的负效应,促进疾病恢复。但不恰当的药物选择以及治疗策略也会带来相应的副作用。

第一节 评 估

一、疼痛的评估

疼痛的评估是镇痛治疗的基础,对机械通气患者进行常规疼痛评估可以有助于降低疼痛发病率、降低镇痛药使用率。有研究发现,常规的疼痛评估还有助于缩短ICU住院时间和机械通气时间,并降低呼吸机相关性肺炎发病率。因此对机械通气的患者应选择恰当的方式定时评估疼痛程度,并根据其评分进行临床治疗的调整。

常用的疼痛评估方法包括数字评分表(numeric rating scale,NRS)、面部表情评分表(faces pain scale,FPS)、行为疼痛量表(behavioral pain scale,BPS)以及重症监护疼痛观察工具(critical-care pain observation tool,CPOT)等。

(一) NRS

用数字0~10代替文字来表示疼痛的程度。将一条直线等分为10段,按0~10次序评估疼痛程度。书写方式:在描述过去24h内最严重的疼痛的数字上画圈。评分标准:0,无痛;1~3,轻度疼痛(疼痛不影响睡眠);4~6,中度疼痛;7~9,重度疼痛(不能入睡或者睡眠中痛醒);10,剧痛。NRS评分方法在老年患者急、慢性疼痛的有效性及可靠性上已获得证实。

(二) FPS

该测量表有疼痛表情图画,通过画有不同面部表情的图画与患者疼痛时的表情进行比对,得出疼痛评分。该方法适用于存在沟通困难的患者,不需要患者进行自我评分。

(三) BPS

从面部表情、上肢活动及机械通气耐受性3个方面进行综合评估。每个条目根据患者的反应分别赋予1~4分,总分超过6分即有疼痛干预的指征。每个患者完成BPS评分需要2~5min,便于记忆,对机械通气患者是一种有效的评估疼痛的方式(表17-1-1)。

表 17-1-1　BPS 疼痛评分

项目	1分	2分	3分	4分
面部表情	放松	部分紧张	完全紧张	扭曲
上肢运动	无活动	部分弯曲	手指、上肢完全弯曲	完全回缩
机械通气耐受性（气管插管）	完全能耐受	呛咳，大部分时间能耐受	对抗呼吸机	不能控制通气

（四）CPOT

该量表只有一个行为维度，包括 4 个测量条目，分别从面部表情、体动、肌张力、对机械通气的依从性或发声（对有人工气道患者评估其对机械通气的依从性，对无人工气道患者评估其发生情况）等疼痛行为进行分别评分，每个条目根据患者反应分别赋予 0~2 分，总分 0 分代表不痛，8 分代表最痛，一般认为患者 CPOT 大于 3 分就需要镇痛治疗。既往多项研究证实，CPOT 评分对危重症患者的疼痛评估具有重要的效能，但该量表不适用使用肌松药以及丧失行为反应能力的患者，其他非疼痛症状如烦躁、抑郁等也会导致患者行为的改变，从而影响评估的准确性（表 17-1-2）。

表 17-1-2　CPOT

指标	描述	评分	分值
面部表情	未观察到肌肉紧张	自然、放松	0
	表现出皱眉、眉毛放低。眼眶紧绷和提肌收缩	紧张	1
	以上所有面部变化加上眼睑轻度闭合	扮鬼脸	2
体动	无体动（并不表示不存在疼痛）	无体动	0
	缓慢、谨慎地运动，碰触或抚摸疼痛部位，通过运动寻求关注	保护性体动	1
	拉拽管道，试图坐起来，运动肢体/猛烈摆动，不听从指挥，攻击工作人员	烦躁不安	2
肌张力（通过被动的弯曲和伸展上肢来评估）	对被动运动不进行抵抗	放松	0
	对被动运动进行抵抗	肌肉紧张	1
	对被动运动剧烈抵抗，无法将其完成	非常紧张或僵硬	2
对机械通气的依从性（有人工气道患者）	无报警发生，舒适地接受机械通气	耐受呼吸机或机械通气	0
	报警自行停止	咳嗽但是耐受	1
	不同步，机械通气阻断，频繁报警	对抗呼吸机	2
发声（拔管后的患者）（无人工气道患者）	用正常腔调讲话或不发声	正常腔调讲话或不发声	0
	叹息、呻吟	叹息、呻吟	1
	喊叫、哭泣	喊叫、哭泣	2
总分范围			0~8

此外还有一些疼痛评估方法，如视觉模拟法、术后疼痛评分法等应用于临床。对机械通气且可以配合的患者，NRS 具有较好的疼痛评价效果；对不能表达或配合的患者，BPS 和 CPOT 可以发挥很好的作用。近年来，对一些特殊人群的研究发现，CPOT 评分对重症的机械通气患者是一种有效的疼痛评估工具。疼痛的评估不仅在镇痛治疗开始中，在镇痛治疗过程中也需要进行日常疼痛评估，以规范镇痛药的使用。

二、镇静的评估

保持危重症患者处于最舒适和安全的镇静状态是对 ICU 患者镇静治疗的重要目标之一，过度的镇静可能会造成呼吸抑制、低血压、心动过缓等常见不良反应,镇静深度不够则无法解决患者焦虑、躁动的问题。因此,对机械通气患者而言,需要定时评估患者的焦虑、躁动程度以及镇静深度,及时调整镇静药的种类及用量,达到预期的镇静目标。

常用的镇静评估方法:Richmond 躁动镇静量表(Richmond agitation and sedation scale,RASS)、Ramsay 评分、镇静-躁动评分(sedation-agitation scale,SAS)、脑电双频指数(bispectral index,BIS)、肌肉活动评分法(motor activity assessment scale,MAAS)等。

(一) RASS

RASS 镇静程度评分从 –5~+4 共分 10 个分值,代表患者从"有攻击性"到"昏迷",程度逐渐加深,每个分值对应一个意识状况,均有详细说明,临床使用容易掌握,医护人员可根据患者分值的变化动态调整镇静药的配比和泵速(表 17-1-3)。

表 17-1-3　RASS

分值	状态	描述
+4	有攻击性	有暴力行为
+3	非常躁动	试着拔出气管导管胃管或静脉输液管
+2	躁动、焦虑	身体激烈移动,无法配合呼吸机
+1	不安、焦虑	焦虑、紧张但身体只有轻微地移动
0	清醒、平静	清醒、自然状态
–1	昏昏欲睡	没有完全清醒,但可保持清醒超过 10s
–2	轻度镇静	无法维持清醒超过 10s
–3	中度镇静	对声音有反应
–4	重度镇静	对身体刺激有反应
–5	昏迷	对声音及身体刺激都无反应

(二) Ramsay 评分

Ramsay 评分是临床上使用最为广泛的镇静评分标准,分为 6 级,分别反映 3 个层次的清醒状态和 3 个层次的睡眠状态。Ramsay 评分被认为是可靠的镇静评分标准之一,但缺乏特征性的指标来区分不同的镇静水平(表 17-1-4)。

表 17-1-4　Ramsay 评分

分值	状态	描述
1	清醒	患者焦虑、躁动或烦躁,或二者都有
2		患者安静、配合、有定向力
3		患者仅对指令有反应
4	睡眠	对轻拍眉间或大声听觉刺激有敏捷反应
5		对轻拍眉间或大声听觉刺激有迟钝反应
6		对轻拍眉间或大声听觉刺激无反应

(三) SAS

通过 7 个分值具体反映机械通气患者对外界刺激的反应,其中恶性刺激指吸痰或用力按压眼眶、胸骨或甲床 5s(表 17-1-5)。

表 17-1-5 SAS

分值	描述	定义
7	危险躁动	拉拽气管导管,试图拔除各种导管,翻越窗栏,攻击医护人员,在床上辗转挣扎
6	非常躁动	需要保护性束缚并反复语言提示劝阻,咬气管插管
5	躁动	焦虑或身体躁动,经言语提示劝阻可安静
4	安静合作	安静,容易唤醒,服从指令
3	镇静	嗜睡,语言刺激或轻轻摇动可唤醒并能服从简单指令,但又迅速入睡
2	非常镇静	对躯体刺激有反应,不能交流及服从指令,有自主运动
1	不能唤醒	对恶性刺激无或仅有轻微反应,不能交流及服从指令

(四) BIS

BIS 是将脑电图的功率和频率经双频分析做出的混合信息拟合成一个最佳数字,用 0~100 分表示,其中 0 分表示脑电图呈直线,100 分表示清醒。目前已广泛应用于麻醉深度监测和意识状态的评价,指导 ICU 病房的镇静用药、镇静评分、控制镇静深度、预判及判断脑死亡、评价神经系统疾病等方面。机械通气患者在深度镇静、镇痛或肌肉松弛情况下,难以从患者主观情况判断其镇静深度,脑功能的监测是一种很好的补充手段。

(五) MAAS

自 SAS 演化而来,通过 7 项指标来描述患者对刺激的行为反应,对危重症患者镇静评估有很好的可靠性和安全性,表中恶性刺激指吸痰或用力按压眼眶、胸骨或甲床 5s(表 17-1-6)。

表 17-1-6 MAAS

描述	分类	分值
恶性刺激时无运动	无反应	1
可睁眼,抬眉,向刺激方向转头,恶性刺激时有肢体运动	仅对恶性刺激有反应	2
可睁眼,抬眉,向刺激方向转头,触摸或大声叫名字时有肢体运动	触摸、叫姓名有反应	3
无外界刺激就有活动,有目的地整理床单或衣服,能服从指令	安静、配合	4
无外界刺激就有活动,摆弄床单或插管,不能盖好被子,能服从指令	烦躁但能配合	5
无外界刺激就有活动,试图坐起或将肢体伸出床沿。不能始终服从指令(如能按指令坐下,但很快又坐起或将肢体伸出床沿)	躁动	6
无外界刺激就有活动,不配合,拉扯气管插管及各种导管,在床上翻来覆去,攻击医务人员,试图翻越床护栏,不能按要求安静下来	危险躁动	7

理想的镇静评分应有助于对镇静深度的准确评估并指导治疗,且临床操作简便。以上 5 种镇静评分中,RASS 和 SAS 因其简单、易操作、对镇静目标有良好的指示性而被广泛地应用于临床。有研究结果显示,对 ICU 患者而言,RASS 与 SAS 可用于日常临床评估,指导镇静治疗,并可避免过度使用镇静药,减少镇静不当引起的并发症,两种评估方法相关性也很好。当合并使用肌肉松弛药,无法使用主观评估方式进行镇静深度评估时,建议使用 BIS 进行镇静评估。实施镇静治疗后,应当连续评估患者镇静深度,调整治疗,浅镇静时,镇静深度的目标值为:RASS –2~+1 分,SAS 3~4 分;较深镇静时,镇静深度的目标值为:RASS –4~–3 分,SAS 2 分;深度镇静时,镇静深度的目标值为:RASS –5 分,SAS 1 分。

第二节 药 物

一、镇痛药

常用的镇痛药包括局部麻醉药、非甾体抗炎药、阿片类药物。对机械通气患者而言,常用的镇痛药主要为阿片类药物,阿片类药物为强效中枢镇痛药之一,具有镇痛效果强、起效快、可调性强、价格低廉等优点,但不同阿片类药物作用受体及药理特性不同,应根据不同患者的情况个性化选择。机械通气患者常用的阿片类药物包括吗啡、芬太尼、瑞芬太尼、舒芬太尼以及布托啡诺等,不同阿片类药物的药理学特性及用法见表17-2-1。

表 17-2-1 不同阿片类药物的特性

阿片类药物	起效时间/min	半衰期	负荷剂量	维持剂量	不良反应
吗啡	5~10	3~4h	2~4mg	2~30mg/h	累计用量有肝、肾损害。有一定的组胺释放
芬太尼	1~2	2~4h	0.35~0.5μg/kg	0.7~10μg/(kg·h)	比吗啡更少的低血压。累积有肝损害
瑞芬太尼	1~3	3~10min	0.5~1.0μg/kg(>1min)	0.02~0.15μg/(kg·min)	没有肝肾损害。如果体重大于标准体重的130%,使用标准体重计算
舒芬太尼	1~3	784min左右	0.2~0.5μg/kg	0.2~0.3μg/(kg·h)	剂量个体差异性较大,分布半衰期短,代谢半衰期长,长期使用可能增加机械通气时间

(一) 吗啡

吗啡是纯粹的阿片受体激动剂,有强大的镇痛作用,同时也有明显的镇静及镇咳作用。机械通气患者静脉使用吗啡可以起到很好的镇痛和改善人机同步的作用,同时也会引起静脉扩张、外周动脉血管扩张合并外周阻力下降、动脉血压降低及心率降低等心血管系统不良反应,吗啡过量会引起呼吸抑制、直立性低血压和心动过缓。吗啡有兴奋平滑肌的作用,会增强肠道平滑肌张力从而引起便秘,也会诱发支气管痉挛,支气管哮喘的患者禁用。

(二) 芬太尼

人工合成的强效麻醉性镇痛药,药理学作用与吗啡相似,但镇痛强度是吗啡的60~80倍,起效快、作用时间短。但芬太尼的表观分布容积较大,反复多次给药容易引起蓄积,故不推荐作为长期镇痛药。大剂量快速静脉注射可引起颈、胸、腹壁肌肉强直,也可出现心率减慢、血压下降、瞳孔极度缩小等不良反应。芬太尼及其代谢物可降低心率、轻微降低血压。芬太尼血流动力学的稳定性较好,对心肌的抑制作用很小。因此,大剂量芬太尼可作为心血管手术患者或心功能受损患者的主要麻醉药。

(三) 瑞芬太尼

为芬太尼类 μ 型阿片受体激动剂,在人体内1min左右迅速达到血-脑平衡,在组织和血液中迅速水解,故起效快,维持时间短,与其他芬太尼类似物明显不同。瑞芬太尼的镇痛作用与其副作用呈剂量依赖性,但瑞芬太尼的代谢不受肝、肾功能及年龄、性别的影响,主要通过血浆和组织中非特异性酶脂水解代谢,大约95%瑞芬太尼代谢后经尿排泄,长时间输注给药或反复注射给药代谢速度无明显变化,体内无蓄积。因为以上优势,瑞芬太尼在机械通气患者镇痛治疗中的应用逐渐增加。需要注意的是,瑞芬太尼可透过胎盘屏障,产妇应用时有引起新生儿呼吸抑制的风险,且可以经母乳代谢,故孕妇及哺乳期妇女不建议使用。

(四)舒芬太尼

为一种强效的阿片类镇痛药,也是一种特异性 μ 型阿片受体激动剂,对 μ 受体的亲和力是芬太尼的 7~10 倍。舒芬太尼的镇痛效果是芬太尼的 5~10 倍,在体内有限地蓄积和迅速地清除,使得给药安全剂量范围较宽,不良反应较小,近年来在危重患者镇痛、镇静中的应用也逐渐增多。

(五)非阿片类镇痛药

近年来,逐渐有研究表明,加巴喷丁、非甾体抗炎药等非阿片类药物可以有效地缓解机械通气患者的非神经性疼痛,而对神经性疼痛,卡马西平等精神类药物具有良好的镇痛作用。非阿片类药物联合使用可以减少机械通气患者阿片类药物的用量,减轻药物过量和蓄积引起的不良反应。

二、镇静药

ICU 内常见的镇静药有苯二氮䓬类与非苯二氮䓬类。苯二氮䓬类药物是目前 ICU 最常用的镇静药之一,该类药物能增强 γ-氨基丁酸(γ-aminobutyric acid,GABA)能神经元传递功能和突触抑制效应,抑制中脑网状结构对皮层的唤醒,抑制边缘系统神经元活动,产生剂量相关的催眠、抗焦虑、抗惊厥及顺行性遗忘作用,无镇痛作用,使用量个体差异较大,经肝、肾代谢,长时间应用可引起蓄积,对血流动力学有一定影响,包括咪达唑仑、地西泮等。常用的非苯二氮䓬类药物有丙泊酚、右美托咪定等,从其他途径达到镇静催眠的作用。

(一)咪达唑仑

咪达唑仑为水溶性苯二氮䓬类衍生物,通过干扰有抑制作用的神经递质 γ-氨基丁酸(GABA)的再吸收,导致 GABA 蓄积,从而达到抗焦虑、催眠、抗惊厥、肌肉松弛及顺行性遗忘的作用,静脉用药起效快,2~4min 达中枢峰效应,半衰期 1.5~3.5h,咪达唑仑会引起全身血管阻力和心肌收缩力的降低,长时间或大剂量用药对呼吸、血压抑制明显。其代谢产物 α-羟基咪达唑仑具有药理活性,特别在肾功能不全的患者中易蓄积,临床一般短期使用(<72h),否则难以预测清醒和拔管时间,在老年患者中应用应特别注意。常用负荷剂量为 0.01~0.05mg/kg,维持剂量为 0.02~0.1mg/(kg·h)。

(二)地西泮

地西泮具有抗焦虑和抗惊厥作用,大剂量可引起一定的呼吸抑制和血压下降。静脉注射可引起注射部位疼痛。单次给药起效快,苏醒快,可用于急性躁动患者的治疗。其代谢产物去甲西泮和奥沙西泮有类似地西泮的药理活性,半衰期长达 20~50h,反复用药易引起体内蓄积,负荷剂量为 5~10mg。

(三)丙泊酚

丙泊酚为 γ 受体激动剂,起效快,半衰期短,但可引起心率、心输出量、动脉血压和全身血管阻力的剂量依赖性降低,并可轻度降低心肌收缩能力,从而引起动脉血压的下降。短期使用无明显蓄积作用,长期使用可致周围组织饱和,延长作用时间。常用负荷剂量为 1~3mg/kg,维持剂量 0.5~4mg/(kg·h)。丙泊酚的一个严重不良反应是丙泊酚输注综合征(propofol infusion sydrome,PRIS),包括代谢性酸中毒、横纹肌溶解(伴有肌红蛋白尿、急性肾功能不全和高钾血症)、高脂血症和脂肪肝等,PRIS 可导致严重的血流动力学紊乱,患者表现为心肌收缩力下降、急性难治性心动过缓导致心搏骤停和室性心律失常。PRIS 与注射剂量高于 4mg/(kg·h)且持续时间长于 48h 的丙泊酚治疗有很强的相关性,临床大剂量使用时须特别关注。

(四)右美托咪定

右美托咪定为高选择性 α_2 受体激动剂,作用于中枢神经系统蓝斑部位,抑制去甲肾上腺素分泌从而发挥镇静和镇痛作用。经肝脏代谢,肝功能不全患者其半衰期会延长。快速推注可出现低血压、高血压、心动过缓和窦性停搏。低血压和抗交感作用有关,高血压的发生和药物与外周血管平滑肌 α_2、β 受体作用有关。因其兼具镇静与镇痛双重作用,对呼吸的抑制作用小,安全性较高,也有研究发现右美托咪定可以降低谵妄的发病率,越来越多的医生选择其用于 ICU 患者的镇静。但该药物镇静效果相对较弱,须联合其他镇静药才能达到一定的镇静深度。

理想的镇静药应该具备以下几点特征:价格便宜,对呼吸及循环的抑制作用小,代谢产物无活性,无药物相互作用,无组织细胞毒性,不易蓄积,清除过程稳定、快速且不受组织器官功能影响。目前 ICU 临床常用镇静药尚不能完全满足以上特点,因此临床医生需要充分了解各种常用镇静药的药理学特点,结合患者实际病情选择合适的镇静药,并根据镇静目标调整药物用量,以期能够提供个体化治疗。

三、肌肉松弛药

肌肉松弛药,常规适用于全麻手术患者,近年来在危重症患者中的应用也逐年增加。肌松药作用于乙酰胆碱受体致终板去极化或与乙酰胆碱竞争结合乙酰胆碱受体,干扰神经-肌肉的兴奋传递,按照作用机制的不同,分为去极化类肌松药和非去极化类肌松药。应用较多的去极化类肌松药为琥珀胆碱,但该药物副作用较大,易导致肌肉不规则抽搐、高钾血症、颅内压增高等不良反应,故目前临床上已基本摒弃。目前临床使用的基本上为非去极化类肌松药,包括阿曲库铵、维库溴铵、罗库溴铵、泮库溴铵等,其中又以维库溴铵和罗库溴铵更为常用。

维库溴铵是中短效的肌松药,在初始剂量情况下,产生的肌肉松弛持续时间较短,恢复快,不诱发组胺释放,不引起支气管痉挛和血压下降等。该药主要以原形和代谢物的形式经胆汁排出,小部分由肾脏排出。在用药过量及神经肌肉阻滞延长的情况下,可以给予适量的胆碱酯酶抑制药(如新斯的明)作为拮抗剂。推荐插管剂量:0.08~0.1mg/kg;维持剂量:0.02~0.03mg/kg。罗库溴铵起效时间比维库溴铵快 2 倍,作用时间约 30min,和维库溴铵类似。罗库溴铵的作用存在剂量依赖性,用药过量情况下同样可以给予新斯的明进行拮抗。

对机械通气患者一般不常规使用肌松药,与手术室中使用有较大差异,长时间应用肌松药不良反应较多。肌松药可以进入肌细胞引起骨骼肌损害,在后期患者可表现为肌无力甚至肌肉瘫痪,机械通气患者可出现撤机困难。不同肌松药有不同的不良反应,比如交感神经阻滞、组胺释放、抗迷走神经样作用等可导致患者出现血压、心率的变化以及哮喘发作,应针对不同疾病选择合适的肌松药,规避风险。

第三节　实施方法与原则

疼痛是因躯体损伤或炎症刺激,或因情感痛苦而产生的一种不适的躯体感觉及精神体验。疼痛在 ICU 患者中普遍存在,其来源包括原发病、手术、创伤、气管插管及炎症反应等因素,疾病相关的物理性损伤及某些精神因素还可能导致患者出现慢性 ICU 相关疼痛。疼痛导致机体应激增加,出现心动过速、组织氧耗增加、凝血功能异常、呼吸功能障碍、免疫抑制等情况,镇痛治疗是为了减轻或消除机体对痛觉刺激的应激及病理生理损伤所采取的药物治疗措施。

机械通气患者除了疼痛以外,还存在焦虑、躁动及睡眠障碍的问题。焦虑是一种强烈的忧虑、不确定或恐惧状态,超过一半的 ICU 患者可能存在焦虑症状,典型特征包括躯体症状和紧张感,ICU 患者焦虑的原因包括疾病因素、环境因素、医源性因素等;躁动是一种伴有不停动作的易激惹状态,大部分机械通气患者在 ICU 期间发生过躁动,引起焦虑的因素可以导致患者出现躁动,药物不良反应、低氧血症以及人机不同步等因素也会导致躁动。睡眠是人体自我修复的重要生理过程,机械通气患者常因为 ICU 环境因素、焦虑及疾病原因引起睡眠障碍,包括入睡困难、睡眠中断、昼夜颠倒等,睡眠障碍会导致患者焦虑、躁动加重,并影响患者的免疫功能,延迟患者的恢复。

减轻焦虑、躁动以及睡眠障碍等问题的方法,除了针对疼痛的治疗外,还包括镇静治疗。镇静治疗可减少患者在机械通气期间的不适感,改善睡眠质量,减轻器官应激负荷,为器官功能的恢复赢得时间。

一、在行镇痛、镇静药物治疗前,去除导致患者出现疼痛、焦虑、躁动的诱因

ICU 患者处于强烈的应激环境中,无论躯体还是精神上都常常经历很多导致疼痛、焦虑和躁动的诱因。在使用药物治疗前,应尽量去除这些诱因或降低其带来的影响,积极采取非药物治疗。研究发现,对 ICU 患者,通过改善环境、降低噪声、集中进行护理及医疗干预等策略,可以降低患者出现疼痛、焦虑、躁动的概率,减少镇痛、镇静药的用量。

二、镇痛治疗是镇静治疗的基础

大部分机械通气患者烦躁的首要原因是导管或操作引起的疼痛和不适感,故对重症患者应首先考虑镇痛治疗,镇痛应当作为镇静的基础。联合镇痛治疗的镇静方案可以减少疼痛发病率,降低疼痛评分,降低机械通气时间,缩短住院时间。当然,使用镇痛为先的镇痛、镇静方案也要关注到镇痛药导致的胸廓扩张度下降、胃肠道蠕动变差以及便秘的风险,停药后还要关注到患者是否存在疼痛复发的情况。

三、目标指导的镇痛、镇静策略

机械通气患者不应一概而论,选择统一的镇静方案,而应该根据患者器官功能状态,个体化确立镇痛、镇静的目标,并在不同疾病状态、同一疾病的不同时期,根据目标进行连续评估,随时调整治疗方案,最大可能性保留治疗有效性,避免不良反应。对器官功能稳定、恢复期的患者,应给予浅镇静,以减少机械通气时间和入住 ICU 时间。但对急性期、器官功能严重不稳定的患者,应当给予深度镇静以保护组织器官功能,包括机械通气严重人机对抗患者、严重 ARDS 患者、颅脑损伤伴严重颅内压增高患者、癫痫持续状态以及需要严格制动患者。如出现需要使用肌松药的情况,必须在深度镇痛、镇静的基础上进行。相比于非目标导向的镇痛、镇静策略,目标指导的镇痛、镇静策略可以明显降低患者 ICU 住院时间和总住院时间,且不增加意外拔管率和再插管率。

近年来,有学者发现,呼吸驱动过强诱发的自主呼吸相关性肺损伤,是 ARDS 患者肺损伤的重要部分,镇痛、镇静可以有效地降低呼吸驱动,降低重症患者的器官氧耗,保证氧供与氧耗之间的平衡。

四、联合用药

机械通气患者疼痛、躁动及焦虑的因素多样,单个药物的大剂量应用会明显增加药物的不良反应,且镇痛、镇静效果不佳。故推荐联合使用镇静类药物或镇痛类药物,从不同角度来减少患者的不适感,同时降低药物引起的并发症,也有研究认为,药物治疗联合物理治疗可达到更好的镇痛、镇静效果。

五、每日唤醒

每日唤醒指在连续性使用镇静药的过程中,每日短时间地停用镇静药,待患者恢复并出现基本的遵嘱反应和神经肌肉动作后再重新给予镇静治疗。每日唤醒的初衷是限制镇静药的过量使用,减少患者体内镇静药的蓄积,但近年来的研究发现,对浅镇静的患者,无须进行每日唤醒,只需要根据

患者情况调整镇静深度即可;对深度镇静患者可以实施每日唤醒来减少镇静药的使用,但唤醒后会引起人机对抗、氧耗增加、意外拔管风险增加等问题,也会增加医务人员的工作量,所以对机械通气患者在镇痛、镇静过程中每日唤醒不再是临床强烈推荐措施。

对神经重症患者而言,镇痛、镇静可以降低脑氧代谢率,增加大脑对缺氧的耐受性;可从不同角度降低颅内压,包括减少脑血流量、减少疼痛和躁动,避免动脉血压增高相关的颅内压(intracranial pressure,ICP)上升,减少躁动和咳嗽,避免胸腔压力的增加,降低腔静脉压力,降低颅内压;减少癫痫的发生;增加人机同步等,因此对神经重症患者,每日唤醒有脑损伤加剧(如颅内压增高)的风险,特别是急性期的患者,不建议每日唤醒。

第四节　常见不良反应

一、ICU 获得性肌无力

炎症反应、长时间深度镇静、肌肉松弛、糖皮质激素的应用等多种因素均可导致 ICU 获得性肌无力,肌肉松弛和深度镇静是重要的诱发因素。肌肉松弛药通过抑制神经肌肉偶联而抑制肌肉的收缩活性,从而导致肌无力,肌松药通常和足量的镇静及镇痛药联用,药物的残余效应也会导致 ICU 获得性肌无力。准确评估使用肌松药的必要性、目标导向的镇静/镇痛策略、实时的监测调整可以最大限度减少镇静、镇痛药及肌松药的滥用,从源头减少肌无力发生的概率。对已经出现肌无力的患者,尽早去除诱因、早期康复训练及充足的营养支持有利于肌无力的恢复。

二、循环系统影响

低血压是镇痛、镇静药常见的不良反应,对血流动力学不稳定、低血容量或交感神经兴奋的机械通气患者进行镇痛、镇静治疗时要特别注意,右美托咪定具有抗交感作用,可导致心动过缓和低血压,这是右美托咪定特有的不良反应,对部分心动过缓患者需要使用阿托品进行拮抗。对机械通气患者在进行镇痛、镇静治疗前应进行生命体征监测,评估有效循环血量,必要时给予补液或升压药治疗。

三、呼吸功能影响

多种镇痛、镇静药都可以产生呼吸抑制,深度镇静还可以导致患者咳嗽和排痰能力减弱,影响呼吸功能恢复和气道分泌物的清除,增加肺部感染机会。因此在实施镇痛、镇静治疗过程中要密切监测患者的呼吸频率、节律及幅度,并在病情允许的情况下尽可能及时调整为浅镇静。机械通气患者因有呼吸机支持,呼吸抑制的不良反应容易被临床医生所忽略,但自主呼吸模式下患者呼吸节律容易受镇痛、镇静深度的影响,更改镇静、镇痛策略时,需要及时更改机械通气模式。对长期镇痛、镇静的患者,气道管理尤为重要,必要时可联合床边支气管镜检查来改善分泌物的引流,减少继发感染的风险。

四、消化系统影响

机械通气本身会导致静脉回流障碍,引起胃肠道水肿,造成胃肠道蠕动变差,对此类患者行镇痛治疗时应特别注意胃肠道蠕动的问题。阿片类药物可抑制肠道蠕动导致患者出现便秘和腹胀,在机械通气期间配合使用胃肠动力药物或联合应用非阿片类药物可减少上述不良反应。

五、其他不良反应

机械通气患者卧床时间明显增加,自主活动减少,镇痛、镇静会增加压疮、深静脉血栓及谵妄等的发生风险,早期的康复介入可能降低以上风险的发生率。

（秦　浩　张　伟）

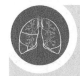

第十八章 营养评定与营养支持疗法

第一节 营养风险筛查与营养评定

一、营养风险筛查

(一)概念

营养风险指现存的或潜在的与营养相关的导致患者出现不良临床结局的风险。有营养风险的患者由于营养因素导致不良临床结局的可能性较无营养风险的患者大,同时也有更多的机会从合理的营养支持中获益。因此,一旦筛查发现患者存在营养风险,需结合临床制订营养干预方案。营养风险筛查(nutritional risk screening,NRS)是医务人员实施的用于判断患者是否存在营养风险的筛查方法。

(二)营养风险筛查方法

营养风险筛查工具有营养风险筛查2002(NRS 2002)、营养不良通用筛查工具(malnutrition universal screening tool,MUST)、微型营养评定简表(mini-nutritional assessment short-form,MNA-SF)和重症营养风险评分表(nutrition risk in the critically ill,NUTRIC)等。适用于机械通气危重症患者的筛查方法主要有两种,分别是NRS 2002和NUTRIC。

1. **NRS 2002** 是欧洲临床营养与代谢学会(European Society for Clinical Nutrition and Metabolism,ESPEN)专家组提出的一种新的营养筛查工具。适用对象:年龄18~90岁、住院过夜、入院次日8:00前未行急诊手术、意识清醒、愿意接受筛查的成年住院患者。NRS 2002的疾病的分项中,有一项为"APACHE>10分的ICU患者"得分3分。非危重症住院患者,NRS 2002得分≥3分即为存在营养风险,需根据病情制订个体化的营养干预计划。而对机械通气的危重症患者,NRS 2002得分≥5分才作为实施个体化营养干预计划的指征之一。

2. **NUTRIC** 由加拿大学者于2011年推导出NUTRIC,主要适用于ICU病情危重、意识不清的卧床患者的营养风险筛查,能弥补NRS 2002的一些缺陷。NUTRIC主要内容包括患者年龄、疾病严重程度、器官功能情况、合并症数量、IL-6及入住ICU前的住院时间。将总分相加即为NUTRIC分值,得分越高表明患者死亡风险越高。得分0~5分为低营养风险,6~10分为高营养风险;在无IL-6时,得分0~4分为低营养风险,5~9分为高营养风险。鉴于危重症患者病情危重且复杂多变,不同治疗时间段的评分结果也有可能不同,应根据患者的病情变化及时调整营养支持干预及治疗措施,对高风险的患者给予重点关注。目前,NUTRIC尚缺乏明确的疾病暴露时间标准,对ICU住院时间≥3d的患者,充分的营养支持和高风险评分间的相互作用尚需要进一步分析。

二、营养评定

(一)概念

营养评定指用医学的、营养的方法进行全面的评价,包括病史、体格检查、人体测量和实验室检查等数据,还包括营养状况的综合评定工具。营养评定的目的是制订临床营养支持治疗计划,进一步研讨营养支持的适应证和营养支持可能的副作用,监测临床营养支持疗法的效果等。

(二)营养评定方法

完整的营养评定应包括膳食调查、人体测量、人体成分分析、临床检查、实验室检查和综合评估,甚至包括能量和蛋白质的需要量评估。对于机械通气的危重症患者,应根据实际情况和临床价值选择合理的评定方法。

1. 膳食调查 通过对患者每日进餐次数、摄入食物的种类和数量等进行调查,并根据食物成分表计算出每人每日摄入的能量和营养素,与患者需要量进行比较,评价供给量是否满足需要。很难直接从机械通气患者口中了解其实际摄入量,但可根据间接的方法获取,比如家属或陪护,也可根据临床病史了解既往肠内营养和肠外营养的实际供给情况。

2. 人体测量 主要内容包括身高/长、体重、围度、皮褶厚度、握力等,其中身高和体重是人体测量的最为重要的内容,准确测量和记录对营养评定有重要的价值。由于条件的限制,很难测量实际身高。一般情况下,急性或短期疾病与营养波动不会明显影响身高,可以通过询问家属获得;也可通过软尺估算患者的身高。身高可用于计算标准体重,我国常用的计算公式是 Broca 改良公式,即

$$标准体重(kg)= 身高(cm)-105$$

借助标准体重可计算患者的能量和营养素供给量。

(1)体重(body weight,BW):是营养评定中最简单、直接而又可靠的指标;是使用最久且目前最主要的营养评定指标。同样,体重、体重变化及其变化时间,可以询问家属;也可以通过带有称量功能的床或多功能移位机获得较为准确的实际体重。利用身高和体重,计算出体重指数(body mass index,BMI),用于判断患者营养状况和体型,即

$$BMI(kg/m^2)= 体重(kg)/身高^2(m^2)$$

BMI 是反映蛋白质-能量营养不良以及肥胖的可靠指标。WHO 推荐的 BMI 参考标准如表 18-1-1。

表 18-1-1　WHO 成人 BMI 评价标准

单位:kg/m²

BMI 分类	欧美标准	中国标准	亚洲标准
肥胖Ⅲ级(极重度肥胖)	≥40.0	未定义	未定义
肥胖Ⅱ级(重度肥胖)	35.0~39.9	未定义	≥30.0
肥胖Ⅰ级(肥胖)	30.0~34.9	≥28.0	25.0~29.9
超重(偏胖)	25.0~29.9	24.0~27.9	23.0~24.9
正常范围	18.5~24.9	18.5~23.9	18.5~22.9
蛋白质-能量营养不良Ⅰ级	17.0~18.4	17.0~18.4	17.0~18.4
蛋白质-能量营养不良Ⅱ级	16.0~16.9	16.0~16.9	16.0~16.9
蛋白质-能量营养不良Ⅲ级	<16.0	<16.0	<16.0

(2)体重变化:可反映能量与蛋白质摄入和代谢情况。评价时应将体重变化的幅度与速度结合起来考虑。一般情况下,成人一周可称量一次体重,借助体重的变化,从总体上了解上一周患者的能量和蛋白质摄入是否满足其能量和蛋白质需要。体重丢失与营养状况的关系见表 18-1-2。一般说来,危重症患者在 7~10d 内还处于分解代谢期,即便考虑能量和营养素供给,体重也会或多或少地降

低。随着病情的稳定,由分解代谢状态逐步转变到合成代谢状态,在能量和蛋白质等供给充足的情况下,体重趋于稳定,甚至增加。对行机械通气的危重症患者,体重的变化还应考虑一些其他干扰因素,如水肿、腹水等,利尿剂等的使用,短时间内输入较多的水和钠。如果每日体重改变大于0.5kg,往往提示体内水分改变。

表 18-1-2　体重丢失的评价标准

单位:%

时间	中度体重丢失	重度体重丢失
1周	1.0~2.0	>2.0
1个月	5.0	>5.0
3个月	7.5	>7.5
6个月	10.0	>10.0

(3)小腿围(calf circumference,CC):为人体形态指标之一,反映人体腿部肌肉发育水平及发达程度。由于长期卧床及能量和蛋白质供给不足,机械通气患者常常会出现肌肉量的下降,排除疾病本身因素的情况下,称为获得性肌肉减少症。可以通过测定小腿围来判断,当小腿围小于30.5cm提示患者存在营养不良,也可以用于动态观察营养状况的变化。

(4)握力(holding force):一般指非利手握力,反映肌肉总体力量的一个指标。握力评价受试者肌肉静力的最大力量状况,主要反映前臂和手部肌肉的力量,因其与其他肌群的力量有关。连续监测,以评估患者骨骼肌肌力恢复情况。考虑到个体体重和身高的差异,在评价青少年握力大小的时候,可以用握力体重指数进行评价。握力是对危重症患者获得性肌无力的一种简单、准确的评价方法,也与撤机困难和较长的ICU住院时间相关。

$$握力体重指数 = \frac{握力(kg)}{体重(kg)} \times 100$$

其他一些人体测量指标,如皮褶厚度、腰围、臀围、腰腿比、头围、胸围、上臂围和上臂肌围等,一般不用作危重症患者动态营养状态变化的指标。

3. 人体成分分析　了解患者的身体状况和营养状况。人体成分分析的方法有水下称重法、成像技术、生物电阻抗法、双能X射线吸收法和空气替代描记法等。目前临床上最常用的方法是生物电阻抗法(bioelectric impedance analysis,BIA),对行机械通气的危重症患者而言,BIA也是最为简单、可行而有效的方法。

BIA项目包括瘦体重(lean body mass,LBM)或称去脂体重(fat free mass,FFM)、体脂(body fat,BF)、体脂含量、内脏脂肪面积(visceral fat area,VFA)、总体水(total body water,TBW)、基础代谢率(basal metabolic rate,BMR)等,有些仪器还能得到相位角等数据。其中FFM与身高(m)的平方计算的去脂体重指数(fat free mass index,FFMI)与撤机相关;BMR可用于估算能量需要;相位角用于判断预后。测定的细胞内、外液量,不仅可以反映人体组织的功能状况,而且可以显示人体细胞的生理状况。对血液透析患者,还可以根据测定结果直接计算干体重,指导血液透析的超滤液量控制。

4. 临床检查(clinical examination)　是通过病史采集及体格检查发现患者是否存在营养不良。

(1)病史采集

1)营养/膳食史:包括有无厌食、饮食禁忌、吸收不良、消化障碍,既往饮食摄入量、肠内和肠外营养支持疗法情况,估算能量与营养素摄入量。

2)疾病史:已存在的影响能量和营养素摄入、消化、吸收和代谢的疾病,以及本身发生代谢改变的疾病和生理或病理状态。

3）用药史及治疗手段：包括手术史、代谢药物、糖皮质激素、免疫抑制剂、放射治疗与化学治疗、利尿剂、泻药等。

4）对食物的过敏或不耐受等。

（2）体格检查（physical examination）：重点判定下列一些情况的程度并与其他疾病鉴别。①恶病质和肌肉萎缩；②肝大；③水肿或腹水；④皮肤改变；⑤毛发脱落；⑥维生素缺乏体征；⑦必需脂肪酸缺乏体征；⑧常量和微量元素缺乏体征等。WHO专家委员会建议特别注意下列13个方面，即头发、面色、眼、唇、舌、齿、龈、面（水肿）、皮肤、指甲、心血管系统、消化系统和神经系统等。

5. 实验室检查　可提供客观的营养评价结果，并且可确定存在哪一种营养素的缺乏或过量，以指导临床营养支持疗法。

（1）血浆蛋白：血浆蛋白水平可反映机体蛋白质营养状况。常用的指标包括白蛋白、前白蛋白、转铁蛋白、纤维素连接蛋白和视黄醇结合蛋白等。由于受疾病和代谢的影响、半衰期短等原因，目前转铁蛋白、纤维素连接蛋白和视黄醇结合蛋白等血浆蛋白在营养评定中的临床意义较小。白蛋白（albumin）能有效预测手术风险，它只反映疾病的严重程度，而不是营养不良的程度。应激时，白蛋白降低，若维持1周以上这种低水平，可表示有急性营养缺乏。当然，能量与蛋白质摄入不足，不利于急性期白蛋白恢复。

由于白蛋白的半衰期为18~20d，在能量和蛋白质供给充足的情况下，急性疾病患者血浆白蛋白恢复到正常需要较长时间。前白蛋白（prealbumin，PA）参与机体维生素A和甲状腺素的转运及调节，具有免疫增强活性和潜在的抗肿瘤效应。由于其半衰期很短，仅约1.9d，使得它能更加及时地反映患者营养状况的变化。在临床上常作为评价营养状况和反映近期膳食摄入状况的敏感指标。从营养评定的角度讲，前白蛋白优于白蛋白。

（2）血浆氨基酸谱：在重度蛋白质-能量营养不良时，血浆总氨基酸水平明显下降。不同种类的氨基酸浓度下降并不一致。在必需氨基酸中，缬氨酸、亮氨酸、异亮氨酸和甲硫氨酸的下降最多，而赖氨酸与苯丙氨酸下降相对较少。当机体处于全身炎症反应、创伤及大手术等危重状态时，大多数非必需氨基酸浓度不变，谷氨酰胺因参与多种应激反应过程，而自身合成不足，会出现明显下降。

第二节　机械通气患者的营养支持疗法

一、能量和蛋白质需要

由于病情的差异、营养状况的不同及治疗的影响，患者能量消耗的差异较大，所以很难准确确定其最适宜的目标能量供给。即便如此，确定能量和蛋白质需要量仍然是机械通气患者营养支持前非常重要的环节。

（一）能量需要

临床上常用的确定能量需要的方法有经验法则、间接测热法和预测公式法等。

1. 经验法则　又称拇指法则。单位体重法是临床上最常用的确定能量的方法。基于经验的单位体重法，以kcal/（kg·d）为单位计算患者能量需要。不同患者、不同疾病时期，能量需要量存在个体差异。对机械通气的危重症患者，一般建议疾病初期20~25kcal/（kg·d），甚至更低；合成代谢期可为25~30kcal/（kg·d），甚至可高达40kcal/（kg·d）。但由于该方法没有考虑疾病和个体差异，只作为营养支持疗法时的参考。计算值是否与实际需要量匹配，还需观察患者体重等营养状况指标是否稳定或改善，尤其是处于合成代谢状态的患者。

2. 间接测热法（indirect calorimetry，IC）　是目前公认的确定患者能量需要的"金标准"。中华医学会及欧洲、美国和加拿大等学会的临床营养指南都推荐间接测热法为首选的确定患者能量需要的方法。间接测热法所依赖的仪器称为能量代谢测试系统，简称代谢车（metabolic cart）。其原理是能量代谢的定比定律——反应物的量与产物的量之间存在一定的比例关系，反应后同时释放出一定的能量（如葡萄糖氧化：$C_6H_{12}O_6+6O_2=6CO_2+6H_2O+\Delta$）。

根据这个原理，韦尔（Weir）推导出采用间接测热法计算静息能量消耗（resting energy expenditure，REE）的公式，即著名的韦尔公式，即

$$REE=3.941 \times V_{O_2}+1.106 \times V_{CO_2}-2.17 \times UN$$

式中 V_{O_2} 和 V_{CO_2} 分别代表 24h O_2 消耗量和 CO_2 产生量，单位为 L/24h，UN 代表测量前 24h 尿素氮（g）。由于留样、保存和测定原因，临床上测定 24h 尿素氮较为费时费力，且容易出现标本被污染的情况。另外，鉴于 24h 尿素氮排出量的数值比较小，所以临床上常常忽略尿素氮的检测值，可使用简易 Weir 公式，即

$$REE=3.941 \times V_{O_2}+1.106 \times V_{CO_2}$$

3. 预测公式法 1918 年哈里斯和本尼迪克特通过直接测热法测定健康受试者的能量消耗，与身高、体重、年龄和性别等进行回归分析，推导出第一个能量需要预测公式，即哈里斯—本尼迪克特公式（Harris-Benedict formula）。

后续研究者在此基础上又推导出欧文（Owen）、米夫林·圣杰尔（MSJ）、世界卫生组织/联合国粮食及农业组织/联合国大学（WHO/FAO/UNU）、斯科菲尔德（Schofield）和伊雷顿·琼斯（Ireton-Jones）公式等。

这些公式一般用于计算患者的 REE 或基础能量消耗（basal energy expenditure，BEE），详见表 18-2-1。尽管研究人员花费大量的精力推导出各种适合于不同人群的预测公式，但公式的准确性一直受到质疑，与间接测热法相比，一般准确率在 50% 左右。

表 18-2-1 几种常用成人能量预测公式

预测公式名称	适合年龄	能量消耗/（kcal·d⁻¹）	
		男性	女性
哈里斯—本尼迪克特	成人	66.47+13.75 × 体重+5.0 × 身高-6.76 × 年龄	655.1+9.56 × 体重+1.85 × 身高-4.68 × 年龄
WHO/FAO/UNU	18~30 岁	15.4 × 体重-27 × 身高+717	13.3 × 体重+334 × 身高+35
	31~60 岁	11.3 × 体重+16 × 身高+901	8.7 × 体重-25 × 身高+865
	>60 岁	8.8 × 体重+1 128 × 身高-1 071	9.2 × 体重+637 × 身高-302
Owen	成人	10.2 × 体重+875	7.18 × 体重+795
MSJ	成人	10 × 体重+6.25 × 身高-5 × 年龄+5	10 × 体重+6.25 × 身高-5 年龄-161
Schofield	10~17 岁	（74.0 × 体重+2 754）÷ 4.184	（56.0 × 体重+2 898）÷ 4.184
	18~29 岁	（63.0 × 体重+2 896）÷ 4.184	（62.0 × 体重+2 036）÷ 4.184
	30~59 岁	（48.0 × 体重+3 653）÷ 4.184	（34.0 × 体重+3 538）÷ 4.184
	60~74 岁	（49.9 × 体重+2 930）÷ 4.184	（28.6 × 体重+2 875）÷ 4.184
	≥70 岁	（35.0 × 体重+3 434）÷ 4.184	（41.0 × 体重+2 610）÷ 4.184
Ireton-Jones	肥胖成人	606+（9 × 实际体重）-（12 × 年龄）+400（机械通气）+1 400	实际体重-（12 × 年龄）+400（机械通气）+1 444

注：体重单位为 kg，身高单位 cm，年龄单位为岁，1kcal=4.184kJ。表中年龄的数值按照四舍五入法保留整数位。

（二）蛋白质需要

相对于能量供给量估算,蛋白质的供给量计算各方意见差异较小,关于这方面的研究也比较少。体重正常(一般建议为 BMI<30kg/m²)患者的蛋白质供给量要达到 1.2~1.5g/(kg·d),严重创伤和烧伤患者可以适当提高一些。为了保证肥胖患者瘦体重不丢失或少丢失,其蛋白质供给量可以提高到 2.0~2.5g/(kg·d);若能提高机械通气患者蛋白质供给量达 2.5g/(kg·d)就可以实现正氮平衡,其临床预后较蛋白质供给不足的患者更好。但要注意,对肝、肾功能不全等患者,应适当控制蛋白质摄入量,须根据其病情、个体差异和治疗的需要选择最佳的供给量。

二、营养支持起始时间

机械通气患者的营养支持方式包括肠内营养和肠外营养支持,在肠道功能允许的情况下,优选肠内营养支持。可根据以下原则实时选择营养支持方式。

1. 营养状况良好或营养风险较小(NRS 2002<5 分或 NUTRIC<5 分) 在患者血流动力学不稳定的情况下,暂时不用肠内营养;稳定后如胃肠道功能良好,可在 24~48h 内早期启用或重启肠内营养,7~10d 仍不能达到需要量的 60% 及以上,再行补充性肠外营养;若采用胃肠道提供营养,7~10d 内也暂不须启用全肠外营养,7~10d 后,胃肠道功能仍无法恢复,或肠内营养用量不满足需要,再进行全肠外营养或补充性肠外营养。

2. 存在营养不良或高营养风险(NRS 2002≥5 分或 NUTRIC≥5 分) 须在 24~48h 内早期启用肠内营养,同时可进行补充性肠外营养;在肠内营养量逐渐增加到需要量的过程中,逐步减少肠外营养用量直至停用;特别应监测钾、镁和磷,注意预防再喂养综合征。

三、营养支持方式

（一）肠内营养支持疗法

肠内营养(enteral nutrition,EN)是临床营养支持的重要手段之一,是营养支持的首选途径,指对消化功能障碍而不能耐受正常饮食的患者,或者无法经口进食或经口进食不足的患者,经胃肠道供给易消化或不需消化的、由中小分子营养素组成的流质营养制剂的治疗方法。

1. 肠内营养的适应证和禁忌证 对危重症患者,只要其胃肠道功能(解剖结构、机械消化和化学消化、吸收等)允许,即便只有部分功能,也应首先考虑肠内营养;喂养不足时再考虑补充性肠外营养。

肠内营养的绝对禁忌证是完全性肠道梗阻和进行性上消化道大出血。不宜应用肠内营养的情况还包括:①重症胰腺炎急性期;②严重应激状态;③严重腹泻或腹膜炎、麻痹性肠梗阻;④顽固性呕吐;⑤小肠广泛切除 4~6 周以内;⑥不完全性肠梗阻;⑦胃肠蠕动严重减慢,严重腹胀影响呼吸功能,胃潴留量超过 400~500ml/d;⑧胃大部切除后易产生倾倒综合征的患者。

2. 肠内营养的喂养部位

（1）经口营养(oral nutrition):患者能自己经口进食,但进食量不足或结构不合理,导致宏量营养素和/或微量营养素的摄入不足时,可行口服营养补充(oral nutritional supplement,ONS)。ONS 能刺激具有抗菌作用和消化能力的唾液分泌,优于管饲营养。是否选择经口营养,主要取决于患者的吞咽能力和有无食管或胃的梗阻。

（2）管饲营养(tube feeding nutrition):指通过喂养管向胃、十二指肠或空肠输送营养物质的营养支持方法。可根据图 18-2-1 选择胃内喂养和肠内喂养。

1）胃内喂养:临床上有鼻-胃置管、口-胃置管、经皮内镜胃造口术(percutaneous endoscopic gastrostomy,PEG)、食管造口等管饲方式,因喂养管的远端留于胃内,故称胃内管饲。

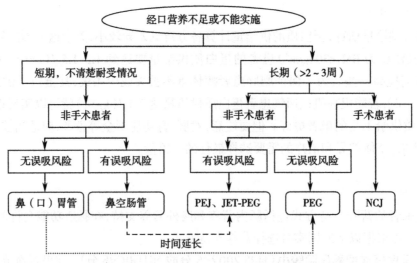

图 18-2-1　管饲营养途径的选择流程

2）肠内喂养:短期者可选用鼻-十二指肠或鼻-空肠置管,长期可选择空肠穿刺置管造口术(needle catheter jejunostomy,NCJ)和经皮内镜空肠造口术(percutaneous endoscopic jejunostomy,PEJ)和经皮内镜下胃造口后空肠置管(jejunal tuble PEG,JET-PEG),甚至选择超声引导下经皮空肠造口术(percutaneous sonographically guided jejunostomy,PSJ)和经皮透视下空肠造口术(percutaneous fluoroscopically guided jejunostomy,PFJ)。

3. 肠内营养的输注方式　采用何种输注方式取决于肠内营养液的性质、喂养管的类型与大小、喂养管远端位置、胃肠道耐受情况、胃肠道动力和胃潴留情况、疾病状况和营养需要量等。

（1）一次投给:用注射器将营养液经喂养管在 5~10min 内缓慢(推注速度一般≤30ml/min)注入胃内,250ml~400ml/次,4~6 次/d。对行机械通气的危重症患者,一般不采用该方法。

（2）间歇重力滴注(intermittent gravity drip):将营养液置于输液容器内,经输液管与喂养管相连,缓慢滴入胃肠道内。250~500ml/次,4~6 次/d,每次持续 30~60min。

（3）经泵持续泵入(continuous infusion through pump):通过专用或借用输液泵连续 12~24h 泵入肠内营养液,4~6 次/d,经泵泵入,输入量 100~500ml/次,每次输注时间为 1~4h,中途允许胃肠道休息,并对喂养管进行护理。对危重患者、消化功能较差、误吸风险较大的患者多主张采用此种方式,而经十二指肠和空肠喂养的患者,此方法是患者耐受肠内营养的最好选择。

4. 肠内营养的常见并发症及其对策

（1）腹泻:是肠内营养支持常见的并发症之一,其中 2%~63% 的腹泻发生在鼻胃管饮食期间,腹泻的发生会引起电解质紊乱、大便失禁、压疮等临床问题,增加患者的医疗负担。腹泻与病情、营养液的种类、供给营养液的技术、肠道对营养液刺激而发生的分泌反应、低蛋白血症、使用抗菌药物的时间、禁食等因素有关。肠内营养常见腹泻原因及其对策见表 18-2-2。

（2）腹胀:指主诉腹部有胀气感,体格检查可见腹部膨隆,叩诊呈鼓音或腹围较鼻饲前增加且腹部触诊较硬、移动度降低、紧张度增高。腹胀原因:①营养液浓度较高、脂肪比例高,或含产气的成分较多;②应用镇静、麻醉和肌松药,以及抑制肠蠕动的药物;③肠麻痹、胃无张力;④输注速度过快、营养液温度较低;⑤无创呼吸机辅助呼吸模式,常将空气吹入胃内。视具体情况,减慢甚至暂停输注,对营养液加温,或降低浓度和用量。必要时可应用促进胃肠蠕动的药物,也可行温盐水灌肠,对腹胀严重者应同时行胃肠减压,尤其对无创呼吸机导致的胃胀气有较好的作用。对腹部有病理症状、低灌注或液体过负荷的重症患者,还应进行腹内压(intra-abdominal pressure,IAP)监测。

监测方法主要是膀胱测压法。对存在 IAP 增高者,至少每 4h 监测 1 次,并根据 IAP 调整肠内营

表 18-2-2　肠内营养常见腹泻原因及其对策

原因	对策
抗生素相关性腹泻	减少抗菌药物的不合理应用;喂养酵母菌或益生菌预防和治疗;增加可溶性纤维素（20g/L 营养液）减轻腹泻;使用蒙脱石散和盐酸洛哌丁胺等缓泻剂
其他药物性腹泻:雷尼替丁和其他抗组胺类药（H_2 受体拮抗剂），甘露醇、乳果糖、聚乙二醇 4000 等泻药	减少抑酸药,合理使用药物
低蛋白血症及营养不良（营养不良时小肠绒毛萎缩）	应尽早纠正低蛋白血症,早期肠内营养避免肠黏膜萎缩
乳糖酶缺乏	避免使用含乳糖的肠内营养制剂,避免喂养牛奶及其制品
脂肪吸收不良	避免使用能量密度较高和含脂肪较高的肠内营养制剂;使用低脂短肽型肠内营养制剂
高渗性腹泻	开始喂养时从低浓度、低速开始;出现腹泻时调整输注速度和营养浓度;使用肠内营养泵匀速泵入,尤其是幽门后喂养
细菌污染	个体化肠内营养制剂应该在层流环境下配制;输注肠内营养的管道及操作台面等,均要保持清洁;肠内营养制剂应放入 2~6℃冰箱储存,有效期为 24h;持续滴注（泵入）的营养液,喂养时间不超过 24h;禁止使用过期的营养制剂
营养液温度过低	营养液温度调节至接近体温;对老年腹泻患者,营养液的温度应维持于 38~42℃为宜

养喂养方案:IAP 12~15mmHg 时,可以继续常规喂养;IAP 16~20mmHg 时,滋养型喂养;IAP>20mmHg 时,暂停喂养（数值按四舍五入法保留整数位）。

（3）误吸:是肠内营养非常严重的并发症。高误吸风险包括高龄（>70 岁）、鼻胃管肠内营养喂养期间、机械通气期间、吞咽功能障碍、意识丧失/下降、声门或贲门关闭功能遭到破坏、合并神经系统疾病或精神类疾病、使用镇静或肌松药、院内外转运等。

对误吸高风险者,以预防为主的策略:①减少一次性投给量,或改为间歇重力滴注或经泵缓慢泵入。②半卧位（床头抬高 30°~45°），尤其喂养过程中和喂养后 30~45min 内,也可采用右侧卧位。③监测胃残余量（gastric residual volume,GRV），每 4h 监测 1 次,有条件者可采用床边胃超声评估;若 GRV>250ml,暂停胃内喂养 2~8h 后再进行喂养;若下次监测仍>250ml,则停止胃内喂养。④胃肠促动药,如甲氧氯普胺、红霉素、枸橼酸莫沙必利等。⑤幽门后喂养。

（二）肠外营养支持疗法

肠外营养（parenteral nutrition,PN）指无法经胃肠道摄取营养或摄取营养物不能满足自身代谢需要的患者,通过肠道外通路（即静脉途径）输注包括氨基酸、脂肪、碳水化合物、维生素及矿物质等在内的营养素,提供能量,纠正或预防营养不良,改善营养状况的营养支持方法。由肠外途径直接供给营养液,是为无法经胃肠道吸收营养者的唯一营养途径,肠外营养支持是危重症患者救治工作中不可缺少的重要组成部分。

1. 肠外营养的适应证和禁忌证

（1）肠外营养的基本适应证:胃肠道功能障碍或衰竭的患者。存在营养不良,或估计 1 周以上无法正常进食或无法行肠内营养支持,或者不能行肠内营养支持的患者,都是肠外营养支持的适应证。

（2）肠外营养的禁忌证:严重循环、呼吸衰竭,严重水、电解质平衡紊乱,严重肝、肾衰竭等。下列情况应慎用肠外营养:胃肠道功能正常或有肠内营养适应证,一般情况良好、预计需要肠外营养时间<5d 者,原发病须立即进行急诊手术,心血管功能紊乱或严重代谢紊乱尚未控制或处于纠正期间,

预计发生肠外营养并发症的危险性大于其可能带来的益处,脑死亡、临终或不可逆昏迷。

2. 肠外营养的输注途径 肠外营养液可经中心静脉和周围静脉输入患者体内。经周围静脉输注时须将营养液渗透压控制在900mOsm/L以下;经中心静脉输注时,理论上渗透压控制在1 200mOsm/L左右,须严格限液时,允许提高到1 500mOsm/L以下,并需要控制输注速度在2~3ml/min,但要注意严密监测。预计患者只需短期(1~2周以内)肠外营养支持或中心静脉置管困难时,可经周围静脉行肠外营养支持。

常用的中心静脉置管方式:经锁骨下静脉、颈内静脉或股静脉的常规的中心静脉置管(central venous catheterization,CVC)、外周中心静脉导管(peripherally inserted central venous catheter,PICC)、完全植入式静脉输液港(totally implantable venous access port,TIVAP)和动静脉瘘(arteriovenous fistula,AVF)等。

3. 肠外营养的常见并发症 预防和控制肠外营养并发症,直接关系到肠外营养实施的安全性。其并发症包括:

(1)置管相关并发症:与中心静脉导管有关,气胸、血胸、血肿、胸导管、动脉、神经等损伤,空气栓塞等。

(2)感染并发症:导管置入和护理、营养液配制等都可能是发生感染的原因,导管相关败血症是肠外营养常见的严重并发症。严格在无菌技术下置管,在超净工作台内配制营养液,全封闭式输液系统,定期消毒穿刺点皮肤并更换敷料等可预防。

(3)代谢并发症:液体量超负荷、糖代谢紊乱、酸碱平衡失调、电解质紊乱、肝损害和代谢性骨病等。

(4)消化系统并发症:肠黏膜萎缩和细菌移位,尽早恢复肠内营养是有效的预防措施。

4. 肠外营养制剂及其输注 肠外营养制剂包括氨基酸溶液、脂肪乳、葡萄糖溶液、多种维生素、多种微量元素、电解质和水等,均系中小分子营养素。各种肠外营养液可单独输注,也可配制成全合一营养液,全合一营养液有更符合生理、节氮、更安全、并发症更少等优点。对短期实施肠外营养,无特殊禁忌证的患者,也可输注工业化的多腔肠外营养液。

全合一营养液和工业化的多腔肠外营养液可采用24h的持续输注,也可在12~18h内循环输注。将几种制剂通过三通管或Y形管串输的方式,由于并发症发病率高,临床上已很少使用。

5. 肠外营养的监测 为了随时掌握患者病情的动态变化,应对其进行必要的监测,以保证肠外营养安全、顺利地进行。并根据临床和实验室监测结果,评估、观察和判断每日需要量、各种管道器件及疗效有关的指标,适时进行必要的调整,以减少或避免肠外营养相关并发症,提高营养支持安全性和有效性。监测指标:一般状况、导管情况,肝肾功能、血糖、血脂、电解质(尤其是钠、钾、镁、磷和钙等)。

(饶志勇)

第三篇

机械通气在常见病中的应用

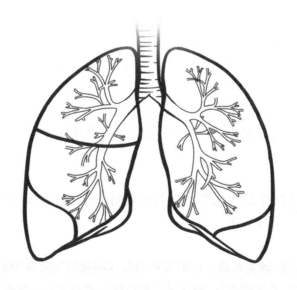

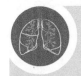

第十九章　呼吸衰竭

第一节　概　　述

呼吸衰竭（respiratory failure）指各种原因引起的肺通气和 / 或换气功能严重障碍，不能维持有效的气体交换，导致低氧血症伴（或不伴）高碳酸血症，进而引起一系列病理生理改变和临床表现的综合征。呼吸衰竭的诊断标准参考患者动脉血气分析结果：在海平面、静息状态、呼吸空气条件下，$PaO_2<60mmHg$，伴或不伴 $PaCO_2>50mmHg$。

一、病因

广义的呼吸过程包括外呼吸、气体运输和内呼吸。外呼吸也是呼吸狭义的定义，包括通气和换气过程，气体运输涉及循环系统和血液系统，内呼吸主要是组织及细胞代谢耗 O_2 和产生 CO_2 的过程。组成呼吸系统的各个器官均参与外呼吸，其严重病变都可导致呼吸衰竭。

（一）气道阻塞性病变

气管 - 支气管的炎症、肿瘤、纤维化瘢痕等均可引起气道阻塞。如哮喘急性发作、COPD 加重均可引起气道炎症、支气管痉挛、分泌物阻塞气道等，导致患者肺通气不足或通气 / 血流比值失调，发生缺氧和 / 或高碳酸血症，甚至呼吸衰竭。

（二）肺组织病变

各种累及肺实质和 / 或肺间质的病变，如肺炎、肺结核、肺纤维化、肺水肿、尘肺等，均使有效弥散面积减少、肺顺应性降低、通气 / 血流比值失调，导致患者出现缺氧或合并高碳酸血症。

（三）肺循环疾病

肺栓塞、肺血管炎等可引起通气 / 血流比值失调，或部分静脉血未经氧合直接流入肺静脉，导致呼吸衰竭。各种心脏疾病、心包疾病等均可导致患者通气和换气功能障碍，从而导致缺氧和 / 或高碳酸血症。

（四）胸廓与胸膜病变

气胸、脊柱畸形、胸腔积液、强直性脊柱炎等，可限制患者胸廓活动和肺扩张，导致通气不足及吸入气体分布不均，从而发生呼吸衰竭。

（五）神经肌肉疾病

脑血管疾病、颅脑外伤、脑炎及镇静药中毒可直接或间接抑制呼吸中枢。脊髓颈段或高位胸段损伤、神经炎、重症肌无力、有机磷中毒、破伤风以及电解质紊乱等均可影响呼吸肌，造成患者呼吸肌无力、疲劳、麻痹，因呼吸动力下降而发生肺通气不足。

二、分类

通常按照动脉血气分析结果、发病急缓及发病机制进行分类。

（一）按照动脉血气分析结果分类

1. Ⅰ型呼吸衰竭 即低氧血症型呼吸衰竭，患者 PaO_2<60mmHg，$PaCO_2$ 降低或正常。其主要见于肺换气功能障碍（通气/血流比值失调、弥散功能障碍、肺内静动脉血分流、机体耗氧量明显增加等），如重症肺炎、间质性肺疾病、急性肺栓塞、心力衰竭等。

2. Ⅱ型呼吸衰竭 即高碳酸血症型呼吸衰竭，患者 PaO_2<60mmHg，伴有 $PaCO_2$>50mmHg。系肺泡通气不足所致。单纯通气不足，低氧血症和高碳酸血症的程度是平行的，若伴有换气功能障碍，则低氧血症更为严重。

（二）按照发病急缓分类

1. 急性呼吸衰竭 患者突发疾病或疾病状态如肺炎、哮喘急性发作、急性气道阻塞、急性心力衰竭等，可使肺通气和/或换气功能迅速出现严重障碍，短时间内即可发生呼吸衰竭。

2. 慢性呼吸衰竭 一些慢性疾病可使患者呼吸功能的损害逐渐加重，经过较长时间发展为呼吸衰竭。如 COPD、肺结核、间质性肺疾病、神经肌肉病变等。COPD 患者早期虽有低氧血症或伴高碳酸血症，但机体通过代偿适应，生理功能障碍和代谢紊乱较轻，仍保持一定的生活活动能力，动脉血气分析 pH 在正常范围。另一种临床较常见的情况是在慢性呼吸衰竭的基础上，因合并呼吸系统感染、气道痉挛或并发气胸等情况，病情急性加重，在短时间内出现 PaO_2 显著下降和/或 $PaCO_2$ 显著升高。其病理生理学改变和临床表现兼有慢性和急性呼吸衰竭的特点。

（三）按照发病机制分类

可分为通气性呼吸衰竭和换气性呼吸衰竭，也可分为泵衰竭和肺衰竭。驱动或调控呼吸运动的神经系统、神经肌肉组织（包括神经肌肉接头和呼吸肌）以及胸廓等的功能障碍引起的呼吸衰竭称为泵衰竭，通常引起通气功能障碍，表现为Ⅱ型呼吸衰竭。气道阻塞、肺组织和肺血管病变造成的呼吸衰竭称为肺衰竭，可表现为Ⅰ型或Ⅱ型呼吸衰竭。

三、发病机制和病理生理

（一）低氧血症和高碳酸血症的发病机制

各种病因通过肺泡通气量下降、通气/血流比值失调、弥散障碍、肺内静动脉血分流、氧耗量增加等，使通气和/或换气过程发生障碍，导致呼吸衰竭。临床上常是多种机制并存或随病情的发展先后参与呼吸衰竭的发生、发展。

1. 肺泡通气量下降 正常情况下静息状态有效肺泡通气量约为 4L/min，可维持正常的肺泡氧分压（P_AO_2）和肺泡二氧化碳分压（P_ACO_2）。肺泡通气量减少会引起 P_AO_2 下降和 P_ACO_2 上升，从而发生缺氧和高碳酸血症。在呼吸空气条件下，P_ACO_2 与肺泡通气量（V_A）和 CO_2 产生量（V_{CO_2}）的关系公式为

$$P_ACO_2=0.863 \times V_{CO_2}/V_A$$

2. 通气/血流比值失调 血液流经肺泡时能否保证得到充足的 O_2 并排出 CO_2，除了需要有正常的通气功能和弥散功能外，还取决于肺泡通气量与血流量之间的比例是否正常。成人静息状态下，正常通气/血流比值约为 0.8。比值低于或者高于 0.8 均将导致气体交换功能受损。肺部疾病如肺炎、肺不张、肺水肿等引起病变部位的肺泡通气不足，通气/血流比值变小，部分未经氧合或未经充分氧合的静脉血（肺动脉血）通过肺泡的毛细血管或动静脉短路流入动脉血（肺静脉血）中，为肺内静动脉血分流或功能性分流。肺血管病变如肺栓塞引起栓塞部位血流减少，通气/血流比值增大，肺泡通气不能被充分利用，为无效腔样通气。通气/血流比值失调通常导致低氧血症，而无高碳酸血症，与动脉与混合静脉血的 PO_2 差和 PCO_2 差不同及氧解离曲线和二氧化碳解离曲线存在差异有关，但严重的通气/血流比值失调亦可导致高碳酸血症。

3. 弥散障碍 指 O_2、CO_2 等气体通过肺泡膜进行交换的物理弥散过程发生障碍。气体弥散的速度取决于肺泡膜两侧气体分压差,气体弥散系数,肺泡膜的弥散面积、厚度和通透性,同时气体弥散量还受血液与肺泡接触时间以及心输出量、血红蛋白含量、通气/血流比值的影响。静息状态时,流经肺泡壁毛细血管的血液与肺泡的接触时间约为 0.72s,O_2 完成气体交换的时间为 0.25~0.3s,CO_2 为 0.13s,O_2 的弥散能力仅为 CO_2 的 1/20,故发生弥散障碍时患者常表现为低氧血症。

4. 肺内静动脉血分流增加 肺动脉内的静脉血未经氧合直接流入肺静脉,导致 PaO_2 降低,常见于肺动静脉瘘。提高 FiO_2 并不能提高分流静脉血的血氧分压。分流量越大,吸氧后提高动脉血氧分压的效果越差,分流量超过 30% 时,吸氧不能明显提高患者 PaO_2。

5. 氧耗量增加 发热、寒战、呼吸困难和抽搐均可增加氧耗量。氧耗量增加导致 P_AO_2 下降时,正常人可通过增加通气量来防止缺氧的发生。若患者伴有通气功能障碍,会出现严重的低氧血症。

(二)低氧血症和高碳酸血症对机体的影响

低氧血症和高碳酸血症能够影响全身各系统脏器的代谢、功能甚至使组织结构发生变化。在患者呼吸衰竭的初始阶段,各系统脏器的功能和代谢可发生一系列代偿性反应,以改善组织供氧、调节酸碱平衡、适应内环境的变化。当患者呼吸衰竭进入严重阶段时,则出现代偿不全,表现为各系统脏器严重的功能和代谢紊乱直至脏器功能衰竭。

1. 对中枢神经系统的影响 低氧血症对中枢神经系统影响的程度与缺氧发生的速度和程度有关。当 PaO_2 降至 60mmHg 时,患者可出现注意力不集中、智力和视力轻度减退;当 PaO_2 迅速降至 40~50mmHg 甚至以下时,会引起一系列神经精神症状,如头痛、不安、定向力与记忆力障碍、精神错乱、嗜睡;低于 30mmHg 时,患者出现意识丧失乃至昏迷;PaO_2 低于 20mmHg 时,只需数分钟即可造成神经细胞不可逆性损伤。

高碳酸血症使脑脊液 H^+ 浓度增加,影响脑细胞代谢,降低脑细胞兴奋性,抑制皮质活动;但轻度的 $PaCO_2$ 增加,对皮质下层刺激加强,可间接引起皮质兴奋。进一步加重可导致患者出现头痛、头晕、烦躁不安、言语不清、精神错乱、扑翼样震颤、嗜睡、昏迷、抽搐和呼吸抑制等表现。由缺氧和高碳酸血症所致的神经精神障碍综合征称为肺性脑病。

缺氧和高碳酸血症使脑血管扩张、血流阻力降低、血流量增加以代偿脑缺氧。缺氧和酸中毒还能损伤血管内皮细胞使其通透性增高,导致脑间质水肿;缺氧使红细胞 ATP 生成减少,造成钠钾泵功能障碍,引起细胞内 Na^+ 及水分增多,形成脑细胞水肿。以上情况均可引起脑组织充血、水肿和颅内压增高,压迫脑血管,进一步加重脑缺血、缺氧,形成恶性循环,严重时出现脑疝。

2. 对循环系统的影响 一定程度的 PaO_2 降低和 $PaCO_2$ 升高,可使肺血管收缩、心率增快、肺动脉压增高、心肌收缩力增强、心输出量增加;发生缺氧和高碳酸血症时,交感神经兴奋使皮肤和腹腔脏器血管收缩,而冠状动脉血管由于主要受局部代谢产物的影响发生扩张,其血流量是增加的。严重的缺氧和高碳酸血症可直接抑制心血管中枢,造成心脏活动受抑制和血管扩张、血压下降、心律失常等严重后果。心肌对缺氧十分敏感,早期轻度缺氧即可有心电图的异常表现。急性严重缺氧可导致患者出现心室颤动或心搏骤停。长期慢性缺氧可导致心肌纤维化、心肌硬化。缺氧、肺动脉高压以及心肌受损等多种病理变化共同作用导致肺源性心脏病。

3. 对呼吸系统的影响 呼吸衰竭患者的呼吸变化受到 PaO_2 降低和 $PaCO_2$ 升高所引起的反射活动及原发疾病的影响,因此实际的呼吸活动需要视诸多因素综合而定。

低 PaO_2($PaO_2<60mmHg$)作用于颈动脉体和主动脉体的化学感受器,可反射性兴奋呼吸中枢,增强呼吸运动,使呼吸频率增快甚至出现呼吸窘迫。当患者缺氧程度缓慢加重时,这种反射性兴奋呼吸中枢的作用变得迟钝。缺氧对呼吸中枢的直接作用是抑制作用,当 $PaO_2<30mmHg$ 时,此作用即大于间接的反射性兴奋作用而使呼吸受抑制。

CO_2 是强有力的呼吸调节剂,其对呼吸的调节过程通过两个途径来实现:一是血液中的 CO_2 快速通过血 - 脑屏障使 H^+ 浓度升高从而刺激中枢化学感受器;二是直接刺激外周化学感受器。当 $PaCO_2$ 急骤升高时,患者呼吸加深、加快;长时间严重的高碳酸血症,由于肾脏对 pH 的调节作用使 pH 升高,同时 HCO_3^- 也会通过血 - 脑屏障使 H^+ 浓度降低,最终造成中枢化学感受器对 CO_2 的刺激作用发生适应;当 $PaCO_2>80mmHg$ 时,会对呼吸中枢产生抑制和麻醉效应,此时呼吸运动主要靠低 PaO_2 对外周化学感受器的刺激作用来维持。此时如吸入高浓度氧,由于解除了低氧对呼吸驱动的刺激作用,可造成呼吸抑制。

4. 对肾功能及消化功能的影响 缺氧和高碳酸血症可引起患者出现肾功能不全和消化功能障碍,随呼吸功能的好转,大多可以恢复。严重呼吸衰竭时,可出现急性肾损伤、肝衰竭、胃肠衰竭。

5. 酸碱失衡和电解质紊乱 呼吸功能障碍导致 $PaCO_2$ 增高($PaCO_2>45mmHg$)、动脉血 pH 下降(pH<7.35)、H^+ 浓度升高(浓度 >45mmol/L),发生呼吸性酸中毒。患者早期可出现血压增高、中枢神经系统受累,表现为躁动、嗜睡、精神错乱、扑翼样震颤等。由于 pH 取决于 HCO_3^- 与 H_2CO_3 的比值,前者靠肾脏调节(需 1~3d),而后者靠呼吸调节(仅需数小时),因此急性呼吸衰竭时 CO_2 潴留可使 pH 迅速下降。在持续或严重缺氧的患者体内,组织细胞能量代谢的中间过程,如三羧酸循环、氧化磷酸化和有关酶的活性受到抑制,使能量生成减少,体内乳酸和无机磷产生增多,导致代谢性酸中毒(实际碳酸氢盐 <22mmol/L)。

此时患者表现为呼吸性酸中毒合并代谢性酸中毒,可出现意识障碍、血压下降、心律失常甚至心搏骤停。由于能量不足,体内转运离子的钠钾泵功能障碍,使细胞内 K^+ 转移至血液,而 Na^+ 和 H^+ 进入细胞内,造成细胞内酸中毒和高钾血症。

慢性呼吸衰竭时因高碳酸血症发展缓慢,肾脏可通过减少 HCO_3^- 的排出来维持 pH 恒定。但当体内 $PaCO_2$ 长期增高时,HCO_3^- 也持续维持在较高水平,导致呼吸性酸中毒合并代谢性碱中毒,早期为代偿性呼吸性酸中毒合并代谢性碱中毒,后期呈现失代偿性呼吸性酸中毒合并代谢性碱中毒甚至三重酸碱失衡。

四、临床表现

呼吸衰竭患者的临床表现主要是低氧血症所致的呼吸困难和多脏器功能障碍。

(一)呼吸困难

呼吸困难是呼吸衰竭患者最早出现的症状。较早表现为呼吸频率增快,病情加重时出现呼吸费力,辅助呼吸肌活动加强,如三凹征。进一步加重或合并神经系统受损时表现为呼吸浅慢、呼吸节律改变。

(二)发绀

发绀是缺氧患者的典型表现,当全身动脉血中去氧血红蛋白 >50g/L 和 / 或血氧饱和度 ≤85% 时,会出现中心性发绀。红细胞增多者发绀更明显,重度贫血者则不明显。发绀还受末梢循环状态、心脏功能和皮肤色素等的影响。

(三)精神神经症状

急性缺氧患者可出现精神错乱、躁狂、昏迷、抽搐等症状。如合并高碳酸血症,可出现嗜睡、淡漠、扑翼样震颤,甚至呼吸暂停。

(四)循环系统表现

多数患者有心动过速;严重低氧血症和酸中毒可导致心肌损害,亦可引起周围循环衰竭、心律失常、心搏骤停。

(五)消化和泌尿系统表现

严重呼吸衰竭对肝、肾功能都有影响,部分病例可出现转氨酶与血尿素氮升高,尿中可出现蛋白、红细胞和管型。因胃肠道黏膜屏障功能受损,导致胃肠道黏膜充血、水肿、糜烂、渗血或发生急性胃黏膜损伤,引起上消化道出血。

五、诊断

除原发疾病、低氧血症及高碳酸血症等所致的临床表现外,呼吸衰竭的诊断主要依靠血气分析。而结合肺功能、胸部影像学和呼吸内镜等检查对明确呼吸衰竭的原因至关重要。

(一)动脉血气分析

动脉血气分析对判断呼吸衰竭和酸碱失衡的严重程度及指导治疗有重要意义。pH 可反映机体的代偿状况,有助于鉴别急性或慢性呼吸衰竭。当 $PaCO_2$ 升高、pH 正常时,称为代偿性呼吸性酸中毒;若 $PaCO_2$ 升高、pH<7.35,则称为失代偿性呼吸性酸中毒。需要指出,由于血气分析结果受年龄、海拔高度、氧疗等多种因素影响,具体分析时需要结合患者的临床情况综合判断。

(二)肺功能检测

肺功能检测判断患者通气功能障碍的性质(阻塞性、限制性或混合性)及是否合并换气功能障碍,并判断通气和换气功能障碍的严重程度。呼吸肌功能测试能够提示患者呼吸肌无力的原因和严重程度。

(三)胸部影像学检查

胸部影像学检查包括普通胸部 X 线平片、胸部 CT 和放射性核素肺通气 - 灌注扫描、肺血管造影及肺超声检查等,对于诊断呼吸衰竭病因和评估病灶累及部位及范围必不可少。

(四)呼吸内镜检查

呼吸内镜检查对明确气道疾病和获取病理学证据具有重要意义。

(五)其他检查

对危重症患者尤其是需要入住 ICU 的患者,需要进行相关脏器功能检查和监测,以判断病情、评估治疗效果和预后。

六、治疗

呼吸衰竭的治疗原则是保持患者呼吸道通畅、纠正缺氧、改善通气和纠正内环境紊乱,对病因和诱因的治疗。其中呼吸支持是主要的治疗措施。

(一)保持患者呼吸道通畅

对任何类型的呼吸衰竭,保持患者呼吸道通畅是最基本、最重要的治疗措施。气道不畅使呼吸阻力增加,呼吸功耗增多,加重呼吸肌疲劳;气道阻塞致分泌物排出困难将加重感染,同时也可能发生肺不张,使气体交换面积减少;如发生窒息,会短时间内致患者死亡。

保持气道通畅的方法:①若患者昏迷应使其处于仰卧位,头后仰,托起其下颌并保持张口状态;②清除气道内分泌物及异物;③若以上方法不能奏效,应建立人工气道。人工气道的建立包括简便人工气道、气管插管及气管切开。简便人工气道主要有口咽通气道、鼻咽通气道和喉罩,而气管插管及气管切开所安置的气管导管是重建呼吸通道最可靠的方法。

若患者有支气管痉挛,须积极使用支气管扩张剂,可选用 β_2 受体激动剂、抗胆碱药、糖皮质激素等。

(二)氧疗

氧疗指通过不同吸氧装置增加肺泡内氧分压以纠正机体低氧血症的治疗方法。

1. FiO_2 采取保守性氧疗原则,即在保证基本氧合目标的前提下尽可能降低 FiO_2。基本氧合目标是 PaO_2 达到 60mmHg 或以上,或 SpO_2 达 90% 或以上。对 I 型呼吸衰竭患者给予较高浓度氧(氧浓度>35%）能够迅速缓解低氧血症，一般不会引起高碳酸血症。对伴有高碳酸血症的Ⅱ型呼吸衰竭患者，往往需要将给氧浓度设定为达到上述氧合目标的最低值，如采取持续低流量吸氧的方法。

2. 吸氧装置

（1）鼻导管或鼻塞：主要优点为简单、方便，不影响患者咳痰、进食；缺点为氧浓度不恒定，易受患者呼吸与张口状态影响。高流量时对局部鼻黏膜有刺激，氧流量不能大于 6L/min。FiO_2 与氧流量的关系：$FiO_2(\%)=21+4\times$ 氧流量（L/min）。

（2）面罩：主要包括简单面罩、带储氧袋的无重复呼吸面罩和可调式通气面罩。主要优点为 FiO_2 相对稳定，可按需调节，且对患者鼻黏膜刺激小；缺点为在一定程度上影响患者咳痰、进食。

（3）HFNC：主要由 3 部分组成，包括高流量产生装置、加温湿化装置和高流量鼻塞。HFNC 可以实现气体流量和氧气浓度单独调节，一般要求输送的最大流量至少达到 60L/min，FiO_2 调节范围21%~100%。HFNC 能够使 FiO_2 更加稳定；能产生一定水平的气道正压（2~7cmH_2O），能增加呼气末肺容量、改善气体交换和降低呼吸功耗；减少生理无效腔，改善通气效率；加强气道湿化，促进黏液纤毛装置的痰液清除能力和改善患者治疗的耐受性；促进气体分布的均一性。

（三）正压机械通气与ECMO

当机体出现严重的通气和/或换气功能障碍时，通过人工辅助通气装置（有创或无创正压呼吸机）来改善通气和/或换气功能，即为正压机械通气。机械通气能维持必要的肺泡通气量，降低$PaCO_2$；改善肺的气体交换效能；使呼吸肌得以休息，有利于恢复呼吸肌功能。正压机械通气可分为经气管插管进行的有创正压通气、经鼻/面罩进行的无创正压通气。

对病情能够恢复的患者才考虑行有创机械通气。当通过常规氧疗或无创正压通气不能维持满意通气及氧合，或呼吸道分泌物增多、咳嗽和吞咽反射明显减弱甚至消失时，应行气管插管机械通气。

机械通气过程中应根据患者血气分析和临床状况选择通气模式和调整呼吸机参数。呼吸触发、吸呼气转换和相关生理指标或参数值等 3 个基本因素与人机的关系决定通气模式，基本类型包括完全由呼吸机控制的控制通气模式和完全由患者自己控制的自主通气模式以及二者之间的辅助、支持通气模式，必须根据患者相关生理指标、病理生理指标等个体化选择通气模式。随着生物学监测技术的进步和人工智能的广泛应用，先进的智能型呼吸机能够精准并完全个体化进行通气治疗。

机械通气的主要并发症：通气过度，通气不足，血压下降、心输出量下降、脉搏增快等循环功能障碍，气道压力过高或潮气量过大导致气压伤，人工气道长期存在并发呼吸机相关性肺炎。长期机械通气导致呼吸中枢受抑制，呼吸肌萎缩，撤机困难等。

无创正压通气无须建立有创人工气道，简便易行，与有创机械通气相关的严重并发症发病率低。但需要患者基本清醒、能够合作，血流动力学稳定，不需要气管插管保护（即患者无误吸、严重消化道出血、气道分泌物过多且排痰不利等情况），无影响使用鼻罩/口鼻罩的面部创伤，能够耐受鼻罩/口鼻罩。无创正压通气尤其适用于 COPD 所致Ⅱ型呼吸衰竭患者。

ECMO 是通过将患者静脉血引出体外后经氧合器进行充分的气体交换，然后再输入患者体内的生命支持技术。按照治疗方式和目的，ECMO 可分为静脉-静脉 ECMO（VV-ECMO）和静脉-动脉ECMO（VA-ECMO）两种。VV-ECMO 是将经过体外氧合后的静脉血重新回输到静脉，仅用于呼吸功能支持；VA-ECMO 是将经过体外氧合后的静脉血输至动脉，同时起到呼吸和心脏功能支持的目的。ECMO 可部分或全部替代患者心肺功能，为原发病的治疗争取更多的时间。ECMO 同样仅适用于病情能够恢复的患者，其疗效除了与疾病类型有关外，还取决于治疗团队技能和管理水平。

（四）病因治疗

引起呼吸衰竭的原发疾病多种多样，在解决呼吸衰竭本身所致病理生理改变影响的前提下，明确并针对不同病因采取治疗措施十分必要，是治疗呼吸衰竭的根本所在。

（五）一般支持治疗

纠正酸碱失衡和电解质紊乱，加强液体管理，防止血容量不足和液体负荷过大，对维持氧合和内环境稳定具有重要意义，同时需要保证充足的营养及能量供给。

由于正压通气的广泛应用，呼吸兴奋剂的应用不断减少，主要短时间用于以中枢抑制为主、通气量不足引起的呼吸衰竭，不宜用于肺换气功能障碍所致的呼吸衰竭。

（六）其他重要脏器功能的监测与支持

呼吸衰竭往往会累及其他重要脏器，因此应及时将危重症患者转入 ICU，加强对其重要脏器功能的监测与支持，预防和治疗肺动脉高压、肺源性心脏病、肺性脑病、肾功能不全、胃肠衰竭和弥散性血管内凝血（disseminated intravascular coagulation，DIC）等。

第二节　急性呼吸衰竭与慢性呼吸衰竭

一、急性呼吸衰竭

（一）病因

急性呼吸衰竭指由于某些突发的疾病，如肺炎等严重支气管 - 肺疾病、休克、创伤、急性气道梗阻、急性心力衰竭等导致肺通气和 / 或肺换气功能出现急性衰竭，从而在短时间内出现呼吸衰竭。急性呼吸衰竭常为低氧血症型呼吸衰竭，ARDS、急性左心衰竭等为特殊类型急性低氧血症型呼吸衰竭。其经典定义：PaO_2 低于 60mmHg，属于低氧血症（PaO_2 低于 80mmHg）的严重阶段。

一般将低氧血症的原因分为 5 个病理生理机制：吸入气氧分压过低、通气不足、弥散功能障碍、通气 / 血流比值失调和肺内静动脉血分流。

（二）临床表现

急性低氧血症型呼吸衰竭患者的临床表现根据不同的原因而各异。在有完整呼吸驱动且没有呼吸肌疲劳的患者中，低氧血症通常会导致呼吸急促和心动过速。口唇发绀（即中心性发绀）提示脱氧血红蛋白的浓度大于 5g/100ml。

（三）诊断

急性低氧血症型呼吸衰竭的鉴别诊断复杂、治疗需求迫切，这就要求临床医生不仅要有丰富的实践经验，还要有缜密的临床思路。获取基础疾病病史的过程能让我们了解到患者是否有心功能不全、肺部感染或误吸、静脉血栓栓塞症或阻塞性肺疾病等危险因素，同时要注意是否有胸部创伤、气胸、血胸和肺挫伤等情况。体格检查要着重于胸部，包括肺和心脏，明确有无充血性心力衰竭、肺实变或胸腔积液。结合原发疾病、低氧血症及 CO_2 潴留相关的临床表现和动脉血气分析结果，可以对急性低氧血症型呼吸衰竭做出诊断。肺功能、胸部影像学和支气管镜等检查有助于明确病因。

（四）治疗

治疗应与诊断同时进行。从保持呼吸道通畅、呼吸支持和循环支持开始，给予患者吸氧（如果合并高碳酸血症，应注意吸氧流量）并建立静脉通道，持续心电监护和脉搏血氧饱和度监测。对所有患者都应完善胸部影像学、心电图和包括血常规和血生化在内的血液检查、动脉血气分析检查（计算 $P_{A-a}O_2$，如正常，则提示通气不足）。是否需要包括支气管镜和超声心动图在内的进一步检查，取决于初步评估结果和疗效。发生低氧血症型呼吸衰竭时，若患者胸片正常，应考虑肺栓塞、右向左分流（即心内或肺动静脉畸形）的可能或者低血容量状态下肺炎，一旦血管内容量恢复，患者胸片的斑片影表现可较明显。

病因治疗是关键。对细菌性肺炎患者应给予抗生素治疗,对支气管哮喘和 AECOPD 患者应给予支气管扩张剂治疗;对休克患者应给予液体复苏和改善微循环灌注的处理;针对性治疗患者创伤及相关并发症;对急性气道梗阻患者应当尽快解除梗阻,保持气道通畅;对急性心力衰竭患者应给予利尿、扩血管等及针对心脏疾病的病因治疗。

二、慢性呼吸衰竭

(一)病因

慢性呼吸衰竭多由支气管-肺疾病引起,如 COPD、严重肺结核、肺间质纤维化、尘肺等。胸廓和神经肌肉病变,如胸部手术、外伤、广泛胸膜增厚、胸廓畸形、肌萎缩侧索硬化等,亦可导致慢性呼吸衰竭。

(二)临床表现

慢性呼吸衰竭患者的临床表现包括呼吸困难、神经症状等。不同疾病所致的慢性呼吸衰竭,其临床表现有一定差异。

COPD 所致的呼吸困难,病情较轻时表现为呼吸费力伴呼气延长,严重时发展为浅快呼吸。若并发高碳酸血症,$PaCO_2$ 升高过快或显著升高以致发生二氧化碳麻醉时,患者可由呼吸过速转为浅慢呼吸或潮式呼吸,即随着 $PaCO_2$ 升高,患者的呼吸驱动表现为先兴奋后抑制现象。兴奋症状包括失眠、烦躁、躁动、夜间失眠而白天嗜睡(昼夜颠倒现象)等,但此时不能应用镇静或催眠药,以免加重高碳酸血症,诱发肺性脑病。肺性脑病患者主要表现为意识淡漠、肌肉震颤或扑翼样震颤、间歇抽搐、昏睡甚至昏迷等,亦可出现腱反射减弱或消失、锥体束征阳性等。此时应与合并脑部病变做鉴别。高碳酸血症使外周体表静脉充盈,皮肤充血、温暖、多汗,血压升高,心输出量增多而致脉搏洪大;多数患者心率增快;因脑血管扩张产生搏动性头痛。

(三)诊断

慢性呼吸衰竭的血气分析诊断标准与呼吸衰竭的一致。临床上 II 型呼吸衰竭患者接受 O_2 治疗后,$PaO_2>60mmHg$,但 $PaCO_2$ 仍高于正常水平。

(四)治疗

慢性呼吸衰竭治疗原则与呼吸衰竭的一致。其包括治疗原发病、保持气道通畅、恰当的氧疗等。

AECOPD 是最常见的导致慢性呼吸衰竭的原因。氧疗时须注意保持低浓度吸氧,防止血氧含量过高致低氧血症对外周化学感受器的刺激作用消失,患者出现呼吸抑制,$PaCO_2$ 增加。早期及时应用无创机械通气可以防止 COPD 患者呼吸功能障碍加重,缓解呼吸肌疲劳,减少后期气管插管率,改善预后。

(邓　妮　梁宗安)

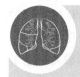

第二十章 急性呼吸窘迫综合征

第一节 概 述

一、ARDS 的定义

急性呼吸窘迫综合征(acute respiratory distress syndrome, ARDS)指由多种肺内外的非心源性的致病因素导致的急性、进行性的低氧血症,常伴有休克和多器官功能不全,病死率高,是 ICU 最常见的综合征之一。其病理改变为肺泡毛细血管膜(肺毛细血管内皮细胞、肺泡上皮细胞及其之间的肺间质)的损伤,呈现出渗出、增生和纤维化的连续性改变。其病理生理特征是肺泡毛细血管膜损伤后通透性增加,肺容积减少,肺内动静脉的分流导致的通气/血流比值严重失调和弥散功能障碍,引起多个呼吸力学指标的改变。机械通气作为 ARDS 改善低氧最有效的措施,从病理生理角度深入理解 ARDS 患者呼吸力学的多种改变后,才能更合理地进行呼吸支持,降低病死率。

二、ARDS 的病因及发病机制

(一) ARDS 的病因

ARDS 可能的起病原因较多,最常见的原因是感染、创伤和手术。根据来源不同分为内源性肺损伤和外源性肺损伤,见表 20-1-1。不管是哪一类型的损伤,都有共同的发病机制,即肺泡毛细血管膜的损伤。

表 20-1-1 ARDS 的主要病因列表

内源性肺损伤	外源性肺损伤
肺炎(细菌、真菌、病毒)	脓毒症
误吸	非胸部的创伤
肺挫伤	重症急性胰腺炎
机械通气(气压伤、容积伤)	体外循环手术
再灌注损伤	紧急复苏时大量输血
吸入性损伤(烟雾、氯气、氧气等)	药物过量(百草枯)
	脑损伤
	弥散性血管内凝血

(二) ARDS 的发病机制

各种损伤因素进入机体后一方面可灭活肺泡表面活性物质,并直接损伤肺泡上皮细胞,进而通过渗漏到肺间质而损伤肺泡毛细血管内皮细胞,造成两种细胞的坏死、脱落。另一方面还可激发机体产生全身性的炎症反应从而产生大量的细胞因子和炎症介质形成瀑布级联反应,损伤肺泡毛细血管膜。同时,释放的炎症介质可激活凝血和抗凝血系统,导致该系统的失衡,形成肺泡毛细血管内微血栓。由肺泡上皮、肺泡毛细血管及其间质构成的肺泡毛细血管膜受上述直接或间接损伤后,引起其通透性增加,肺间质、肺泡水肿和透明膜形成,肺泡陷闭。陷闭的肺泡细胞和正常肺泡细胞之间剪切力急剧增大,继续诱发炎症从而加重肺泡毛细血管膜的损伤。

三、ARDS 的病理及病理生理改变

(一) ARDS 的病理改变

ARDS 的病理改变主要包括渗出期、增生期和纤维化期。在渗出期(早期)时,肺泡毛细血管膜损伤,通透性增加,肺间质和肺泡水肿及炎症细胞的浸润,形成透明膜。病变呈现双肺不均一改变(重力分布依赖性)。在增生期(中期,发病 1~3 周),水肿液开始被吸收,因肺泡毛细血管广泛的微血栓的存在,肺血管床堵塞,微循环结构破坏,Ⅱ型肺泡上皮细胞大量增生,成纤维细胞开始沉积。在纤维化期(后期,发病大于 4 周),胶原纤维增生、血管重塑、气道上皮异常增生,导致肺泡结构严重破坏,肺纤维化形成。

(二) ARDS 的病理生理改变

1. **肺部改变呈不均一性** 在上述病理改变连续变化的过程中,水肿液首先进入肺泡间隔,导致肺间质静水压升高,肺泡陷闭,随着肺泡毛细血管膜的损伤进一步加重,水肿液继续渗漏到肺泡区,造成实变。由于Ⅱ型肺泡上皮细胞损伤,肺泡表面活性物质减少,导致小气道陷闭和肺泡萎缩不张。肺水肿和肺不张病变呈不均一改变,即重力依赖区(仰卧位时靠近背部的肺区)以肺水肿和肺不张为主,通气功能极差,而非重力依赖区(仰卧位时靠近胸壁的肺区)的肺泡功能基本正常,成为 ARDS 最为典型的特征。

2. **肺容积减小,形成"婴儿肺"** ARDS 患者由于部分肺泡陷闭和实变,导致肺容积减少,随之肺总量、肺活量、潮气量、功能残气量也下降。但并不意味着胸腔内容积的减少,只是肺泡内的气体被水肿液所替代,保持正常通气的肺较少,相当于正常肺的 20%~30%,即"婴儿肺"。

3. **肺顺应性降低** 肺顺应性降低是 ARDS 的特征之一。炎症反应,肺泡血液灌注不足,肺泡水肿,肺泡上皮细胞的脱落、坏死,导致肺泡表面活性物质的破坏和功能障碍,引起肺泡表面张力的增加,水肿液的充填使肺泡的扩大和回缩受限,肺容量和功能残气量的下降导致肺顺应性下降,弹性阻力增加。通气时需要较高气道压力,才能达到所需的潮气量。

4. **通气/血流比值失调** 广泛的肺泡陷闭、间质性肺水肿压迫小气道,小气道痉挛收缩,广泛性肺不张、肺泡水肿,即真性分流,通气/血流比值降低;肺微血管痉挛或狭窄,广泛肺血栓形成,即无效腔样通气,通气/血流比值升高。通气/血流比值失调,使静脉血得不到充分氧合,肺内分流的增加是引起顽固性低氧血症的主要原因。并且在后期,随着无效腔样通气的增加,可导致 CO_2 排出障碍而引起 CO_2 潴留。

5. **肺血管阻力增加** 首先,由于肺泡缺氧和高碳酸血症将引起肺动脉平滑肌收缩;其次,肺间质水肿、肺泡水肿和实变、肺实质塌陷可导致外源性肺血管梗阻;再次,机械通气过程中使用的高 PEEP 可能导致非重力依赖区的肺泡过度扩张也可压迫肺血管,增加阻力;最后,由于炎症介质的大量释放导致凝血-抗凝-纤溶系统失衡,形成广泛的肺血管内微血栓。上述因素相互交错,导致肺血管阻力增加,形成急性肺动脉高压,造成右心后负荷增加。

6. **呼吸频率增快** 虽然低氧血症对呼吸中枢的直接作用是抑制,并随着其程度加重抑制作用加强。但轻中度低氧血症可刺激外周化学感受器兴奋呼吸中枢,这一种兴奋作用能抵消低氧血症对呼吸中枢的抑制作用,使呼吸加强,但这一效应只有在 PaO_2 低于 60mmHg 时才会发挥作用,故在 ARDS 中,低氧血症并不是兴奋呼吸中枢的最主要因素,而是陷闭和实变的肺泡及其内的炎症成分,其均可刺激肺内的牵张感受器和血管旁化学感受器从而兴奋呼吸中枢,最终导致呼吸加深、加快,这

一变化不被一般剂量的镇静药所抑制。

四、ARDS 的柏林定义和分级

2012 年，由欧洲重症医学会（European Society of Intensive Care Medicine，ESICM）、美国胸科协会（American Thoracic Society，ATS）与美国重症医学会（Society of Critical Care Medicine，SCCM）组成的委员会发布了 ARDS 的柏林定义。该定义综合了起病时间、肺部影像学、肺水肿来源及低氧血症程度对 ARDS 进行描述，取消了急性肺损伤的概念，统一为 ARDS，并对其进行了分层诊断，以利于临床医生根据患者不同的严重程度给予不同级别的处理，并较为准确地判断其临床预后，具体见表 20-1-2。

表 20-1-2　ARDS 的柏林定义

项目	诊断标准		
	轻度	中度	重度
起病	急性起病，1 周内已知病因导致的新发 / 恶性的呼吸衰竭		
水肿原因	不能完全用心力衰竭或液体过负荷解释的呼吸衰竭		
影像学改变 [a]	提示双侧阴影，且不能完全用胸腔积液、肺叶 / 肺萎陷、结节解释		
氧合指数 [b]	PEEP 或 CPAP ≥5cmH$_2$O[c] 条件下，200mmHg<PaO$_2$/FiO$_2$≤300mmHg	PEEP≥5cmH$_2$O[c] 条件下，100mmHg< PaO$_2$/FiO$_2$≤200mmHg	PEEP≥5cmH$_2$O 条件下，PaO$_2$/FiO$_2$≤100mmHg

注：CPAP 为持续气道正压通气；FiO$_2$ 为吸入氧浓度；PaO$_2$ 为动脉血氧分压；PEEP 为呼气末正压。[a] 胸部 X 线或 CT 检查；[b] 如果海拔超过 1 000m，氧合指数（PaO$_2$/FiO$_2$）须用公式校正，校正后氧合指数 =PaO$_2$/FiO$_2$×（当地大气压 /760）；[c] 轻度 ARDS 组，可用无创机械通气时输送的持续气道正压值。

五、ARDS 的新定义

2019 年开始，在 ARDS 的管理和研究方面的发展促使专家考虑扩大柏林定义。2023 年 ARDS 全球新定义发布：①使用最小流量≥30L/min 的经鼻高流量氧疗，或使用 PEEP 至少为 5cmH$_2$O 的无创机械通气；②使用 PaO$_2$/FiO$_2$≤300mmHg 或 SpO$_2$/FiO$_2$≤315mmHg 且 SpO$_2$≤97% 来识别低氧血症；③通过胸部 X 线平片或 CT 保留双侧浸润影作为成像标准，并添加超声诊断；④资源有限的情况下，不需要 PEEP、氧气流量或特定的呼吸支持设备来诊断 ARDS。

ARDS 定义外延的目的是早期识别 ARDS，对 ARDS 早期干预，最大限度避免重症患者的进展，降低病死率。目前仍需更多研究来对此定义的使用效能进行验证。

第二节　机械通气治疗

对 ARDS 患者最重要的治疗措施是纠正缺氧。呼吸支持治疗包括氧疗、HFNC、无创机械通气和有创机械通气。对 ARDS 患者而言，一般的氧疗很难改善低氧血症，即使对轻度 ARDS 患者使用氧疗或无创机械通气，也需要动态监测血氧分压，一旦 1~2h 无改善，尽早评估气管插管指征。

一、ARDS 患者机械通气管理流程

虽然治疗引起 ARDS 的原发疾病是核心，但机械通气是治疗 ARDS 最有效的措施，合理的机械通气策略能显著降低 ARDS 患者的病死率。机械通气的目标是改善低氧血症，保护肺外器官，减少机械通气相关性肺损伤，为 ARDS 的原发疾病治疗提供机会。结合近期指南，ARDS 患者机械通气的管理流程如图 20-2-1 所示。围绕这一流程图将对各治疗措施进行介绍。

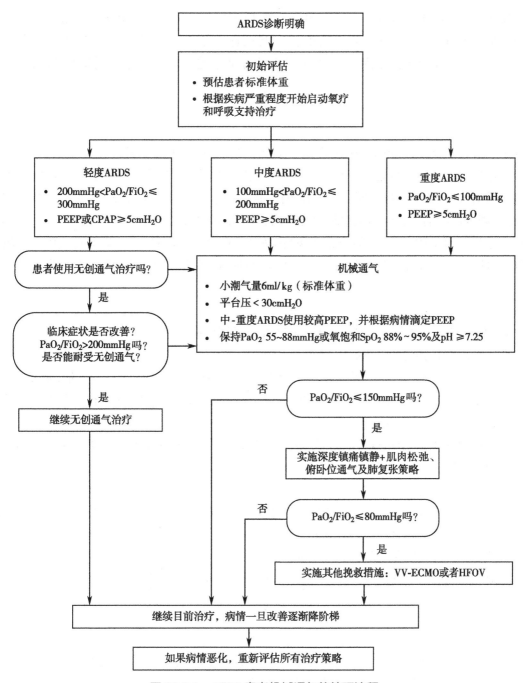

图 20-2-1　ARDS 患者机械通气的管理流程

对重度 ARDS 患者而言,有创机械通气通常作为首选推荐措施,其目的是减少呼吸肌做功,维持足够的气体交换,同时减少 VALI,改善全身器官的氧供。对轻中度 ARDS 患者而言,如果初始的氧疗和无创机械通气治疗仍不能改善低氧血症,应立即行气管插管或气管切开进行有创机械通气。

二、无创机械通气

无创机械通气(non-invasive mechanical ventilation,NIV)在 COPD 和心源性肺水肿患者中得到广泛使用,但对 ARDS 患者应用却应谨慎。

目前广泛认为无创机械通气虽能在第 1 小时改善 ARDS 患者的低氧血症,但并不能降低气管插管率和严重并发症的发生率,并最终改善患者预后。因无创机械通气可避免气管插管和气管切开引起的并发症,若轻度 ARDS 患者无无创机械通气使用的禁忌证,可尝试使用,但需要密切监测患者呼吸状态情况和 PaO_2。如果有改善可继续使用;一旦没有改善或有加重的趋势,应尽早评估气管插管机械通气的必要性,以期改善低氧血症,降低呼吸做功,改善全身缺氧,防止肺外器官功能损害。

三、机械通气

(一)肺保护性通气策略

由于 ARDS 患者大量肺泡塌陷,肺容积明显减少,肺部病变的不均一性,常规或大潮气量通气容易导致肺泡的过度膨胀和气道平台压过高,加重肺及肺外器官的损伤。研究表明,ARDS 患者应使用小潮气量通气,避免肺泡过度膨胀产生容积伤,且限制平台压 <30cmH₂O;为了使陷闭的肺泡重新开放,最大限度减小陷闭肺泡与正常肺泡之间的剪切伤,故使用最佳 PEEP 来达到这一目的;另外,常使用高浓度吸氧来改善氧合,但当患者病情缓解后,应该立即降低 FiO_2,以避免氧中毒。故基于小潮气量、低平台压、最佳 PEEP、限制性氧疗来获得理想的肺泡氧合功能的肺保护性通气策略由此产生。

(二)肺保护性通气策略参数设置

1. 潮气量(TV)的设置 通常,对 ARDS 患者设置初始潮气量为 6ml/kg,旨在将吸气平台压控制在 <30cmH₂O,防止肺泡的过度扩张导致肺损伤。大量研究表明过高的平台压与 ARDS 患者病死率相关。但由于 ARDS 患者的呼吸中枢兴奋,呼吸频率普遍增快,即便设置小潮气量,亦可能导致潮气量过大,增加陷闭肺泡和正常肺泡之间的剪切力,故在必要时需要使用镇静药和肌肉松弛药降低肺损伤。具体设置步骤如下:

(1)计算标准体重(standard weight):男性标准体重(kg)=50+0.91×[身高(cm)−152.4],女性标准体重(kg)=45.5+0.91×[身高(cm)−152.4]。

(2)选择通气模式。

(3)设置潮气量:4~8ml/kg(标准体重),初始潮气量为 6ml/kg(标准体重),根据平台压、外周脉搏血氧饱和度、呼吸频率和动脉血气 pH 调整。

(4)设置分钟通气频率不高于 35 次/min。

(5)调节潮气量和呼吸频率达到目标 pH 和平台压,见表 20-2-1 和表 20-2-2。

表 20-2-1　肺保护性通气策略的 pH 管理

pH	管理措施(pH 目标 7.30~7.45)
pH<7.15	增加呼吸频率到 35 次/min,如果仍然 pH<7.15,按照 1ml/kg 逐次增加潮气量,直到 pH>7.15(平台压不超过 30mmHg);必要时可给予 $NaHCO_3$
pH 7.15~7.30	增加呼吸频率直到 pH>7.30(最快呼吸频率不超过 35 次/min)
pH>7.45	减少呼吸频率,减少排气速率

表 20-2-2　肺保护性通气策略的平台压管理

平台压	管理措施(平台压目标 <30cmH₂O)
平台压 <25cmH₂O,且潮气量 <6ml/kg	以 1ml/kg 逐次增加潮气量直到平台压 >25cmH₂O 或潮气量 6ml/kg
平台压 <30cmH₂O,但出现呼吸重叠或人机不同步	以 1ml/kg 逐次增加潮气量,如果平台压 <30cmH₂O,最大可增加到 7ml/kg 或 8ml/kg
平台压 >30cmH₂O	以 1ml/kg 逐次降低潮气量(潮气量最小值为 4ml/kg)

注:每一次潮气量后 4h 测量平台压;对胸壁较硬患者(肥胖、腹部张力高等),可允许平台压不超过 35cmH₂O。

2. FiO₂ 的设置 ARDS 患者以进行性低氧血症为特征,故改善氧合是主要目标。FiO₂ 的设置应以氧疗目标在 SpO₂ 88%~95% 和 PaO₂ 55~88mmHg,能达标的最低 FiO₂。为维持适当的氧合,常增加 FiO₂ 来实现,而长期高浓度的 FiO₂,本身就可以导致患者肺泡上皮的损伤和氧中毒,故需要动态评估患者病情,一旦氧合改善,就需要将 FiO₂ 降低至正常水平。一般而言,可认为 FiO₂<60% 对肺泡上皮不造成损害,所以在满足 SpO₂>90% 的基础上,尽量使 FiO₂<60%。

3. PEEP 的滴定 ARDS 患者广泛的肺泡塌陷不但可导致顽固性低氧血症,而且部分可复张的肺泡周期性塌陷、开放产生的剪切力会导致或加重 VALI。故充分复张塌陷的肺泡后,使用适当水平的 PEEP 防止呼气末肺泡塌陷,可改善低氧血症,并能避免剪切力。同时开放的肺泡可增加功能残气量,消除部分分流,改善通气和通气 / 血流比值,达到改善低氧血症和肺顺应性的目的。但由于 ARDS 病变的不均一性,设置合适的 PEEP 较为困难,需要考虑的因素有:

(1)PEEP 的初始设置依赖于 ARDS 的分级,对轻度 ARDS 患者可从较低水平开始,对中重度 ARDS 患者建议初始使用较高水平呼气末正压,并通过 P-V 曲线、最佳氧合、最佳顺应性等方法逐渐滴定至合适的水平。PEEP 的变化会影响平台压,应注意避免平台压超过 30cmH₂O。

(2)ARDS 的病变是不均一的,也具有重力依赖性,故要开放所有肺泡所需的跨肺压也是不同的。一个能满足大多数肺泡开放的 PEEP,也势必带来正常肺泡的过度扩张,而导致这一部分的顺应性下降。故理想 PEEP 可指在 PEEP 重新开放肺泡后,残余的实变 / 不张的肺组织的容积与 PEEP 引发的正常肺泡过度扩张的容积综合最小时。有研究使用体层阻抗扫描技术对肺泡塌陷及过度扩张比例进行测定并指导 PEEP 设置,但具体操作仍需高质量临床研究证据证实。

因 ARDS 患者个体差异性较大,PEEP 的设置存在较大困难与争议,也有多种方法,如表 20-2-3 所示,但目前尚无研究证实哪一种方法最佳,故在临床实践中综合下述方法进行判断,以最终降低驱动压,实施肺保护为目的,个体化滴定 PEEP。

表 20-2-3 PEEP 设置方法

设置方法	方法描述
P-V 曲线法	设置 PEEP 于该曲线低位拐点之上 1~2cmH₂O
PEEP-FiO₂	结合 PEEP 和 FiO₂ 的调节达到氧合目标(氧合目标为 PaO₂ 55~88mmHg 和 SpO₂ 88%~95%)
食管压法	通过食管压间接评估胸膜腔内压,调节 PEEP 使呼气末跨肺压 >0cmH₂O,维持肺泡在呼气末的开放状态,限制吸气末跨肺压低于 25cmH₂O
应力指数法	在恒定流量送气的容积控制通气模式下,观察压力 - 时间曲线的形态和计算应力指数。若应力指数 >1,提示 PEEP 水平较高,若应力指数 <1,提示应增加 PEEP 复张肺泡
PEEP 递减法	开始时将 PEEP 设置于较高水平(如 PEEP>20cmH₂O),然后逐渐降低 PEEP 水平直到肺顺应性下降
影像学法	通过 CT、超声和体层阻抗扫描等影像技术评估肺泡的复张情况以滴定最佳 PEEP

(三)肺复张

对 ARDS 患者的通气理念是开放陷闭的肺泡,再用合适的 PEEP 维持肺泡开放,但这一过程又不能增加正常肺泡的过度扩张而带来的肺损伤。故提出了肺复张的理念,即在短时间内用较高的压力使肺泡充分开放,再使用较低水平的压力维持肺泡的开放,改善低氧血症的同时最大限度降低肺损伤。临床研究也证实肺复张方法能有效地促进塌陷肺泡复张,改善氧合,降低肺内分流。肺复张方法较多,但目前临床常用的肺复张方法见表 20-2-4,临床常用的方法是压力控制法和 PEEP 递增法。值得注意的是,肺复张过程中可能对患者的循环状态产生影响,实施过程中应密切监测其循环指标。

表 20-2-4　临床常用的肺复张方法

肺复张方法	操作方法
控制性肺膨胀法	在机械通气时采用持续气道正压的方式,一般设置正压水平在 30~50cmH$_2$O,持续 20~40s,然后调整到常规通气模式
叹息通气法	深呼吸有利于促进塌陷肺泡的复张,是采用间断叹息进行肺复张的理论基础。通常设置为每隔一段时间采用较大的潮气量和吸气时间通气 1 次或数次,以促进塌陷的肺泡复张
压力控制法	将呼吸机调整到压力控制通气模式,同时提高压力控制水平和 PEEP 水平,一般高压 45~50cmH$_2$O,维持 2min,然后调整到常规通气模式
PEEP 递增法	将呼吸机调整到压力模式,保持驱动压不变,设定气道峰压上限,一般为 35~40cmH$_2$O,然后将 PEEP 每 30s 递增 5cmH$_2$O,直至 PEEP 为 30cmH$_2$O,维持 30s,随后每 30s 递减 5cmH$_2$O,直到实施肺复张前的水平或目标 PEEP

肺复张方法的效应受多种因素影响,ARDS 病因、病程、严重程度均影响患者对肺复张方法的反应,既往研究表明,肺外源性的 ARDS 患者对肺复张方法的反应优于肺内源性的 ARDS 患者,早期 ARDS 患者的肺复张效果较好,中重度 ARDS 患者肺复张效果较好。但本质上肺复张效果取决于肺的可复张性,可复张性高的 ARDS 患者更能从肺复张中获益,现评估肺可复张性的方法有 CT、彩色多普勒超声、肺阻抗监测及肺力学监测,但仍无可靠的标准来鉴别肺的可复张性,仍需今后的研究评价并制订标准。

（四）俯卧位通气

ARDS 患者的病变具有重力依赖性,主要导致背侧和下肺的病变较腹侧和上肺更为严重,使用俯卧位通气可以改善肺的不均一性,同时增加功能残气量,改善局部膈肌运动,改善通气/血流比值,有利于分泌物的引流,肺应力与应变力分布更加均匀,可减少纵隔和心脏对肺的压力,并且俯卧位通气时可降低右心后负荷,改善 ARDS 患者右心功能,符合右心保护性通气策略的理念。故俯卧位通气作为常规机械通气的辅助模式,其实施必须建立在肺保护性通气策略之上,也需要严格滴定 PEEP,改善通气同时降低肺损伤。临床研究已证实俯卧位通气可降低 ARDS 患者的病死率,因而俯卧位通气应该作为 ARDS 患者的重要治疗措施而非补救治疗措施,机械通气期间应尽早评估 ARDS 患者接受俯卧位通气的可能获益、启动时机、实施时长及终止时机。

1. 俯卧位通气可能受益者及启动时机　研究表明对 PaO$_2$/FiO$_2$≤150mmHg 的中重度 ARDS 患者应尽早实施俯卧位通气。

2. 实施时长　指南推荐每日俯卧位通气时间大于 12h,但也有研究保持每日连续 16h 甚至 20h 的俯卧位通气,翻身频率推荐 4h 俯卧、2h 仰卧的交换周期,如果俯卧位通气时间较长,可减少仰卧的时间和频率。

3. 终止时机　最佳的停止时间仍不清楚,但患者低氧血症、呼吸力学和整体临床症状明显改善时,可停止俯卧位通气。

四、机械通气的撤离

当患者病情改善后,应该争取尽早撤机,ARDS 患者撤机同样遵循其他机械通气患者撤机的基本原则。这里列举了撤机指征供参考:①呼吸衰竭的病因得到一定程度缓解,原发疾病得到一定程度控制;②足够氧合(如 PaO$_2$/FiO$_2$>200mmHg,PEEP≤5cmH$_2$O,FiO$_2$≤40% 以及 pH≥7.25);③血流动力学稳定,没有心肌缺血和临床低血压(即不用血管升压药或仅使用小剂量血管活性药);④没有容量过负荷,中心静脉压≤6mmH$_2$O,X 线平片或 CT 未见明显心源性肺水肿,且炎症较前有所吸收;

⑤有初始吸气能力;⑥意识清醒,咳嗽反射良好,有自主排痰能力。

但需要注意的:即便病情改善,肺泡仍处于损伤状态,且随肺间质水肿液的吸收,肺泡壁的支撑作用减弱,更容易发生气压伤,故应该尽量避免使用有创无创序贯通气。

(杨　婧　王　波)

第二十一章　慢性阻塞性肺疾病急性加重期

第一节　概　述

慢性阻塞性肺疾病（chronic obstructive pulmonary disease，COPD），简称慢阻肺，是一种异质性的肺部疾病，是因气道（支气管炎、毛细支气管炎）和 / 或肺泡（肺气肿）异常所致的持续的呼吸系统症状（包括呼吸困难、咳嗽、咳痰）和反复恶化的气流阻塞为特点的一种常见的、可预防、可治疗的疾病，通常由于长期暴露于有毒颗粒或气体所致，并受宿主因素的影响（包括肺部发育异常）。

重大合并症可能会影响 COPD 的发病率和患者的死亡率。2023 版慢性阻塞性肺病诊断、治疗和预防全球策略（GOLD 2023）中提出了新的 COPD 加重（exacerbations of COPD，ECOPD）的定义：14d 内患者的呼吸困难加重和 / 或咳嗽、咳痰增多，可伴有呼吸急促和 / 或心动过速，通常与感染、污染或其他气道损伤这可能的三者导致的炎症反应增加相关。

在慢性阻塞性肺疾病急性加重期（acute exacerbation of chronic obstructive pulmonary disease，AECOPD），患者的生活质量会受到巨大的负面影响，加速其肺功能恶化，这也是患者住院和死亡的重要原因。

AECOPD 最常见的原因是病毒或细菌感染，其他常见原因包括肺栓塞、肺不张、胸腔积液、气胸、心功能不全、电解质紊乱等。患者主要临床表现为原有的慢性咳嗽、咳痰等呼吸道症状在短期内出现急性加重，包括咳嗽加剧、呼吸困难加重、痰量增加、痰液性状改变，如呈脓性或黏液脓性痰，提示合并细菌感染；大部分患者会出现喘息和呼吸困难加重，有些患者会伴有发热、白细胞计数升高等感染征象。严重的急性病变可引起呼吸衰竭和意识状态恶化，在药物治疗和控制诱发因素的基础上，需要额外的呼吸支持甚至机械通气，以改善患者呼吸窘迫和动态肺过度充气，改善气体交换，为病因治疗争取时间。

对 COPD 的治疗决策和机械通气管理应建立在对潜在病理生理基础的详细了解之上。AECOPD 时，气体陷闭增加，呼气流量降低，通气 / 血流比值进一步恶化，氧耗量和呼吸负荷显著增加，超过呼吸肌自身的代偿能力，从而造成缺氧及 CO_2 潴留，严重者即发生呼吸衰竭。

一、呼吸生理变化

1. **气流受限，气体陷闭，肺容积增大**　COPD 患者的慢性炎症反应常常累及全肺。中央气道（内径 >2~4mm）杯状细胞和鳞状细胞化生，黏液腺分泌增加，纤毛功能障碍。外周气道（内径 <2mm）结构改变，管腔狭窄，气道阻力增大，造成患者呼气不畅、功能残气量增加。

2. **动态肺过度充气，PEEPi 形成**　肺实质组织（呼吸性细支气管、肺泡、肺毛细血管）广泛破坏，弹性回缩力下降，使呼出气流的驱动压降低，造成呼气气流缓慢，在呼气时间内肺内气体呼出不完全，形成动态肺过度充气（dynamic pulmonary hyperinflation，DPH）。气管黏膜水肿、平滑肌痉挛或管腔分泌物潴留，以及用力地呼气可加重动态肺过度充气。动态肺过度充气时呼气末肺泡内残留的气体过多，加上气体陷闭的存在，呼气末肺泡内呈正压，即 PEEPi。

患者必须产生足够的吸气压力克服 PEEPi 才能使肺内压低于大气压而产生吸气气流,增大了吸气负荷。若对患者使用控制通气模式进行机械通气,动态肺过度充气会增加呼吸机做功,增加气压伤的风险,且更易出现循环不稳定。除此之外,若患者努力吸气仍达不到触发条件,就无法主动触发吸气,只能等待呼吸机被动送气,出现人机不同步,甚至进一步加重肺过度充气的程度。

二、呼吸肌功能变化

肺容积增大会造成胸廓过度扩张,并压迫膈肌使其处于低平位,造成曲率半径增大,且易造成膈肌供血不足,膈肌收缩力和耐力下降,从而使膈肌收缩效率降低。膈肌收缩效率降低又会促使辅助呼吸肌参与呼吸,容易发生呼吸肌疲劳,同时增加氧耗量。由于通气/血流比值失调,COPD 患者长期存在通气代偿,AECOPD 时氧耗量和呼吸负荷显著增加,超过呼吸肌自身的代偿能力使其不能维持有效的肺泡通气,从而造成缺氧及高碳酸血症,发生呼吸衰竭。此外,呼吸肌肌力的下降还会增加分泌物潴留的风险。

三、气体交换的变化

COPD 患者的通气/血流比值相当复杂,存在高、低和正常通气/血流比值区域。大多数患者表现为不同程度的Ⅱ型呼吸衰竭与呼吸性酸中毒,部分患者亦可出现Ⅰ型呼吸衰竭。COPD 单纯低氧血症型呼吸衰竭多因通气/血流比值失调所致,COPD 高碳酸血症型呼吸衰竭主要由肺泡通气量不足引起,通气/血流比值失调也有一定作用。呼吸肌疲劳和呼吸氧耗量的增加对两类呼吸衰竭的发生和发展皆有一定的影响;弥散功能障碍对运动性低氧血症的发生有一定作用,但对静息低氧血症的发生影响不大。总体而言,COPD 所致呼吸衰竭多无明显的静动脉血分流,分流量通常小于心输出量的 10%。一旦发生严重的分流表明患者病情严重。

四、心肺交互作用

COPD 患者可出现肺血管阻力增加和肺动脉高压,这主要是低氧血症的一种代偿性反应,同样也受为克服 PEEPi 而产生的胸膜腔内负压的大幅波动影响。肺动脉高压会增加右心负荷,使右心室扩张、肥厚;而胸膜腔内负压的大幅波动会产生左心的动态高灌注。长此以往,左心的收缩和舒张功能也会受到影响。

但另一方面,肺血管收缩也可防止通气/血流比值失调进一步恶化,减轻低氧血症,是有利的一面。若应用血管扩张剂单纯扩张肺血管,在减轻右心室负荷的同时,也必然进一步加重通气/血流比值失调和低氧血症。因此,氧疗和机械通气是治疗 COPD 并发的肺动脉高压的最有效措施。

第二节　机械通气治疗

一、无创机械通气

COPD 患者呼吸肌疲劳逐步加重,这会使 CO_2 潴留进一步增加,从而出现严重的呼吸衰竭。对 AECOPD 并发急性呼吸衰竭的患者,相比有创机械通气,无创机械通气是更优的初始机械通气方式。

AECOPD 患者应用无创正压通气可增加潮气量,改善缺氧,提高 PaO_2,降低 $PaCO_2$,降低呼吸频率,减轻呼吸困难症状。多项研究数据显示,无创机械通气的成功率为 80%~85%,尽早使用无创机械通气可有效避免气管插管并缩短住院时间。无创机械通气是无绝对禁忌证的 AECOPD 并发急性呼吸衰竭患者的首选通气方式,能降低住院患者的病死率。

（一）使用指征

无创机械通气的治疗时机受众多因素的影响,通常至少符合下面的一项无创机械通气使用指征可以尝试使用无创机械通气:

1. 呼吸性酸中毒($PaCO_2 \geq 6.0kPa$ 或 $45mmHg$,动脉血 $pH \leq 7.35$）。

2. 已使用氧疗的情况下仍有持续的低氧血症($PaO_2/FiO_2 < 200mmHg$）。

3. 严重的呼吸困难,伴有临床症状提示呼吸肌疲劳和 / 或呼吸做功增加,如辅助呼吸肌参与呼吸、胸腹矛盾运动或肋间隙回缩。

但对存在严重的呼吸性酸中毒(即动脉血 $pH < 7.25$）的患者,可在严密观察的前提下短时间使用无创正压通气(使用时间 1~2h）,疗效不佳则立即转换为有创机械通气。在人机连接界面的选择方面,由于 AECOPD 患者的分泌物通常量多且黏稠,其分泌物引流亦是治疗过程中的重要部分,因此应在患者能够耐受的基础上选择利于分泌物引流的人机连接界面。鼻罩和口鼻罩使用较多。鼻罩与口鼻罩相比,其连接更加轻便、舒适,无效腔较小,患者也较少出现幽闭恐惧症,更易耐受。但须注意患者是否存在张口呼吸,张口呼吸是使用鼻罩行无创正压通气失败的最主要原因。口鼻罩能同时罩住口鼻,能允许患者经口呼吸,且能给予较高的支持压力,对呼吸困难需要张口呼吸的患者更为适用。口鼻罩的主要缺点是会妨碍患者的日常交流和进食,无效腔较大,存在呕吐、误吸风险等,对分泌物较多的患者使用口鼻罩则须频繁断开呼吸机。

（二）禁忌证

根据无创机械通气专家共识,无创机械通气的绝对禁忌证为心搏骤停或呼吸骤停(或呼吸微弱,无法触发呼吸机送气）,此时需要立即心肺复苏、气管插管等生命支持。无创机械通气使用的相对禁忌证如下:

1. 意识障碍。

2. 无法自主清除气道分泌物,有误吸的风险。

3. 呼吸窘迫,呼吸频率超过 35 次 /min。

4. 严重的 CO_2 潴留,$PaCO_2 > 90mmHg$,动脉血 $pH < 7.1$。

5. 上呼吸道梗阻,如喉水肿。

6. 未经引流的气胸或纵隔气肿。

7. 无法佩戴面罩,如面部创伤或畸形、近期头颈部手术。

8. 血流动力学不稳定。

9. 严重上消化道出血。

10. 患者配合差。

对相对禁忌证者应用无创正压通气,须综合考虑患者情况,权衡利弊后再做决策,否则增加无创正压通气治疗失败或可能导致患者损伤的风险。如伴有意识障碍的 AECOPD 患者,由于缺乏有效的气道自我保护机制,不宜常规应用无创正压通气。但如果临床确认患者的意识障碍由 CO_2 潴留引起,而无创正压通气能够有效清除 CO_2,也可在严密监护下谨慎地使用无创正压通气。

（三）通气模式及参数设置

无创正压通气可以降低 AECOPD 患者的气管插管率和改善呼吸做功。对 COPD 继发呼吸衰竭但保持清醒状态的患者,无创正压通气已成为一种标准治疗方法。因 AECOPD 患者存在呼吸肌疲劳,需要呼吸机给予压力支持以使呼吸肌得到良好的休息,无创正压通气应选择 BiPAP 模式,根据吸呼气转换机制,又可分为自主呼吸(spontaneous breathing,S）通气辅助模式、时间控制(timed,T）模式和自主呼吸通气辅助结合时间控制(S/T）模式。CPAP 虽然可降低吸气功耗,但改善通气作用有限,当患者存在高碳酸血症或呼吸困难不缓解时应使用 BiPAP。使用时要注意掌握合理的操作方法,减少漏气,从低压力开始逐渐增加辅助吸气压,提高患者的舒适度和依从性,从而提高无创正压通气的效果。以下是S/T模式参数设置具体要点:

1. 吸气相气道正压(inspiratory positive airway pressure,IPAP) 又称吸气相压力,代表吸气输出的压力。IPAP越高通常代表产生的潮气量和呼吸功的支持越强。对AECOPD患者,初始IPAP可设置为10cmH$_2$O,不建议低于8cmH$_2$O,患者耐受后再逐渐上调,逐步增加到能产生满足患者吸气需求的高流量气体(气体流量可大于100L/min)。但不宜超过20cmH$_2$O,以免发生胃胀气。

2. 呼气相气道正压(expiratory positive airway pressure,EPAP) 又称呼气相压力,代表PEEP。其作用包括保持呼气末肺泡扩张、呼气末气道开放、增加功能残气量和改善氧合等。对AECOPD患者,初始EPAP可设置为5cmH$_2$O,不建议低于4cmH$_2$O。虽然无创机械通气的EPAP相当于有创机械通气的PEEP,但由于无创正压通气时,PEEPi难以准确测定,只能通过床旁观察,以患者吸气触发改善为EPAP的调节目标,从较低水平开始,逐步增加直至达到满意的通气和氧合水平,最高可达15cmH$_2$O。

3. 潮气量 在无创机械通气BiPAP的S/T模式中潮气量无法直接设置,IPAP与EPAP的差值决定吸气驱动压力,并直接影响产生的潮气量,设置初始压力水平后应调整二者差值,滴定目标潮气量达到6~8ml/kg。

4. FiO$_2$ 与常规氧疗的原则相同,以患者不发生低氧血症(保证PO$_2$≥60mmHg或氧饱和度≥90%)为目标,尽可能降低FiO$_2$,维持最基本的动脉血氧饱和度。FiO$_2$过高,患者可能发生潜在的CO$_2$潴留及呼吸性酸中毒,也会增加氧中毒的发生风险。指南建议以维持患者的外周血氧饱和度在88%~92%为目标滴定给氧浓度,以避免产生或加重CO$_2$潴留。

5. 吸气时间 通常控制在0.8~1.2s;后备控制通气频率10~20次/min,设置吸气时间和通气频率只在T模式起效,自主触发的S模式下吸气时间不受设置限制。

6. 压力上升时间 通常为0.2~0.3s,应根据自主呼吸强弱选择,但不宜超过0.3s。自主呼吸较强时可设置为较快水平。

(四)通气监测及评估

无创机械通气在初次使用和改变设置前后均应密切监测患者生命体征、意识、通气状态、血流动力学状态及血气改变。此外,也应注意评估患者的咳痰能力和主观及客观配合能力,减少因气道廓清障碍或舌后坠导致的通气量降低,或漏气量过大导致人机不同步等最终导致无创机械通气治疗失败的情况发生。

SpO$_2$是观察无创正压通气后氧合变化比较简便易行的方法,在无创正压通气治疗初期应持续监测SpO$_2$以指导调节吸入氧浓度/流量。此外,在无创机械通气1~2h后进行血气分析是判断无创正压通气疗效比较确切的指标。注意应以PaCO$_2$逐渐恢复到缓解期水平为通气目标,避免PaCO$_2$下降过快而导致碱中毒的发生。若患者的通气状态及血气分析结果无明显改善,则提示肺泡通气量不足,须注意有效通气量是否达到,是否存在大量漏气或气道堵塞,须进一步调整参数或检查漏气情况,4~6h内再次复查血气,若仍无改善,则须考虑停止无创正压通气并改用有创机械通气。

(五)并发症

无创机械通气的并发症主要包括胃肠胀气、误吸、口/鼻/咽干燥、鼻面部皮肤压伤及气压伤等,相比有创机械通气的并发症,其发病率较低,可采取相应的措施进行防治。对误吸高风险或血流动力学不稳定的患者应避免应用无创正压通气。对曾有过胃胀气或恶心的患者,则应尽早安置鼻胃管,尽量采用较低的吸气压力和抬高床头至少30°以降低误吸风险。对合并肺大疱患者则应警惕吸气压力过高的情况,以维持基本通气为目标,不为过分追求良好的通气改善而提高吸气压力。

(六) 气道管理

咳嗽、痰多、呼吸困难是 COPD 患者急性发作时的主要症状,往往是气管黏膜炎症和平滑肌痉挛的表现。气道管理是机械通气治疗的基础,通过合适的气道湿化、胸部物理治疗以加强气道黏液纤毛清除系统功能,促进痰液引流;雾化吸入支气管扩张剂以扩张气道、解除痉挛,缓解呼吸困难。

1. 气道温、湿化 COPD 患者既往肺功能差,小气道结构有一定破坏,气道黏液纤毛清除系统排出分泌物不畅,再加上患者多为老年人,营养状态差、自主咳嗽能力弱,因此气道分泌物容易潴留。一旦发生感染,将进一步增加排痰负担形成恶性循环,难以迅速、有效地控制。做好气道温、湿化,是保障黏液纤毛清除系统恢复正常功能的基础,而适当的黏液性状,是气道廓清的基础。

在无创正压通气中,上气道的加温、湿化功能得以保留,但也不能忽略气道温、湿化。因为无创正压通气的气流流量往往较大,并且患者常存在张口呼吸,依靠自然气道对吸入气温、湿化难以满足需求。较多临床研究报告,有较大比例的无创正压通气患者口干。而 COPD 患者应用无创正压通气的最大难点在于痰液引流,痰液黏稠不易排出时将严重影响无创正压通气的疗效,甚至可能导致无创正压通气失败。因此,无创正压通气时需要应用加温湿化器,以面罩处气体温度达到 30~32℃,患者痰液性状易于排出为目标,兼顾患者的舒适度,嘱患者尽量经鼻呼吸,间断多次饮水。

2. 痰液引流 AECOPD 患者由于长期慢性的呼吸肌疲劳,通常伴有呼吸肌肌力的下降,自身在咳嗽时产生的肺内压有限,应用正压通气后易出现痰液潴留。因此,在使用无创正压通气时,为减少正压通气对咳嗽力度的影响,促进有效咳嗽,强调间断应用无创正压通气,鼓励患者自主完成气道廓清。

对未建立人工气道的 COPD 患者,在咳嗽和用力呼气时,胸膜腔内压的急剧增高容易造成小气道的受压和呼出气流的阻断,反而不利于痰液的有效排出。因此,在这些患者中合理的呼吸和有效的咳嗽动作都以避免造成过高的胸膜腔内压为要点。指导及鼓励患者做深慢的缩唇呼吸可缓解其呼吸困难,对抗小气道的过早关闭;咳嗽时,指导患者改变其连续不断用力咳嗽的习惯,采用在呼气至低肺容量时使用哈气的方式来维持小气道开放而排出痰液。在做好气道湿化的基础上,另一项改善患者痰液引流的措施是胸部物理治疗以及体位引流。若患者难以学会有效的咳嗽或哈气动作,可采用 PEEP 装置,主要机制是在呼气时对抗一个孔口大小固定的阻力器从而在气道内形成一定的呼气正压。

3. 雾化吸入 可使用黏液溶解剂和纤毛促动剂雾化吸入来改善患者的痰液引流,但应遵循个体化和按需的原则。使用无创机械通气时的雾化吸入方式选择,主要从患者耐受性和可操作性方面考虑。若患者可以耐受短暂脱离无创机械通气,则暂停无创机械通气,在间歇期雾化,此法简单易行,气溶胶吸入效率高。如患者无法耐受脱离无创机械通气或者脱离过程中出现低氧血症、高碳酸血症加重,应考虑在无创机械通气治疗同时进行雾化。在雾化器位置的选择上,研究表明,与其他位置相比,无创机械通气时将雾化装置置于面罩与呼气阀之间,能增加雾化药物的肺部沉积率,提高雾化吸入剂量,进而提高雾化效率。理论上在无创机械通气同时雾化治疗,漏气可能降低气溶胶吸入效率,但目前尚缺乏相关的临床研究,也没有证据表明无创机械通气时同步雾化需要增加雾化用药剂量。

(七) 呼吸支持升级或降级

无创正压通气的撤除目前主要依据患者临床症状及病情是否稳定。撤除的方法:①逐渐降低压力支持水平;②逐渐减少通气时间(先减少白天通气时间,再减少夜间通气时间);③使用平均容量保证压力支持通气(average volume-assured pressure support, AVAPS)模式(依靠算法在保证潮气量的同时自动调节支持压力,逐渐降低支持水平);④以上方式联合使用。如果患者可以耐受 4h 及以上无呼吸支持的自主呼吸,则可以直接撤离无创机械通气而不需要撤机阶段。

若应用无创正压通气 1~2h 患者出现下列情况,可判定无创正压通气治疗失败,此时应及时升级呼吸支持,建立人工气道进行有创机械通气。无创正压通气治疗失败标准如下:

1. 意识状态恶化(混乱、嗜睡、昏迷)。

2. 病情进行性恶化 呼吸困难和动脉血气分析指标无明显改善,仍有持续或进行性加重的低氧血症(PaO_2<5.3kPa 或 40mmHg),伴或不伴严重 / 进行性加重的呼吸性酸中毒(动脉血 pH<7.25)。

3. 出现新的症状或并发症,如误吸和气胸等。

4. 患者严重不耐受,出现明显人机对抗。

5. 血流动力学不稳定。

需要注意的是,应根据患者的具体情况、医院条件、医护对无创正压通气或有创机械通气的熟练程度适当选择治疗方式,避免在患者出现昏迷、窒息或呼吸接近停止、无创正压通气应用数日无改善等气管插管指征的情况下才转为有创机械通气。约 15% 的患者无创正压通气治疗失败。无创正压通气使用不当导致的有创机械通气延迟是患者死亡的重要原因,此时肺外脏器多已严重受累,内环境常有明显的紊乱,即使行有创机械通气也难以改善预后,因此强调早期使用。

有研究者尝试使用氦 - 氧混合气进行无创机械通气来提高其效率。由于氦 - 氧混合气相比空气的密度更低,有降低通气阻力、降低患者呼吸负荷和改善气体交换的能力。但目前得到证实的是,使用氦 - 氧混合气仅有一些生理变量的改善,仍没有足够的证据支持使用氦 - 氧混合气降低患者气管插管率或死亡率的临床益处。近期,$ECCO_2R$ 被认为是避免无创正压通气患者气管插管的一种可能的辅助手段。因为其可以预防无效的浅快呼吸模式出现,并通过保持稳定的 $PaCO_2$ 水平来减少呼吸做功。但同样,目前尚没有足够的研究证据证明其益处大于可能的并发症,在临床上并未广泛使用。

二、有创机械通气

在积极药物和无创正压通气治疗后,患者呼吸衰竭仍进行性恶化,出现危及生命的酸碱失衡和 /或意识改变时应使用有创机械通气治疗。

(一) 使用指征

根据 GOLD 2023 的推荐,符合以下至少一条有创机械通气使用指征:

1. 不能耐受无创机械通气或无创机械通气治疗失败。

2. 呼吸停止或心搏骤停后。

3. 意识淡漠,镇静无法完全控制的躁动。

4. 大量误吸或持续性呕吐。

5. 持续不能清除呼吸道分泌物。

6. 严重血流动力学不稳定,对液体治疗和血管活性药无反应。

7. 严重室性或室上性心律失常。

8. 存在危及生命的低氧血症且无法耐受无创机械通气。

须注意,与低氧血症相比,高碳酸血症对机体的影响更小,且慢性患者的代偿良好,故 $PaCO_2$ 的绝对水平意义不大,须结合患者病情缓解期的基础水平、动脉血 pH、临床表现等决定其临床意义。$PaCO_2$<80mmHg 可通过机体的代偿恢复正常或接近正常的 pH 水平,一旦超过此水平将难以完全代偿。若 $PaCO_2$ 重度升高引起患者嗜睡,无创正压通气治疗 2~4h 无效,pH<7.2,是建立人工气道的指征。若 $PaCO_2$ 重度升高,但 pH>7.25,且患者意识尚清,可用其他方法治疗后观察效果,即允许性高碳酸血症。

(二) 人工气道建立的选择

AECOPD 患者行有创机械通气时,人工气道首选经口气管插管。经口气管插管操作快捷、方便,且可采用较大内径的导管,有利于分泌物的引流。现多采用塑料导管,气囊多为高容低压气囊,其直径大于气管直径,在气管内充气后,气囊内压力等于气囊对气管壁的压力,易于监测和调节。气管插管保留时间通常不超过两周,无特殊情况不更换气管插管,患者存在气道阻塞时可考虑更换气管插管,若保留超过两周应尽早行气管切开。

COPD 患者需要气管切开的比例并不高,大约为 4.4%。气管切开主要用于需要长期机械通气的患者,虽然早期气管切开能降低患者机械通气时间及入住 ICU 时间,但气管切开后可能发生气管狭窄,会增加再次实施气管插管或气管切开的困难,而 COPD 患者往往因反复呼吸衰竭而需要多次接受机械通气,因此,应严格把控气管切开指征,尽量避免气管切开。

(三) 通气模式及参数设置

通气模式的选择主要取决于患者的自主呼吸能力。常用的通气模式包括辅助/控制通气(A/C)、同步间歇指令通气(SIMV)和压力支持通气(PSV)模式。

在早期,患者呼吸肌疲劳严重,通常需要进行适当镇静。此时患者可能无自主呼吸或自主呼吸较弱,使用 A/C 模式更能提供足够的支持。A/C 模式又分容积控制和压力控制,对 COPD 患者,可能有气道痉挛等气道阻力异常增加的情况出现,应优先选择容积控制通气模式,以保证患者的通气量合理。A/C 模式的衍生模式,如压力调节容积控制通气(pressure-regulated volume control ventilation, PRVCV)等也可选择。

一旦患者病情有所缓解,应尽快减少镇静药的使用,恢复患者的自主呼吸,尽早转为使用自主呼吸模式。PSV 模式是最常用的自主呼吸模式,其吸气触发、吸气流量和吸呼气转换 3 个环节均由患者控制,人机协调性好,可单独应用或与低频率的 SIMV 联用,即 SIMV+PSV,有利于及时动员患者自主呼吸能力。使用自主呼吸模式以减少控制通气的时间,可避免肺不张、通气/血流比值失调及呼吸肌失用性萎缩的发生,使患者通气能力得到锻炼和恢复,为撤机做好准备。在这一点上,比例通气模式的优势较为显著。比例通气模式通过放大患者呼吸努力,改善患者呼吸能力与需求的失衡,从而达到患者的通气目标。

比例通气模式包括神经调节辅助通气模式(NAVA)和成比例辅助通气(PAV)模式,它们提供与患者努力成正比的吸气辅助,防止肺的过度膨胀或呼吸机的过度辅助,避免膈肌过度劳累或失用性萎缩,是一种对肺和呼吸肌的保护性通气。有多项研究证据显示,NAVA 能够缩短脱机过程的时间,增加无呼吸机日数。

由于 COPD 患者多存在 DPH 和 PEEPi,患者需要自身的吸气肌收缩来抵消 PEEPi 并在中心气道产生负压,才能触发机械通气或产生吸气流量,因此 PEEPi 的存在会增加 COPD 患者的触发功和吸气做功,增加人机对抗和 VALI 的风险。针对 DPH,可以通过限制潮气量、提高吸气流量等措施以缩短吸气时间、延长呼气,减少动态肺过度充气,还可以设置合适的外源性呼气末正压来对抗 PEEPi 并改善人机同步性,或使用 NAVA 模式改善人机同步性。NAVA 模式通过监测膈肌电活动触发呼吸机送气,可以忽略 PEEPi 的影响,人机同步性优异,且能保护膈肌。

有创机械通气具体参数设置的要点如下:

1. 潮气量或吸气压力(inspiratory pressure,Pi 或 pressure support,Ps) COPD 患者机械通气强调通气时肺容积始终位于 P-V 曲线的中间陡直段。急性加重期患者由于 DPH 的存在,呼气末肺容量显著增大,陡直段的容积减小,甚至仅吸入正常潮气量时肺容积就超过高位拐点水平,导致顺应性显著下降。因此,在初始通气时,提倡使用肺保护性通气策略,容积控制通气模式下可直接设置潮气量,压力控制通气模式或压力支持通气模式下可间接调节潮气量,无论何种通气模式,滴定参数至目标潮气量达到 6~8ml/kg 即可。较小潮气量所需要的呼气时间也较短,也有助于气道阻塞所致过度充气的改善。

2. **呼吸频率（RR）** 须与潮气量配合保证患者基本的每分通气量,初始呼吸频率的设置可略快但不可太快,应注意过高的频率可能会加重 DPH。待患者逐渐适应后,随肺过度充气的逐渐减轻而改为深慢呼吸,病情好转后以小于 20 次 /min 为宜,一般 10~16 次 /min。应避免出现碱中毒,最终使 $PaCO_2$ 达基础水平或略高于基础水平,并根据患者 pH 是否在正常水平判断通气量是否合适。同时保留适当的自主呼吸,防止呼吸肌的失用性萎缩和呼吸机依赖。

在使用间歇自主呼吸模式如 SIMV+PSV 时,应适当调节预设的背景频率,可有效缓解患者呼吸肌疲劳,又能锻炼呼吸肌,有利于呼吸衰竭的治疗和康复。但如果预设频率过快或通气压力过大,PSV 基本不能发挥作用,虽称为 SIMV,实际上是控制通气。

3. **吸气流量** 为降低气道阻力,避免肺过度充气的进一步加重,一般选择较高的峰流量(峰流量 40~60L/min),使吸呼气时间比≤1∶2,以延长呼气时间,同时满足 AECOPD 患者较强的通气需求,降低呼吸功耗,并改善气体交换。强调使用较慢的呼吸频率和较长的吸呼气时间比[一般为 1∶（2.5~3.0）],是治疗气道阻塞所致过度充气的主要措施。若呼气时间过短,将导致呼气不足和肺过度充气加重;若呼气时间过长,通常无法进一步增加每分通气量,但由于同时缩短了吸气时间,反而会增加气道压力和气体的动态压缩,降低肺泡通气量。临床常用的流量波形主要是递减波、方波和正弦波。对 COPD 患者,递减波与其他两种波形相比,具有能降低气道压、减少无效腔量和降低 $PaCO_2$ 等优点。

4. **送气时间（insufflation time）和屏气时间** 对容积控制或压力控制通气而言,可以设置 5%~10% 的平台时间,有助于患者肺内气体分布的改善。在自主呼吸模式如 PSV 下无法设置屏气时间,但不应将吸呼气转换流量百分比设置过高。

5. **外源性呼气末正压（external positive end-expiratory pressure, PEEPe）** 因 AECOPD 患者广泛存在 PEEPi,机械通气时,患者吸气肌收缩的压力首先抵消 PEEPi,才能在气道内形成负压,触发呼吸机送气,因此常存在吸气做功增加和人机不协调情况;PEEPe 通过对抗 PEEPi 有助于维持小气道开放,降低呼气末肺泡与气道的压差和气道阻力,显著降低患者吸气初期的做功量,改善人机同步;还可以促进肺内气体的均匀分布和氧的弥散。但对 AECOPD 患者而言,PEEP 的选择非常复杂。若 PEEPe 刚好克服气道陷闭（PEEPe 为 PEEPi 的 70%~80%）,则不会引起气道压和肺容积的增大;研究显示,PEEPe 达到 PEEPi 的 80% 时,动态肺过度充气会有好转。

PEEPe 一般不超过 PEEPi 的 80%,若超过该水平,则可导致呼气末肺容量增大,必然伴随吸气末肺容积的增大和气道压力的升高,对呼吸力学和血流动力学产生不利影响。使用接近 PEEPi 的 PEEPe 不会加剧血流动力学的不稳定,但过高的 PEEP 会进一步降低心输出量,因此应谨慎设置。

临床上可以采用呼气阻断法（end-expiratory occlusion）直接测量静态 PEEPi,后按照比例设定最佳 PEEPe。通常使用呼吸机上的呼气末屏气功能进行测量,多数呼吸机均带有该功能,能在按呼气保持键后在患者呼气末关闭阀门数秒后自动测量。测量前须充分镇痛、镇静,最好能使用肌肉松弛药以减少自主呼吸对测量值的影响;测量时应降低设置的呼吸频率,并将 PEEPe 设置为 0,无须改变其他机械通气参数;不同厂家呼吸机的默认屏气时间存在差别,通常为 1~5s,应观察呼吸机压力 - 时间曲线确认在呼气末屏气时出现压力平台。

由于 COPD 患者肺泡完全稳定所需的时间较长,若屏气时间不够,测得的 PEEPi 将更接近动态 PEEPi。因此,在部分呼吸机中可以通过长按呼气保持键延长屏气时间以测得更准确的静态 PEEPi。另外也可采用滴定的方法进行 PEEPe 设置,在定容型模式,增加 PEEPe 后气道峰压和平台压不变或略有降低,达一定水平后开始升高,则升高前的 PEEPe 为最佳 PEEPe;在定压型模式,开始潮气量稳定或略有增加,达一定水平后潮气量开始减小,则减小前的 PEEPe 为最佳 PEEPe。

6. **触发灵敏度** 为常规设置,患者的自主呼吸能力多较弱,压力或流量触发灵敏度皆应较高,一般压力触发水平为 -1.5~-0.5cmH_2O,流量触发水平为 1~3L/min;避免持续气流过大。

7. FiO_2 与无创机械通气和氧疗的原则相同,以较低 FiO_2 维持基本的氧合即可。若需要更高水平的氧浓度来维持患者基本的氧合,往往提示患者存在合并症和/或并发症,应及时排查。

(四)通气监测及评估

1. 气道压 应注意原则上监测气道峰压不超过 35cmH_2O,平台压不超过 30cmH_2O,以避免动态肺过度充气的进一步加重和气压伤的发生。气道峰压的变化主要受气道阻力、胸/肺弹性阻力和 PEEPi 的影响,而平台压主要受胸、肺弹性阻力和 PEEPi 的影响。对 AECOPD 患者,若在机械通气过程中出现气道峰压增加,提示患者气道阻力的增加和/或动态肺过度充气加重的可能。气道峰压包括克服气道阻力的压力,不能准确地反映肺充气状态,不宜过分强调,但由于不同部位的气流阻塞程度不一,气道峰压过高时可导致平台压的分布不均,其最高平台压可能接近气道峰压,伴局部肺过度充气,因此其大小一般也应小于 50cmH_2O。但若出现平台压的同步增高,则动态肺过度充气加重是导致气道峰压增加的主要原因。

如果设定参数后,患者的平台压很高,那么可以尝试减少每分通气量(减少潮气量、减少呼吸频率)。通常,单纯增加呼气时间而不改变每分通气量(如单独增加吸气流量,减少吸气时间,进而单纯增加呼气时间)对限制平台压的效果并不会很好。此外,由于跨肺压、剪切力才是引起气压伤的直接原因,而不是气道峰压或平台压,因此应注意避免患者自主呼吸过强和人机对抗。合适的机械通气不增加或减少严重 COPD、肺大疱患者发生气压伤的机会。在对气道压和潮气量进行限制后,COPD 患者气压伤的发病率可降至 2.9%。

2. PEEPi 其形成主要与患者气道阻力的增加、肺部弹性回缩力的下降、呼气时间缩短和每分通气量增加等有关。可以根据患者临床症状、体征以及呼吸、循环监测情况来判断 PEEPi 存在的可能性:①呼吸机流量-时间波形监测示呼气末流量未降为 0;②患者出现吸气负荷增大的征象(如三凹征等)以及由此产生的人机不协调;③难以用循环系统疾病解释的低血压;④容积控制通气时气道峰压和平台压升高。

3. 气道阻力 气道阻力的变化往往通过上述气道压力的变化得以反映。为准确测量,需要在完全控制通气条件下,通过吸气阻断法来测量。与气道压相比,影响气道阻力的因素较少,能更准确地用于判断患者对治疗的反应,如用于对支气管扩张剂疗效的判断。同时应观察有无人机对抗,听诊两肺呼吸音是否对称、有无痰鸣音,是否需要吸痰。气道阻力突然的变化常提示有分泌物潴留、漏气或气胸。

4. 动脉血气分析 动脉血 pH 较 PaCO_2 的绝对水平对通气量的调节更重要,应根据动脉血 pH 是否在正常水平判断通气量是否合适。部分 COPD 患者已存在较长时间的 CO_2 潴留,机体已逐渐适应高碳酸血症的状态,并通过肾脏等的调节来维持正常或接近正常的动脉血 pH,当使用较大通气量,CO_2 迅速排出时,PaCO_2 迅速下降,易形成碱中毒,其中脑脊液碱中毒的程度更严重,缓解的速度也更缓慢,对机体造成严重影响。

因此,对呼吸性酸中毒明显代偿或合并碱中毒的患者,应逐渐增加通气量,使 PaCO_2 逐步下降,pH 维持在正常或略高于正常的水平。另外,通气的最终目标不是使 PaCO_2 正常,而是达到或接近本次发病前的水平,对基础 PaCO_2 水平较高者,PaCO_2 不必也不应降到正常生理范围。若通气过程中,强行使 PaCO_2 恢复正常,将导致通气量超过通气需求,从而抑制患者自主呼吸能力,一旦停机将导致呼吸肌疲劳、PaCO_2 上升和呼吸性酸中毒;与碱中毒相反,此时脑脊液酸中毒更明显,导致呼吸驱动增强和呼吸困难,最终导致撤机困难和呼吸机依赖。

5. 镇静药的应用 COPD 患者比较容易配合机械通气,多数情况下无须应用镇静药;同时 COPD 患者呼吸肌处于不良的力学位置,加之存在一定程度的营养不良,应用镇静药极容易加重呼吸肌萎缩导致呼吸机依赖和撤机困难。因此,一旦出现人机对抗,应积极查找原因,在不能明确原因时,可给予简易呼吸器通气,最后考虑临时应用镇静药。若患者烦躁不安,出现明显人机对抗,应及时给予镇静药,缓解人机对抗,然后再查找原因。

6. 气囊的管理 气囊的充气量应以不漏气为基本原则。由于气囊漏气与否与气道峰压直接相关,气道压力高时,充气量应增加,对气囊的充气量应定时进行监测和调整。目前多用高容低压气囊,一般无须定时注气或放气,对气管壁的损伤非常小,特别适合 COPD 患者长时间通气。

7. 肺部和膈肌超声 膈肌功能可影响通气效果,膈肌功能障碍也与脱机失败的高风险相关。肋间肌活动增加常提示膈肌功能不良,而超声可以帮助直接探查膈肌的活动度和厚度,以此评估膈肌功能。超声也可以应用于 COPD 患者的肺部成像,并可能有助于鉴别这些患者急性呼吸困难的原因。它还有助于鉴别气胸、胸膜融合、肺实变或心源性肺水肿。超声监测是否能改善患者的预后还有待确定。此外,还需要规范培训,以确保超声检查实施过程的安全和结果的可信。

(五) 并发症

1. 气压伤 由于存在动态肺过度充气和肺组织本身的病变特点(如肺气肿、肺大疱等),AECOPD 患者发生气压伤的风险明显增加。气压伤的常见类型包括间质性肺气肿(interstitial pulmonary emphysema,IPE)、皮下气肿、纵隔气肿和气胸等。其中 IPE 是气压伤的早期表现,在临床中会发现相当一部分患者仅表现为 IPE、纵隔气肿或皮下气肿而未出现气胸,正确地识别和处理 IPE 对预防气压伤的进一步加重具有重要意义。因此应在保证患者基本通气和氧合的条件下限制气道压力和潮气量,预防气压伤的发生。

2. 人机对抗 AECOPD 患者出现人机对抗除了与患者本身的病情变化、呼吸机及人工气道的故障有关外,还常见于通气模式和参数设置不当,包括 PEEPe、潮气量、峰流量和流量波形等。人机对抗会进一步加重动态肺过度充气,进而出现低血压、休克等严重的并发症;增加呼吸功耗,加重呼吸肌疲劳;呼吸频率增快,出现呼吸性碱中毒等。出现人机对抗后,应在保证患者基本通气和氧合的条件下积极查找原因并加以处理。

(六) 气道管理

1. 气道温、湿化 对建立人工气道的患者,推荐应用主动加温湿化器,而不宜采用人工鼻,因为人工鼻温、湿化效果有限,且 AECODP 患者气道分泌物多,痰液容易阻塞人工鼻从而增大阻力;而人工鼻的阻力和无效腔,对呼吸肌肌力较弱的 COPD 患者而言增大了通气负荷,不利于呼吸肌功能的恢复。

2. 痰液引流 对有创机械通气的 AECOPD 患者,建立人工气道后,气道始终处于开放状态,咳嗽时难以形成较大的肺内压,无法在呼气相产生高速气流带出气道内痰液,加重对其自身痰液引流的影响,严重时可发生肺不张等。因此,需要正确且及时地吸痰,结合体位引流和其他咳嗽辅助手段,必要时可在气管镜下吸痰。同时,应尽可能地保留自主呼吸及咳嗽能力,以利于深部痰液引流。

3. 雾化吸入 AECOPD 机械通气患者雾化吸入的首选装置是加压定量吸入器和储雾罐联合应用,因其药物利用率最高,储雾罐位于管路上方,且对呼吸机影响较小。

对缺氧不明显的 COPD 患者应避免应用压缩氧气驱动的喷射雾化器,因为驱动雾化器的氧流量一般为 6L/min,很可能形成过高的 FiO_2 而抑制了低氧血症对患者呼吸中枢的刺激。喷射雾化器可分为一体式和独立式两种,一体式喷射雾化器由呼吸机驱动,产生与吸气同步的气雾,药物利用率高且不影响呼吸机送气的潮气量及氧浓度;而独立式喷射雾化器为持续雾化,会影响潮气量和送气压力,增加呼吸功,并降低触发灵敏度,增加人机不协调,并在呼气期间导致大量药物损失,但尚无循证医学证据证实上述影响的严重程度。对 AECOPD 机械通气患者进行雾化治疗时,最好使用呼吸机一体式喷射雾化器或振动筛孔雾化器。目前国内调查数据显示,接受雾化的机械通气患者中超过

60%使用的是一体式喷射雾化器。

振动筛孔雾化器使用高频率振动的多孔孔板,孔板主动泵送液体通过孔口,将液体分解成大小3~5μm的细小液滴。与其他雾化方式相比其雾化效率更高,且不需要外部气源,具有一体式喷射雾化器的优点,对呼吸机送气的影响较小。此外,振动筛孔雾化器的储药罐位于呼吸机回路上方,冷凝水回流风险更低。

在机械通气中使用雾化吸入治疗时,A/C模式相比PSV模式下的药物沉降率更高,但在临床使用中应充分考虑患者的呼吸状态,以及模式改变对患者的影响。暂无证据支持增大潮气量或延迟吸气时间,增加吸气末屏气等能提高雾化效果。还须强调,人工气道内径要足够粗,雾化连接管要足够短,雾化器放置要合理,确保药物能真正吸入周围气道,否则须全身用药。在无基础气流时,雾化装置置于距Y形管15cm处可能提高雾化效率。有基础气流时,雾化装置置于离患者较远处可能提高雾化效率。但应警惕增加额外管路、增加冷凝水、管路连接不紧密等可能的不良影响。

(七)呼吸支持升级或降级

1.撤机前阶段 有创机械通气可以挽救患者生命,但VALI和呼吸机依赖等并发症的发病率较高。呼吸衰竭患者气管插管后,一旦肺部感染或其他诱发急性加重的因素得到一定控制,患者病情好转,自主呼吸功能有所恢复,痰液引流问题已不是主要问题时,随即应进入撤机前阶段,降低支持力度,每日进行撤机筛查,评估患者是否达到标准,并强调患者一旦符合条件,应尽早撤机。

(1)撤机筛查:当患者具备撤机筛查标准时,可考虑进行撤机。撤机筛查标准如下:

1)引起呼吸衰竭的原发问题得到有效控制。

2)意识清醒,未再使用镇静药。

3)自主呼吸能力恢复,并有一定的咳嗽反射。

4)通气及氧合功能良好:$PaO_2/FiO_2>250mmHg$,$PEEP<5cmH_2O$,$pH>7.35$,$PaCO_2$达缓解期水平(不追求达到正常水平)。

5)血流动力学稳定:无活动性心肌缺血,未使用升压药治疗或升压药剂量较小。

6)脏器功能损害(主要是心功能不全)或内环境紊乱均明显改善,维持良好的酸碱平衡和水、电解质平衡。

7)营养状态改善。

8)患者有一定的思想准备。

(2)撤机困难:调查表明,35%~67%的COPD患者由于各种原因无法通过撤机筛查,存在撤机困难,其超过一半的机械通气时间用于撤机,需要逐步撤机。造成这些患者撤机困难的主要原因是COPD患者存在气道的不可逆性阻塞,长期高负荷做功;功能残气量过度增加,呼吸肌(主要是膈肌)处于不利的力学位置,容易发生呼吸肌疲劳;营养不良;长时间机械通气容易导致呼吸肌的失用性萎缩,使患者在度过了急性阶段后,仍面临着气道阻塞和驱动功能障碍等问题,可总结为呼吸泵功能和呼吸负荷之间的不平衡,表现为撤机过程中呼吸肌肌力下降、中枢驱动增强、PEEPi和气道阻力增加等,亦可由于营养不良、心功能不全和心理依赖等因素造成呼吸机依赖。

(3)撤机前准备:对撤机困难的COPD患者,在逐渐降低通气支持水平和逐渐延长自主呼吸时间的同时,还应积极地为撤机创造条件。

1)增强呼吸泵的功能:在呼吸肌疲劳得到改善后(而不是在诱发因素完全缓解后)及时地调整机械通气模式和参数,逐渐增加自主呼吸在通气中的比重,保持适宜的中枢驱动力,加强对呼吸肌肌力和耐力的训练,避免电解质紊乱和酸碱失衡等。

2)减少呼吸肌负荷:如降低PEEPi和气道阻力,减少动态肺过度充气的形成,避免使用人工鼻等。

3）加强营养支持。

4）改善心功能：对心功能不全的患者，在撤机过程中可适当地使用扩血管、利尿等药物改善患者的心功能。

5）患者心理准备：机械通气较长的患者容易产生心理依赖，患者呼吸稍感费力即可能产生恐慌或畏惧感，导致撤机失败，因此在机械通气过程中至撤机时的各个阶段皆必须取得患者的配合。要加强心理支持，增强患者对撤机的信心。

2. 常见撤机方法 当满足上述条件后，可逐渐降低部分通气支持模式的支持力度，直至过渡到完全自主呼吸，即可进行自主呼吸试验（SBT）。

SBT 是指导撤机的常用方法之一。通常使用 T 管 2h 或 PSV 模式（压力支持 5~8cmH$_2$O）0.5~2h 进行 SBT。但对部分 SBT 成功的 AECOPD 患者，尤其是长期机械通气者，在拔管后 48h 内仍须重新气管插管。因此，SBT 只可作为 AECOPD 患者撤机前的参考。

实际上，有一定的机械通气理论知识和经验后，可将撤机的时机和方法简化，比如在使用 SIMV+PSV 模式撤机时，可逐渐降低 SIMV 的指令呼吸频率，当调至 2~4 次 /min 后不再下调，然后降低压力支持水平，直至能克服气管插管阻力的压力水平（5~7cmH$_2$O），稳定 4~6h；或者停机观察 2h，能维持动脉血气分析结果稳定，表明患者的呼吸中枢、神经肌肉、残存肺功能皆能维持在一定水平，即可撤机。单独使用 PSV 模式撤机时，对压力支持水平的调节可采取类似方法。也可使用前述的比例通气模式进行撤机。

应注意，患者能撤离呼吸机并不意味着能拔除气管导管。在拔管前应确认患者的咳嗽反射正常，可以有效地清除气管内分泌物和防止误吸，无明显喉水肿等方可考虑拔管。拔管后须密切监测患者生命体征、意识和氧合状态的变化，鼓励患者咳嗽、排痰，禁食、禁饮至少 2h，以防止误吸的发生。拔管后由于失去了人工气道的保护，以及正压通气的心功能促进作用，增加的呼吸负荷可能使部分患者出现拔管后呼吸衰竭而再插管。若拔管后出现气道阻塞、呼吸窘迫、喘鸣、血气分析指标的严重恶化等情况须及时重新气管插管。

拔管失败与机械通气时间延长、呼吸机相关性肺炎发病率增加、入住 ICU 和住院时间延长、病死率增加有关。识别拔管失败高危因素并选择合适的支持方法可改善结局，以避免再插管。对 AECOPD 患者而言，拔管后预防性使用无创机械通气或者高流量氧疗继续支持可避免再插管。研究表明，无创机械通气和高流量氧疗间断使用可以增加拔管成功率。

3. 有创无创序贯通气 是随无创机械通气的发展而产生的，指急性呼吸衰竭患者在初始阶段，通过建立人工气道，维持稳定通气和有效引流，当病情明显改善，在尚未满足拔管和撤机条件的情况下，提前拔管撤离有创正压通气，改用无创正压通气，使呼吸道的创伤迅速恢复，减少并发症的发生，然后逐渐撤机的机械通气方式。国内外多项随机对照试验证实有创无创序贯通气能显著提高 AECOPD 患者的撤机成功率，缩短有创机械通气时间和 ICU 住院时间，降低 VALI 的发病率等。

有创无创序贯通气的成功关键在于对患者病情的正确评估以及对转换点的精确把握。患者首先须具备使用无创机械通气的基本条件，且需要较好的基础肺功能，不需要较高的呼吸支持水平。而对转换点的把握，重点在于对急性加重因素的控制。AECOPD 多数是由于支气管 - 肺部感染引起，当患者建立有创人工气道、有效引流痰液并合理进行基础的药物治疗后，5~7d 支气管 - 肺部感染多可得到控制。临床上表现为痰液量减少、痰液性状好转、体温下降、白细胞计数降低等，影像学上感染征象消退，这一肺部感染控制阶段称为肺部感染控制（pulmonary infection control，PIC）窗。

出现 PIC 窗时，患者呼吸肌疲劳可能仍较明显，但是痰液引流已不是主要问题，仅需要一定水平的通气支持。此时撤离有创机械通气支持转而使用无创机械通气，既可缓解呼吸肌疲劳，改善通气，又可有效减少呼吸机相关性肺炎的发生,改善预后。

此外,在使用有创无创序贯通气时尤其需要注意对无创机械通气的正确使用和护理。由于患者提前拔管后常合并较明显的呼吸肌疲劳和呼吸功能障碍,往往需要较长时间使用无创正压通气,规范的操作能保证患者获得最佳的呼吸支持。

(八)预后

许多符合有创机械通气指征的 COPD 患者能使用无创机械通气治疗成功,因此仅考虑无创机械通气作为 AECOPD 患者住院治疗时的一线治疗。有创机械通气治疗的主要风险包括呼吸机相关性肺炎(特别在多重耐药菌感染频发的情况下)、VALI,以及气管切开和由此导致的长时间通气的风险。在无创机械通气治疗失败并接受有创机械通气作为挽救性治疗的患者中,病死率和住院时长均有上升。重症 AECOPD 患者有创机械通气的使用受诱因的可逆性、患者的意愿和重症监护设施的可用性的影响。COPD 合并呼吸衰竭患者的死亡率低于非 COPD 原因机械通气患者的死亡率。尽管如此,由于对预后的悲观情绪,原本可能存活的患者经常拒绝气管插管进入 ICU,此类患者住院死亡率为 17%~49%。

既往没有合并症,本次加重是由于潜在的可逆原因(如感染)而出现呼吸衰竭或者活动能力相对较强且并未使用长期氧疗的患者,在有创机械通气治疗后预后良好。而接受无创正压通气或有创机械通气治疗的患者的一个显著特征是 ICU 后再住院率高。在 ICU 住院后存活的患者中,有 50%~80% 将在 1 年内再次入院。原因可能有以下两个方面:首先,患者可能会继续需要在家中进行无创机械通气;其次,这些患者中的许多人都有未经治疗或未诊断的合并症,特别是与睡眠相关的呼吸紊乱和心脏功能障碍。

(周语嫣　余　荷)

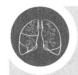

第二十二章 重症哮喘

第一节 概 述

支气管哮喘(又称哮喘)是严重危害人民健康的慢性气道疾病之一,患病率正呈现快速上升趋势。尽管因哮喘规范化治疗的普及,使得其控制率显著提高,但仍有 5%~10% 的患者会经历一次重症哮喘急性发作,需要急诊就诊或住院治疗,其中 2%~4% 的住院患者会发展为呼吸衰竭,需要接受机械通气治疗,这部分患者的病死率在 6.5%~10.3%。在 ICU 的机械通气患者中,重症哮喘急性发作约占 1%。重症哮喘(哮喘重度或危重度急性发作)是导致哮喘患者死亡的主要原因,及时给予机械通气治疗,合理选择通气方式,正确设置通气参数,优化治疗策略将有助于减少并发症,改善患者的预后。

重症哮喘急性发作时病理生理特点如下:

(一) 严重气流阻塞

重症哮喘急性发作时气管黏膜严重充血、水肿,支气管平滑肌严重痉挛,支气管管壁炎症细胞浸润和气道黏液分泌显著增多,支气管内广泛痰栓形成,导致气道阻塞。其特点为吸气相严重阻塞,呼气相阻塞更严重,进而引起一系列的病理生理改变。

(二) 气道高反应性

整个气道,包括咽喉部的敏感性显著增高,外来刺激(如气管插管和机械通气等)容易导致严重的喉痉挛和气道痉挛,患者可在短时间内发生通气量的急剧下降,导致致死性低氧血症和严重的呼吸性酸中毒;也容易产生瞬间的高跨肺压和高剪切力,导致气压伤。

(三) 肺过度充气

急性重症哮喘患者最主要的特点是肺过度充气(pulmonary hyperinflation,PHI),临床表现为功能残气量增加,严重时可达正常的两倍,导致功能残气量多接近 P-V 曲线的高位拐点,甚至超过高位拐点。

PHI 导致辅助呼吸肌的动用,胸廓过度扩张,并压迫膈肌使其处于不利的收缩位置,膈肌和辅助呼吸肌收缩效率低,容易发生呼吸肌疲劳,而且增加了氧耗量。造成 PHI 的主要原因是呼气气流的极度受限,其原因可分为两类:①呼气气流的驱动力减弱,这主要是由于肺组织的弹性回缩力降低及呼气期间吸气肌持续收缩导致胸廓存在较大的外向弹力;②气道阻力的增加,这主要与发作时气道严重狭窄和呼气时声门变窄有关。

(四) 高水平的 PEEPi

造成 PHI 的这些改变使呼吸系统的时间常数(气道阻力和肺泡顺应性的乘积)显著增加,呼气时间明显延长,以致在下一次吸气之前,肺组织尚未达到静态平衡,即未能恢复到正常的功能残气量,结果导致呼气末肺泡内压力为正值,这种现象称为 PEEPi。PEEPi 的水平和 PHI 的程度主要与潮气量、呼吸系统的时间常数和呼气时间有关。重症哮喘急性发作患者的 PEEPi 常常在 $10~15cmH_2O$,甚至更高。由于 PEEPi 存在,患者必须首先产生足够的吸气压力,以克服 PEEPi 才可能使肺内压低于大气压,从而产生吸气气流,这导致患者的吸气负荷增加。

急性重症哮喘患者的气道狭窄在肺内存在严重分布不均现象,这主要表现为解剖上(黏液痰栓、炎症水肿和气道痉挛所致气道狭窄)和功能上(由于呼气时胸膜腔内压的增加导致远端气道的陷闭)不均匀。根据气道狭窄情况,可将哮喘患者的肺组织大致分为 4 类:I 类,没有气道阻塞和肺过度充气发生的区域;II 类,气道在整个呼吸周期中始终阻塞的区域;III 类,气道阻塞只发生在呼气过程,从而导致肺过度充气和 PEEPi 的发生;IV 类,气道在整个呼吸周期中一直处于部分阻塞的区域,其所产生的肺过度充气和 PEEPi 没有 III 类肺组织严重。由于上述 4 类肺组织存在时间常数上的差异,导致正压通气时大部分潮气量分布于 I 类肺组织中,而此类肺组织在哮喘患者中所占比例很小,大潮气量会导致这部分肺组织过度充气,加重通气 / 血流比值失调。

(五)通气 / 血流比值失调和气体交换障碍

患者的换气功能相对完善,尽管哮喘发作时存在显著的通气不均,但低通气区域的肺泡可接受旁路通气,同时低氧血症会引起低通气区域的肺血管收缩,故患者极少出现严重通气 / 血流比值失调,并且患者的低氧血症可通过吸氧得到纠正。只有严重气道阻塞时,才会导致通气 / 血流比值严重失调(通常通气 / 血流比值 <0.1),导致患者出现难治性低氧血症。

(六)循环功能相对稳定

肺过度充气可导致肺血管阻力的显著增加、胸腔负压的下降以及心脏的活动受限,而代偿性呼吸加深则显著增加胸腔负压和肺间质负压,从而维持体循环和肺循环的相对稳定。

重症哮喘急性发作类型可分为两种。I 型迟发相哮喘反应:约占 80%,患者长期哮喘控制欠佳,诱发因素为病毒感染等因素,以呼吸道黏液栓和黏膜水肿为主,气道炎症细胞主要为嗜酸性粒细胞,支气管扩张剂疗效较差,需要早期给予激素治疗,机械通气时间常常需要数天。II 型速发相哮喘反应:约占 20%,患者哮喘症状较轻,诱发因素为过敏、非甾体抗炎药、气道高反应性和情绪紧张等因素,以支气管痉挛为主,气道炎症细胞主要为中性粒细胞,支气管扩张剂起效快,疗效好,需要机械通气治疗时间短,甚至不到 1d。

第二节　机械通气治疗

一、机械通气治疗的时机与方式选择

(一)无创正压通气的指征

无创正压通气虽然在急性哮喘患者的应用中存在争议,但在这类患者中的应用越来越广泛,越来越多的研究显示潜在的益处。有研究显示,无创正压通气可以改善患者血气分析结果和肺功能。其机制:气道正压直接机械性扩张气道,降低气道阻力;提高雾化吸入药物的效率;缓解呼吸肌疲劳。

最近流行病学资料表明对致命性哮喘患者应用无创机械通气比例明显增加,而有创机械通气比例则逐渐减少。荟萃分析发现,112 例患者尽管应用了支气管扩张剂和糖皮质激素,但仍存在持续高碳酸血症或呼吸窘迫,应用无创正压通气后,只有 19 例最终需要气管插管。而另一项研究中,无创正压通气和有创机械通气在降低高碳酸血症患者的 $PaCO_2$ 方面是同样有效的。最近一项多中心队列研究中统计了入住 ICU 的 53 654 名哮喘加重患者,其中 13 540 名患者接受了无创正压通气治疗,最终 3 013 名患者行气管插管,136 名患者死亡,研究结果显示使用无创正压通气与较低的气管插管率和院内死亡率有关,对重症哮喘患者使用无创机械通气的结果是有所改善的,但对存在急性合并症的患者应谨慎使用。

虽然无创正压通气对重症哮喘患者有效,但亦可能会延误气管插管时机。因此,识别哪类患者

能从无创正压通气中获益非常重要。临床上常选取轻到中度呼吸窘迫,并且无明显禁忌证的患者。无创正压通气治疗哮喘的绝对禁忌证:需要立即气管插管;意识不清;呼吸道分泌物多及存在误吸风险;既往面部手术史致无法佩戴面罩。相对禁忌证:血流动力学不稳定;严重的低氧血症和/或高碳酸血症($PaO_2/FiO_2<200mmHg$,$PaCO_2>60mmHg$);患者不配合,严重躁动;治疗团队的无创正压通气经验不足。

总之,尚缺乏强有力的试验证明它的有效性。现有的随机对照试验,入选患者的病情均较轻,样本量也较小;而入选病情危重患者的研究均为回顾性研究;并且气管插管作为对重症哮喘急性发作患者治疗的成功率高,并发症发病率较低。因此,在重症哮喘急性发作患者中,如何合理选用无创正压通气仍存在争议。目前指南推荐,如果没有紧急气管插管的指征和无创正压通气的禁忌证,可以尝试应用。

(二)有创机械通气的指征

在常规治疗无效的情况下,气管插管机械通气治疗是挽救生命的必然和必要的措施,但气管插管可能刺激气道,导致气道痉挛的加重,以及机械通气的并发症较多,应严格掌握指征。气管插管时机的把握应综合患者的临床表现和实验室检查,重点关注患者是否出现呼吸肌疲劳和意识的改变。虽经积极治疗,但仍对出现以下情况之一者应考虑及早行气管插管:①心搏骤停;②呼吸减慢或停止;③意识障碍;④沉默肺;⑤纯氧面罩给氧情况下 $PaO_2<60mmHg$;⑥动脉血 pH<7.2;⑦$PaCO_2>55mmHg$ 或以 5mmHg/h 速度上升;⑧呼吸过快,呼吸频率≥40 次/min;⑨并发气胸或难以纠正的乳酸酸中毒;⑩无创正压通气治疗无效。

(三)有创机械通气方式的选择

哮喘患者存在气道高反应性,气管插管容易诱发严重的喉痉挛。气管插管延迟或操作不顺利是重症哮喘患者的主要死亡原因,因此应由有经验的医生来进行操作,采取合适的气管插管技术。既往认为经鼻气管插管可减少对喉的刺激,患者舒适度较好,便于留置固定。但哮喘患者大多数合并鼻息肉或鼻旁窦疾病,不利于插管或容易继发鼻窦炎,并且哮喘急性发作大多数可以较快缓解,经口气管插管操作方便、快捷,可以放置大管径的导管,有利于降低导管阻力,便于痰液的吸引或纤维支气管镜治疗,因此首选经口气管插管。重症哮喘急性发作患者再次重度发作的可能性很大,而气管切开容易导致气管狭窄,增加下一次气管插管的难度,因此即使在撤机困难的情况下,也应尽量避免。

二、机械通气模式和参数的设置

为重症哮喘急性发作患者选择通气模式和参数时,必须考虑潜在的气道阻力增高情况、气体陷闭和肺过度充气的存在,应充分考虑影响肺过度充气的因素,特别是合理设置潮气量、呼吸频率和吸气流量,必要时可采取肺保护性通气和允许性高碳酸血症的策略。

(一)通气模式的选择

容积控制通气(VCV)或压力控制通气(PCV)都可以应用在重症哮喘急性发作患者中。大多数学者推荐在机械通气的初期给予 VCV,因为患者的气道阻力显著增高,需要高驱动压使气流通过阻塞的气道,VCV 可以实现较高的驱动压力,保障通气量。机械通气的中后期选择何种通气模式尚无定论,哮喘患者的气道阻力和 PEEPi 波动大,PCV 会造成潮气量波动,可出现严重的肺泡低通气,但气道阻塞迅速缓解时又会出现通气过度。VCV 虽避免了上述问题,但需要注意气道压力变化。当患者自主呼吸恢复后,应兼顾自主呼吸和机械辅助通气,尽量选择自主通气模式,如 PSV 或 SIMV 模式。

(二)通气参数的初始调节

高每分通气量是导致肺过度充气的主要危险因素,研究发现随着每分通气量的增加,患者出现了显著的肺过度充气,并且低血压和气压伤的风险增加。因此通气参数设置过程中大多推荐限制每分通气量,应避免高每分通气量通气,每分通气量尽量低于 10L/min。采取小潮气量、低呼吸频率、高吸气流量、缩短吸气时间、尽量延长呼气时间。

一般参数设置如下:给予 4~8ml/kg 的低潮气量;降低呼吸频率至 10~14 次 /min;降低吸呼气时间比(如 1:4 或 1:5);增加吸气流量(如 60~100L/min);减少吸气时间;减少吸气暂停时间。对通气参数的调节应避免患者肺过度充气的加重,需要通过监测气道压力来评估肺过度充气。

1. 氧浓度的设置 初始的 FiO_2 应设置为 100%,随后根据患者的脉搏血氧饱和度和血气分析结果,滴定式调节 FiO_2,保证血氧饱和度 >90%。

2. PEEPe 的设置 在对重症哮喘患者行控制通气时,由于患者被动呼吸,呼气时没有流量限制,PEEPe 对减少患者呼吸功没有任何作用;相反,由于患者气流阻塞更加弥漫,涉及中央气道和远端气道,使用 PEEPe 可能会增加呼气末肺容量,加重病情。因此,在这些患者中可考虑 PEEPe 设置为 0 即呼气末零压(zero end-expiratory pressure,ZEEP)。对能够自主触发呼吸机的重症哮喘机械通气患者,外周气道可能存在延迟阻塞而产生呼气流量限制,低水平的 PEEPe 可以抵消 PEEPi,扩张陷闭的小气道,可以改善呼吸做功、呼吸机触发灵敏度、通气 / 血流比值失调和气体交换,不加重肺过度充气。可以尝试低水平 PEEPe(通常 ≤5cmH_2O),同时须严密地监测平台压,如果平台压增加,应降低所设定的 PEEPe。

3. 压力上限的设置 为哮喘患者通气时,由于输送的潮气量远低于设定潮气量,因此,需要将压力上限设置为高于吸气峰压的水平(可能大于 $80cmH_2O$),以防止致命的肺泡通气不足。

(三)允许性高碳酸血症

允许性高碳酸血症是对重症哮喘患者进行低通气量通气的必然结果。有研究发现,重症哮喘患者的通气量为 9L/min 时,$PaCO_2$ 和 pH 平均为 68mmHg 和 7.18;如果要维持重症哮喘急性发作患者正常 $PaCO_2$,常常需要 15~20L/min 的通气量。试图通过增加每分通气量降低 $PaCO_2$,将导致肺过度充气加重和生理无效腔增加,往往导致病情恶化。维持正常动脉血气与限制肺过度充气常常不能同时兼顾,为减少气压伤及对循环功能的抑制作用,可允许 $PaCO_2$ 在一定范围内升高,pH 适度降低(不低于 7.25)。但各种机械通气方式的最终目的是为哮喘的药物治疗提供机会,而酸中毒可降低患者对激素及解痉药物的敏感性,应尽量将 pH 维持在 7.30 以上。

碱性药物可在患者动脉血 pH 小于 7.2 时应用。但碳酸氢钠在治疗呼吸性酸中毒时具有局限性:CO_2 容易透过细胞膜,快速输注碳酸氢钠可导致细胞内 pH 显著下降;应用大量碳酸氢钠才能部分纠正严重呼吸性酸中毒。如果不存在紧急情况(如高钾血症、严重心律失常、原因不明的血流动力学不稳定),可暂不应用碱性药物,可等待气流受阻减轻,许多患者在气管插管后 12h 内高碳酸血症便得以改善。

允许性高碳酸血症慎用于颅内压增高和明显心功能不全的患者。但总体上,高碳酸血症引起的严重不良后果是罕见的。急性高碳酸血症会增加脑血流量和颅内压,可能引起患者出现脑水肿、蛛网膜下腔出血,但罕见;细胞内 pH 降低导致心脏收缩力下降,但交感神经激活,心输出量通常是增加的;对非心脏病患者,高碳酸血症相关心律失常也是罕见的。

(四)肺过度充气的监测

对于重症哮喘患者,肺过度充气是影响肺泡通气量、引起气压伤和导致循环抑制的重要原因,对选择机械通气的策略也具有重大影响。因此,对重症哮喘患者肺过度充气的监测和针对性的处理是非常重要的。

1. 动态观察胸廓饱满度和听诊呼吸音 是观察肺过度充气最简单的方式。如果胸廓越来越饱满,而活动度减弱,听诊呼吸音降低,则提示肺过度充气加重。

2. 高吸气峰压及吸气峰压 - 平台压的差值　吸气峰压包括克服气道阻力和肺弹性阻力的这两部分压力,吸气峰压 - 平台压的差值增加则表明存在气道阻力的增加。对哮喘患者,吸气峰压主要消耗在气道,没有证据提示过高的峰压可能导致肺损伤,因为它仅驱动气体通过阻塞的气道,而不是直接作用于肺部,为了维持最低的通气量,吸气峰压可能高达 $60\sim80cmH_2O$。

3. 平台压　是反映肺过度充气和气压伤危险性的最常用有效指标,应尽量控制在 $30cmH_2O$ 以下。对非肥胖的哮喘患者,其呼吸系统的顺应性通常接近正常。既往关于急性重症哮喘患者机械通气的系列研究中发现平均平台压为 $24\sim26cmH_2O$。当平台压 $<30cmH_2O$ 时,并发症并不常见,更高水平的平台压通常提示存在肺过度充气。但是,对于肥胖或者其他原因使胸廓顺应性降低时,更高水平的平台压可能会高估跨肺压以及高估呼吸机相关性并发症的风险。

4. PEEPi　可反映气道闭陷的程度并评估肺过度充气对血流动力学的影响,但重症哮喘急性发作患者的 PEEPi 通常难以测得,并且可能存在隐匿性 PEEPi 的现象,导致对 PEEPi 的低估。监测平台压的变化可以反映不断变化的 PEEPi,如果增加呼吸频率使平台压增加,提示 PEEPi 的增加;如果降低呼吸频率使平台压降低,提示 PEEPi 的下降。

5. 吸气末肺容积　研究提示,在控制通气时,通过镇静、肌肉松弛完全抑制患者的自主呼吸,从吸气末开始,延长呼气时间至 $30\sim60s$ 时,测量呼出气体的容积(即被定义为吸气末肺容积)可以评估严重哮喘患者的肺过度充气程度。

吸气末肺容积包括潮气量和由于动态肺过度充气导致的额外气体容积。吸气末肺容积大于 20ml/kg 与气压伤和不良的心肺相互作用有关。研究提示,吸气末肺容积被发现是呼吸机相关并发症最可靠的预测指标。但吸气末肺容积既受气流梗阻严重程度的影响,也受呼吸机设置的影响。

三、机械通气的撤离

重症哮喘患者的撤机拔管一般较容易。可通过自主呼吸试验来确定是否可以拔管,在自主呼吸时,如患者 $PaCO_2$ 正常,吸气峰压 $<20cmH_2O$,PEEPi $<10cmH_2O$,没有神经肌肉性无力时可考虑拔管。拔管动作要迅速,以防气道痉挛,拔管后宜在监护病房观察 $12\sim24h$。但部分患者可能无法很好地耐受自主呼吸试验,因为镇静停止后,易出现气管导管诱发的支气管痉挛,这些患者一旦评估哮喘症状得到了较好的控制,即可无须自主呼吸试验而直接拔管,在保证通气效果的前提下尽可能地缩短留置气管导管的时间。

四、机械通气患者的一般治疗

(一)镇静、镇痛和肌松药的使用

为了达到避免人机不协调和控制性低通气的目的而进行深度镇静常常是必要的。常用的镇静、镇痛方案是联合使用丙泊酚(或苯二氮䓬类药物)和芬太尼,为了达到深度镇静,可能需要较高剂量。哮喘患者的气道梗阻往往在 $24\sim48h$ 内可以得到明显改善,应特别注意避免由于镇静药的残留所致的非必要延迟拔管。丙泊酚相比苯二氮䓬类药物的主要优势是起效迅速且兼具支气管舒张作用,停药后迅速唤醒,因而应用最为广泛,但使用时应注意监测血压。单独使用镇静药不能达到与机械通气条件相匹配的镇静深度目标时,可以考虑加用肌松药,在使用方法上,间断给药优于持续输注,因为按需间断给药有利于对患者镇静深度做出评估,降低肌病和肌肉麻痹的发生,以免影响撤机。

(二)支气管扩张治疗

治疗哮喘的药物分为控制药物和缓解药物,缓解药物又称急救药物,在有症状时通过迅速解除支气管痉挛从而缓解哮喘症状,包括速效吸入和短效口服 β_2 受体激动剂、全身性激素、吸入性抗胆碱药、短效茶碱等。

对重症哮喘患者,通过雾化吸入方式进行支气管扩张剂的治疗是非常重要的。可用于机械通气患者雾化吸入的装置有小容量雾化器(small-volume nebulizer)和加压定量吸入器(pressurized metered dose inhaler,pMDI)。

小容量雾化器包括喷射雾化器、超声雾化器以及振动筛孔雾化器。有创机械通气时,使用小容量雾化器进行雾化吸入的气溶胶输送效率受较多因素影响。为了提高雾化吸入的效率,目前的指南建议在应用持续产生气溶胶的雾化器时,关闭或下调基础气流量;当基础气流关闭时,将雾化器置于吸气支管路距 Y 形管 15cm 处;当基础气流存在时,将雾化器置于加热湿化器进气口处;如应用小容量雾化器须适当增加药量。

在机械通气患者中应用 pMDI 时,建议与储雾罐连接,将 pMDI 及储雾罐置于吸气支管路 Y 形管处,在呼吸机送气初按压 pMDI,两喷之间间隔 15s;使用前上下摇动 pMDI 即可,两喷之间无须再次摇动。目前在机械通气的重症哮喘患者中进行持续的沙丁胺醇吸入是否带来更多的益处尚不明确。

(三) 加强气道管理

建立人工气道后,应加强气道管理,定期对人工气道进行评估,包括通畅程度、固定是否妥当、气囊压力监测等;留置人工气道后,容易造成哮喘患者的不适,需要定期评估患者对人工气道的耐受情况;重视气道管理,加强加热、湿化等。除了常规的支气管扩张、化痰治疗外,纤维支气管镜清除黏液堵塞可以降低气道压力,改善重症哮喘患者的气体交换。对机械通气几日后症状未能改善的患者,可以考虑行诊断性支气管镜检查发现可以吸除的黏液栓,从而减少通气支持的持续时间。虽然支气管镜检查对大多数患者是安全的,但应注意其存在诱发支气管痉挛加重的潜在危险。

(四) 其他治疗

可给予患者适当补液来纠正因哮喘持续发作出现的张口呼吸、出汗、进食少等引起的脱水,以避免痰液等导致气道堵塞。对有明确感染征象的患者要积极地给予适当抗生素治疗。

五、非常规治疗措施

(一) 体外膜肺氧合(ECMO)/ 体外二氧化碳去除(ECCO₂R)

对严重的难治性高碳酸血症患者,如持续性酸中毒(pH<7.2),当存在气道压力极高而限制了潮气量输送或存在持续血流动力学不稳定时,可以考虑进行 ECMO/ECCO₂R。ECMO 在哮喘患者中应用的文献极少,一项多中心注册研究显示,纳入的 1 257 名成年患者中,仅 24 名哮喘患者接受了 ECMO 治疗,最终 20 例(83.3%)哮喘患者存活出院,而其他原因的呼吸衰竭患者中仅 50.8% 存活出院,这与急性哮喘完全可逆的病理生理改变有关。而哮喘患者主要存在的异常是高碳酸血症,也可以考虑进行 ECCO₂R。与 ECMO 相比,ECCO₂R 血流速低,侵入性小(只需要单静脉导管),有研究也报道了 ECCO₂R 成功应用于 2 例难治性哮喘患者。

(二) 氦-氧混合气

氦-氧混合气是氦气与氧气混合制成的一种低密度气体。当气流发生湍流时,氦 - 氧混合气雷诺数小,气体更倾向于层流运动,此时呼吸道阻力显著降低。尽管氦 - 氧混合气用于治疗哮喘患者已超过 80 年,但用于机械通气的患者的研究却很少。有研究观察到部分患者在此治疗中获益,氦 - 氧混合气可降低平台压,并改善 PaCO₂。但是,氦 - 氧混合气的氦浓度至少为 50%,如果患者不能耐受 50% 的氧,氦 - 氧混合气并不适用。氦 - 氧混合气不易获得,价格昂贵,很少有呼吸机可以输送氦 - 氧混合气。由于气体密度的原因,呼吸机内部监控系统不能准确地确定其容积,导致潮气量监测可能不正确,低估潮气量,也可能使呼吸机无法正常运行。如果使用氦 - 氧混合气,还需要密切监测平台压。

(三) 吸入性麻醉药

吸入性麻醉药常被用于常规支气管扩张剂难以缓解的哮喘患者。有研究发现,异氟醚可使严重哮喘患者的气道阻力和 PEEPi 下降。但应注意吸入性麻醉药可降低动、静脉血管张力,进而导致血压下降,有时甚至需要血管活性药。另外与氦 - 氧混合气一样,吸入性麻醉药的益处会在很短的时间内显现出来,而持续给药在明显减少肺过度充气或高碳酸血症方面未获得证实。

六、并发症的预防和处理

(一) 低血压

哮喘患者机械通气时最常见的并发症是血流动力学不稳定,表现为低血压。这可能与肺过度充气加重致回心血量减少以及右心后负荷增加有关。可在预先充分氧合的情况下,短暂地脱离呼吸机 30~60s,如果患者血压立即上升,则考虑与肺过度充气有关,应相应调整呼吸机参数。如果呼吸暂停试验和快速补液均不能使血压回升,应警惕张力性气胸和心肌抑制。

(二) 气压伤

哮喘患者机械通气时气胸的发病率在 3%~6%,即使是少量气胸对机械通气的重症哮喘患者也是致命,因为过度充气的肺可以快速增加胸膜腔内压力,往往伴随着患者临床病情的突然加重,甚至导致死亡。因此需要早期识别并迅速处理气胸。肺部超声的应用可以给床边快速诊断提供很好的帮助。

(三) 中枢神经系统损伤

最严重的并发症是不可逆的中枢神经系统损伤,绝大多数情况下,是因为在给予气管插管前患者就出现了心搏骤停,导致脑缺氧。如果没有心搏骤停的发生,很少有哮喘持续状态的患者发生不可逆的脑损伤。严重的高碳酸血症可引起患者昏迷,但长期的神经系统后遗症是罕见的,即使 $PaCO_2$ 水平明显升高。

(四) 肌病

大约 15% 接受机械通气的重症哮喘患者会因为严重的肌病出现全身无力。一般而言,膈肌相对幸免,严重的肌病本身很少引起拔管延迟。据报道,哮喘持续患者可出现横纹肌溶解综合征,这可能是由于极度肌肉疲劳和缺氧所致。在接受长时间高剂量丙泊酚输注的患者中也有出现横纹肌溶解综合征。目前,严重肌病的发病机制仍未十分清楚,可能归因于糖皮质激素和长时间肌松药治疗的叠加效应。部分患者即使用最小剂量肌松药,也会并发严重的肌病。并发严重肌病的患者,接受机械通气时间一般在 5~12d,长时间的肌肉静止状态很可能是并发严重肌病的关键因素。虽然有些患者需要≥2 周的物理治疗,但最后都能完全恢复。

(五) 乳酸酸中毒

轻度乳酸酸中毒在哮喘持续状态患者中较为常见。乳酸酸中毒可归因于呼吸肌产生乳酸,也可因 β_2 受体激动剂过度使用引起。尽管后者更常见于静脉注射,但也可见于沙丁胺醇大剂量吸入治疗的患者。即使是中度乳酸酸中毒,也可能对严重高碳酸血症患者产生影响。

(谭 伟 代 冰)

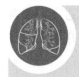

第二十三章 急性心力衰竭

急性心力衰竭是多种病因引起的急性临床综合征,患者心力衰竭症状、体征迅速发生或急性加重,伴有脑利尿钠肽(BNP)水平升高,常危及生命,须立即进行医疗干预,通常需要紧急入院。急性心力衰竭是年龄 >65 岁患者住院的主要原因,其中 15%~20% 为新发心力衰竭,大部分则为原有慢性心力衰竭的急性加重,即急性失代偿性心力衰竭。急性心力衰竭患者预后很差,住院病死率为 3%,6个月的再住院率约为 50%,5 年病死率高达 60%。急性心力衰竭分为急性左心衰竭和急性右心衰竭,前者最常见,属本部分重点讨论范畴。

第一节 概　述

一、病因与诱因

对急性心力衰竭患者,应积极寻找病因及诱因,有利于快速制订个体化、针对性治疗方案,改善患者预后。

急性心力衰竭的常见病因为慢性心力衰竭急性加重、急性心肌坏死和 / 或损伤(如急性冠脉综合征、重症心肌炎、围生期心肌病等)、急性血流动力学障碍(如急性瓣膜关闭不全、高血压危象、主动脉夹层、心脏压塞等)。

慢性心力衰竭急性加重常有一个或多个诱因,如血压显著升高、急性冠脉综合征、心律失常、感染、治疗依从性差、急性肺栓塞、贫血、慢性阻塞性肺疾病急性加重期(AECOPD)、围手术期、肾功能恶化、甲状腺功能异常、药物(如非甾体抗炎药糖皮质激素、负性肌力药物)等。

二、病理生理

心力衰竭的病理生理基础为心脏收缩力突然严重减弱,心输出量急剧减少或左心室瓣膜急性反流,舒张末压迅速升高,肺静脉回流不畅,由于肺静脉压快速升高,肺毛细血管楔压随之升高,使血管内液体渗透到肺间质和肺泡内形成急性肺水肿。根据不同病因,急性左心衰竭的病理生理机制如下:

（一）急性心肌损伤和坏死

心肌缺血及损伤使部分心肌处在心肌顿抑和心肌冬眠状态,并导致心功能不全。严重和长时间的心肌缺血将造成心肌不可逆的损害,使心脏的收缩单位减少、心脏负荷增加等。这些改变可产生血流动力学紊乱,还可激活肾素 - 血管紧张素 - 醛固酮系统(renin-angiotensin-aldosterone system,RAAS)和交感神经系统,促使心力衰竭患者病情加剧和恶化。

（二）血流动力学障碍

1. 心输出量(cardiac output,CO)下降,血压绝对或相对下降,外周组织器官灌注不足,导致脏器功能障碍和末梢循环障碍,发生心源性休克。

2. 左心室舒张末压和肺毛细血管楔压(pulmonary capillary wedge pressure,PCWP)升高,可发生

低氧血症、代谢性酸中毒和急性肺水肿。

3. 右心室充盈压升高,使体循环静脉压升高,体循环和主要脏器淤血,水钠潴留和水肿等。

(三)神经内分泌激活

交感神经系统和 RAAS 的过度兴奋是机体在急性心力衰竭时的一种保护性代偿机制,长期的过度兴奋会产生不良影响,使多种内源性神经内分泌与细胞因子激活,加重心肌损伤、心功能下降和血流动力学紊乱,进一步刺激交感神经系统和 RAAS 的兴奋,形成恶性循环。

(四)心肾综合征

心力衰竭和肾衰竭常并存,并互为因果。临床上将此种状态称为心肾综合征。心肾综合征可分为 5 种类型;1 型的特征是迅速恶化的心功能导致急性肾损伤;2 型的特征为慢性心力衰竭引起进展性慢性肾脏病;3 型是原发、急速的肾功能恶化导致急性心功能不全;4 型由慢性肾脏病导致心功能下降和 / 或发生心血管不良事件的危险性增加;5 型特征是急性或慢性全身疾病导致心、肾功能同时出现衰竭。由此可见,3 型和 4 型心肾综合征均可引起心力衰竭,其中 3 型可造成急性心力衰竭。5 型心肾综合征也可诱发心力衰竭甚至急性心力衰竭的发作。

(五)慢性心力衰竭的急性失代偿

稳定的慢性心力衰竭可以在短时间内急剧恶化,心功能失代偿,表现为急性心力衰竭。其促发因素中较多见为患者药物治疗缺乏依从性、严重心肌缺血、重症感染、严重影响血流动力学的各种心律失常、肺栓塞以及肾损伤等。

三、诊断和评估

应根据患者基础心血管疾病、诱因、临床表现以及各种辅助检查等做出急性心力衰竭的诊断,并评估心力衰竭严重程度、分型及预后。

(一)临床表现

急性心力衰竭患者的临床表现是以肺循环和体循环淤血以及组织器官低灌注为特征的各种症状和体征。

1. **病史、症状和体征** 大多数患者既往有各种心脏病的病史,存在引起急性心力衰竭的各种病因。早期表现为原来心功能正常的患者出现原因不明的疲乏或运动耐力明显减低以及心率增加 15~20 次 /min,可能是左心功能降低的最早期征兆。继续发展的主要表现为呼吸困难,根据患者病情严重程度的不同表现为劳力性呼吸困难、夜间阵发性呼吸困难、端坐呼吸等。体格检查可发现左心室增大、闻及舒张早期或中期奔马律、肺动脉瓣第二音(P_2)亢进、双肺尤其肺底部干 / 湿啰音,以及颈静脉充盈、肝 - 颈静脉回流征阳性、下肢和骶部水肿、肝大、腹水等体循环淤血表现。

2. **急性肺水肿** 起病急骤,病情可迅速发展至危重状态。突发的严重呼吸困难、端坐呼吸、喘息不止、烦躁不安并有恐惧感,呼吸频率可达 30~50 次 /min;频繁咳嗽并咯出大量粉红色泡沫样痰;听诊心率增快,心尖部常可闻及奔马律;听诊双肺满布湿啰音和哮鸣音。

3. **心源性休克**

(1)持续低血压,收缩压 <90mmHg 超过 30min,或平均动脉压 <65mmHg 超过 30min。

(2)组织低灌注状态,可有:

1)皮肤湿冷、苍白和发绀,出现紫色条纹。

2)心动过速,心率 >110 次 /min。

3)尿量显著减少(尿量 <20ml/h),甚至无尿。

4)排除其他原因的精神状态改变,早期兴奋,晚期抑制、萎靡。

(3)血流动力学障碍:PCWP≥18mmHg,心脏指数≤2.2L/(min·m^2)。

（4）低氧血症和代谢性酸中毒。

（二）辅助检查

1. 心电图、胸部 X 线平片和实验室检查　对所有患者均应急查心电图、胸部 X 线平片、BNP 或氨基末端脑利尿钠肽前体（N-terminal pro-BNP，NT-proBNP）、肌钙蛋白（troponin，cTn）、尿素氮、肌酐、电解质、血糖、全血细胞计数、肝功能等。

2. 超声心动图和肺部超声　不同于生化标志物，心脏超声和肺部超声不仅能够评估心脏的输出量和循环淤血情况，还能够发现潜在的原因，有助于及时开展个体化的病因治疗。

3. 动脉血气分析　当患者既往有 COPD、伴有急性肺水肿时，须进行动脉血气分析检查了解酸碱状态和 $PaCO_2$。心源性休克患者应检测乳酸和 pH。

四、分型与分级

（一）临床分型的主要依据

1. 根据患者有无淤血表现，包括肺淤血、夜间阵发性呼吸困难或端坐呼吸、颈静脉充盈或怒张、是否存在肝-颈静脉回流征阳性、胃肠道淤血等，分为湿和干。

2. 根据患者外周组织灌注情况，包括四肢皮温下降、发凉感、头晕、意识淡漠或模糊、脉压变小、尿量减少等，分为冷、暖。

根据以上分类法，存在 4 种组合：干暖（代偿型）、湿暖（最常见）、干冷、湿冷。

（二）严重程度分级

目前，临床上主要有 Killip 分级、Forrester 分级和临床程度分级。Killip 分级主要用于急性心肌梗死患者，分级依据其临床表现和胸部 X 线平片结果。Forrester 分级依据患者临床表现及血流动力学指标，可用于急性心肌梗死后，最适用于首次发作的急性心力衰竭。临床程度分级适用于心肌病患者，主要依据其临床表现，最适用于急性失代偿性心力衰竭。

五、治疗

对疑诊急性左心衰竭的患者，应尽量缩短确立诊断及开始治疗的时间，尽早开始药物和非药物治疗。应迅速识别威胁生命的临床情况，包括急性冠脉综合征、高血压急症、心律失常、急性机械并发症、急性肺栓塞，并给予相应针对性治疗。急性左心衰竭的治疗目标：①纠正心力衰竭的病因和诱因；②缓解心力衰竭相关症状；③稳定血流动力学状态，纠正低氧血症，维护脏器灌注和功能；④避免急性心力衰竭复发；⑤改善生活质量，改善远期预后。

（一）一般处理

1. 体位　调整患者体位，静息时明显呼吸困难者应取半卧位或端坐位，双腿下垂以减少回心血量，降低心脏前负荷。

2. 吸氧　适用于低氧血症和呼吸困难者，尤其脉搏血氧饱和度（pulse oxygen saturation，SpO_2）<90% 的患者。必要时及早采用无创机械通气或气管插管呼吸机辅助通气治疗。具体见机械通气治疗部分。

3. 容量管理　对肺淤血、体循环淤血及水肿明显者应严格限制饮水量和静脉输液速度。无明显低血容量因素（大出血、严重脱水、大汗淋漓等）者，每日摄入液体量一般宜在 1 500ml 以内，不要超 2 000ml。保持每日出入量负平衡约 500ml，同时限制钠摄入，摄入量 <2g/d。

（二）主要药物治疗

1. 基础治疗

（1）阿片类药物：如吗啡，可减少急性肺水肿患者焦虑和呼吸困难。此类药物也被认为是血管扩张剂,可降低左心室前负荷,也可降低交感神经兴奋性。

（2）洋地黄类药物:能轻度增加心输出量,降低左心室充盈压和改善房颤伴快速心室率。房颤患者可应用毛花苷 C 0.2~0.4mg 缓慢静脉注射,2~4h 后可再用 0.2mg。

2. 利尿剂

（1）袢利尿剂:适用于急性心力衰竭伴肺循环和 / 或体循环明显淤血以及容量负荷过重的患者。应首选,及早应用。

（2）托伐普坦:推荐用于充血性心力衰竭、常规利尿剂治疗效果不佳、有低钠血症或有肾功能不全倾向的患者,可快速、有效降低体重指数,显著改善充血相关症状,且无明显短期和长期不良反应。建议初始剂量为 7.5~15.0mg/d,疗效欠佳者逐渐加量至 30mg/d。

3. 血管扩张剂

（1）应用指征:此类药可用于急性心力衰竭早期阶段。可降低左、右心室充盈压和全身血管阻力,减轻心脏负荷。患者收缩压水平是评估此类药是否适宜的重要指标,收缩压 >90mmHg 的患者可以使用,尤其适用于伴有高血压的急性心力衰竭患者。

（2）药物种类:硝酸酯类、硝普钠、乌拉地尔、重组人脑利尿钠肽等。

4. 正性肌力药物

（1）应用指征:适用于低心输出量综合征,短期静脉应用正性肌力药物可增加心输出量、升高血压、缓解组织低灌注,维持重要脏器的功能。

（2）药物种类:多巴胺、多巴酚丁胺、左西孟旦、米力农。

5. 血管收缩药

（1）应用指征:适用于应用正性肌力药物后仍出现心源性休克或合并明显低血压状态的患者,能升高血压,维持脏器灌注。

（2）药物种类:去甲肾上腺素、肾上腺素。

（三）非药物治疗手段

1. 主动脉内球囊反搏（intra-aortic balloon pump,IABP） 可有效改善心肌灌注,降低心肌耗氧量,增加心输出量。适应证:①急性心肌梗死或严重心肌缺血并发心源性休克,且不能由药物纠正;②伴血流动力学障碍的严重冠心病(如急性心肌梗死伴机械并发症);③心肌缺血或急性重症心肌炎伴顽固性肺水肿;④作为左心室辅助装置或心脏移植前的过渡治疗。

2. 肾脏替代治疗 对高容量负荷如肺水肿或严重外周水肿,且存在利尿剂抵抗的患者可考虑超滤治疗,难治性容量负荷过重合并以下情况时可考虑肾脏替代治疗:液体复苏后仍然少尿;血钾 >6.5mmol/L;pH<7.2;血尿素氮 >25mmol/L,血肌酐 >300μmol/L。肾脏替代治疗可能造成与体外循环相关的不良反应,如出血、血栓、感染、机械相关并发症等。应避免造成新的内环境紊乱。

3. 机械循环辅助装置的应用 对药物治疗无效的急性心力衰竭或心源性休克患者,可短期(数天至数周)应用机械循环辅助治疗,包括经皮心室辅助装置、体外生命支持(extra-corporeal life support,ECLS)和 ECMO。其中 ECLS 或 ECMO 可作为急重症心力衰竭或心源性休克的过渡治疗,以便进一步评估是否需要接受心脏移植或长期机械循环辅助治疗。

（四）心源性休克的监测与治疗

对心源性休克患者应迅速进行评估和治疗,治疗目标是增加心输出量和提升血压,改善重要脏器的灌注。对所有疑似心源性休克的患者应立即采取以下措施:①立即行心电图、超声心动图检查;②迅速将患者转移至有条件(有心脏监护病房 / 重症监护病房,可进行心导管治疗、机械循环辅助装置治疗)的医疗机构;③积极寻找病因;④给予持续的心电监测和血压监测,如有条件推荐进行动脉内血压监测。

治疗主要包括容量复苏与管理、正性肌力药物和血管收缩药的应用,应持续监测脏器灌注和血流动力学,及时调整治疗。补液时应严格掌握补液量及速度,在血流动力学监测指导下更佳。如果患者无明显容量负荷过重的表现,可先在15~30min内给予生理盐水或乳酸林格液200~250ml,观察病情变化。对难治性心源性休克患者,应根据其年龄、合并症及神经系统功能综合考虑是否进行短期机械循环辅助治疗。

六、急性心力衰竭的长期管理和预后

(一)长期管理

在急性心力衰竭患者病情稳定后仍需监测,定期评估心力衰竭相关症状、容量负荷、治疗的不良反应等,根据心力衰竭的病因、诱因、合并症及治疗效果,调整相应治疗方案。应注意避免再次诱发急性心力衰竭。对合并基础心脏疾病的急性心力衰竭患者,应针对原发疾病进行积极、有效的预防、治疗和康复。对慢性心力衰竭失代偿的患者,应恢复或启动慢性心力衰竭的治疗方案,评估有无器械治疗的适应证,制订随访计划。

(二)改善心力衰竭预后的药物

传统的改善心力衰竭预后的药物治疗是金三角模式,包括β受体阻断药、血管紧张素转化酶抑制药(ACEI)/血管紧张素受体阻断药(ARB)、醛固酮受体阻断药。近年来随着各项大型研究结果的公布,国内外指南对改善心力衰竭预后的药物治疗也有相应的更新进展:

1. 血管紧张素受体-脑啡肽酶抑制药(angiotensin receptor-neprilysin inhibitors,ARNI) 是一类作用于RAAS和脑啡肽酶的药物,具有血管紧张素Ⅱ1型受体(angiotension Ⅱ type-1 receptor,AT1)阻断和脑利尿钠肽系统激活的双重作用。脑利尿钠肽系统激活可以发挥排钠、利尿、减轻容量负荷和抗心肌纤维化的作用。与ACEI相比,ARNI可进一步降低急性心力衰竭稳定后患者氨基末端脑利尿钠肽前体的水平,并提高所有年龄患者(包括年龄≥75岁人群)的生存率。

ARNI在射血分数降低型心力衰竭(heart failure with reduced ejection fraction,HFrEF)患者中是一线首选,2021年2月美国食品药品监督管理局批准了ARNI在慢性心力衰竭的扩展适应证,使ARNI成为首个且唯一一个批准同时用于HFrEF和射血分数保留型心力衰竭(heart failure with preserved ejection fraction,HFpEF)的治疗药物。ARNI可降低心力衰竭患者住院风险及病死率,且必须在ACEI停用至少36h后才可使用ARNI。其代表药物为沙库巴曲缬沙坦,对高龄老年患者推荐起始剂量为25mg、2次/d,每2~4周倍增1次,目标剂量200mg、2次/d。

对血压偏低的老年患者应进一步减少起始剂量,根据其血压水平、患者耐受性进行个体化调整。老年患者应警惕出现症状性低血压、高钾血症、肾功能恶化、血管神经性水肿等不良反应。ACEI治疗期间血压太低的老年患者不宜使用ARNI。开始使用ARNI的1~2周内或剂量滴定时,应注意监测患者肾功能和血钾。另外,使用ARNI治疗可能会升高老年患者脑利尿钠肽水平,但不影响氨基末端脑利尿钠肽前体。

2. 钠-葡萄糖耦联转运体2抑制药(sodium-glucose cotransporter-2 inhibitors,SGLT-2i) 可增加肾小管中葡萄糖排泄,且具有利尿、降压作用,是治疗心力衰竭的新型药物。研究证实SGLT-2i能够改善HFrEF患者预后,有效降低心力衰竭患者死亡率,目前指南推荐适用于纽约心脏协会(NYHA)心功能Ⅱ~Ⅳ级的HFrEF患者,但SGLT-2i用于治疗心力衰竭的作用机制尚未完全阐明。

2021年8月,EMPEROR-Preserved Ⅲ期临床试验结果显示SGLT-2i恩格列净显著降低了患者心血管死亡或心力衰竭住院主要终点的风险(无论患者是否合并糖尿病),该研究是一个里程碑式的重大突破,恩格列净成为第一个对HFpEF患者有效的药物。DELIVER试验将进一步验证达格列净用于HFpEF患者的疗效。SGLT-2i使用过程中应监测患者血压、血糖及肾功能,避免出现低血压、糖尿病酮症酸中毒、肾损伤等不良反应。

3. 可溶性鸟苷酸环化酶（soluble guanylyl cyclase，sGC）激动剂　维立西呱是一种口服可溶性鸟苷酸环化酶促进剂，可改善心肌的舒张功能。对改善 HFrEF 患者心力衰竭住院和心血管死亡复合终点有作用，但对 HFpEF 患者能否改善预后仍在进一步研究中。

第二节　机械通气治疗

急性左心衰竭时，由于肺毛细血管静水压升高，肺间质和肺泡出现急性肺水肿。这种情况下，出现肺通气和换气功能障碍、呼吸肌做功增加及机体氧耗增加，进而迅速造成呼吸衰竭、严重低氧血症，如不及时处理可导致全身脏器不可逆的损害。在药物治疗的同时，合理使用呼吸支持手段，可及时纠正全身缺氧状态、改善血流动力学，对控制左心衰竭伴急性肺水肿所致呼吸衰竭和改善心功能具有重要作用。

一、急性左心衰竭时呼吸支持的作用

目前在急性左心衰竭时应用的呼吸支持手段主要包括常规氧疗（conventional oxygen therapy，COT）、经鼻高流量氧疗（high-flow nasal cannula oxygen therapy，HFNC）、无创正压通气和有创机械通气。这些呼吸支持手段应用于急性左心衰竭患者时有如下作用：

（一）纠正低氧血症、改善呼吸功能

不论是 COT、HFNC 还是机械通气，患者都能够通过吸入高浓度 O_2 来改善低氧血症。机械通气产生的正压能够增加功能残气量，使水肿的肺泡复张，改善通气 / 血流比值，改善肺顺应性。HFNC 随流量的上调，能使呼气末肺容量和跨肺压增加，同时能通过高流量气体持续冲刷鼻咽部解剖无效腔，减少呼出气体的重复吸入，从而增加有效肺泡通气量，改善呼吸效率。

（二）减少呼吸肌做功、降低机体氧耗

左心衰竭肺水肿时呼吸肌做功和机体耗氧量能增加 20 倍。机械通气时的正压支持能够减少呼吸肌做功，降低呼吸肌氧耗，改善重要器官和组织的供氧。HFNC 的高流量气体能产生低水平（3~4cmH_2O）的持续性气道正压，同时能降低心源性肺水肿患者的呼吸频率，亦有利于减少左心衰竭时的呼吸肌做功和机体耗氧量。

（三）减轻肺水肿

肺泡内正压有利于减少肺泡毛细血管内液体的漏出，促进肺间质水肿及肺泡内肺水的吸收，对减轻肺水肿有直接作用。

（四）改善急性左心衰竭患者的左心功能

对心功能正常者，正压通气会减少心输出量、降低血压。但对左心衰竭患者，正压通气不仅能够通过减少回心血量降低左心室前负荷，而且能够减少左心室的后负荷，从而改善心功能。

二、急性左心衰竭的呼吸支持

（一）HFNC

氧疗在急性左心衰竭患者的治疗中具有非常重要的作用。《中国心力衰竭诊断和治疗指南2024》指出，对存在低氧血症（SpO_2<90% 或 PaO_2<60mmHg）的心源性肺水肿患者应给予氧疗，使患者 SpO_2≥95%（伴 COPD 患者 SpO_2>90%）。

目前的氧疗方式不再局限于传统的鼻导管氧疗或者面罩氧疗。HFNC 是一种新的氧疗 - 呼吸支持方式，与 COT 相比，HFNC 能提供高流量、精确氧浓度及加温加湿的气体，舒适性和耐受性好。

同时,HFNC 有多种有益的生理学效应,包括产生较低水平的气道正压、减少解剖无效腔、增加呼气末肺容积等。近年来已被越来越广泛地应用于急性低氧血症型呼吸衰竭、机械通气拔管后、外科术后等。

近年来的研究表明,HFNC 能迅速改善急性左心衰竭患者的呼吸困难症状和气体交换,并能降低心脏负荷,疗效优于 COT。一项针对因急性左心衰竭前往急诊科就诊患者的 RCT 发现,HFNC 治疗 30min 和 60min 后,患者的多项参数包括呼吸频率、脉搏血氧饱和度、血乳酸水平及血气分析指标,都较 COT 组明显改善。应用 HFNC 治疗心力衰竭患者时,在超声心动图下监测发现,随着 HFNC 流量的升高,患者心脏的前负荷逐渐降低。还有研究发现,对无创机械通气后稳定期的心力衰竭患者使用 COT 无法满足需求,而使用 HFNC 后氧合明显改善、呼吸困难减轻。

对基础情况相对稳定的轻中度 I 型呼吸衰竭($PaO_2/FiO_2>150mmHg$)和轻度 II 型呼吸衰竭($7.30<pH<7.35$)的急性左心衰竭患者,HFNC 可以作为初始氧疗的首选。此外,对部分存在无创正压通气禁忌证如幽闭恐惧症或不能耐受无创正压通气的患者,HFNC 可以作为替代无创正压通气的治疗选择,并可用于有创机械通气撤机后的序贯治疗。

在 HFCN 的参数设置方面:①氧浓度,建议设置氧浓度为达到目标值的最低 FiO_2,即 I 型呼吸衰竭者维持 $SpO_2≥95\%$,II 型呼吸衰竭者维持 $SpO_2≥90\%$。②流量,为快速改善低氧血症,纠正 CO_2 潴留及改善血流动力学,建议在患者耐受的情况下应尽量设置较高的流量。初始可设置 30~40L/min,可逐渐调至 60~70L/min。③温度,HFNC 的温度可调范围是 31~37℃,可根据患者痰液的黏稠度和舒适度来选择。

在应用 HFNC 过程中,应根据患者的症状、体征及心电监护、血气分析结果来评估疗效。如在 HFNC 启动 1~2h,患者症状无改善甚至加重,应考虑及时升级呼吸支持方式。

(二)无创正压通气

无创正压通气自 20 世纪 90 年代被用于心源性肺水肿患者的治疗,其效果得到了诸多证据的支持。无创正压通气通过鼻罩、口鼻罩、全面罩等方式与患者连接进行正压通气,不需要侵入式气管插管操作,能降低心源性肺水肿患者病死率并避免气管插管,近年来,已成为对心源性肺水肿患者的呼吸支持技术中的一线治疗选择。

无创正压通气有 CPAP 和 BiPAP 两种方式。已有多项研究证实,无创正压通气对急性左心衰竭有多方面的治疗作用,不但能减轻肺水肿、改善呼吸功能,还能改善血流动力学、改善左心功能。在强心、利尿、扩血管等药物治疗的同时,早期应用无创正压通气,能迅速缓解心源性肺水肿患者的呼吸困难,逆转呼吸衰竭,而且能降低气管插管率及病死率,且不增加心肌梗死率及延长住院时间。目前国内外指南均肯定了无创正压通气在急性左心衰竭治疗中的一线地位。《中国心力衰竭诊断和治疗指南 2024》推荐:对有呼吸窘迫者(呼吸频率 >25 次 /min、$SpO_2<90\%$)应尽快给予无创机械通气。

CPAP 和 BiPAP 两种模式对急性左心衰竭患者孰优孰劣,这是临床需要考虑的问题。现有研究表明,二者应用于急性左心衰竭患者耐受性良好,且在气管插管率及病死率方面没有优劣之分。《无创正压通气急诊临床实践专家共识(2018)》推荐:在急性心源性肺水肿的治疗中,CPAP 和 BiPAP 都可作为首选的通气方式。对合并 II 型呼吸衰竭的患者,因 BiPAP 对 CO_2 潴留纠正更快,所以有一定优势。对已有呼吸性碱中毒的患者,可首选 CPAP。院前救治中,早期实施无创正压通气能改善急性左心衰竭患者的预后,因 CPAP 无须特殊培训和复杂设备,被推荐为院前无创正压通气的首选方式。

在应用 BiPAP 时多选择 ST 模式,建议初始 PEEP 可设置为 4~5cmH₂O,IPAP 可设置为 8~10cmH₂O,根据患者的适应性和治疗反应,逐步上调参数达到目标值。IPAP 的目标潮气量是 4~7ml/kg,EPAP 目标值是 SpO_2 维持在 90% 以上。一般情况下,IPAP 15~20cmH₂O/EPAP 4~7cmH₂O 可达到理想的通气效果。在使用 CPAP 时,建议 CPAP 从 5cmH₂O 开始,根据患者治疗反应可增加至

$10cmH_2O$，一般不超过 $12cmH_2O$。FiO_2 根据患者 SpO_2 进行调节，使 SpO_2 维持在 90% 以上。

为保证无创正压通气的成功实施，上机过程中需要实时监测患者情况，包括呼吸困难改善情况、氧合指数、意识变化及人机配合情况，在治疗 1~2h 应复查动脉血气以全面评估疗效。如出现以下情况：呼吸频率或呼吸困难无改善；气体交换无改善（$PaCO_2$ 无明显下降、pH 或氧合指数无改善）；出现呼吸肌疲劳；意识障碍无改善；出现低血压或严重心律失常等循环系统异常表现，则提示无创正压通气失败高风险，应及时转为有创机械通气。经无创正压通气治疗，如患者病情改善，可逐步降低通气支持实施撤机。如 BiPAP 模式下，IPAP 降至 $8cmH_2O$、EPAP 降至 $4cmH_2O$ 或 CPAP 降至 $4cmH_2O$，可考虑撤机。

（三）气管插管机械通气

气管插管机械通气通过人工气道将患者与呼吸机连接，能够确保稳定的气道，保证充分的气体交换，是救治严重心力衰竭合并呼吸衰竭患者的重要手段。在急性左心衰竭治疗中，何时启动有创机械通气需要考虑多方面因素，包括患者呼吸衰竭的严重程度、神经系统状态、血流动力学状态、气道保护能力、心功能不全的程度等。当患者病情危重，出现重度呼吸衰竭（$PaO_2/FiO_2<100mmHg$）、严重呼吸窘迫（呼吸频率 >30 次 /min）、严重酸中毒（pH<7.20）、意识障碍、自主呼吸微弱及心律失常电风暴时，必须及时气管插管行机械通气，以免延误治疗时机。此外，对急性左心衰竭经无创正压通气等积极治疗 1~2h 后病情仍持续恶化者，呼吸困难、血气指标无改善，或者不耐受无创正压通气、血流动力学不稳定、意识状态恶化等情况时，也应考虑终止无创正压通气，改为气管插管机械通气。

在机械通气的初始阶段，可选择辅助 / 控制（A/C）模式，并根据低氧血症 / 高碳酸血症水平、前负荷状态、肺淤血、心功能等情况来设置呼吸机参数。参数设置：①潮气量，6~8ml/kg，保证平台压低于 $30cmH_2O$。② PEEP 水平，急性左心衰竭属于后负荷依赖，适当提高 PEEP 可减少回心血量，降低左心室跨壁压力，降低心脏后负荷，从而直接改善心功能，减少肺水肿的产生。PEEP 值可从 $5cmH_2O$ 开始，根据患者氧合情况、血流动力学监测结果、肺顺应性（P-V 曲线）综合考虑调整 PEEP 水平，一般 5~10cmH_2O。③呼吸频率，16~20 次 /min。④氧浓度，根据患者血氧饱和度调节，维持 SpO_2 在 94%~98%。在病情稳定后，可改为压力支持模式。

在患者心血管病情稳定、呼吸功能改善后，可逐渐降低通气支持，进入撤机阶段。具体可按照指南推荐来进行 SBT，最终撤机拔管。值得关注的是，撤机过程中胸腔压力由正压变成负压、心脏负荷增加、左心室充盈压增加，可能导致肺水肿，即脱机诱导的肺水肿（weaning induced pulmonary edema，WIPO），是撤机失败的重要原因。新近研究表明，既往有 COPD、结构性心脏病及肥胖是发生 WIPO 的独立危险因素。这类患者在存在过量液体正平衡时更易发生 WIPO，导致机械通气时间延长、拔管后再插管风险增高及死亡率增加。

因此，对急性左心衰竭患者在撤机阶段应重视容量管控，并可通过脑利尿钠肽测定、超声心动图等手段来动态评估容量负荷和心功能，预测撤机成功率。此外，对机械通气拔管后呼吸衰竭高危患者，已有充分的证据支持应用无创正压通气、HFNC 能够辅助早期撤机拔管，防止拔管后呼吸衰竭及再插管。目前尚缺乏无创正压通气、HFNC 在预防 WIPO 的研究，建议在急性左心衰竭患者的撤机阶段，如存在 WIPO 的高危因素，可积极尝试使用无创正压通气、HFNC 来稳定呼吸和心脏功能，防止发生 WIPO，促进撤机拔管。

（张智健　安　莉）

第二十四章　神经肌肉疾病

第一节　概　述

呼吸肌无力所致呼吸衰竭在神经肌肉疾病患者中较常见。某些神经肌肉疾病对特定的呼吸治疗有反应(如吉兰 - 巴雷综合征、重症肌无力或多发性肌炎),而另一些尚不能完全被治疗[如肌萎缩侧索硬化(amyotrophic lateral sclerosis,ALS)]。神经肌肉疾病所致呼吸肌(包括吸气肌、呼气肌以及上气道肌肉)无力能够引起通气不足、夜间低通气或无效咳嗽,其中还可能伴有延髓功能障碍。

（一）主要临床表现

1. 通气不足　可能导致患者出现呼吸困难、端坐呼吸、浅快呼吸(呼吸过速加潮气量降低)、使用辅助呼吸肌、胸腹矛盾运动(吸气相腹部凹陷)、高碳酸血症或低氧血症。

2. 夜间低通气　可能引起患者窒息、失眠、白天过度嗜睡、晨起头痛、疲乏或认知功能受损。

3. 延髓功能障碍　可能导致患者出现吞咽困难、构音障碍、咀嚼无力、面部肌肉无力、鼻音或吐舌。

4. 无效咳嗽　可诱发误吸、分泌物滞留或肺炎。

神经肌肉疾病的常见症状和体征见表 24-1-1。

表 24-1-1　神经肌肉疾病的常见症状和体征

症状	体征
呼吸困难	呼吸急促
噩梦	夜间低氧血症
晨起头痛	夜间低通气
语言障碍	嗅觉减退
幻觉	咳嗽无力
复发性肺炎	胸腹矛盾呼吸
进食过早饱腹感	
白天嗜睡	
混沌 / 白天注意力不集中	
睡眠障碍	
疲倦	
注意缺陷多动障碍和学习困难(儿童)	

（二）评估

对疑似有呼吸肌无力的所有神经肌肉疾病患者,都应进行客观的生理检查,以确认呼吸肌无力,并识别无效咳嗽患者以及需要通气支持的患者。

在神经肌肉疾病患者中,呼吸肌无力的程度不能通过外周肌肉无力的程度来准确预测。轻度(或无)外周肌肉无力患者可以存在严重的呼吸肌功能障碍。因此,检测呼吸肌功能对识别存在呼吸衰竭风险的患者至关重要。

通过肺功能测定可以证实呼吸肌无力。没有哪种异常对呼吸肌无力具有诊断意义,因此,诊断依赖于一系列异常。与呼吸肌无力相符的异常表现:受限模式、肺活量下降、最大通气量(maximal voluntary ventilation,MVV)下降、低最大吸气压,或者低最大呼气压。

无效咳嗽使患者易发生误吸、分泌物滞留、肺炎以及呼吸衰竭。提示无效咳嗽的异常表现包括低咳嗽峰流量、最大呼气压(maximal expiratory pressure,MEP)降低或呼气咳嗽流量曲线上无咳嗽峰。

如果神经肌肉疾病患者表现为心搏骤停、呼吸停止、呼吸窘迫、血气显著异常、严重延髓功能障碍合并误吸或者意识障碍,则应立即给予机械通气。

对所有其他患者,应根据肺功能连续测定来监测机械通气的必要性。对大多数肺活量小于20ml/kg、最大吸气压(MIP)绝对值小于30cmH$_2$O(如-20cmH$_2$O)或MEP小于40cmH$_2$O的患者,建议启动机械通气。

总之,不管基础疾病是否可逆,早期识别呼吸肌无力都至关重要,因为呼吸支持治疗可以缓解症状、提高生存质量并延长寿命。本文将总结神经肌肉疾病所致呼吸肌无力的机械通气支持以及其他呼吸治疗。

(三)机械通气

应将患者主观的临床表现与客观生理学检查结合考虑,评估通气支持的必要性,以确定进行机械通气的恰当时机,如图24-1-1所示。

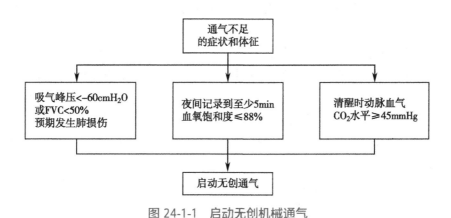

图 24-1-1　启动无创机械通气

第二节　机械通气治疗

1. 无创机械通气

(1)一旦确定患者需要机械通气,则可选择无创机械通气,其可能使以下患者受益:

1)需要短时间(即数日)的连续机械通气的患者,如急性神经肌肉疾病(如吉兰-巴雷综合征)患者。

2)需要长时间(即数年)间歇性机械通气的患者,如夜间通气不足或早期慢性呼吸衰竭的患者。

无创机械通气不能用于长期连续机械通气,因为可能导致面罩接触部位的局部皮肤破损。当以下任何情况存在时,无创机械通气失败或导致并发症的可能性增加:重度延髓功能障碍、上气道阻塞、呼吸道分泌物潴留、面罩与面部贴合不佳、患者配合不佳或者咳嗽力量不足。医生始终都应在开始无创机械通气前权衡潜在利弊。

（2）急性呼吸衰竭（短期应用）：在因急性呼吸衰竭而接受短期连续机械通气的神经肌肉疾病患者中，一些小样本的观察性研究显示，无创机械通气可减少有创机械通气需求、缩短 ICU 入住时间并降低死亡率。一项研究纳入了 32 例急性呼吸道感染的 ALS 患者，须行无创机械通气的预测因素包括用力肺活量（forced vital capacity，FVC）降低（表示为占预测值的百分比），以及咳嗽峰流量降低。无论急性呼吸衰竭患者有无神经肌肉疾病，开始实施无创机械通气的技术都相同。

（3）早期慢性呼吸衰竭（长期间歇性应用）：在因早期慢性呼吸衰竭或夜间通气不足而接受长期间歇性机械通气的神经肌肉疾病患者中，无创机械通气可阻止或延缓慢性呼吸衰竭进展。至少在 ALS 患者中，其还可能延长患者生存期。有研究表明，延髓功能正常的无创机械通气组患者中位生存期获益日数为 205d，并且在大部分生存期内生活质量维持稳定。一项纳入 194 例 ALS 患者的回顾性研究证实，极早期（用力肺活量 >80% 预计值）启用无创机械通气相比晚期（用力肺活量 <80% 预计值）启用无创机械通气，患者生存率有所提高。然而，有研究得出无创机械通气加起搏组患者的生存期显著缩短的结论，故使用该技术需要谨慎。

2. 气管切开 / 气管造口术

（1）对以下几种类型的神经肌肉疾病患者，应考虑进行气管造口术：

1）存在分泌物清除困难的患者。

2）需要长期间歇性机械通气但有无创机械通气禁忌证（如重度延髓功能障碍）的患者。

3）慢性呼吸衰竭已恶化且长期间歇性无创机械通气不再能满足需要的患者。

4）有创机械通气撤机失败的患者。有创机械通气时实施气管造口术的时机还有争议，但若患者预期需要长期机械通气，则可早期实施气管造口术。

在神经肌肉疾病患者中，已经识别出须进行长期机械通气的几个预测因素。一项关于 53 例因 73 次肌无力危象发作而住院的患者的病例对照研究显示，与长期机械通气相关的因素包括年龄大于 50 岁，气管插管前血清碳酸氢根水平大于 27mmol/L，以及气管插管后 1~6d 肺活量峰值小于 25ml/kg。如果这 3 个因素均存在，则需要气管插管 2 周以上的可能性是 88%。在一项关于 37 例吉兰 - 巴雷综合征患者的研究中，分别于气管插管前即刻及机械通气后第 12 日计算患者的肺功能评分（pulmonary function score，PFS）：

$$PFS=VC(ml/kg)+MIP(cmH_2O)+MEP(cmH_2O)$$

式中，VC 是肺活量，MIP 是最大吸气压，MEP 是最大呼气压。

将气管插管前即刻的 PFS 除以机械通气后第 12 日的 PFS 所得数值定义为 PFS 比值。PFS 比值小于 1，与 3 周以上的机械通气相关。其敏感性为 70%，特异度为 100%。

（2）监测：监测神经肌肉疾病伴呼吸肌无力患者的气体交换情况很重要，这不仅可检出夜间通气不足的发作，还可提示是否需要夜间机械通气。如有研究发现，对白天血液碳酸氢根含量正常的神经肌肉疾病患者，在家中且无监督情况下给予夜间 $PtcCO_2$ 监测可以发现夜间通气不足。

接受无创机械通气的患者也需要监测，以便确定避免高碳酸血症的呼吸机设置。对接受长期无创机械通气的慢性呼吸衰竭患者，无创监测 $PtcCO_2$ 可以准确反映 $PaCO_2$。慢性神经肌肉疾病呼吸衰竭患者通过 $PtcCO_2$ 可以测出肺泡通气量，而单凭 SpO_2 并不可靠。

3. 有创机械通气

（1）有创机械通气适用于需要连续机械通气超过数日的患者或有无创机械通气禁忌证的患者。常见通气模式见表 24-2-1。

表 24-2-1　常见通气模式

常见通气模式	解读
自主呼吸模式	1. 呼吸是由患者触发的,压力受限,流量循环
	2. 呼吸由患者努力所触发。呼吸频率由患者决定,开始呼吸所需的努力要么由软件设定,要么由临床医生设定。不同制造商的设备触发不同
	3. 呼吸过程是从吸入到呼气的循环流。这可以由软件或临床医生来设定,不同制造商的设备周期不同
压力控制模式	1. 呼吸是由患者或特定时间触发,压力有限,时间循环
	2. 患者可触发呼吸;如果患者呼吸暂停,由呼吸机触发呼吸
	3. 呼吸按设定的吸气时间进行循环
自主/时间控制组合模式	上述模式的组合
	1. 当患者的呼吸频率低于备用频率时触发呼吸机送气
	2. 呼吸由患者触发时行压力支持,由呼吸机触发时行压力控制

对因下列原因出现神经肌肉无力加重的患者,应在早期(即在紧急需要之前)启动有创机械通气:

1)气管插管本身具有风险,这些风险在受控制的情况下方可得到最佳的处理。具体情况包括,自主神经功能障碍可使气管插管期间及插管后严重低血压和心动过缓的风险增加,而失神经支配的肌肉增加了发生琥珀胆碱诱发的危及生命的高钾血症的可能性。降低风险的方法:避免使用去极化神经肌肉阻滞剂,尽量换为表面麻醉,以及尽量减少使用影响血压的镇静剂。

2)早期气管插管可能降低发生早发性肺炎(在气管插管后 5d 内出现的肺炎)的风险。即使及时气管插管,神经肌肉疾病患者的转归也往往较差。一些小型观察性研究的数据说明了这一点:在接受气管插管的吉兰 - 巴雷综合征患者中,死亡率为 12%~20%,机械通气的中位数时间为 18~29d。在接受气管插管的重症肌无力患者中,死亡率为 4%~8%,机械通气的中位数时间为 14d(比无神经肌肉疾病的患者长 1 周)。在入住 ICU 的气管插管患者中,64% 存在膈肌功能障碍。与膈肌功能正常的患者相比,膈肌功能障碍患者的死亡率较高。

(2)积极清除分泌物可能降低机械通气时间:在一项回顾性队列研究中,纳入了由重症肌无力导致 24 次急性呼吸衰竭发作的 18 例患者,与历史对照者相比,积极的气道治疗[联合应用间歇正压通气(intermittent positive pressure ventilation,IPPV)、支气管扩张剂、吸痰、叹气样通气和胸部物理治疗]可降低肺不张和肺炎发病率,并缩短机械通气时间。

4. 停用机械通气支持

(1)机械通气可引起多种并发症,故应尽早停用。一般情况下,停用机械通气遵循如下两个步骤:

1)使用客观的临床标准来识别适合撤除机械通气的患者,如根据血流动力学稳定性、氧合充分性,引起呼吸衰竭的病变是否改善以及患者启动吸气的能力。

2)随后降低患者的机械通气支持力度,评估患者的临床反应,如果患者能自主呼吸或辅以无创机械通气能维持呼吸,则可停止机械通气。

(2)然而,判断神经肌肉疾病患者是否可以停用有创机械通气必须格外谨慎,因为停用失败是常见的:一项回顾性研究纳入 44 例吉兰 - 巴雷综合征患者,其中 24 例被拔管,20 例在没有尝试拔管的情况下接受气管造口术。结果发现,24 例拔管患者中有 10 例失败(42%)。拔管成功的预测因素包括:MIP 低于 $-50cmH_2O$(如 $-60cmH_2O$),以及从气管插管前至拔管前肺活量改善不低于 4ml/kg。

拔管失败的预测因素包括自主神经功能障碍和肺部共存疾病。在关于肌无力危象患者的一项类似研究中,26例拔管患者中有7例(27%)失败。高龄和肺部并发症(肺炎和肺不张)均与拔管失败有关。

5. 辅助咳嗽　在神经肌肉疾病导致呼吸肌无力的患者中,常见无效咳嗽,这容易引起误吸、肺炎和呼吸衰竭。可能有助于改善咳嗽和分泌物清除的干预措施:使用机械性吸-呼气(mechanical insufflation-exsufflation,MIE)、手动辅助咳嗽、过度充气动作以及分泌物移动技术。MIE通常是首选的干预措施,但尚未将其与其他干预措施直接进行比较。

6. 机械性吸-呼气　通过使用机械设备,可以对自主呼吸或机械通气的患者进行吸-呼气。吸气时,施加正压(通常+40cmH$_2$O),即可产生吸气的潮气量。紧接着进行呼气,压力变为负值(通常−40cmH$_2$O)。该设备患者一般耐受良好,并发症很少。

虽然目前的证据还不足以支持常规应用,但根据下列研究结果,应用MIE可能是获益的:

(1)相比于单独使用胸部物理治疗的历史对照组,MIE加胸部物理治疗可降低神经肌肉疾病伴呼吸道感染患者的治疗失败率。

(2)在ALS患者中,与经气管吸痰相比,经气管造口导管行MIE能更有效地清除呼吸道分泌物。

(3)但ALS患者病情进展和/或出现延髓功能障碍时,采用更高充气压行MIE可导致喉功能障碍,该风险值得警惕。

(4)某些研究显示,相比手动辅助咳嗽,MIE可更大程度增加咳嗽峰流量。但对存在呼气气流受限(如COPD)的患者,MIE可能不太有效,因为其可引起患者呼气时气道塌陷加重。在这些患者中开展的一些研究表明,咳嗽的流量峰值既没有增加也没有减少。

7. 手动辅助咳嗽　又称辅助咳嗽,指当患者自发咳嗽用力时,照料者在同一时间提供腹部快速推力。虽然仅在脊髓损伤者治疗中被证实有效,但其对所有存在呼气肌无力的患者都可能有效。对吸气肌无力的患者,仅手动辅助咳嗽是不够的,应将其与过度充气动作联合使用。

8. 过度充气动作　可增加吸气潮气量。在咳嗽时,能使更多气体被压出,从而提高了咳嗽有效性。这些动作要求患者有完整的延髓功能,以使输送的潮气量得以保留。过度充气动作的方法包括:

(1)舌咽呼吸(即重复大口吸气)。

(2)使用具有单向阀和吹口的复苏气囊进行叠式呼吸(即在呼气完成前启动吸气)。

(3)使用机械吹入器或定容呼吸机进行机械吸气。

有一项纳入少量ALS患者的小型随机对照试验发现,采用复苏气囊进行叠式呼吸与MIE相比,患者的肺部感染发作次数、每次发作的症状持续时间、住院需求、生活质量和中位生存期均无差异。在52例接受无创机械通气的假肥大型肌营养不良成年患者中,通过家庭呼吸机或复苏气囊进行叠式呼吸的两种方法咳嗽效果无差异。在18例有重度呼吸肌功能障碍的神经肌肉疾病患者中,相比MIE或MIE联合手动辅助咳嗽,手动辅助咳嗽联合IPPV产生的咳嗽峰流量最高。

9. 分泌物移动技术　包括高频胸壁振荡和肺内冲击通气,是可以促使分泌物从气道松动的两种技术,可应用于神经肌肉疾病患者。

10. 减少口腔分泌物　处理分泌物的另一策略是减少口腔分泌物,方法:使用抗胆碱药,如经皮给予东莨菪碱、雾化吸入或皮下注射给予格隆溴铵、局部用阿托品、口服阿米替林、口服硫酸莨菪碱等;下颌下腺或腮腺内注射肉毒毒素;或者唾液腺外照射。约2/3的患者对上述措施有反应,但治疗时需谨慎。抗胆碱药会引起副作用,因此需要小心使用。注射肉毒毒素的疗效可持续3~4个月,但患者可出现进一步喉功能障碍。

11. 一般治疗

(1)液体和电解质:当对因神经肌肉疾病导致呼吸肌无力的患者进行处理时,应尤其注意纠正电解质紊乱(如低磷血症或低钾血症),并避免可能进一步损害呼吸肌功能的因素,这些因素包括应用神经肌肉阻滞剂、氨基糖苷类药物和糖皮质激素。

(2)营养:应保持良好的营养状态,但切勿过度喂养,因为增加营养所致代谢相关的 CO_2 产生增加可加重高碳酸血症。

(3)其他:包括预防静脉血栓栓塞,预防应激性溃疡,预防呼吸机相关性肺炎(将床头抬高 45°来降低呼吸机相关性肺炎的风险),物理康复治疗等。另外,对神经肌肉疾病导致呼吸衰竭的患者,医生尤其应了解患者的价值观和就医目标,如恢复健康、延长寿命或者减轻痛苦。了解患者对长期治疗决策的想法是治疗中不可或缺的部分。舒缓治疗团队有助于促进关于患者目标和意愿的探讨,并且如果目标以缓解为主时,还能提供持续治疗。

(董　薇)

第一节　概　　述

一、呼吸运动的中枢调控机制

呼吸肌是典型的骨骼肌,有中枢神经系统支配的电刺激,才可产生呼吸节律。电刺激是经由躯体神经传递到呼吸肌,启动呼吸肌的收缩。如最主要的吸气肌——膈肌,由来自颈部的脊髓膈神经的运动纤维支配。而到达膈神经的冲动是来自中枢神经系统(central nervous system,CNS)的两条通路支配的,包括随意的通路(如皮质脊髓束)和非自主的通路。这种双通路允许说话、歌唱、游泳时对呼吸的随意控制,同时也允许人们对没有意识的自主呼吸产生非随意控制。

呼吸的自主无意识的基本节律来自延髓。只要延髓和脊索完好无损,则呼吸活动就可以继续。延髓有两组呼吸神经元作为基本节律的起源。这两组细胞被称为背侧呼吸组和腹侧呼吸组,分别在吸气和呼气时起节律性作用。脑的其他区域,如脑桥、视神经、网状激活系统(reticular activating system,RAS)和大脑皮质的神经活动,以及迷走神经、舌咽神经、躯体神经的传入活动也将影响到VRG 和 DRG。

1. **背侧呼吸组(dorsal respiratory group,DRG)**　是位于孤束核内的双侧细胞团。DRG 细胞是最初的吸气细胞。DRG 可能为呼吸的最初节律起源,因为这些细胞的活动在吸气过程中是逐渐增加的。这一中枢的电活动就好比一个坡度,因为在吸气过程中电活动是逐渐增强然后又渐渐消失的。

位于肺内的化学感受器、机械感受器将信息传入迷走神经和舌咽神经,迷走神经和舌咽神经将信息上传给 DRG。DRG 的传出冲动可以抵达对侧的膈神经和肋间运动神经元,引起膈肌收缩而吸气。

2. **腹侧呼吸组(ventral respiratory group,VRG)**　延髓腹外侧的 VRG 构成了迷走神经及支配附属呼吸肌的神经的上位运动神经元,在吸气和呼气的过程中,VRG 的神经元都是活动的;但是呼气活动在正常呼吸中是不激活呼吸肌的,因为呼气通常是被动的。

3. **脑桥中枢**　是脑干内修饰延髓活动的呼吸中枢。

(1)长吸中枢位于脑桥的尾部,但它还没有被确认为一组特殊的细胞。①长吸中枢的传出冲动可以增加吸气时间、降低呼吸频率,从而产生更深的、时间更长的吸气。②抑制作用:长吸中枢可以被来自迷走神经的冲动及呼吸调整中枢的活动所抑制。双侧迷走神经切断术及呼吸调整中枢的损坏都可以引起吸气的延时(即长吸)。

(2)呼吸调整中枢位于脑桥的上部,其功能为抑制长吸中枢。呼吸调整中枢的刺激可减少吸气时间,从而产生浅的、快速的呼吸模式。

4. **中枢化学感受器**　是刚好位于延髓腹侧表面下的一群细胞,对脑脊液及组织间液中[H^+]产生应答。在血 - 脑屏障(即脑血管的内皮细胞层)两侧,主要离子分布是不均匀的,位于脉络膜及软脑膜的离子泵调节脑脊液中离子的分布。由于 CO_2 是可溶性的非主要小分子,可均匀分布在血 - 脑屏障两侧。CO_2 水合以及后来的解离为 H^+ 及 HCO_3^- 改变了脑脊液的 $[H^+]$。因此,脑脊液中 PCO_2（即 H^+）的增加会使中枢化学感受器刺激呼吸,脑脊液中 PCO_2（即 H^+）的减少会使中枢化学感受器抑制呼吸。

二、PO_2 与 PCO_2 水平对急性脑损伤患者的影响

急性脑损伤（acute brain injury,ABI）后线粒体功能受损和代谢率降低与脑氧合下降有关,并可能发生继发性脑损伤,维持一个较高的氧合对 ABI 患者可以产生有益影响,特别是 PO_2 在 100mmHg 以上,当 PO_2 低于 80mmHg 会明显影响 ABI 患者颅脑功能的预后。

Elisa 等人认为由于 PO_2 过高导致的氧化应激反应,会对肺部和全身产生有害影响,特别是 PO_2 大于 250mmHg 时。有条件的情况下,可常规监测脑氧饱和度来更精准地反映脑血流及脑供氧情况。

大量研究表明,脑氧饱和度的降低可导致患者临床不良预后。Trofimov 等人将脑损伤患者脑氧饱和度与脑灌注计算机断层扫描进行比较,发现脑氧饱和度与局部脑血容量（regional cerebral blood volume,rCBV）有相关性。应该维持 PO_2 在 80~120mmHg,最低不低于 80mmHg。

有研究证实 CO_2 对脑血流的影响很大,$PaCO_2$ 过度升高,会使脑血管扩张,从而增加颅内压（intracranial pressure,ICP）;$PaCO_2$ 过度降低会使脑血管过度收缩,导致脑缺血,降低颅内压。低碳酸血症（$PaCO_2$ 过低）对 ABI 患者产生的害处大于益处,并且过度换气会显著降低脑血流量,降低颈静脉血氧饱和度和脑氧饱和度。

Dumont 等人研究发现,严重颅脑外伤患者维持正常的 $PaCO_2$（35~40mmHg）时,住院死亡率较低。鉴于 $PaCO_2$ 水平异常与不良的临床结局有关,Roberts 等人推荐把正常 $PaCO_2$ 范围（30~40mmHg）作为目标,并且发现 $PaCO_2$ 在 30~35mmHg 与 $PaCO_2$ 在 35~40mmHg 时死亡率无明显差异。

临床上常用 $PetCO_2$ 来反映 $PaCO_2$ 的变化趋势,通过对 $PetCO_2$ 的严密监测使得通气和 $PaCO_2$ 水平得到更严格的调节,可以减少或消除临床上大部分的 ICP 波动的发生。因此,对 ABI 机械通气患者在有条件的情况下,应常规监测 $PetCO_2$。

常规动态监测 ABI 患者 PaO_2 及 $PaCO_2$,维持 PaO_2 在 80~120mmHg;维持 $PaCO_2$ 在 35~45mmHg,尽量维持稳定。如果有条件,可常规监测脑氧饱和度和 $PetCO_2$。

第二节　机械通气治疗

一、ABI 患者的脑保护通气策略

ABI 患者往往需要机械通气或其他形式的呼吸支持。这些患者可能由于呼吸道保护性反射的丧失或呼吸驱动力的减少而经历呼吸衰竭,并有发生肺炎和 ARDS 等肺部并发症的风险。机械通气需要具备肺组织和脑组织双重保护特性,行机械通气的同时需要减少对 ICP、脑灌注压（cerebral perfusion pressure,CPP）以及脑组织氧代谢的不利影响,避免继发性脑损伤,实现脑保护性通气。

针对 ABI 患者通气情况,应常规监测 PaO_2 及 $PaCO_2$。PaO_2 水平的调控应该基于患者脑灌注压,在此基础上,脑灌注压较好的患者和较差的患者,PaO_2 的目标应该有所不同。在 PaO_2 维持在 80~120mmHg 的原则下,为了维持同样的脑供氧,脑灌注较好的患者,需要的 PaO_2 较脑灌注较差的患者低。PaO_2 应该个体化滴定,而监测脑灌注、脑血流、脑供氧和脑氧耗等手段对个体化滴定 PaO_2 都有帮助,在没有或缺乏上述监测手段的情况下,尽量维持 PaO_2 在 80~120mmHg。

$PaCO_2$ 对脑血管的影响较大;过度升高会使脑血管扩张,每增加 1mmHg,脑血流量增加约 6%,从而增加颅内压;过度降低会使脑血管过度收缩,每下降 1mmHg,脑血流量减少约 3%,导致脑缺血,

降低颅内压。通过经颅多普勒超声（transcranial doppler，TCD）、脑灌注成像等手段发现，$PaCO_2$ 水平在 35~45mmHg 时，脑灌注较好，因此须维持 $PaCO_2$ 在 35~45mmHg。

由于正压通气会增加胸膜腔内压，胸膜腔内压增加导致颈静脉回流受阻，从而增加颅内压。应该合理调节呼吸机参数，尽量减少机械通气对 ICP 的影响。在 ICP 过高（ICP>22mmHg 或影像学显示患者存在颅内压增高）时，更应该注意对呼吸机参数的设置。

1. ABI 患者初始模式和参数选择

（1）呼吸机模式：原则上容积控制通气（VCV）和压力控制通气（PCV）在此没有实质性差别，只要调整得当，同样能达到很好的通气支持效果。但是 PCV 模式下潮气量是变动的，通气效果会根据患者气道压力的改变而改变，可能造成潮气量不稳定。而 VCV 模式下潮气量稳定输出，对控制 $PaCO_2$ 更有利，故推荐首选 VCV 模式。

（2）呼吸频率：成人以正常呼吸频率为标准，设置为 12~20 次 /min。儿童根据不同年龄段设定，年龄 <4 周，35 次 /min；4 周 ~1 岁，30 次 /min；1~3 岁，25 次 /min；3~12 岁，20 次 /min；>12 岁，与成人设置一样。

（3）潮气量设置：以标准体重为标准，而不是以实际体重为标准，设置为 6~10ml/kg。计算标准体重：男性标准体重（kg）=50+2.3×（身高 12.54−60），女性标准体重（kg）=45.5+2.3×（身高 12.54−60）。

（4）吸气流量设置：为了维持较好的气体分布及 CO_2 排出，应用递减波时，成人吸气流量设置为 40~100L/min，平均 60L/min；应用方波时，流量设置为 40~60L/min。儿童吸气流量设置为 4~10L/min，同时监测吸呼气时间比，使吸呼气时间比维持在 1：（2~3）。

（5）触发方式：流量触发相对于压力触发有敏感度高、患者做功较少的优点，因此推荐触发方式选择流量触发，成人设置范围为 2~3L/min，儿童设置为 1L/min。

（6）FiO_2 设置：大部分 ABI 患者无基础肺部疾病，肺部感染大多数由于意识障碍分泌物阻塞或长期卧床坠积性肺炎导致，对 FiO_2 需求较低。初始 FiO_2 可设置为 40%，对机械通气前氧合较差的患者可适当提高初始 FiO_2 设置。

（7）PEEP 设置：PEEP 一般从低水平开始，初始 PEEP 可设置为 5cmH$_2$O，对气管插管前氧合很差、胸部影像学提示肺部感染严重的患者，可适当提高初始 PEEP 的设置。

（8）呼吸机报警设置：①高压报警设置，通常较实际峰压高 10cmH$_2$O，上限一般不超过 40cmH$_2$O；②呼吸频率报警设置，成人设置为 35 次 /min，儿童设置为比预设呼吸频率高 20%~30%；③潮气量报警设置，上限为 12ml/kg 或高于目标潮气量 20%~30%，下限设置为 4ml/kg 或低于目标潮气量 20%~30%；④每分通气量报警设置，上、下界限一般分别设置在预设每分通气量的上下 20%~30%。

2. $PaCO_2$ 异常的原因分析和处理

（1）$PaCO_2$ 异常的危害：$PaCO_2$ 升高可以扩张脑血管，增加脑血流量和脑容积，从而增加颅内压；而 $PaCO_2$ 降低则收缩脑血管，降低颅内压。曾经认为可以通过过度通气降低 $PaCO_2$，降低颅内压，达到缓解患者病情的目的。然而现在越来越认识到，这样的做法是以牺牲脑血流量、脑灌注为代价的。长时间的低 $PaCO_2$ 引起的血管收缩会带来脑缺血、缺氧。

$PaCO_2$ 与脑血流之间呈近似线性关系，所以随着认识的改变，患者 $PaCO_2$ 的控制范围在不断变化，由最初的 25~30mmHg，到 30~35mmHg，到现在的 35~45mmHg。在处理 $PaCO_2$ 异常时，可以利用血气分析、$PetCO_2$ 和脑血流量监测等手段帮助滴定 $PaCO_2$ 水平。

（2）高碳酸血症的原因：在 ABI 患者中，由于颅内压增高引起的自身代偿，$PaCO_2$ 升高较少见。$PaCO_2$ 升高的原因为肺泡通气量不足导致，常见原因：①气道梗阻；②气道阻塞，痰液或异物阻塞，气道水肿，气道痉挛等导致通气不畅；③为控制颅内压或降低脑代谢而过度镇痛、镇静；④中枢性驱动降低或神经肌肉疾病引起呼吸抑制；⑤呼吸肌肌力下降导致肺泡通气量不足，如营养、睡眠、药物、心理、疾病等因素；⑥肺过度充气：COPD、过高的 PEEPe 或 PEEPi；⑦代谢性碱中毒；⑧CO_2 产量增加；⑨震颤、寒战、癫痫、恶性高热、高代谢状态、碳水化合物摄入增加等；⑩严重通气／血流比值失调，早期主要表现为低氧血症，晚期可出现严重 CO_2 潴留；⑪呼吸机参数设置不当。

（3）高碳酸血症的处理：需要明确的是，调节呼吸机参数虽然能够降低 $PaCO_2$，但是基于静息每分钟通气量＝呼吸频率×潮气量，故需要通过增加潮气量和／或呼吸频率来改变静息每分钟通气量，从而降低 $PaCO_2$。在导致 $PaCO_2$ 升高的原因未得到有效解除时，盲目增加潮气量和／或呼吸频率，会增加发生呼吸机相关性肺损伤的风险，并可能导致治疗无效。

1）无人工气道的患者：$PaCO_2$ 升高的处理是很紧急的，应首先判断患者是否存在上呼吸道梗阻，如果存在上呼吸道梗阻，则应按照上呼吸道梗阻处理流程进行处理；如果不是上呼吸道梗阻，则应该寻找并解除病因。

当短时间内（1~2h）处理效果不佳时，应该考虑行无创机械通气或者直接建立人工气道。对无创机械通气患者应该严密监测其 $PaCO_2$ 变化水平，短时间内（1~2h）处理效果不佳时，应该积极建立人工气道。

2）气管切开术停机患者：仍须积极排查 $PaCO_2$ 升高的常见原因并进行相应处理，处理高碳酸血症的同时可以考虑使用呼吸机保证患者的安全。

3）机械通气患者：应该排除是否因为气道阻塞导致通气效率下降，导致 CO_2 潴留，通过听诊、床旁胸部 X 线平片和超声检查、吸痰、观察呼吸机参数和呼吸力学等手段可以诊断。

针对不同原因导致 CO_2 潴留的处理原则不同。①如果是气道阻塞，则应尽可能解除阻塞原因（如清除痰液和异物、保持气道通畅、胸部物理治疗等）。②如果是镇痛、镇静过度：对于颅内压正常的患者，可以适当降低镇痛、镇静药的剂量，通过 CPOT 评分和 RASS 评分可滴定患者的镇痛、镇静深度，对颅内压增高患者而言，相对较深的镇痛、镇静有利于控制颅内压、实施亚低温治疗、降低脑代谢率，故不能降低镇痛、镇静深度，而应该通过调节呼吸机参数满足通气需要。③对中枢驱动受损导致呼吸抑制或者呼吸机参数设置过低的患者，可通过调节呼吸机参数满足通气需要。④对于呼吸肌肌力下降，通过调节呼吸机参数满足通气需要，积极解决营养，睡眠和心理问题，处理原发病。⑤对于肺过度充气，纠正 PEEPi，在保证患者氧合的情况下降低 PEEP，改善通气量。⑥对于代谢性碱中毒，$PaCO_2$ 升高是代谢性碱中毒的代偿反应，虽然 $PaCO_2$ 高，但是 pH 偏碱，故只有纠正代谢性碱中毒才能真正降低 $PaCO_2$，此时如果降低 $PaCO_2$ 将导致 pH 更加偏碱，pH 过度升高对机体而言是不利的，故对这类患者不宜通过过多调节参数强行降低 $PaCO_2$，而应该积极纠正代谢性碱中毒。⑦对于 CO_2 产量增加，通过治疗降低 CO_2 产量，适当调节呼吸机参数。⑧对于严重通气／血流比值失调，常常预示着患者预后不良，主要措施是纠正肺部病变，有条件时可以采用 $ECCO_2R$ 和 ECMO。⑨对于呼吸机支持不当，调节呼吸支持力度。

4）呼吸机模式：自主呼吸模式（如 PSV 和 CPAP）没有后备频率支持，SIMV 模式因存在自主呼吸部分而可能会出现呼吸支持不足或潮气量波动较大的情况，故使用时应谨慎。在 $PaCO_2$ 升高时，A/C 模式应为首选。原则上 VCV 和 PCV 没有实质性差别，只要调整得当，同样可以达到很好的通气支持效果。但是 PCV 模式下潮气量是变动的，通气效果会根据患者的气道压力（如气道分泌物）的改变而改变，可能造成潮气量不稳定。而 VCV 模式下潮气量稳定输出，对于控制 $PaCO_2$ 更有利，故推荐首选 VCV 模式。对 PCV 使用经验丰富的医务人员，也可以选择 PCV 模式。

因潮气量过高会带来肺过度充气和 VALI，故当患者出现 $PaCO_2$ 升高时，可以通过适当增加潮气量处理，但建议潮气量设置≤10ml/kg。此外也可以通过增加呼吸频率来增加每分通气量。呼吸频率一般以 2~5 次／min 的速度上调，调整后 1~2h 应复查血气分析，保证 $PaCO_2$ 在 35~45mmHg。

目前的呼吸机多为辅助辅控制通气，即在患者有自主呼吸时会配合患者的呼吸给予送气，而设置的呼吸频率多为背景频率，是保证患者能够达到的最低频率。故当患者存在自主呼吸且实际呼吸频率 > 设置呼吸频率，患者仍然存在 $PaCO_2$ 升高时，应考虑将设置呼吸频率上调到大于实际呼吸频率 2~5 次 /min 的水平。对 PEEPe 过高导致功能残气量增加、肺泡通气量下降的患者，应在保证基本 PaO_2 的基础上适当降低 PEEP。同时应该考虑到 PEEP 对肺部的扩张效果，对必须使用 PEEP 的患者，应注意维持适当的 PEEP。

（4）呼吸性碱中毒的原因：ABI 患者由于颅内压增高引起的自身代偿，$PaCO_2$ 降低较常见。常见原因：①呼吸驱动增加，烦躁、焦虑、发热、使用呼吸兴奋剂、疼痛、全身不适、心理因素、脓毒血症（微循环障碍导致组织供氧不足，负反馈导致呼吸驱动增强）等；②人机对抗；③镇痛、镇静不足；④异常肺部疾病，引起低氧血症的病症，急性哮喘、肺炎、刺激迷走神经、肺水肿、肺血管疾病；⑤代谢性酸中毒；⑥呼吸机参数设置过高；⑦中枢神经系统病变，如神经源性过度通气。

（5）呼吸性碱中毒的处理：当 $PaCO_2$ 降低是因为呼吸机参数设置过高引起的，那么通过调整呼吸机参数是有效的。但是当 $PaCO_2$ 降低不是因为参数设置过高引起的，则表示患者需要在 $PaCO_2$ 降低的状态下才能达到生理平衡。故应首先解除引起 $PaCO_2$ 降低的原因，同时辅以呼吸机参数调整。

1）无机械通气患者：应首先排除并处理患者引起 $PaCO_2$ 降低的部分原因，包括呼吸驱动增加、异常肺部疾病、代谢性酸中毒等。

排除以上问题后，应考虑 $PaCO_2$ 降低是患者的自我代偿反应（即神经源性肺过度通气）。处理方案包括：①增加镇痛、镇静。对没有人工气道或者没有使用机械通气的患者，使用镇痛、镇静降低呼吸驱动，可能带来患者意识下降，气道廓清能力降低，同时抑制患者呼吸也会带来潜在风险。这类患者的 $PaCO_2$ 降低并不一定需要处理，应该通过监测患者意识、颅内压、脑血流量等手段评估 $PaCO_2$ 对颅内压的影响和脑缺血的状况，如果脑缺血明显，则需要处理 $PaCO_2$ 降低，否则不需要强行升高 $PaCO_2$。当患者 pH ≥ 7.6 时，可以在严密监测下适当使用镇痛、镇静药。②可以选择有利于 CO_2 重吸收或增加无效腔量的吸氧方式，如无人工气道患者可以改为储氧面罩吸氧，气管切开术停机患者停机方式由高流量吸氧改为人工鼻吸氧等。处理过程中需要严密监测患者的血气分析结果、意识、呼吸状况等指标。如果患者 $PaCO_2$ 降低伴有呼吸状态差，对无人工气道患者须考虑无创机械通气或建立人工气道，气管切开术患者应考虑机械通气。

2）机械通气患者的处理：①呼吸驱动增加，解除原因，适当增加镇痛、镇静药剂量。②人机对抗，寻找人机对抗的原因，解除原因，当原因明确但无法及时处理时，可以增加镇痛、镇静药用量以控制 $PaCO_2$。③镇痛、镇静不足，增加镇痛、镇静药用量。④异常肺部疾病可以刺激患者呼吸增快、增强，导致 $PaCO_2$ 下降，此时应解决肺部问题，可以通过处理低氧血症的流程来解决。此外还可以增加镇痛、镇静药用量，控制全身氧耗量，控制 $PaCO_2$。⑤代谢性酸中毒，$PaCO_2$ 降低是代谢性酸中毒的代偿反应，此时尽管 $PaCO_2$ 是低的，但是 pH 仍然偏酸，故只有纠正代谢性酸中毒才能真正升高 $PaCO_2$，此时如果通过使用其他手段升高 $PaCO_2$ 将导致 pH 更加偏酸。⑥呼吸机参数设置过高，调整呼吸机支持力度。

呼吸机模式：A/C、SIMV 和自主呼吸模式（如 PSV 和 CPAP）都可以使用，降低后备频率支持，保证基本通气。使用 SIMV 或 PSV、CPAP 等自主呼吸模式时应注意 ABI 患者的呼吸往往不稳定，可能出现时而增快、时而抑制的状态，可能会出现窒息报警，需要设置窒息通气报警参数。当窒息报警发生时，SIMV 模式需要增加后备频率，PSV 和 CPAP 模式需要改为其他的通气模式（A/C 或 SIMV）。

当患者存在自主呼吸且实际呼吸频率 > 设置呼吸频率，患者仍然存在 $PaCO_2$ 降低时，应降低自主呼吸频率，必要时增加镇痛、镇静药用量。当患者实际呼吸频率 ≤ 设置呼吸频率时，则应该考虑降低设置呼吸频率。

上述原因排除之后,如果 $PaCO_2$ 仍然低下,则应考虑神经源性过度通气。这是颅内疾病患者的自我代偿反应。①如果有条件应该监测患者意识、颅内压、脑血流量等指标,评估 $PaCO_2$ 对患者颅内压的影响和脑缺血的状况,指导 $PaCO_2$ 水平滴定。②如果 $PaCO_2$ 低(pH>7.60,$PaCO_2$<25mmHg),则可以考虑加深镇痛、镇静来控制 $PaCO_2$。

3. PaO_2 异常的原因分析和处理

（1）ABI 机械通气患者发生低氧血症时的处理流程

1）检查呼吸机及呼吸机回路:①检查呼吸机功能是否正常,如不正常,须立刻使用简易呼吸器辅助呼吸,并更换呼吸机,检查呼吸机氧源是否连接正常;②检查呼吸机基本参数设置是否过低,常见于潮气量或吸气压力设置过低、FiO_2 设置过低等;③检查呼吸机回路是否连接正常,有无漏气、打折。

2）检查人工气道:①检查人工气道是否保持通畅,有无打折或被分泌物阻塞、患者咬闭等,若有,须及时处理以重新恢复人工气道的通畅。②通过听诊、胸部 X 线平片或纤维支气管镜判断人工气道位置,若脱出,须及时拔除人工气道并重新建立;若人工气道位于单侧肺或尖端贴壁,须重新调整人工气道位置。

3）检查患者:①检查患者循环功能是否稳定,若循环功能差,积极改善患者循环状态。②检查患者呼吸功能。检查患者是否有气胸,若有须及时处理,应立即调整呼吸机参数,模式调为 PCV,给予较低的吸气压力,将 PEEP 降至较低水平,可适当提高 FiO_2 来维持合适的氧合,及时复查胸部 X 线平片,判断气胸严重程度,确定是否需要行胸腔闭式引流。③检查气道是否有痰液阻塞,可通过听诊、超声、胸部 X 线平片综合判断,及时清理痰液,若有条件可进行纤维支气管镜治疗,并加强祛痰治疗。④检查是否有支气管痉挛发生,如气道压力突然上升,应考虑有支气管痉挛发生,可通过听诊、测定气道阻力来进行判断,若有则积极解痉。若患者突然出现氧合下降伴血压下降,且气道压力无明显变化,应警惕肺动脉高压的发生。⑤检查患者是否有肺实质或间质性病变,包括 ARDS、肺水肿、肺实变及不张(阻塞性、限制性、重力依赖性)、肺间质性改变等,可通过超声、胸部 X 线平片、胸部 CT、感染指标等综合判断,治疗上可对患者合理使用高 PEEP、肺复张治疗、俯卧位通气、行气道压力释放通气（APRV）及 ECMO 等措施。

（2）高氧血症的危害和原因:向非低氧血症患者提供额外的氧气,人为造成高氧状态是非生理事件。高 PaO_2 可以给患者带来伤害,可以通过产生超过生理抗氧化防御能力的活性氧（reactive oxygen species, ROS）而直接损伤线粒体,导致细胞凋亡。高 PaO_2 通过刺激内源性损伤相关分子模式分子的释放,刺激炎症反应,特别是肺部的炎症反应。O_2 也可以通过和 NO 结合生成过氧亚硝酸盐而减少 NO 的量,导致血管收缩。有研究报道高氧血症状态下患者毛细血管灌注减少,这些血管收缩功能是机体保护细胞免受高 PaO_2 有害影响的自我保护手段。但是对 ABI 患者,这样的脑血管收缩可能引起脑缺血。目前的研究认为 PaO_2>250mmHg 是有害的,而 ABI 患者的 PaO_2 应尽量维持在 80~120mmHg。正常人吸空气时 PaO_2 一般在 80~100mmHg,这时不容易出现高氧血症,PaO_2 升高一般是因为人为过多给予氧气治疗。

（3）高氧血症的处理

1）无人工气道患者:①普通面罩和储氧面罩吸氧,以 2~3L/min 的速度逐步降低吸氧流量,直到氧流量 <6L/min,改为鼻导管吸氧或可调式通气面罩吸氧。②鼻导管吸氧,通过鼻导管吸氧时,氧流量一般不应出超过 6L/min。当患者在鼻导管吸氧情况下仍然存在 PaO_2 过高,应以 1~2L/min 的速度逐步降低吸氧流量,直到停止吸氧。③可调式通气面罩吸氧,可以给予相对精确的 FiO_2,同时有助于 CO_2 清除。当存在高 PaO_2 时,可以逐步下调可调式通气面罩上的 FiO_2 设置值,直到停止吸氧,可调式通气面罩可以帮助清除 CO_2,故对 $PaCO_2$ 低的患者,应该对可调式通气面罩的使用进行评估。④高流

量鼻导管吸氧:以每次 5%~10% 的速度逐步下调 FiO_2,直到降至 21%。

2)气管切开术停机患者:①人工鼻停机,以 1~2L/min 的速度逐步降低吸氧流量,直到停止吸氧;②高流量氧疗停机:以每次 5%~10% 的速度逐步下调 FiO_2,直到降至 21%。

3)机械通气患者:对氧合的判断和治疗应该结合患者 PaO_2 和 PaO_2/FiO_2。如果 $PaO_2>120mmHg$ 同时 $PaO_2/FiO_2≥300mmHg$,则①当 $PEEP>5cmH_2O$,可以根据 PaO_2-PEEP 表来逐步降低 FiO_2 和 PEEP。建议以每次 5%~10% 的速度逐步下调 FiO_2。PEEP 的调整可以改变患者的 PaO_2/FiO_2(P/F)。故在每次调整后应该监测患者的血气分析结果。②当 $PEEP≤5cmH_2O$ 时,则维持 PEEP 不变,仅逐步降低 FiO_2。建议 FiO_2 以每次 5%~10% 的速度逐步下调。当 PEEP 和其他参数不变,仅改变 FiO_2 时,患者的 P/F 变化不大,此时也可以根据患者的 P/F 值滴定最佳的 FiO_2,保证 PaO_2 在 80~120mmHg。如果患者 $PaO_2>120mmHg$,同时 $PaO_2/FiO_2<300mmHg$,则应考虑患者实际肺部情况欠佳,PaO_2 升高是因为给予较高 FiO_2。此时应该①评估患者肺部状况;②重新调整呼吸机参数,考虑 FiO_2 和 PEEP 设置值是否合适,应该按照最佳 PEEP 法或 FiO_2-PEEP 表合理设置 FiO_2 和 PEEP。

4. 肺复张和 PEEP 的选择

(1)肺复张:研究显示,肺复张方法结合 PEEP 能打开塌陷的肺泡并维持其开放,从而能改善顺应性和氧合。但是肺复张的过程可增加胸膜腔内压,限制静脉血回流,容易导致血压下降和增加脑损伤患者颅内压。因此,不推荐对脑损伤患者进行肺复张操作。

肺复张对颅内血流和压力的影响可能与以下因素有关:患者肺部病变状况、血流动力学的耐受性、肺复张方法种类。Nemer 等比较了两种肺复张方法对脑损伤合并 ARDS 患者颅内压和灌注压的影响,一种方法是持续正压法(气道压维持在 $35cmH_2O$,持续 40s),另一种是压力控制法(支持压力为 $35cmH_2O$,PEEP 为 $15cmH_2O$,持续 2min)。结果显示,持续正压法导致颅内压增高更显著,同时灌注压降低更明显。此前一项针对 ABI 患者机械通气的专家共识提出,针对 ABI 合并严重呼吸衰竭者,在预期的氧合改善和对 ICP 和 CPP 的潜在有害影响之间难以取得平衡,无法对同时有 ARDS 和 ABI 的机械通气患者使用肺泡复张手法提供建议。

(2)PEEP 的选择:合理的 PEEP 需要维持患者塌陷肺泡开放,改善低氧血症,避免肺泡过度膨胀以及对 ICP、CPP 和脑组织氧代谢的不利影响。高水平呼气末正压可以改善神经源性肺水肿患者的动脉氧合,降低病死率,预防 ARDS 的发生;高水平呼气末正压可能引起平均动脉压的降低;增高平均气道压力和胸膜腔内压,阻碍颅内静脉回流,从而增加 ICP,降低 CPP,使脑组织氧代谢恶化,引起继发性脑损伤。

然而,亦有研究表明,PEEP 对 ABI 患者的 ICP、CPP 无明显影响。依据 Starling 定律原理,PEEP 对 ICP 的影响取决于中心静脉压(CVP)与 ICP 的关系。若 PEEP 引起 CVP 增高并且超过 ICP,由此脑组织静脉压高于 ICP,从而导致脑血容量增加和 ICP 增高(即 PEEP 的压力通过增高的 CVP 传导到颅内),特别在颅脑顺应性降低的患者中。若 PEEP 引起 CVP 增高但是未超过 ICP,由于 ICP 高于 CVP,脑组织静脉压和脑血容量并不会进一步增加(即 Starling 定律的"瀑布效应",PEEP 的压力不会通过增高的 CVP 传导到颅内),因而 ICP 无明显变化。

PEEP 对 ABI 患者脑血流循环以及脑组织氧代谢的作用受多种因素影响,如有效循环血容量、呼吸系统顺应性、肺组织可复张性等。不充分的有效循环血容量、高肺组织顺应性、低胸廓顺应性及低肺组织可复张性能显著加强 PEEP 对患者脑血流循环和脑组织氧代谢的影响。

对急性颅脑损伤合并 ARDS 患者,目前尚没有最佳 PEEP 床旁设置方法。对无颅内压增高的颅脑损伤合并 ARDS 患者,30%~50% 的患者常用的最高 PEEP 水平为 $15cmH_2O$;对存在颅内压增高的颅脑损伤合并 ARDS 患者,26%~33% 的患者常用的最高 PEEP 水平为 $10cmH_2O$。对合并中重度 ARDS 患者设置高水平呼气末正压:首先,需要保证其血流动力学稳定,减轻对 CPP 的影响;其次,

PEEP 需要低于 ICP；最后，尽可能应用颅脑多模态监测手段，从 CPP、脑血流、脑代谢等多方面评价 PEEP 对颅脑的影响，实现肺保护和脑保护双重作用。

5. 俯卧位通气 目前俯卧位通气越来越多地用于 ARDS 患者，可以达到改善氧合，甚至改善患者预后的效果。其实，俯卧位通气并不只是能够对 ARDS 患者有效，它也是一种有效的体位引流方式。ABI 患者由于长时间卧床，双下肺容易并发肺不张、肺炎等问题，也可能出现 ARDS，这些低氧血症型呼吸衰竭的原因可以通过俯卧位通气得到改善。俯卧位通气能改善中重度 ARDS 患者氧合状态，降低病死率。然而对 ARDS 患者的俯卧位通气研究排除了颅脑损伤或者颅内压增高患者。

已有的研究结果表明，虽然俯卧位通气可以改善颅脑损伤合并 ARDS 患者氧合状态，但是对无明显颅内压增高的颅脑损伤患者（ICP<20mmHg），俯卧位通气改善患者的动脉氧合和脑组织 PO₂ 的同时，可显著增加 ICP，降低 CPP。对 ICP>20mmHg 的颅脑损伤患者，目前尚无俯卧位通气对 ICP、CPP、脑血流等影响的研究。所以，对颅脑损伤合并中重度 ARDS（PaO₂/FiO₂<150mmHg）患者，俯卧位通气依然是改善动脉氧合的重要治疗措施。在俯卧位通气期间，由于预期 ICP 增高，所以需要加强对患者 ICP、CPP、脑血流和脑氧合状态的监测。

6. 其他措施 与小潮气量相比，早期应用 APRV 通气可以改善 ARDS 患者的氧合，缩短机械通气时间和 ICU 住院时间。Stephen 等人的研究证实，在急性脑损伤合并急性肺损伤的患者中，使用 APRV 组较使用肺保护性通气组，能改善患者的 P/F 值及气道峰压，但是会降低脑的灌注。因此，对 ABI 合并 ARDS 患者，若行常规肺复张、小潮气量高 PEEP 通气后，氧合改善仍不明显时，可考虑行 APRV，但应结合患者的颅内压综合考虑。

二、ABI 合并 ARDS 的通气策略

1. 俯卧位通气 能改善中重度 ARDS 患者氧合状态，降低病死率。

2. 肺复张 通过增加气道压、胸膜腔内压，一方面复张塌陷的肺组织，另一方面减少体循环静脉回流，减少心输出量和降低动脉压，并且减少颅内静脉的回流。研究表明，肺复张可增高 ABI 合并 ARDS 患者的 ICP，降低平均气道压、CPP 和脑组织氧合，特别是控制性肺膨胀；而压力控制通气模式对 ABI 患者的 ICP、CPP 影响较小。因此，对 ABI 合并 ARDS 患者，需要谨慎实施肺复张；在实施过程中和结束后，加强对脑血流动力学的监测。

3. ECMO 是 ABI 合并重度 ARDS 患者出现危及生命的低氧血症或严重失代偿性呼吸性酸中毒时的终极治疗措施。由于 ECMO 需要充分抗凝，具有潜在颅内出血风险，ABI 通常被认为是相对禁忌证。然而，目前少量研究表明 ECCO₂R 以及无抗凝的 ECMO 可以成功在 ABI 患者中应用；因此，ECMO 依然是 ABI 合并重度 ARDS 患者最后的防线，但是需要在具有丰富治疗经验的中心实施。

三、ABI 患者膈肌保护性机械通气

ABI 患者意识障碍发病率高，因为中枢的原因或者肺部严重并发症的出现会导致患者长时间机械通气，而长期的机械通气会影响到膈肌功能，甚至出现困难撤机。

近年来呼吸机导致的膈肌功能障碍逐步引起人们的重视，其实它在理论上是可避免的。正如肺保护性通气可以显著改善患者的临床结局，膈肌保护性通气也代表了一个加速恢复和改善结局的新机会。随着人们对各种膈肌损伤机制的逐渐深入了解，为设计新的通气策略提供了理论基础。

由于在机械通气后几小时内就开始发生膈肌功能障碍，因此应及早干预以保护膈肌。最重要的是保持适当水平的吸气努力，同时避免可能发生的人机不同步。其次才是特定的通气模式。成比例辅助通气模式可能有助于避免膈肌活动不足。

因此膈肌保护策略需要直接监测患者膈肌的吸气努力，并调整通气参数以达到所需的膈肌努

力水平。这样的监测也将有助于发现人机不同步,并指导患者的膈肌在通气过程中避免不同步的努力。

最佳努力水平的定义:预防膈肌功能障碍的最佳努力水平尚未确定,可能依据患者的临床情况而有所不同。多组证据显示,保持相对较低、类似于健康人静息水平的努力可能是最有效的方法。第一,过度和不足的努力会妨碍膈肌疲劳的恢复;第二,这种低于正常呼吸功的适应性支持通气(adaptive support ventilation,ASV)可防止猪模型的膈肌萎缩;第三,与脱机失败患者(食管压变化范围为 12~20cmH₂O)相比,成功脱机的患者吸气努力(食管压变化范围为 4~8cmH₂O)更接近静息水平,说明静息水平的努力是更好接受且利于恢复的;第四,在机械通气的 3d,膈肌平均增厚分数为15%~30% 的患者(接近健康人的静息水平)膈肌厚度较稳定,且通气时间最短。

监测膈肌以进行膈肌保护性通气:

1. 在过去的 10 年中,膈肌超声已被证明是 ICU 中评估膈肌功能的重要工具,依靠可靠的膈肌厚度成像与线性高频探头等先进技术,可监测膈肌厚度随时间的变化(即萎缩时程)。测量患者吸气时膈肌厚度增加的百分比(增厚分数)为膈肌收缩力的测定提供了一个精确、无创的参数,而且这种技术是非侵入性的,已被广泛应用,但是操作者需要进行基本的训练,并且监测的是间歇而不是连续的数据。

2. 可用于评估吸气努力的技术是食管测压法,即用于测量食管或膈肌压力。这一技术能够连续、直接地测量机械通气下患者的吸气努力,但需要医务人员具备放置球囊导管的技术,还需要能够分析、解释数据的专业知识。一些先进的呼吸机也能够监测食管压。

3. 肌电图(electromyogram,EMG)可用于监测膈肌电活动(Edi)。通过连接到特定呼吸机的食管导管或使用表面电极来收集肌电信号,呼吸机处理信号以去除心脏伪影,并提供经过处理的、代表Edi 的 EMG 均方根波形。由于 Edi 值因患者而异,常规值尚未建立,故为结果的分析带来难度,侵入性测量如气道闭合压是一个更可行的选择。在机械通气患者中,测量气道闭合压是一种可靠的测量呼吸动力的方法,可定量调整呼吸机提供的支持水平,以达到目标努力水平。

平衡自主呼吸可能的益处和害处:在机械通气期间保持患者膈肌活动还可能对气体交换和血流动力学有其他益处。一方面,与腹侧相比,膈肌的尾侧在肺背侧区域运动更大,因此膈肌的活动可以通过吸气募集肺背侧区域以及呼气末的募集减少来改善氧合。另一方面,如果膈肌不活动,腹部的压力会使背侧膈肌发生改变,潮气量会重新分布到非重力依赖、血流灌注较少的肺区。此外,主动收缩的膈肌通过产生腹内正压以及降低胸膜腔内压,来促进静脉回流,从而提高前负荷和增加心输出量。

为了维持膈肌活动,可能需要降低患者镇静水平,因此,保持膈肌活动也有助于避免过度镇静的风险。由于任何活动的肌肉都需要 O₂ 才能正常工作,所以在发生血管休克时,高活动的膈肌可能会占用本就供应不足的 O₂。特别是在发生人机不同步的无效触发时,即当膈肌收缩时,呼吸机不能提供相应的流量输出,应小心避免该情况。可以监测吸气活动可能引起的负面影响,并调整通气策略以避免过度呼吸努力的危害。

四、呼吸机撤离和拔管

患者撤机过程需要遵循标准的程序化撤机流程,包括每日撤机筛查、自主呼吸试验,并且要求ICP 及 CPP 稳定(ICP<20mmHg、CPP>60mmHg)。虽然 ABI 患者撤机过程通常并不困难,但是 ABI患者的气道管理决策,即能否成功拔除气管插管还是早期实施气管切开,是临床医生时常面临的难题。ABI 患者拔管失败受多重因素影响。在决定撤机和拔管时应考虑的变量,包括神经学和非神经学特征。年龄、意识状态、气道保护能力(咳嗽反射、吞咽反射、咽反射)、上呼吸道梗阻、痰液分泌量、液体负平衡均与颅脑损伤患者拔管失败有关。

五、气管切开

早期气管切开(机械通气时间 <7d)在急性颅脑损伤患者中的作用存在争议。对损伤累及脑桥、延髓等部位,影响呼吸功能和吞咽功能的颅脑损伤患者,以及预期拔管失败,需要长期机械通气的患者,可以考虑早期气管切开。早期气管切开可能降低患者 VAP 发病率,缩短机械通气时间、ICU 住院时间,改善患者神经系统预后以及降低病死率。也有研究表明,早期气管切开并不能降低急性颅脑损伤患者病死率,改善患者神经系统预后。因此,对 ABI 患者,实施气管切开的决定需要结合患者病情综合考虑。

(杨　姗　胡成功)

第二十六章 围手术期呼吸管理

第一节 概　　述

近年来随着外科技术和医疗设备的不断发展,一方面,手术适应证的不断扩大,越来越多创伤性较大、时间较长和手术风险较大的手术得以开展;另一方面,手术对象的条件逐渐放宽,老年患者以及存在基础疾病的患者显著增多。与之相关,术后呼吸相关的并发症也明显增多,并且成为影响围手术期患者生存率及生活质量的重要因素,因此,掌握围手术期患者的呼吸管理有助于缩短围手术期患者的有创机械通气时间、入住 ICU 时间和住院时间,降低术后并发症发病率,改善围手术期患者的预后。

一、围手术期呼吸生理变化

术后患者的呼吸生理变化与麻醉及手术部位等因素直接相关。

（一）麻醉对呼吸功能的影响

麻醉对患者呼吸功能的影响与麻醉方式、麻醉药物的选择、麻醉的深度、麻醉术中的体位以及麻醉设备等因素有关,这些因素会导致围手术期患者出现呼吸运动能力下降、呼吸负荷增加、换气功能下降等情况。

1. 呼吸运动能力下降

（1）呼吸驱动下降:常用的麻醉药物可直接作用于呼吸中枢,或者通过作用于传出信号来调控呼吸驱动。麻醉药物分为吸入和静脉用药两大类,不同药物对呼吸抑制的效果不同,呼吸抑制程度和药物剂量相关,大多数情况下,随着药物剂量的增加会加深呼吸抑制。但在亚麻醉剂量及镇痛剂量下,呼吸不会受到明显抑制。

（2）呼吸肌做功能力降低:吸气肌主要包括膈肌和肋间外肌,膈肌是最主要的吸气肌;平静呼气时,呼吸肌不参与活动,用力呼气时,包括肋间内肌、腹壁肌在内的呼气肌以及辅助呼吸肌参与做功。呼吸肌的收缩和舒张是肺通气的原动力,严重呼吸肌功能障碍会导致呼吸衰竭。

术后疼痛会影响患者呼吸肌做功,尤其是胸、腹部手术的患者,常常会因为术后伤口疼痛、镇痛不充分导致呼吸肌做功能力下降。在围手术期,手术对内脏的牵拉、对膈肌的刺激以及术后反应性胸膜炎都是影响膈肌功能下降的重要因素,在术中,甚至有可能出现膈神经受损,直接影响膈肌功能。对胸、腹部手术患者而言,术后胸腹壁的完整性被破坏也会直接导致呼吸肌做功能力下降。此外,麻醉过程中肌肉松弛药的使用会抑制呼吸肌的收缩,有时甚至会延续至手术结束后相当长的一段时间。营养不良也是导致呼吸肌群厚度、肌力和耐力下降的重要因素之一。

2. 呼吸负荷增加

（1）气道阻力增加:围手术期患者常因人工气道的建立和导管的摩擦、手术操作、误吸或药物应用促进炎症介质释放等导致气道炎症的发生,增加气道阻力。围手术期的有创操作、促进组胺释放或兴奋迷走神经药物的应用、反流误吸等也可刺激气道,出现气道痉挛,增加气道阻力。气道分泌物增多不仅会激惹气道发生痉挛,还容易潴留在气道中,增加气道阻力。

（2）呼吸系统顺应性下降:麻醉对胸廓顺应性的影响相对较少,呼吸系统顺应性的下降主要体现在肺顺应性的下降,而功能残气量的减少是肺顺应性下降的主要原因之一。麻醉诱导时,受肌肉松弛和仰卧体位的影响,膈肌向头侧偏移,功能残气量会减少 15%~20%。受功能残气量减少的影响,肺小气道或肺泡可发生塌陷,最终导致肺容积减少或肺不张。围手术期患者也常因胸壁稳定性破坏、腹内压升高以及肺不张、肺容积减少、肺水肿、肺部感染、ARDS、胸腔积液和积气等围手术期呼吸系统并发症而导致胸、肺顺应性下降。

3. 换气功能下降

（1）通气/血流比值失调:与术前患者相比,麻醉后的通气和血流分布都有变化。一方面,生理无效腔包括解剖无效腔和肺泡无效腔,麻醉时,呼吸系统的解剖无效腔的增加很小,但在全麻时,气管导管或喉罩会增加解剖无效腔。肺泡无效腔增加是生理无效腔增加的主要原因,麻醉时因肺泡张力降低,且仰卧位时受重力影响,肺内气体分布往往不均一,导致肺泡无效腔增加。另一方面,受肺不张或重力依赖区肺泡塌陷的影响,全麻状态可引起 5%~10% 的静脉血掺杂,且在麻醉过程中应用高浓度吸入性麻醉药也会抑制缺氧性肺血管收缩,加重通气/血流比值失调。在麻醉过程中,高氧浓度会导致吸收性肺不张,在肺不张区域肺泡无通气,但血液灌注存在,导致真性分流增加。术后围手术期患者通气/血流比值失调也常见于肺不张、肺部感染、肺水肿、急性肺损伤(ALI)或 ARDS、肺灌注不良等并发症。

（2）肺弥散功能障碍:肺部感染、肺水肿、ARDS 等并发症可引起肺泡毛细血管膜受损、通气/血流比值失调、毛细血管血流时间过短,是造成肺弥散功能障碍的常见原因。

（二）手术部位对呼吸功能的影响

1. 颅脑损伤 神经外科患者围手术期的呼吸常受到中枢神经系统病变、麻醉药物的影响。临床常见由舌后坠、呼吸道分泌物阻塞气道、胃内容物反流误吸、喉痉挛或气道痉挛等引起气道梗阻。颅脑损伤还可能引起潮式呼吸、叹息样呼吸等病理性呼吸,呼吸过快或呼吸暂停等异常呼吸状态。在重型颅脑损伤、脑出血及脑干周围手术的患者中也会出现 ARDS,这与中枢神经系统损伤后呼吸中枢及血管运动中枢的调节紊乱有关。颅脑损伤的患者受意识障碍的影响,常发生反流误吸,胃酸刺激肺部释放炎症介质,损伤肺泡上皮细胞和肺毛细血管内皮细胞,使血管通透性增加,造成肺水肿。由于缺氧或颅内压增高引起交感神经过度兴奋,引起肺毛细血管楔压增高,引起肺淤血、间质水肿、出血性肺不张或透明膜形成等变化,导致神经源性肺水肿形成。

2. 胸科手术 绝大多数胸科手术会破坏胸壁的完整性,并且对呼吸产生较大的影响。可将胸科手术大致分为:胸部手术、食管手术和胸腺瘤手术三大类。

（1）胸部手术常见肺段切除、肺叶切除、楔形切除、全肺切除等,尽管肺的储备功能很强,但肺切除术破坏了肺的完整性,肺容积减少,对呼吸仍存在一定的影响。尤其是胸腔积气、胸腔积液、脓胸、支气管胸膜瘘、感染、大出血等并发症均会严重影响呼吸功能。

（2）食管手术有时会将胃提至胸腔与食管进行吻合,当胃内容物过多时,容易挤压肺且发生反流误吸,影响患者呼吸功能。吻合口瘘是食管手术的严重并发症,术后第 3~7 日是高发时间段,一旦发生,往往引起呼吸困难、严重感染以及低氧血症。

（3）10%~50% 的胸腺瘤患者合并不同程度的重症肌无力,胸腺瘤手术后易出现肌无力危象,若存在吞咽困难或呼吸困难,则会导致肺部感染加重,严重时可出现窒息,危及生命,须严密监护。

胸部手术后的急性疼痛会引起患者呼吸浅快,肺活量、潮气量和功能残气量下降。且患者因疼痛不敢用力深呼吸和咳嗽,分泌物无法被有效咳出,塌陷的肺泡无法有效复张,容易造成肺不张及肺实变。

3. **腹部手术** 术中,除麻醉药物会抑制呼吸驱动,减少肺泡通气外,有时术中操作还会压迫低位肺区,造成肺泡塌陷。术后,腹肌收缩力下降和膈肌无力会使腹式呼吸减弱、胸式呼吸增强,浅而快的胸式呼吸尽管不会改变每分通气量,但会降低有效肺泡通气量。膈肌活动的减弱会引起邻近肺组织扩张受限,功能残气量减少,发生小气道闭塞,影响肺通气,从而导致肺不张发生。腹部手术后的疼痛也会引起肌张力增加,使呼吸系统顺应性、肺活量、潮气量和功能残气量下降,无有效的深呼吸和咳嗽导致肺不张及肺实变。肝肺综合征也会导致进行性呼吸困难以及低氧血症的发生。

4. **心脏、血管手术** 在心脏、大血管手术,升主动脉瘤修补及肺动脉取栓术等术中,须暂时阻断患者体循环血流,进行体外循环。体外循环会激活补体和中性粒细胞,被激活的中性粒细胞产生大量自由基,肺毛细血管通透性增加,形成间质水肿。体外循环会改变肺泡表面活性物质的成分,降低肺泡稳定性,从而降低功能残气量和肺顺应性,增加呼吸做功、肺内静动脉血分流和间质水肿。

(三)麻醉特殊情况对呼吸功能的影响

1. **体位** 所有手术体位都可能引起心血管功能和呼吸功能改变。

(1)仰卧位会影响呼吸生理功能,主要是因为腹腔内容物使膈肌向头侧移位。患者体位从直立位变为仰卧位时,功能残气量降低 0.8~1L,而麻醉诱导后还会降低 0.4~0.5L;进而导致肺顺应性下降、小气道陷闭和肺不张。此外,机械通气过程中可能会出现通气 / 血流比值失调。肺部重力依赖区灌注增加,且通气分布不均一。健康人通常能很好地适应这些变化,但肥胖、已有基础肺部疾病和老年患者可能不耐受这些变化。

(2)侧卧位可用于胸部、腹膜后或髋部手术,可导致麻醉患者出现肺通气 / 血流比值失调。麻醉状态下,机械通气患者从仰卧位转为侧卧位时,肺部重力依赖区灌注通常增加,而此区域的通气因功能残气量和顺应性降低而减少。同时,肺部非重力依赖区的通气增加,灌注减少。如果患者肺功能储备减少,通气 / 血流比值失调可导致低氧血症,此时需要吸入较高浓度的氧气。

(3)俯卧位可用于脊柱后路手术、某些颅骨切开术、直肠及臀部手术、腰背部浅表手术,以及肢体后侧的手术等。如果腹部不受压,俯卧位可改善通气功能。

在有自主呼吸的健康志愿者中,腹部不受压的俯卧位可增加功能残气量,且俯卧体位可改变气体交换的力学和生理机制,改善受试者的氧合情况。俯卧位可降低机械通气患者胸廓顺应性,若俯卧位时腹部受压可导致膈肌向头侧移位,降低肺顺应性,增加气道峰压。

2. **单肺通气** 在进行中上段食管癌根治、肺癌根治、胸间主动脉瘤切除修复以及某些纵隔手术时,为彻底暴露手术视野、减轻对肺的挤压伤,常须进行单肺通气。单肺通气时,由于无通气侧肺血流未经氧合,从而增加了静脉血掺杂及通气侧灌注,另外肺反复萎陷、复张,通气过程中的过度牵拉引起机械牵张性和缺血再灌注性肺损伤,导致一系列肺部并发症发生。

3. **腹腔镜手术** 与剖腹手术相比,腹腔镜手术可缩小手术切口、减少患者术后应激反应、减轻术后疼痛以及缩短恢复时间。腹腔镜手术须向腹膜内或腹膜后充气,以建立一个观察并进行手术操作的空间,通常充入 CO_2。机器人手术通常在腹腔镜下实施。

气腹导致膈肌和纵隔结构向头侧移位,从而使功能残气量和肺顺应性降低,导致肺不张并增加气道峰压。与腹膜内充气相比,腹膜后充气时肺顺应性的改变可能较少。与腹膜内充气相比,在腹膜后充入 CO_2,皮下气肿可能更常见。由于 CO_2 高度可溶,在腹腔镜手术充气期间可被快速吸收并进入血液循环中。因 CO_2 的吸收迅速增加,必须增加通气以维持正常的 $PetCO_2$ 和 $PaCO_2$。

二、围手术期呼吸功能评估

围手术期患者的呼吸功能可发生减退,也可有一定程度的改善,动态评估围手术期患者的呼吸功能有助于更好地进行呼吸管理,加快患者的康复速度,提高生活质量。

（一）临床评估

1. **视诊** 观察患者呼吸形态、呼吸频率和节律,以及幅度等,直观了解患者的呼吸状态。一般情况下,男性和儿童的呼吸方式是腹式呼吸,以膈肌运动为主,胸廓上部和上腹部活动比较明显;女性呼吸方式是胸式呼吸,以膈肌和肋间肌运动为主。严重的闭合性胸部创伤可能会出现反常呼吸,呼吸肌疲劳患者会出现胸腹矛盾呼吸。若患者出现辅助呼吸肌运动、张口呼吸和三凹征,则提示呼吸阻力增加、通气量不能满足患者通气需求或呼吸肌疲劳。

2. **触诊** 除可检查骨性结构异常外,还可检查脓胸累及胸壁时的波动感范围,以及皮下气肿的捻发音区域。通常将双手掌对称水平放在患者的两侧胸廓,从上到下移动,患者同时说出"1,2,3"以引出语音震颤。如肺部实变使语音震颤增强,胸腔积液使震颤减弱。有时可通过干啰音震颤探及气道分泌物或摩擦音震颤发现潜在的胸膜摩擦音。

3. **叩诊** 叩诊的声音和触觉变化取决于皮肤、皮下层,乳腺组织和胸壁厚度等,并且受叩诊区域下方气体的性质、分布和张力的影响。在正常含气肺组织的胸壁处叩诊会产生清音,在大量气胸上方叩诊时叩诊音为过清音,当存在张力时会产生鼓音,反之在胸腔积液或肺炎上方叩诊为浊音。

4. **听诊** 呼吸时,气流通过呼吸道和肺泡,产生湍流引起振动,发出声响,通过肺组织及胸壁传至体表的声音,即为呼吸音。临床上常通过呼吸音强度、音调高低、时相长短、性质以及部位,来评估患者的肺部情况。典型的如患者呼吸音减弱或消失时须考虑肺通气不良,存在肺不张、肺实变、气胸或严重气道痉挛时呼吸音可完全消失,出现捻发音时需要考虑皮下或胸腔积气。

常见的病理性呼吸音分为干啰音、湿啰音。干啰音有低调和高调之分,低调干啰音是呼气气流通过阻塞性狭窄的上气道,或在气管、大支气管内潴留黏痰引起的鼾音和痰鸣音,高调干啰音是呼气气流通过痉挛的小支气管引起的哮鸣音、哨笛音等。湿啰音可分为大、中、小水泡音,捻发音和爆裂音,大水泡音仅见于濒危、意识不清或有空洞性病变的患者,中、小水泡音见于支气管炎、支气管扩张和部分肺水肿的患者。

（二）实验室检查

1. **动脉血气（arterial blood gas,ABG）分析** 是一项测量 PaO_2、$PaCO_2$、pH、SaO_2、HCO_3^- 浓度及电解质的检查。治疗危重症、呼吸系统疾病或代谢性疾病患者时,此类信息至关重要。

2. **痰液** 正常人痰液量很少,呈泡沫状或黏液状,呼吸系统病变时患者痰液量增多,痰液可呈黏液性、浆液性、脓性、黏液脓性或血性等多种性状。每日痰液的颜色、性状和量,以及痰液的病原学检查可作为评价肺部感染和诊断某些疾病的重要依据。

（三）影像学检查

1. **胸部 X 线平片** X 线穿过胸部,投影在胶片上,形成胸部 X 线平片。胸部 X 线平片经常用于检查胸廓（包括肋骨、胸椎、软组织等）、胸腔、肺组织、纵隔、心脏等的疾病。如肺炎、肿瘤、骨折、气胸、心脏病。

2. **胸部 CT** 是通过 X-CT 对胸部进行检查的一种方法。正常胸部 CT 层面较多,每一层面结构所表现的图像不同。胸部 CT 对病变的定位、判断病变的性质均较可靠。

3. **超声** 应用于胸腔检查大致分为肺和胸膜成像。超声有实时、床旁、无辐射、副作用和不适感轻等优点,使对胸部病变和重症监护的诊断和治疗有延伸的可能性。但超声的主要缺点是严重依赖操作人员,从而限制了对之前获得图像的回顾性分析。

4. **电阻抗断层成像** 是运用电阻抗原理的一套肺阻抗动态成像系统,是一个功能性的影像诊断设备。其使用无创、无辐射监测的新技术,对肺部的区域性功能进行监测。作为对已被广为接受的放射技术及传统肺部监测技术的补充,电阻抗断层成像可用于床旁持续监测肺功能,以及即时评估治疗措施对局部通气分布所产生的影响。

(四) 呼吸功能评估指标

常见的呼吸功能参数包括肺功能指标和呼吸力学指标。肺功能指标包括通气指标、换气指标等,呼吸力学指标包括呼吸系统压力、气道阻力、呼吸系统顺应性等(这部分详见前面章节)。

三、术后常见呼吸系统并发症识别及处理

(一) 围手术期患者呼吸系统并发症高危因素

围手术期患者呼吸系统并发症发生的高危因素可分为患者相关危险因素和手术相关危险因素两大类。患者相关危险因素:高龄、肥胖、吸烟、基础肺疾病、心力衰竭、代谢紊乱和营养不良、呼吸道存在致病性定植菌、肺动脉高压、一般健康状况差和其他影响因素。围手术期患者呼吸系统并发症的高危因素见表26-1-1。

表 26-1-1　围手术期患者呼吸系统并发症的高危因素

明确的危险因素	可能的危险因素
上腹部、胸部(开胸)、动脉、头颈部、神经外科和腹主动脉瘤手术	全身麻醉(与脊椎麻醉、硬膜外麻醉或其他区域麻醉技术)
急诊手术	$PaCO_2$ 大于 45mmHg(5.99kPa)
年龄大于 65 岁	胸部 X 线平片异常
手术持续时间超过 3h	存在上呼吸道感染
整体健康状况较差,根据 ASA 分级大于 2 分	术后留置鼻胃管
心力衰竭	
人血清白蛋白小于 30g/L	
COPD	
术前 8 周吸烟	
使用长效肌肉松弛药	
生活不能自理	

1. 患者相关危险因素

(1) 高龄:是术后肺部并发症发生的危险因素,尤其是年龄超过 70 岁的患者。

(2) 肥胖:尽管多数研究并未发现肥胖和术后肺部并发症之间存在相关性,肥胖通常仍被认为是一个危险因素,伴随肥胖出现的生理改变包括肺容积减小、通气/血流比值失调。低氧血症和高碳酸血症在肥胖患者中较为常见,阻塞性睡眠呼吸暂停综合征是其典型的病理生理改变,需要气道正压通气支持的可能性更高。

(3) 吸烟:吸烟者发生肺部并发症的相对危险性是非吸烟者的 1.4~4.3 倍。即使在无慢性肺疾病的患者中,吸烟也是增加肺部并发症的危险因素。术前戒烟 4 周以上可减少术后并发症的发生率,戒烟时间更长可能更有效。若每日吸烟≥2.2 支,即使术前戒烟 2 周,吸烟仍是术后并发症发生的危险因素。吸烟造成的风险取决于具体手术,对易导致肺部并发症的手术,如心血管手术和肿瘤手术,吸烟的相关风险更高。与非吸烟者相比,吸烟者在肺部术后住院时间明显延长,肺部并发症相关的死亡率也显著增高。

(4) 基础肺疾病:COPD 是术后肺部并发症的患者相关的重要危险因素。在胸科术中,合并COPD 的患者术后发生支气管胸膜瘘、肺炎、持续漏气和机械通气时间延长等肺部并发症风险显著

增加。虽然 COPD 是发生术后并发症的重要危险因素,但相比年龄和心力衰竭等其他患者相关危险因素,其风险相对较小,必须权衡手术获益与风险;如果手术指征充分,即便是对极高危患者也可能进行手术。早期报道显示,哮喘患者的术后肺部并发症发病率高于预期,在胸科术中,哮喘患者术后肺部并发症发病率约为 30%,明显高于无哮喘患者。近期的研究发现,在哮喘控制良好的患者中,术后肺部并发症风险降低。

（5）心力衰竭:出现肺部并发症的风险可能远高于 COPD 患者。Goldman 心脏风险指数能预测患者术后肺部和心脏并发症发生风险。

（6）代谢紊乱和营养不良:术前营养不良、血浆白蛋白低者发生肺部并发症的概率明显增加。

（7）呼吸道存在致病性定植菌:致病性气道定植菌是住院患者发生医院获得性肺炎、ARDS 等并发症的重要诱发因素。

（8）肺动脉高压(包括轻至中度肺动脉高压):会增加患者术后并发症的发病率。可能出现的并发症包括血流动力学不稳定导致重度低氧血症、急性右心衰竭／循环衰竭、心律失常及死亡。由于这些风险增加,应当仔细考虑手术的指征,并与肺动脉高压患者讨论手术的潜在风险。

（9）一般健康状况差和其他影响因素:总体健康状况是肺部风险的重要因素。ASA 分级(即美国麻醉医师协会于麻醉前根据患者体质状况和对手术危险性进行分类)是预测术后肺部并发症的重要因素之一,见表 26-1-2。分级大于 2 级的患者术后肺部并发症风险显著升高。糖尿病是下呼吸道感染及其感染严重程度的独立危险因素。贫血及心、肝、肾等器官功能不全也可增加肺部并发症发生的风险。

表 26-1-2 ASA 分级

分级	健康状况
ASA 1	健康
ASA 2	轻度全身疾病,如控制良好的高血压、哮喘缓解期和糖尿病
ASA 3	重度全身疾病,如心绞痛病史、COPD、控制不良的高血压和肥胖
ASA 4	持续危及生命的重度全身疾病,如不稳定型心绞痛病史、未控制的糖尿病或高血压,以及晚期肺或肝、肾功能不全
ASA 5	预计不手术无法存活的垂死患者,如主动脉瘤破裂患者
ASA 6	器官将用于捐赠的宣布脑死亡的患者

2. 手术相关危险因素　可能会影响围手术期呼吸系统并发症的手术相关危险因素:手术部位、手术时长、麻醉方式、神经肌肉阻滞方式和体液平衡等,另外,急诊手术会增加肺部并发症风险。

（1）手术部位:是预测术后呼吸系统并发症总体风险的最重要因素;并发症发病率与手术切口至膈肌的距离成反比。因此,与下腹部和其他所有部位手术相比,胸部和上腹部手术的肺部并发症发病率显著增高。上腹部手术比下腹部手术的术后肺部并发症发病率更高,这与手术对呼吸肌和膈肌功能的影响相关。腹主动脉瘤修复手术也伴有较高的术后肺部并发症风险,其他高风险手术包括头颈部手术及神经外科手术。

（2）手术时长:手术时间 >3h,则术后呼吸系统并发症风险更高。因此,对极高危患者应考虑尽量进行简单、耗时短的手术。目前关于全身麻醉与脊椎麻醉或硬膜外麻醉的肺部风险比较数据不一致。

（3）麻醉方式:与硬膜外麻醉或脊椎麻醉相比,全身麻醉发生术后呼吸系统并发症的风险更高,但在确定麻醉方式时,其他麻醉方面的考虑因素比呼吸系统并发症风险更重要。通常根据患者具体情况来决定麻醉方式。

（4）神经肌肉阻滞方式：残留的神经肌肉阻滞可引起膈肌功能障碍、黏液纤毛清除功能下降，并最终引起术后呼吸系统并发症。泮库溴铵是一种长效肌肉松弛药，与更短效药物相比，术后残留神经肌肉阻滞的发病率更高。残留的神经肌肉阻滞也是术后早期发生危急呼吸事件的重要危险因素。

（5）体液平衡：体液失衡会损害组织灌注、破坏内环境。术中输液量、种类及速度控制不当可加重肺损伤。输液量不足或过度利尿导致脱水，气道干燥、黏液纤毛清除作用减弱，痰液潴留甚至发生肺不张。

（二）术后常见呼吸系统并发症及处理

呼吸系统并发症是术后患者发病和死亡的主要原因。常见的呼吸系统并发症包括呼吸衰竭、肺不张、肺部和呼吸道感染、支气管痉挛、急性上呼吸道梗阻、ARDS、肺水肿、胸腔积液、胸腔积气、肺栓塞、基础呼吸系统疾病复发等。

1. 呼吸衰竭 指原发性肺通气和 / 或换气功能严重损害，导致低氧血症和 / 或高碳酸血症，并引起一系列病理生理改变的临床综合征。手术创伤、麻醉、疼痛等因素可限制膈肌的升降运动，降低潮气量，引起肺不张；术后患者咳嗽能力降低及黏液纤毛清除作用下降导致分泌物潴留，引起肺不张和肺实变；镇痛、镇静药的残留和较高的通气支持等导致呼吸抑制，最终导致呼吸衰竭。此外，感染、肺水肿、ARDS、胸腔积液等术后并发症也常引起呼吸衰竭。

为预防术后呼吸衰竭的发生，应加强气道温、湿化管理，尽早开展呼吸康复治疗，优化镇痛、镇静方案，鼓励患者加强深呼吸锻炼，提高咳嗽效率。对高危患者，可在拔管后序贯无创正压通气或高流量氧疗。对有感染的患者，除加强感染灶引流外，可适当应用抗生素。

2. 肺不张 是最常见的术后肺部并发症之一，特别是在腹部和胸腹部术后。患者临床表现可为呼吸做功增加和低氧血症或无明显症状。术后肺不张通常由以下情况引起：肺组织顺应性下降、局部通气受损、气道分泌物滞留和 / 或妨碍自主深呼吸和咳嗽的术后疼痛。

术后肺不张的初始处理方法取决于患者有无大量分泌物，而大量分泌物定义为频繁咳痰、咳出大量痰液和 / 或听诊闻及明显的干啰音。对少量分泌物的患者，持续气道正压可能有益。对有大量分泌物的患者，胸部物理治疗和吸痰较为合适。部分有大量分泌物的患者也可能获益于支气管镜吸痰；没有支气管充气征的患者获益于支气管镜吸痰的可能性更大。对特定患者有多种肺扩张方法可以减少肺部并发症，包括胸部物理治疗、深呼吸训练、诱发呼吸训练、间歇正压通气（IPPV）和 CPAP。这些方法通过增加肺容积治疗肺不张。深呼吸训练或诱发呼吸训练应该用于胸部、动脉或上腹部手术患者，这些患者发生肺部并发症的风险更高。

3. 肺部和呼吸道感染 术后 2~5d 容易发生肺部和呼吸道感染，这与麻醉及术中的肺泡塌陷、呼吸道分泌物引流不畅、反流误吸等直接相关，也和患者的年龄、基础肺部情况有关。

术后受麻醉药或镇痛不充分的影响，容易发生肺泡塌陷和肺不张，若合并吞咽功能障碍，极易发生胃内容物的反流误吸以及口咽分泌物的微误吸，咳嗽或气道廓清能力的减弱又会导致分泌物滞留于肺部，加重肺部和呼吸道感染。患者临床可能表现为发热、白细胞增多、分泌物增加以及胸部 X 线平片显示肺部浸润。可能发生低氧血症，或患者需要更多的辅助供氧才能维持血氧饱和度水平。患者也可能出现呼吸窘迫、呼吸困难、呼吸增快、潮气量降低及高碳酸血症。出现任何血气分析结果异常前通常都有每分通气量增加，其原因是发生感染后患者的分解代谢增加。

预防肺部和呼吸道感染，应主要加强气道和呼吸的管理，床头抬高，减少反流误吸风险，鼓励患者咳嗽和深呼吸，关注气道温、湿化管理，尽早开展早期康复治疗。积极治疗肺部和呼吸道感染，应以加强分泌物引流为主，适当应用抗生素。

4. 支气管痉挛 术后常见支气管痉挛。患者临床表现包括呼吸困难、哮鸣、胸闷、呼吸过速、潮气量降低、呼气时间延长以及高碳酸血症。术后支气管痉挛可以由以下因素引起：误吸、药物引起组胺释放(如阿片类药物、筒箭毒碱或阿曲库铵)、药物引起过敏反应,或者慢性肺部疾病加重(如哮喘或 COPD)。一些情况导致支气管平滑肌反射性收缩也会引起支气管痉挛,如分泌物刺激气管、吸痰、气管插管或其他外科刺激。当吸入性麻醉药的支气管扩张作用消失,支气管反射性收缩尤其常见。

术后支气管痉挛的处理包括治疗基础病因、去除潜在诱因(如各种药物)以及药物治疗。短效吸入性 β_2 受体激动剂(如沙丁胺醇)是目前认为支气管扩张治疗的一线药物。短效吸入性抗胆碱药异丙托溴铵也是一种支气管扩张剂,加用该药对支气管扩张程度具有协同作用。选择单用吸入性 β_2 受体激动剂还是加用异丙托溴铵,要视患者具体情况而定,取决于其支气管痉挛的严重程度。对接受 1~2 剂吸入性支气管扩张剂后病情无改善的患者,加用全身性糖皮质激素可能会获益。

5. 急性上呼吸道梗阻 通常在术后即刻发生。如果为不完全性阻塞,患者通常表现为喘鸣;如果为完全阻塞,患者则失声。患者也可能发生呼吸窘迫伴呼吸困难、呼吸过快、心动过速和出汗。急性上呼吸道梗阻的原因:喉水肿、医源性声带麻痹、喉痉挛,以及舌或其他软组织阻塞气道。

急性上呼吸道梗阻是一种医学急症,发生时,最重要的是立即停止刺激,恢复患者气道通畅和有效通气,需要由经验丰富的医生或呼吸治疗师评估是否需要立即气管插管,对不需要立即气管插管的患者,应用无创辅助呼吸、吸入性支气管扩张剂或氦-氧混合气可能有益,同时应评估急性上呼吸道梗阻的原因并进行相应治疗。

6. ARDS 是围手术期常见的并发症之一,发病率为 6%~11%,多发生在术后 24~72h。创伤、感染可直接损伤肺泡毛细血管膜,术后多种效应细胞和炎症介质参与血液循环,间接损伤肺泡毛细血管膜,肺内静动脉血分流量增加,导致 ARDS 患者出现进行性呼吸窘迫和低氧血症。ARDS 患者的病死率高、预后差,应尽早发现,在发病初期积极治疗,详见 ARDS 的治疗相关章节。

7. 肺水肿 围手术期发生的肺水肿可分为心源性肺水肿、非心源性肺水肿或二者都有。围手术期患者发生严重低血压、失血、休克时往往大量静脉补液或输血,血管内容量的增加常引起左心室容量超负荷,心脏充盈压急剧升高,导致液体迅速积聚于肺间质和肺泡腔内,进而引发心源性肺水肿。若患者基础存在心功能不全,如急性主动脉瓣或二尖瓣关闭不全、心肌缺血/梗死,以及高血压危象等,也可引起心源性肺水肿。围手术期患者易发生 ARDS,肺泡毛细血管膜受损并发生渗漏,使水和蛋白质从血管腔内向细胞间隙的移动增加,引起渗透性肺水肿。此外,神经源性肺水肿、再灌注性肺水肿、复张性肺水肿等非心源性肺水肿也可出现在围手术期患者中。大量输血除了可能会因容量超负荷导致心源性肺水肿外,也可因为输注的血液制品中的成分刺激中性粒细胞活化,导致输血相关的非心源性肺水肿发生。

处理围手术期肺水肿,强调评估患者的循环功能,严格控制液体出入量和补液速度,适当应用利尿剂,在早期可给予无创正压通气,若病情进一步进展,须评估气管插管指征。

8. 胸腔积液 上腹部手术、发生术后肺不张,以及存在腹腔游离液体的患者在手术后不久常常发生胸腔积液。膈下脓肿是一种手术并发症,可能诱发胸腔积液;但膈下脓肿所致胸腔积液与常见的术后胸腔积液不同,其通常在术后 10d 左右变得明显,患者通常伴有全身感染的体征和症状。

大多数术后胸腔积液在数日内自行消失,因此不需要干预。然而,如果胸腔积液影响患者呼吸功能,则可借助超声等工具进行穿刺引流。若胸腔积液特征或患者临床特征不典型,需要对胸腔积液进行诊断性评估。

9. 胸腔积气 在围手术期可因通过颈、胸、肠道或腹部将空气引入胸膜腔的操作所致,如胸腔穿刺术,放置心脏起搏器,气管造口术,其他胸部、食管或纵隔操作或手术,乳房组织扩张器放置,甚至胸腔穿刺、结肠镜操作和肩关节镜操作。胸腔积气也可见于机械通气患者,正压通气通过增加跨肺压造成肺泡破裂来引起气压伤。肺泡破裂使气体从肺泡进入肺间质,随后可沿细支气管和血管周围组织间隙向胸膜腔、纵隔、腹膜和/或皮肤延伸,分别引起气胸、纵隔积气、气腹和/或皮下气肿。

围手术期期间,为避免机械通气导致的胸腔积气,通常采取肺保护性通气方法,即限制平台压≤30cmH$_2$O 和使用小潮气量通气(每千克标准体重 6~8ml),避免过度通气。对已经出现了胸腔积气的患者,须立即降低通气压力,大多数患者须进行胸腔闭式引流。

10. 肺栓塞 急性肺栓塞是一种发病率较低的术后肺部并发症,常在术后 3~5d 发生,多数患者表现不典型,与手术导致的组织和血管内膜损伤、长期卧床导致的血流缓慢和术后高凝状态有关。患者主要表现为突发胸闷、气促、低氧血症和呼吸性碱中毒,严重时可发生休克,甚至猝死。确诊须结合肺动脉 CT 和心脏超声等。

预防术后肺栓塞的发生,须加强早期活动,预防深静脉血栓形成。对高危患者应常规筛查 D-二聚体和血管超声。对确诊或疑似高危患者,可给予抗凝治疗和溶栓治疗。

11. 基础呼吸系统疾病复发 若患者合并基础呼吸系统疾病,如 COPD 和哮喘等常见病,术后容易发生急性加重,对预后产生较大的影响。手术前应评估患者肺功能,积极治疗基础肺部疾病,调控肺功能至最佳状态,可以降低手术后肺功能恶化风险。

第二节 机械通气治疗

一、围手术期有创机械通气应用

对术后需要机械通气治疗的患者可分为两类:①手术操作不太复杂、术后病情稳定的患者,机械通气支持时间通常不超过 24h。②手术的危险性较大,或围手术期发生并发症,或在术后的一段时间内病情不稳定的患者,其术后需要机械通气支持治疗时间通常超过 24h。

少部分外科手术或创伤患者发生 ARDS,需要高级的机械通气和呼吸支持。本节主要讲述没有严重并发症的术后患者的常用呼吸治疗技术和呼吸治疗方案。

(一)适应证

术后机械通气的最常见适应证是呼吸暂停,这通常是因手术操作期间应用麻醉药和镇痛、镇静药的残余效应所致。随药物作用的消失,当患者的自主呼吸恢复稳定时,可撤离机械通气。机械通气的其他适应证还包括急性呼吸衰竭或呼吸衰竭高危患者,这些患者可能有相同的临床表现,呼吸浅快,呼吸功明显增加(辅助呼吸肌的应用、三凹征、大量出汗),常表现为烦躁不安。二者的鉴别诊断主要依靠动脉血气分析和呼吸功能受损的高危因素。

(二)完全通气支持或部分通气支持

一旦确定患者需要行机械通气,医生必须首先决定为患者提供的通气支持水平。机械通气根据为患者提供的呼吸做功程度可分为完全通气支持(full ventilatory support,FVS)和部分通气支持(partial ventilatory support,PVS)。

所提供的通气支持水平应根据患者的自主呼吸能力和呼吸功能受损程度决定。显然,呼吸暂停患者需要 FVS 直至自主呼吸的恢复。对急性呼吸衰竭患者一般先给予 24h 的 FVS,自主呼吸能力和呼吸功能改善后转换成 PVS。呼吸衰竭高危患者,应用 PVS 比 FVS 具有较好耐受性,因为应用 PVS 时,患者能决定自己的通气方式,人机协调性较好。如果应用 FVS,容易发生患者对抗呼吸机,为了改善人机协调性而应用镇痛、镇静药,导致通气支持时间延长,从而增加术后肺部并发症风险。

(三)呼吸机参数

对既往没有或仅有轻微肺部疾病患者的机械通气支持通常比较容易,大多数只是简单的术后恢复阶段带机。术后患者机械通气初始参数设置见表 26-2-1。

可用定容或定压的 A/C 模式,潮气量设置以标准体重为标准,而不是以实际体重为标准,一般设置为 6~8ml/kg,原则上潮气量保持在压力 - 容积曲线的陡直段,气道平台压 <30cmH₂O,避免肺泡过度膨胀导致 VALI。呼吸频率可设置为 10~16 次 /min,调整 FiO₂ 维持正常 PaO₂(PaO₂>80mmHg)的水平,可加用低水平的 PEEP(PEEP 为 5cmH₂O)以维持功能残气量。在低体温患者中,可减少每分通气量以避免过度通气和呼吸性碱中毒,故初始通气频率可以设置较低,随着体温的增加而增加。

既往有慢性肺部疾病的术后患者其机械通气的原则和方法与常规的慢性肺部疾病患者相同。如 COPD 患者在机械通气时要重点关注气体陷闭的问题。通气频率应该设置较低,增加呼气时间,如果是应用自主呼吸触发的通气模式,应用恰当的 PEEP 对抗 PEEPi。常用中等水平的潮气量,维持平台压 <30cmH₂O。在慢性限制性肺部疾病患者中,一般不存在 PEEPi 的问题,然而,因为肺容积减小,所以设置的潮气量也应较小(潮气量 6~8ml/kg),通气频率可以较快(通气频率为 15~25 次 /min),以避免过高的平台压。

表 26-2-1　术后患者机械通气初始参数设置

呼吸机参数	推荐
A. 既往没有肺部疾病的术后患者	
通气模式	A/C(CMV)
频率	10~16 次 /min
容积或压力控制	压力或容积
潮气量	6~8ml/kg 且维持平台压 <30cmH₂O
吸气时间	1s
PEEP	5cmH₂O
FiO₂	足以维持 PaO₂>80mmHg
流量波形	递减波
B. 既往有阻塞性肺疾病的术后患者	
通气模式	A/C(CMV)
频率	8~12 次 /min
容积或压力控制	压力或容积
潮气量	8~10ml/kg 且维持平台压 <30cmH₂O
吸气时间	0.6~1.2s
PEEP	5~10cmH₂O;对抗 PEEPi
FiO₂	足以维持 PaO₂>60mmHg
流量波形	递减波
C. 既往有限制性肺疾病的术后患者	
通气模式	A/C(CMV)
频率	15~25 次 /min
容积或压力控制	压力或容积
潮气量	6~8ml/kg 且维持平台压 <30cmH₂O
吸气时间	1s
PEEP	5cmH₂O
FiO₂	足以维持 PaO₂>60mmHg
流量波形	递减波

所有的单肺移植患者术后都需要进行机械通气。因为这些患者的移植肺有相对正常的呼吸力学，而另一侧的自体肺表现为阻塞性或限制性肺部疾病的呼吸力学特征，故对他们进行机械通气是很困难的。在这些患者中，呼吸机的参数设置应尽力保证自体肺发挥最大的功能，因为自体肺的功能不全是主要矛盾。

如果自体肺患有 COPD，那么通气应该用中等潮气量和缓慢的呼吸频率；如果自体肺患有纤维化，那么就应该用小潮气量和较快的呼吸频率，在肺纤维化患者中，较少发生气体陷闭，然而由于肺顺应性低，平台压可能较高。

最大的通气挑战是单肺移植患者的自体肺患阻塞性肺疾病，而移植肺因为水肿、感染、排斥反应或急性肺损伤导致肺顺应性变差，在这种情况下，因为每侧肺有不同的呼吸力学改变，要设置理想的呼吸机参数是困难的。在对呼吸机参数进行调整时，需要特别关注两方面的问题。首先要关注平台压，因为过高的平台压可导致 VALI 和对外科手术部位造成损害；另外，单侧通气不足引起通气 / 血流比值失调。在这种情况下，需要在两个矛盾性问题之间权衡利弊，选择最佳的呼吸机参数，这通常需要实施允许性高碳酸血症通气策略。

（四）机械通气撤离

患者有创机械通气的撤离是 ICU 的日常挑战。拔管时机是一个关键环节，其由急性呼吸衰竭原因的解决和成功的自主呼吸试验决定。即使自主呼吸试验成功，拔管也可能失败并可能导致重新气管插管。再插管与增加不良预后风险相关，导致患者机械通气时间延长，呼吸机相关性肺炎发生风险增加，ICU 和住院时间延长，死亡率增加。实施适当的拔管后通气支持策略可改善患者预后。拔管后可采用 3 种通气支持策略：促进性，在自主呼吸试验失败的选定患者中允许进行早期拔管，目的是减少有创机械通气时间及其相关并发症；预防性，在选定的患者中进行预防，以防止发生拔管后急性呼吸衰竭；治疗性，以避免拔管后急性呼吸衰竭患者重新气管插管。危重患者的拔管后机械通气流程见图 26-2-1。

二、围手术期无创呼吸支持治疗

低氧血症是一种潜在的危及生命但在术后常见的并发症。在观察性研究中，21%~55% 的患者在术后最初 48h 内出现低氧血症，甚至在微创术后也出现低氧血症。低氧血症是外科患者术后常见并发症，严重者可危及患者生命。部分观察性研究提示，手术患者术后 48h 内低氧血症发病率为 21%~55%，而常规辅助吸氧不能完全预防低氧血症的发生，故有研究者建议使用无创呼吸支持治疗。

（一）HFNC

HFNC 指通过鼻塞导管直接将一定氧浓度的空氧混合高流量气体输送给患者的一种氧疗方式。HFNC 被认为是一种介于常规氧疗和无创正压通气之间的一种新型氧疗和呼吸支持方式。HFNC 具有普通鼻导管氧疗和面罩给氧不具备的加温 / 湿化、产生气道正压等效应，且输送的氧浓度更精确、稳定。大量研究表明，HFNC 可有效缓解患者呼吸困难，对轻中度呼吸衰竭有良好的临床疗效，且操作简便，患者具有良好的耐受性，临床应用越来越广泛。

在围手术期拔管低风险患者中，与常规氧疗相比，拔管后立即应用 HFNC 可降低 72h 内呼吸衰竭的发生风险和再插管风险。在围手术期拔管高风险患者中，HFNC 在预防再次插管和拔管后呼吸衰竭方面并不比无创正压通气差。对接受心脏或胸腔手术的高风险和 / 或肥胖患者，推荐术后立即使用 HFNC 替代常规氧疗以减少再插管率和呼吸支持升级需求。对腹部术后患者不建议常规使用 HFNC。对无创正压通气耐受程度低的围手术期低氧血症患者，建议采用 HFNC 而非常规氧疗治疗。

（二）无创正压通气

无创正压通气不需要侵入性或有创性的气管插管或气管切开，只是通过鼻罩、口鼻罩、全面罩

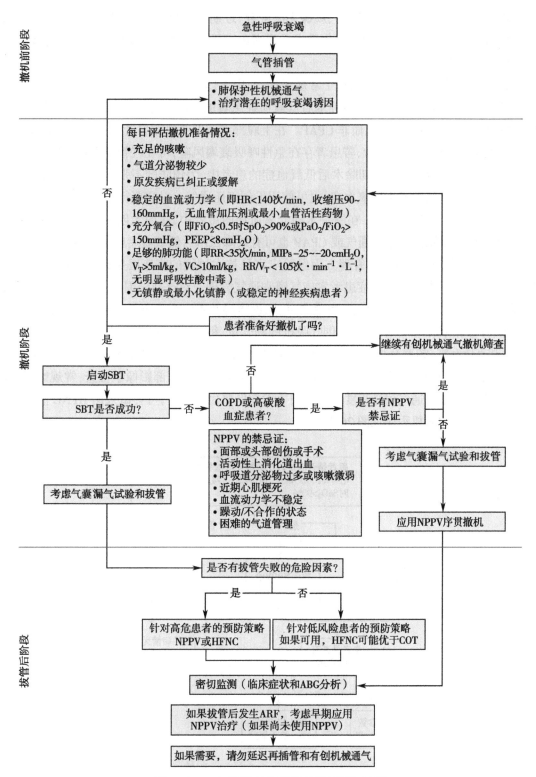

图 26-2-1 危重患者的拔管后机械通气流程

或头罩等方式将患者与呼吸机相连接进行正压辅助通气。无创正压通气是一种正压通气方式,具有可在一定程度上开放塌陷的上气道、减少患者呼吸做功、改善肺通气与通气/血流比值、改善氧合及 CO_2 潴留等作用。在围手术期或术后急性呼吸衰竭患者中,使用无创正压通气的好处:①改善氧合;②降低肺不张和肺炎等肺部并发症发生风险;③避免再插管;④降低病死率等。

上呼吸道梗阻、气道保护能力弱(咳嗽及吞咽)、严重低氧血症、多器官功能衰竭、严重感染、循环不稳定、心搏骤停、呼吸停止、意识障碍、烦躁无法配合、近期上消化道手术、面部创伤及手术均为无创正压通气禁忌证,尤其需要注意上消化道术后患者由于无创机械通气配合度差可能造成吞气,有发生吻合口瘘的风险。

在围手术期低氧血症患者中,相较于常规氧疗,使用无创正压通气或 CPAP 更有利于改善氧合。无创正压通气或 CPAP 治疗可防止心脏术后低氧血症患者的呼吸功能进一步恶化。为降低肺不张的风险,更建议使用无创正压通气而非 CPAP。在上腹部术后低氧血症患者中,使用无创正压通气或 CPAP 可降低肺部感染的发生风险,若患者存在急性呼吸衰竭风险,可在气管导管拔除后立即采用无创正压通气或 CPAP 治疗。在肺切除术后低氧血症的患者中,为预防肺不张,可使用无创正压通气。若患者在实体器官移植后发生低氧血症,也可使用无创正压通气。对需要行支气管镜检查的低氧血症患者,也可采用无创正压通气。在围手术期低氧血症的患者中,使用无创正压通气或 CPAP 可降低再插管率,同时,使用无创正压通气或 CPAP 也可有效降低术后低氧血症患者的病死率。

建议由在呼吸功能障碍患者管理方面经验丰富且技术过硬的临床医生或呼吸治疗师,对接受无创正压通气的围手术期低氧血症患者实施气道和通气管理。对这部分围手术期患者,应定期监测其是否存在呼吸窘迫、上呼吸道阻塞、痰液潴留、意识障碍及不耐受无创正压通气治疗,应持续监测 SpO_2、血压、呼吸频率和心电图,监测无创呼吸机的潮气量、每分通气量、漏气量、流量和压力波形;还应定期监测动脉血气,频率至少为治疗后 1h 监测 1 次,首个 24h 内每 6h 监测 1 次,之后每日监测 1 次直到治疗结束,并且病情变化时及时监测。必要时应考虑进行肺部影像学检查,常规影像学检查不做推荐。对无创正压通气耐受程度不高的围手术期低氧血症患者,可尝试采用 HFNC 治疗。

无创正压通气的撤机程序见图 26-2-2。

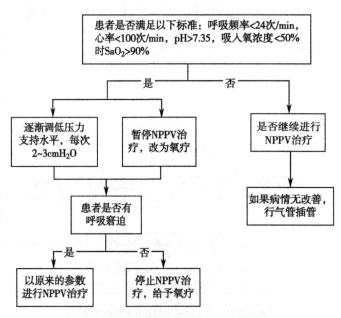

图 26-2-2　无创正压通气的撤机程序

术前有效识别围手术期低氧血症高危患者,给予针对性呼吸锻炼,术中积极实践肺保护性通气策略改善呼吸功能,对降低手术后患者肺部并发症的发病率和严重程度意义较大。当患者出现氧合下降时,应用无创正压通气或 HFNC 有利于及时改善患者缺氧症状,促进塌陷肺泡复张;通过提高 FiO_2 或改进氧气输送模式,增加肺泡氧浓度,促进氧弥散,从而提高 PaO_2 和血氧饱和度,以缓解或纠正机体的缺氧状态。

(周永方　金晓东)

第二十七章　免疫抑制

第一节　概　述

免疫系统由免疫器官、免疫细胞和免疫活性物质组成,也就是补体蛋白等体液因子和免疫细胞及其产物组成。早期研究主要集中在免疫系统如何区分自我和非自我,以及对病原微生物的防御能力,并被认为是负责保护宿主免受病原体侵袭的系统。然而,免疫细胞和因子的作用并不局限于宿主防御,更是延伸到发育、组织动态平衡和修复。

此外基质细胞和间充质细胞还发挥着重要的免疫学功能,但它们通常不被认为是免疫系统的一部分,如成纤维细胞和内皮细胞。最重要的是,现在还认识到,环境的炎症状态对确定任何抗原的反应类型都很重要,而且免疫系统实际上对维持无菌状态下和感染恢复期的组织内稳态至关重要,可以概括为免疫防御、免疫监视、免疫自稳。

免疫抑制(immunosuppression)指通过免疫抑制剂、放射治疗、化学治疗等治疗手段引起机体的免疫系统对免疫应答的抑制作用,使机体不产生免疫反应或降低免疫反应的程度,通常是防止器官移植产生排斥反应和需要对自身免疫病进行干预。随着各种实体器官移植的发展、新型强力免疫抑制剂在临床上的广泛使用,还在各种恶性肿瘤细胞的放射治疗、化学治疗频繁使用,免疫抑制患者在危重症患者中的占比越来越大。

临床中将免疫抑制患者定义为:①使用强的松或等效激素药物剂量 >20mg/d,且使用时间在 14d 以上;累积剂量 >600mg。②人类免疫缺陷病毒感染与 CD4$^+$T 淋巴细胞计数 <200/ml 或 <14%。③接受抗肿瘤化学治疗。④实体器官移植或造血干细胞移植后。⑤恶性肿瘤。⑥接受抗风湿药或其他免疫抑制剂。

免疫抑制患者由于免疫系统长期处于抑制状态,可能会出现各种危及生命的并发症,主要并发症是急性呼吸衰竭(acute respiratory failure,ARF)。患者大多数会表现出明显的缺氧状态,严重的 ARF 患者还会出现呼吸急促、呼吸窘迫、辅助呼吸肌用力的情况。

在临床中,发生呼吸衰竭的免疫抑制患者在病因的诊断和呼吸支持策略的选择上都具有极高的挑战性,需要复杂的个体化治疗。免疫抑制患者大多排除在各类临床指南之外,属于高危难治人群,预后差,死亡率高。

第二节　机械通气治疗

免疫抑制患者对外来抗原的免疫反应远低于正常状态,尽管随着医疗的发展有更好的治疗和预防措施,但感染仍然是最常见的并发症之一,且患者极易出现呼吸衰竭,造成极高的死亡率。

因此,早期发现出现 ARF 的免疫抑制患者,进行适当的干预对改善预后十分重要。通过无创机械通气(non-invasive mechanical ventilation,NIV)和有创机械通气(invasive mechanical ventilation,IMV),及时为 ARF 患者提供呼吸支持,改善患者氧合,延缓病情的快速恶化,降低免疫抑制患者死亡率。

一、无创机械通气

免疫抑制伴急性呼吸衰竭患者最大的特点是出现明显的缺氧现象,通过建立人工气道,进行机械通气治疗可以有效改善重度 ARF 患者气体交换障碍的问题。无创机械通气在不建立人工气道的前提下,为患者提供正压机械通气治疗,降低了气管插管相关并发症发生概率,缩短 ICU 住院时间,降低患者死亡率。

与需要建立人工气道的有创机械通气相比,无创机械通气保证了患者的上呼吸道完整性,同时保留了呼吸道防御机制,避免了有创机械通气过程中出现的如呼吸道损伤,降低了免疫抑制患者发生如 VAP 等医院感染的风险。其中 VAP 作为机械通气患者最常见的医院获得性感染,是影响 ICU 患者预后的独立危险因子。因此,避免全身免疫应答受到抑制的患者出现 VAP 十分关键。

二、无创机械通气治疗免疫抑制合并急性呼吸衰竭

对出现 ARF 的免疫抑制患者,由于缺氧等问题,大多数存在呼吸驱动过强,呼吸肌过负荷做功现象。这种自发的用力吸气动作可能会导致免疫抑制患者出现呼吸肌疲劳以及肺损伤,因此,如何解决患者用力吸气问题,改善缺氧状态,缓解呼吸肌疲劳现象,避免患者出现进一步恶化十分重要。

无创机械通气可以为患者提供高浓度吸氧治疗,缓解患者缺氧现象,减少缺氧引发的一系列负面效果。同时,无创机械通气能同时为患者提供吸气相气道正压(IPAP)和呼气相气道正压(EPAP)。这不仅能产生 PEEP 效应,提高患者的功能残气量,减少肺泡内渗出,提高 P_AO_2,改善肺泡气血弥散;最终改善患者气体交换,提高氧合指数;也可以为患者提供吸气相的额外支持压力(即 IPAP 与 EPAP 的差值),减少患者的呼吸做功,减少患者的重复呼吸。与 CPAP 或常规氧疗相比,在 EPAP 基础上额外提供支持压力时,患者呼吸做功显著降低。对能够明确病因的免疫抑制患者,仅仅是短时间的无创机械通气治疗也能够降低患者的气管插管率、VAP 发生率、ICU 住院时间和院内病死率。

三、无创机械通气模式的选择

持续气道正压(CPAP)通气可帮助扩张气道和肺泡,降低心室前、后负荷,促进肺水肿液的重新分布。其被广泛用于急性心源性肺水肿和阻塞性睡眠呼吸暂停低通气综合征患者的治疗,并取得了良好的疗效。而自主/时控(S/T)模式通过在吸气相额外给予压力支持,能改善患者呼吸肌疲劳,降低机体氧耗,增加潮气量,从而纠正患者呼吸性酸中毒。

同时,在无创机械通气过程中,通过设置 EPAP 能防止肺泡陷闭,增加功能残气量,减轻肺水肿及纠正通气/血流比值失调,增加患者氧合,但是,随着 EPAP 水平的提高,吸气相压力也会相应升高,患者不适感也会逐渐增加。所以,免疫功能低下合并 ARF 进行无创机械通气的患者,需要在密切监测的情况下,给予最佳 EPAP,在保证改善氧合的同时,尽可能提高患者的舒适度。

四、选择无创机械通气的介入时机

无创机械通气的治疗效果会受到患者的疾病类型、病情严重程度、免疫功能状态和呼吸衰竭类型等多方面因素影响。如心源性肺水肿和肺炎病因确定的患者,可能是最适合无创正压通气,并可以从中获益的患者。但对其他免疫缺陷亚组患者使用无创机械通气应当谨慎,可能会延误气管插管时机,增加不良事件的发生概率和死亡的危险。严格把握患者对无创机械通气的介入时机和评估氧疗效果至关重要。无创机械通气可以作为早期的呼吸支持手段,减少患者呼吸做功,改善通气、换气功能,降低气管插管率,避免有创正压通气相关并发症。急性呼吸衰竭的发生预示着免疫抑制患者

的基础疾病已经进入终末期,因此及早进行呼吸支持治疗非常有益,对病情较轻的免疫抑制合并急性呼吸衰竭患者,可以尝试使用常规氧疗、HFNC 或者无创机械通气治疗。然而,对病情较重的患者,选择范围可能仅限于无创机械通气或有创机械通气,并且对两种呼吸支持手段的选择仍在争论中。

需要注意的是,无创机械通气介入治疗的时机非常重要,及时进行无创机械通气治疗能降低患者的死亡率,但延迟无创机械通气治疗会明显增加无创机械通气的失败率,而无创机械通气失败又是免疫抑制患者预后不良的独立影响因素。

在使用的过程中如何识别和预测无创机械通气失败,并及时启动有创机械通气对患者的总体生存至关重要,尤其是对病情较重的患者。无创机械通气作为 ARF 患者的初始治疗有可能会延误患者气管插管时机,导致无创机械通气失败后进一步增加患者的死亡率。但是,在临床实际工作中,许多免疫抑制伴急性呼吸衰竭的患者都是在普通病房初始治疗失败、疾病恶化后才转入 ICU,错过了无创机械通气治疗的最佳时间,此时再应用无创机械通气很可能疗效不佳,甚至会延误病情。

五、HFNC

在急性呼吸衰竭的免疫抑制患者中使用无创正压通气存在争议,而 HFNC 作为新型的氧疗方式正在悄然崛起。

HFNC 能够为患者输送高流量、高氧浓度的加温、加湿气体,与常规鼻导管等氧疗方式相比,能够提供高浓度和大于患者自身吸气流量的氧气,缓解患者的缺氧状态。同时,由于 HFNC 持续为患者输送高流量气体,可能在患者呼气时在上呼吸道中产生与流量成正比的低水平正压,产生类似 PEEP 效应,从而可能起到改善氧合作用。与常规氧气疗法相比,HFNC 可能是无创机械通气的可行替代品,患者气管插管率较低,ICU 获得性感染的风险不会增加。然而,与其他无创机械通气疗法相比,HFNC 似乎没有降低免疫抑制伴急性呼吸衰竭患者的死亡率。应进行进一步的高质量、大规模的随机对照试验,以验证这些发现。

HFNC 可以作为免疫抑制伴急性呼吸衰竭患者的呼吸支持策略。然而,没有明确的证据支持或反对 HFNC 在免疫抑制患者中使用。与常规氧气疗法和无创正压通气相比,使用 HFNC 可能会降低免疫抑制伴急性呼吸衰竭患者的气管插管率,但无法缩短患者呼吸支持的时间,或者提供额外的生存获益。

与无创机械通气类似,使用 HFNC 有可能也会延迟免疫抑制患者的气管插管时机,目前缺乏确定 HFNC 患者气管插管时机的客观标准,目前较为公认的能够预测 HFNC 患者失败的评价指标为 ROX 指数,较高的 ROX 指数与急性呼吸衰竭患者较低的气管插管率独立相关,但 ROX 指数似乎很难预测急性呼吸衰竭伴免疫抑制患者的气管插管时机,未来可能有助于在相关研究中对此类风险进行分层。

六、有创机械通气

对病情危重的免疫抑制合并 ARF 患者,有创机械通气是一种不可或缺的抢救措施,免疫抑制患者发生呼吸衰竭的原因大多是因为严重的肺部感染,其次是因为诱发急性心源性肺水肿或严重的抗移植物的排斥反应。当肺部感染发展到严重呼吸衰竭而不得不气管插管进行有创机械通气的时候,往往是患者病情已发展到十分严重和危险的程度。此时,即使进行有创机械通气,患者预后仍然很差,病死率很高。这不仅因为此时患者的病情严重,更重要的是,由于这些患者的免疫功能低下,在建立有创机械通气后,VAP 和全身性感染的发病率显著增加,且病情严重,导致感染难以控制。因此应尽可能避免有创机械通气,使用无创机械通气治疗或尽早拔除气管插管,以避免相关的严重并发症。

对呼吸衰竭,尤其是 ARDS 患者,有创机械通气的一个优点是能够提供持续、稳定的压力,如果突然中断正压呼吸支持,即使中断时间较短,也会因为缺氧和支持压力不足对患者的呼吸系统造成严重影响。因此,如果评估患者病情状态需要进行有创机械通气,则不应尝试或继续使用无创机械通气,避免延误气管插管时机。

除自身病情发展需要,患者符合如下无创机械通气绝对禁忌证时应及时选择其他呼吸支持手段:①缺乏自主呼吸;②喘息;③解剖性或功能性呼吸道阻塞;④胃肠道出血或肠梗阻。如果存在相对禁忌证,可以考虑在个别病例中尝试进行无创机械通气治疗,并密切观察患者,必要时立即插管。

免疫抑制患者的通气方法和通气策略与常规的严重肺部感染患者相似。可以使用常规通气模式(A/CV、SIMV+PSV 等),维持平台压 <30cmH$_2$O,通气频率 16~20/min,PEEP 5~8cmH$_2$O(或根据患者氧合的需要或其他方法,滴定最佳 PEEP)。实施肺保护性通气策略,即小潮气量(每千克标准体重 4~6ml)和低吸气压力(平台压 <30cmH$_2$O)进行机械通气,以减少 VALI,同时还应评估肺可复张性。

撤离有创机械通气:患者经治疗后若氧合指标改善(PaO$_2$/FiO$_2$ 持续大于 200mmHg),且意识清醒、循环稳定,可考虑启动程序化撤机。

七、肺复张

肺复张旨在通过不断提高肺内压力,尽可能帮助塌陷肺泡再次开放。但不恰当的肺复张会增加患者气压伤、肺损伤的风险。当有创机械通气 FiO$_2$>50% 才可达到氧合目标(或符合中重度 ARDS 标准)时,可考虑肺复张治疗。

对多数 ARF 的免疫抑制患者,需要谨慎选择是否进行肺复张治疗。肺复张前,应首先进行肺可复张性评价,通过肺部超声、P-V 曲线、EIT 等多种方法对患者肺部是否具有可复张性进行评价。肺复张过程中胸腔压力的大幅度增加会引起静脉回流受阻、心输出量降低和血压降低,因此在操作过程中应密切关注患者的血流动力学状态,如果患者发生循环不稳定,及时终止肺复张。

八、俯卧位通气

肺重力依赖区域的跨肺压最高,通过俯卧位通气减少了重力对背部肺区域的压力,帮助背侧肺泡重新复张,使通气分布更均匀,减少肺内分流程度,改善通气/血流比值,促进气体交换。

同时俯卧位可能影响呼吸系统顺应性。肺顺应性随俯卧位过程中肺泡复张而改善,但胸廓顺应性会由于胸腔受到心脏和肺的压迫而降低,胸廓前壁顺应性的降低会促使通气向肺的后腹侧区域移动,促进肺通气的均一性。

因此临床中在俯卧位通气时应注意观察、评估患者平台压力和潮气量,重新评估肺复张所需的 PEEP 水平,避免从仰卧位到俯卧位时可能会因呼吸机参数不当出现的肺部过度膨胀。

与仰卧位相比,患者俯卧位时胸膜腔内压的重力梯度、肺通气/血流比值会更为均匀。对 PaO$_2$/FiO$_2$ 持续低于 150mmHg 的机械通气患者,可以考虑实施 12h/d 以上俯卧位通气,如果患者连续 6h 仰卧位 PaO$_2$/FiO$_2$ 持续高于 150mmHg,可以考虑结束俯卧位通气。

九、ECMO

(一)ECMO 启动时机

当保护性通气和俯卧位通气效果不佳,且患者符合以下条件时,应尽早考虑评估、实施 ECMO。在最优的通气条件下(FiO$_2$≥80%,潮气量为每千克标准体重 6ml,PEEP≥10cmH$_2$O,且无禁忌证),并符合以下情况之一:①PaO$_2$/FiO$_2$<50mmHg,超过 3h;②PaO$_2$/FiO$_2$<80mmHg,超过 6h;③FiO$_2$=100%,PaO$_2$/FiO$_2$<100mmHg;④动脉血 pH<7.25,PaCO$_2$>60mmHg,超过 6h,且呼吸频率 >35 次 /min;⑤呼吸

频率 >35 次 /min 时,动脉血 pH<7.2 且平台压 >30cmH$_2$O;⑥合并心源性休克或者心搏骤停。

(二) ECMO 禁忌证

ECMO 没有绝对禁忌证,但对于明确患有不可逆性疾病,不建议实施 ECMO 治疗。若出现以下情况将增加病死率,应充分评估可行性,但不作为决定因素:中枢神经系统或全身出血;严重的中枢神经系统受损;存在抗凝治疗禁忌;在较高机械通气支持条件下(FiO$_2$>90%,平台压 >30cmH$_2$O),机械通气超过 7d;高龄(随着年龄增长,死亡风险也会增加,但目前研究尚未设定阈值);免疫抑制。

(三) ECMO 治疗模式的选择

推荐选择 VV-ECMO 模式。当患者出现循环衰竭时应判断其原因,如是否存在心源性休克,以决定是否需要 VA-ECMO 模式。

需要特别强调的是,对免疫抑制患者一定要加强感染的控制和预防,如选用强效的对致病菌敏感的抗生素,病室的隔离、消毒,适当应用增强免疫力的药物,酌情降低抗排斥反应的免疫抑制剂的剂量。尽快使患者病情稳定下来,以便尽早撤机。

十、总结

对免疫抑制患者一定要加强感染的控制和预防,无创机械通气在尚有呼吸支持方式选择性的免疫抑制患者中是优于有创正压通气的选择;HFNC 的使用在一定程度上可以替代无创机械通气,在免疫抑制患者的治疗中,对比普通氧疗有明显优势;ROX 指数还不能准确判断免疫抑制患者的气管插管时机,且证据尚不全面,需要更多随机对照试验进行判断、参考。

第三节　免疫抑制患者气道管理——气管镜

肺部感染是免疫抑制患者最常见的并发症。因为免疫抑制作用,免疫抑制患者的肺部感染具有起病隐匿、症状不典型、早期易被忽视、进展迅速、机会菌感染、病原体难确定等临床特点。与免疫功能正常的患者相比,免疫抑制患者罹患社区获得性肺炎(CAP)后的总体死亡率更高,因此对疾病的早期诊断及病原体的及早确定是治疗成功的关键。

值得注意的是,不同免疫抑制类型的患者感染的常见病原体有所不同,如粒细胞减少免疫抑制患者感染的常见病原体有革兰氏阴性菌、革兰氏阳性菌、念珠菌、曲霉及毛霉等;但 B 细胞功能受损的患者,更容易感染肺炎链球菌、脑膜炎球菌、流感嗜血杆菌等有荚膜的细菌,且容易出现反复感染。

因此明确诊断能够使临床医务人员更早地进行病原学针对性治疗,提高患者的生存率。对有可能发生血液恶性肿瘤和病情严重程度更高的患者,支气管镜检查能够提高对部分患者的诊断率,进而影响患者的临床治疗、管理。

支气管镜检查最好能尽早进行,这样最初的经验性治疗不会改变呼吸道标本培养结果。如果支气管镜检查可以迅速完成,可以考虑在开始抗生素治疗前进行支气管镜检查。

一般而言,免疫功能受损越多的宿主,通过支气管镜检查获得下呼吸道标本能更早确定致病病原体,进行针对性治疗,患者潜在获益就越大。然而需要注意的是,支气管镜检查有可能会造成患者出现呼吸状态的恶化,并且与患者进入 ICU 治疗率和住院死亡率的增加有关。如果患者感染的病因可以根据最初的放射学检查和临床诊断来明确,那么进行支气管镜检查甚至肺泡灌洗的风险可能会超过受益。

支气管镜检查虽然可能与患者的住院死亡率增加有关,但是不应忽略支气管镜检查的临床实用性。当非侵入性检查不能得出病因时,支气管镜检查是寻求特定诊断的最佳选择,因为外科肺活检具有更大的侵袭性,而经验性治疗具有潜在的危害。对免疫抑制伴急性低氧血症型呼吸衰竭的患者,支气管镜检查可以作为有助于临床治疗的特定病原学的鉴别诊断。从长远来看,基因组测序技术可以在一半以上常规检查为阴性结果的呼吸道样本中识别感染的缘由,并阐明免疫受损患者的微生物组成。

此外,基因组测序技术可以收纳、整理人类生物学的组成部分,并将其整合到基于支气管镜检查的测试中。正在进行的结合人类基因表达和蛋白生物标志物的工作可能会显著增加支气管镜检查的效用。支气管镜检查影响管理决策的能力取决于针对免疫受损患者急性低氧血症型呼吸衰竭的新靶向治疗的发展,而这种病理生物学靶向治疗的发展依赖于支气管镜检查才能获得的组织水平生物学数据。

对免疫抑制患者,支气管镜检查有可能帮助患者进行病因诊断,但也可能提高患者的医院病死率。因此应慎重考虑患者的支气管镜检查的风险和获益。

(解立新　胡兴硕　温若谖)

第二十八章 肥胖

如今肥胖已经成为世界范围内重要的公共健康问题之一。根据世界卫生组织（World Health Organization，WHO）的定义，肥胖指体重指数（BMI）>30kg/m² 的个体，而 BMI>40kg/m² 时则属于病态肥胖。随着肥胖人数增加，ICU 内肥胖患者的比例也大幅增加。由于肥胖患者的呼吸生理特点有别于非肥胖患者，此类患者出现肺不张的概率也大幅度地增加。肺不张的出现主要是由于胸壁重量和腹部脂肪堆积降低了肺顺应性，同时导致患者功能残气量动脉血氧饱和度（SaO_2）的降低。

仰卧位会使患者的肺不张加重，如果患者同时接受全麻和机械通气则会更进一步加重肺不张。这类患者即使在拔除气管插管后肺不张仍将继续存在。大部分肥胖患者往往还伴有肥胖低通气综合征（obesity hypoventilation syndrome，OHS）或阻塞性睡眠呼吸暂停低通气综合征（obstructive sleep apnea hypopnea syndrome，OSAHS），这些都增加了此类重症患者救治的难度。

第一节 概　　述

肥胖对肺解剖和生理的影响：

1. 上气道解剖　肥胖患者咽部脂肪组织的过多堆积使气道狭窄，增加自主呼吸时上气道塌陷的可能，同时也大大地增加了进行面罩通气和 / 或气管插管的难度。预示面罩通气和 / 或气管插管困难的体表标志，包含张口度较小、甲颏距离较短、颈围增大、颈部活动性降低、乳房和舌体过大等。对这类患者，合适的体位显得尤为重要，另外一些先进的气道管理设备（如纤维支气管镜、可视喉镜、喉罩）必须备好以应对气管插管过程中各种突发状况。

2. 肺容积　使用机械通气时，患者肥胖会导致呼气末肺容量的下降，因为功能残气量随 BMI 的增加呈指数下降。较低的功能残气量伴随肺内分流增加、胸壁和肺顺应性降低、气道阻力增加以及肺不张，这些因素都会导致患者在麻醉诱导后氧饱和度迅速下降。异常的上呼吸道解剖增加了面罩通气和气管插管的难度，当患者合并 OHS 时显得尤为明显。仰卧位会进一步减少功能残气量，这是因为仰卧时可以促使横膈向头侧移位、气道陷闭、体位性肺血容积增加。仰卧位时肺和胸廓顺应性下降，都会进一步加剧肺通气 / 血流比值失调。

3. 气体交换　肥胖患者的 O_2 消耗和 CO_2 的产生是明显增加的，一部分是由多余的脂肪组织代谢活动产生，另一部分是骨骼肌要支撑庞大的体重需要更多的能量代谢。此外，要维持正常的血液碳酸水平往往需要增加每分通气量来实现，这种增加的呼吸负荷也提高了患者的氧需求量。静息状态下，病态性肥胖患者的氧耗量一般为非肥胖患者的 1.5 倍左右，呼吸频率为 15~21 次 /min，而非肥胖患者则为 10~12 次 /min。然而一些患者出现 OHS 时，在排除了肺部、胸壁以及神经系统疾病后则被定义为慢性低通气综合征。这部分患者由于对高碳酸血症的刺激越来越不敏感，而对低氧血症的呼吸驱动的依赖增强，最终导致换气不足和呼吸暂停的集中出现。虽然 CO_2 潴留对 O_2 交换的影响有限，但是每个细胞的血流量不足引起的低灌注也会影响 O_2 交换，这些都会增加患者住院期间出现感染和肺不张的概率。

4. 肺的弹性和阻力　胸部和腹部脂肪的堆积带来呼吸系统顺应性呈指数级的下降，在有些个体中可能会比正常值下降 35% 左右,尤其当患者仰卧位进行小潮气量呼吸时下降更加明显。肥胖同时也会使整个呼吸系统的阻力增加,这是由于在平静呼吸时功能性气道的数量和管径均明显减少。肥胖患者气道管径的明显缩小更可能是由于肺容积的减少,而不是气道的阻塞。另外肥胖患者的气道结构有可能出现重建,一方面是由于经常暴露于促炎性脂肪因子中,另一方面是由于在呼吸周期中小气道持续打开和关闭而受损。要达到与正常患者同样的每分通气量,这种异常的肺弹性和气道阻力将会导致患者出现浅快的呼吸形态,呼吸做功明显增加以及通气储备能力明显下降。

5. 呼吸效率和呼吸功　腹部机械压力的增加、肺弹性和阻力的增加以及代谢需求的增加都会同时加重呼吸肌的负担,从而增加呼吸做功。肥胖个体在休息状态下要维持正常的 $PaCO_2$ 水平的话,其呼吸做功要增加 30% 左右,但是呼吸肌的低效将限制患者的最大通气能力,所以在出现高代谢的活动时极易出现相对低通气状态而表现为 $PaCO_2$ 高。在肥胖低通气综合征的患者中,呼吸功可能高于预期的 4 倍。因为肥胖患者的呼吸肌需要不间断地对抗顺应性较差的胸壁和较高的气道阻力,从而才能产生正常或者更大的压力来维持通气。有研究表明额外的负荷会导致膈肌的长度依赖性张力的功能受损,这都归因于肌纤维的过度拉伸,此现象在仰卧位时会更加明显。

6. 睡眠呼吸障碍　肥胖患者易出现的合并症包括阻塞性睡眠呼吸暂停低通气综合征(OSAHS)和肥胖低通气综合征(OHS)。OSAHS 主要是由于患者睡眠时上呼吸道的陷闭,而 OHS 则主要是由于肥胖患者的通气负荷增加。

临床医生在救治重症肥胖患者时,一定要充分掌握肥胖患者的呼吸病理生理特点(表 28-1-1),提高自身的救治水平,从而减少肥胖患者机械通气和入住 ICU 的时间。

表 28-1-1　肥胖患者的呼吸病理生理特点

内容	病理生理特点
肺容积	肺组织易出现肺不张 功能残气量下降 腹内压升高 膈肌被动上移 胸腔和肺顺应性下降
气道	气道阻力增加(当呼气末肺容量恢复正常时气道阻力也正常) 呼吸功增加 出现面罩通气困难(相关因素:年龄 >55 岁、打鼾、络腮胡、缺牙、阻塞性睡眠呼吸暂停低通气综合征、相关先天性疾病)和插管困难(MACOCHA 评分:Mallampati III 或 IV,张口受限,阻塞性睡眠呼吸暂停低通气综合征,颈椎活动度降低,昏迷,低氧血症,操作者未经培训,相关先天性疾病)的危险因素增加
通气控制	肥胖低通气综合征患者对高碳酸血症和低氧血症的敏感性降低 呼吸频率增加
气体交换	氧耗量增加 CO_2 产生增加
并发症	阻塞性睡眠呼吸暂停低通气综合征 肥胖低通气综合征

第二节　机械通气治疗

一、肥胖患者的有创呼吸支持技术

肥胖会引起多种病理生理的改变,在上气道周围、枕部和颈部的脂肪堆积都会不同程度地增加面罩通气和气管插管的难度。颈围 >42cm 和 BMI>50kg/m² 是困难气道的独立预测指标。这些病理生理改变对肥胖患者在气管插管期间维持充足的氧合产生不利影响。所以对肥胖患者,从气管插管前预氧合到呼吸机撤离及拔除气管插管后都要给予特殊的医疗照护,从而提高肥胖重症患者的抢救成功率。

(一)预氧合

预氧合的目的是提高患者的 O_2 储备来延长安全的呼吸暂停期(safe apnea,SAP)。SAP 指从麻醉诱导到气管插管完成的那一刻出现低氧血症之前的安全期,它是气管插管过程中最关键的时期,尤其是肥胖患者。肥胖患者不管是在清醒状态还是麻醉状态,其补呼气量和功能残气量都显著下降,仰卧位更会加重这种现象从而导致患者的氧合急剧下降。这些都会导致肥胖患者的 SAP 明显缩短,此时有效的预氧合就显得尤为重要。

预氧合是在患者自主呼吸的同时给予 100% 的 O_2 补充,包含"慢"和"快"两种氧合方式。"慢"的方法是通过给予 3 分钟与日常呼吸潮气量实现较好的氧储备,"快"的方法则是给予患者 4~8 次深大的肺活量大小的气量,在 30~60s 内达到充足氧储备。随机对照试验(RCT)证明两种方式在预氧合方面并没有明显的区别。无论采用何种技术,患者获得充分氧合的关键步骤为确保面罩和其面部之间的紧密密封。

预氧合过程中如果患者存在严重的通气/血流比值失调和明显的肺内分流则会限制 SpO_2 的上升。肺不张是这些病理改变的原因之一,在预氧合过程中使用无创正压通气可以降低肺泡陷闭的比例,改善通气/血流比值,增加功能残气量和氧储备。最近的 Meta 分析表明,与使用传统的预氧合方式相比,使用无创正压通气可以明显提升肥胖患者气管插管前的 PaO_2(p<0.000 1)和气管插管后的平静呼气末氧浓度(fractional concentration of oxygen in end-tidal gas,$FetO_2$)(p<0.000 1)。

(二)体位

在达到其他的治疗目标后,住院医生通常会考虑到肥胖患者的体位。实际上,肥胖患者的体位会直接影响机械通气的成败,也是肥胖患者预后的主要决定因素。当肥胖患者完全平躺时,腹部的脂肪使得膈肌上移,从而引起胸膜腔内压的增高和部分肺泡的塌陷,加重呼气气流受限、气体陷闭、PEEPi 和严重低氧血症。

对严重肥胖的重症患者,应尽一切努力避免仰卧位和头低脚高位。头高脚低的斜坡体位有利于肥胖患者的气管插管。对合并严重低氧血症的肥胖患者,研究证实,在机械通气过程中俯卧位可以安全和有效地复张部分肺不张区域。坐位是提供无创机械通气、促进机械通气撤机、预防重度肥胖患者肺不张和急性呼吸衰竭发作的最佳体位。

(三)PEEP 和肺复张方法

在机械通气过程中,肥胖患者较非肥胖患者更易出现相关肺部并发症。BMI 每增加一个单位,就会使残气量、肺总量和肺活量下降 0.5%。即使患者 BMI 为 $30kg/m^2$,补呼气量和功能残气量都会分别下降 53% 和 25% 左右。85%~90% 的肥胖患者在气管插管后的数分钟内就会出现肺部并发症,而且在拔除气管插管后的一段时间内仍会持续存在从而影响其最终的康复。研究表明,肥胖是拔管后再次插管的一个危险因素。基于上述情况,临床上常常采用一些措施来减少肺部并发症的发生,其中包含 PEEP 和肺复张(recruitment maneuver,RM)方法。

PEEP 可以增加患者的功能残气量,阻止小气道陷闭从而降低肺不张的发生率。对肥胖患者,PEEP 能够改善肺顺应性,减少分流和提高 PaO_2。还有一点,PEEP 可以阻止由功能残气量下降引起的肺泡塌陷,但是并不能复张完全陷闭的肺泡。因此建议从机械通气开始到整个通气过程,使用 $10cmH_2O$ 的 PEEP 和 6~8ml/kg 的潮气量来减少患者肺部并发症的发生率。当然在使用较高的 PEEP 时,也要关注其对患者循环的影响。肥胖患者的最佳 PEEP 和滴定方法仍然未知,有些肥胖患者可以从高 PEEP 中获益而另一部分不可以,所以使用高 PEEP 时必须密切监测患者的生命体征,切忌一味追求较高的 PEEP。

肺复张方法可以用于打开已经塌陷的肺泡,它是通过短暂增加跨肺压来实现的。肺复张方法已经被证实可以有效改善肥胖患者肺氧合及增加有效肺容积。相较于非肥胖患者,肥胖患者需要更好的压力来复张塌陷的肺泡。肺复张方法可以采用 PEEP 在 $40cmH_2O$ 情况下呼气暂停 40s;也可以在保证潮气量基本不变的情况下采用 PEEP 递增法直到 $20cmH_2O$ 并维持平台压在 $35cmH_2O$ 以下。哪种肺复张方法对肥胖患者是最佳选择到目前为止还没有公认的正确答案,但是肺复张实施时必须考虑到患者的血流动力学能否接受。理想的肺复张实施频率目前也没有明确的答案,只能根据患者的实际情况区别对待。

有效的肺复张之后给予合适的 PEEP 水平是减少肺不张并持续改善肥胖患者肺氧合的最佳的治疗方案。

(四)潮气量

对有肺损伤的患者比如 ARDS,采用小潮气量($6ml/kg$)的肺保护性通气已经成为一种共识。肥胖患者和非肥胖患者一样,最佳的潮气量设置均为 $6\sim8ml/kg$,同时使用 PEEP 避免肺泡塌陷形成肺不张。潮气量的大小要根据患者的身高来计算,而不是根据患者实际测量的体重来计算。较简便的计算 PBW 的公式:男 $PBW(kg)=$ 身高$(cm)-100$,女 $PBW(kg)=$ 身高$(cm)-110$。

(五)驱动压

驱动压是吸气平台压和呼气末压力的差值。驱动压这一概念的提出,使得采用顺应性来量化肺容积较使用预测体重更加合理。研究表明,较低的驱动压与 ICU 患者的存活率有关。所以设置重症患者的呼吸机参数时,尤其是肥胖患者,建议使用尽可能小的驱动压。

(六)呼吸频率

由于肥胖患者存在较高的氧耗和较多的 CO_2 产生,而一些研究表明肥胖患者的自主呼吸频率在 $15\sim21$ 次/min,而非肥胖患者的呼吸频率为 $10\sim12$ 次/min。所以我们推荐对 $BMI>40kg/m^2$ 的患者呼吸频率的初始设置为 $15\sim21$ 次/min,然后根据呼吸机波形和血气分析结果进行个体化调整。

(七)通气模式

压力控制通气模式向气道输送恒定的压力,设置峰压低于 $30cmH_2O$ 可以明显降低肺泡气压伤的风险。当出现气道阻力增加(支气管痉挛、气道堵塞)或呼吸系统顺应性降低(肥胖、肺不张、外科性气腹、气胸)等情况时,潮气量会相应减少,如果有效肺泡通气量过低会引起呼吸性酸中毒。使用压力控制通气模式时要密切关注患者的潮气量、每分通气量以及 $PaCO_2$ 水平。而使用容积控制通气模式时为输送目标潮气量可能会导致患者出现气道峰压过高(有气压伤的风险),所以应该密切关注患者吸气末肺泡内压(如平台压)。不管使用何种模式,核心目标是在整个呼吸周期中保证肺的开放,另外尽量避免 VALI 的发生。一些团队建议对肥胖患者应该使用压力控制通气模式,理由是压力控制通气模式的流量采用递减波形有利于气体在肺泡内均匀分布。

然而对比两种模式的相关研究,得出的结论并没有本质上的差别。压力支持通气(PSV)似乎比较适用于肥胖患者,与 PCV 相比,PSV 能明显降低患者术后肺部并发症的发生率。目前尚缺少 PSV 和一些新型模式(神经调节辅助通气、ASV 和成比例辅助通气)之间对比的研究报告,它们对肥胖患者的优缺点还缺乏科学的证据。

(八)肥胖患者机械通气的关注要点

由于肥胖患者存在较多的呼吸和非呼吸方面的病理生理改变,所以在使用机械通气时需要关注的特殊点也比较多,现将这些关注要点总结到表 28-2-1 中。

表 28-2-1　肥胖患者机械通气的关注要点

内容	关注要点
体位	避免头部抬高 <30° 的仰卧体位
	直立位
	坐位
	俯卧位
	侧卧位
	头高脚低的斜坡卧位
通气过程	较高的 PEEP
	肺复张方法
	减少镇静药的使用
	维持患者基础的 $PaCO_2$ 和 pH
监测	意识状态
	$PetCO_2$、氧合情况
	密切监测（平台压、驱动压、应变指数）
	选择性监测（跨肺压、膀胱压）

（九）肥胖患者的撤机

重症肥胖患者的撤机较非肥胖患者困难得多。气管切开术、阻塞性睡眠呼吸暂停和肺动脉高压都会增加成功撤机的难度。撤机前，除了关注临床指标和呼吸稳定这些常规标准及排除吞咽障碍等神经系统疾病以外，还要进一步明确导致肥胖患者撤机失败的危险因素，并积极创造条件予以纠正。另外，详细了解患者的病史比如是否既往已经存在或怀疑 OSAHS 和肥胖低通气综合征（OHS）也非常重要。

最近一篇生理方面的文献主要是研究危重症肥胖患者在撤机过程中吸气努力大小对撤机的影响。这篇文献的结论是"T 型管"或"PSV=0，PEEP=0"的撤机方法能非常好地预测拔管后肥胖患者的吸气努力和呼吸做功。不管是在 ICU 还是在康复病房，我们都建议在拔管后给予患者保护性的无创正压通气。对肥胖患者在拔管后应积极尝试 CPAP 和无创机械通气，不管他们是否合并阻塞性睡眠呼吸暂停低通气综合征。ICU 内重症肥胖患者气道和通气管理整体流程如图 28-2-1 所示。整个过程应尽量避免患者的 $SpO_2<80\%$。当多次插管失败而不能进行有效通气时可以尝试喉罩进行无创机械通气。

（十）肥胖患者的气管切开

与非肥胖患者相比，肥胖患者往往出现并发症、住院时间延长和增加入住 ICU 的风险。肥胖患者肺部病理生理的改变和并发症的出现也延长患者气管插管和机械通气的时间。当患者出现撤机困难时，医务人员就应该考虑是否行气管切开的问题，当然能否从气管切开中获益都要以患者为中心来进行评估。我们必须遵从患者的意愿和喜好，那些原发疾病经过完善的治疗后能有比较好的预后的患者，从气管切开中获益最大。有报道指出，气管切开可以降低患者住院和入住 ICU 的时间，改善患者的舒适性以及降低病死率。与其他大部分患者相同，肥胖患者气管切开最主要的原因还是困难撤机。

对肥胖患者气管切开最佳时机的选择仍有不同的观点。一些研究的结论是早期（气管插管后 7d 内）行气管切开可以降低创伤患者的机械通气时间、入住 ICU 的时间和住院总时间。早期气管切开组（7d 内）较晚期气管切开组（7d 后）肺炎的发病率明显降低（78% VS 96%，p<0.05）。然而另一个多中心的随机对照试验，对比了早期（4d 内）和晚期（10d 后）行气管切开术，结果显示 30d 全因死亡率，ICU 死亡率和 1~2 年的出院率并无明显差异。因此，肥胖患者气管切开时机的选择应该尽量

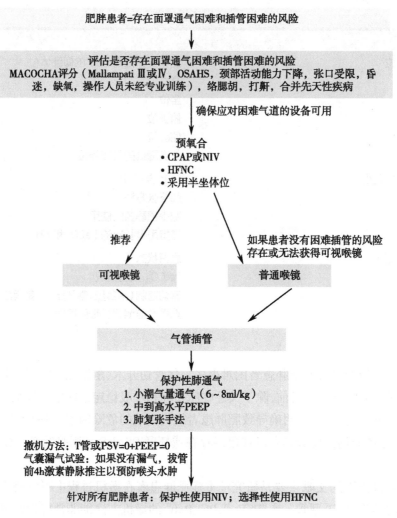

图 28-2-1　ICU 内重症肥胖患者气道和通气管理整体流程

个体化,根据患者的实际情况选择合适的气管切开时机。

二、肥胖患者的无创呼吸支持技术

(一)无创正压通气

正是由于肥胖患者呼吸病理生理的特殊之处,所以其在接受相关的呼吸治疗时也与非肥胖患者有所不同,作为对有创机械通气的有益补充,无创呼吸支持技术也显得尤为重要。当肥胖患者 pH<7.35、PCO_2>48mmHg、RR>23 次 /min 或日间 PCO_2>45mmHg 并伴有嗜睡症状则考虑使用无创正压通气。整个无创正压通气过程,涉及无创正压通气连接界面的选择、呼吸机的选择、通气模式和参数的设置等方面内容。

(二)无创正压通气连接界面的选择

无创正压通气越来越多地被用于治疗急性呼吸衰竭(ARF)和一些慢性呼吸功能障碍,比如 OSAHS 和 OHS 等,连接呼吸机和患者的接口也是种类繁多。尽管无创正压通气技术和医务人员的技术有了很大提升,但是无创正压通气在急性处置中的失败率仍然很高,介于 18%~40%。无创正压通气的成功取决于原发病的病理生理、患者的主动配合和医务人员的工作经验。除此之外,选择合适的连接界面也是治疗成功的重要因素。为患者挑选连接界面涉及患者的喜好、合适的尺寸、头带的松紧以及贴合度等。目前市面上可以用于无创机械通气的连接界面大概有以下 6 种:①鼻罩;

②口鼻罩;③鼻枕;④全面罩;⑤头罩;⑥混合型面罩。

选择合适的连接界面对无创正压通气患者很重要。比如鼻罩上沿置于鼻梁和软骨之间,侧沿置于鼻孔侧,下沿在上嘴唇紧贴鼻孔出口处较理想。口鼻罩上沿在鼻梁和软骨之间,下沿紧贴下唇下方为佳。常见错误是选择的连接界面过大,结果导致漏气,降低治疗有效性并造成患者不适。头带佩戴过紧也是无创机械通气治疗需要注意的问题,头带和面罩的固定以可插入 1~2 根手指较为理想。

(三) 体位选择

由于肥胖患者的病理生理特点,肥胖患者的体位选择显得尤为重要。由于仰卧位时肥胖患者功能残气量的降低和肺不张的发生,使得这些患者存在严重低氧血症的风险。坐位可以在一定程度上防止重力性肺不张和横膈上移,从而降低呼吸做功。对肥胖的 ICU 患者,应尽量采用 30°~45° 头高脚低的斜坡式体位进行无创正压通气。

(四) 呼吸机和通气模式选择

无创正压通气使用期间漏气分为有意漏气和非有意漏气。非有意漏气过大会导致人机不同步,影响吸气压、呼气压以及潮气量的输送。因此,无创呼吸机的漏气补偿能力往往体现了机器的性能优劣。

使用无创正压通气治疗肥胖患者的急性呼吸衰竭可有效避免一部分患者气管插管,但是也不能忽视因无创机械通气失败而延误插管。对存在高碳酸血症的肥胖患者,较长一段时间内都会使用较高的 PEEP 来维持 $PaCO_2$ 在 50mmHg 以下。无创正压通气用于治疗肥胖低通气综合征的效果不亚于 COPD,对治疗急性高碳酸血症型呼吸衰竭患者也有一定的效果。

临床上可以进行无创机械通气的呼吸机大概分成危重症型呼吸机、双水平型呼吸机、中间型呼吸机 3 种。双水平型呼吸机应用带有被动呼气装置的单管路;危重症型呼吸机采用吸气和呼气支分开的双管路且带有主动呼气阀;中间型呼吸机主要用于患者转运或家庭使用,可带有被动呼气装置或主动呼气阀。

1. 肥胖患者使用无创正压通气的过程中,呼吸机模式的选择尤为重要。在 ICU 里的危重症型呼吸机上,具备且使用如下较多的通气模式:

(1) 辅助/控制通气(A/C):较易实现目标每分通气量的一种模式,但是对肥胖患者则很难奏效,这是因为肥胖患者有较高的气道阻力和耐受性差(不推荐使用)。

(2) 压力支持通气(PSV):能兼顾患者的舒适性和同步性的最常用的模式,肥胖患者进行无创正压通气通气时较易耐受这种模式。PSV 还是急性呼吸衰竭患者使用频次最多的模式之一。在危重症型呼吸机上,PSV 的压力大小为吸气期在基础压力 PEEP 以上再给一定数值的吸气压。这个模式不同于双水平型呼吸机,双水平型呼吸机同时设置 IPAP 和 EPAP,这个机器里两者差值相当于 PSV。

(3) 持续气道正压通气(CPAP):通常用于由心源性肺水肿引起的急性呼吸衰竭和 OSAHS 患者。特别是术后的肥胖患者,CPAP 可以有效预防肺不张的发生。

(4) BiPAP:最常用于高碳酸血症型呼吸衰竭的模式。

(5) 成比例辅助通气(PAV):呼吸机的吸气压力大小随患者的吸气努力大小成比例变化,可能适用于不能耐受 PSV 或 CPAP 的患者。

(6) 双重控制模式:可指平均容量保证压力支持通气(AVAPS)。为达到预设的潮气量,IPAP 的大小会不断调整。这种模式一般存在于便携式呼吸机上。

2. 无创正压通气针对肥胖患者没有普遍适用的模式和参数,而是根据患者的不同需要选择不同的模式和参数。初始设置的目标是提供一种适度的通气支持,让患者能够逐步地适应无创正压通气。潮气量的大小根据患者 PBW 来计算,初始设置的流程大致如下:

(1) 初始参数设置在较低水平。IPAP:6~8cmH_2O;EPAP:4cmH_2O;IPAP-EPAP>4cmH_2O。

（2）调整 FiO_2 保证 $SaO_2 \geqslant 90\%$。

（3）逐步增加 EPAP（1~2cmH_2O），直到患者的每次吸气努力都能触发呼吸机送气。

（4）如果患者有吸气努力而呼吸机没有送气，往往提示患者的肌力不足以克服 PEEPi（COPD 患者多见）。大部分的患者需要 4~6cmH_2O 的 EPAP，对肥胖或存在 OSAHS 的患者可能更高。

（5）当患者每次的吸气努力都能触发呼吸机时，停止增加 EPAP 并维持当前水平。

（6）此时逐步增加 IPAP（1~2cmH_2O），实现目标潮气量 6~8ml/kg，且患者能够耐受并没有明显的气体泄漏。

（五）HFNC

近年来，一种新型的呼吸支持技术 HFNC 被广泛地应用于临床。HFNC 是通过经鼻高流量治疗仪传送经加温、湿化的气体，流量可达 60L/min 以上，达到传送稳定浓度的 O_2，冲刷上气道无效腔，产生一定的 PEEP 的目的，同时患者有较好的耐受性。与常规氧疗（conventional oxygen therapy，COT）相比，HFNC 对肥胖患者有诸多的好处，现总结于表 28-2-2 中。

表 28-2-2　HFNC 有益于肥胖患者的生理学效应

氧合	PEEP 效应	吸气峰压效应	加温、加湿	冲刷无效腔
减少室内空气的稀释作用	预防上呼吸道陷闭	轻度的通气支持	提高使用舒适性	有效缓解呼吸性酸中毒和 $PaCO_2$ 升高
氧浓度精确、可控	通过增加呼气末肺容量使肺泡复张	减少呼吸做功	保护气道纤毛黏液装置功能	
改善氧合	预防肺不张		减少干燥气体引起的支气管痉挛	

（六）HFNC 的适应证和禁忌证

1. 适应证

（1）辅助气管镜检查或其他侵入性操作。

（2）低氧血症型呼吸衰竭。

（3）轻度到中度的 ARDS 早期应用。

（4）肺炎。

（5）肺纤维化。

（6）心源性肺水肿。

（7）COPD。

（8）外科术后：心、胸、血管外科术后。

（9）拔管后呼吸支持。

2. 禁忌证

（1）无自主呼吸。

（2）严重的内环境紊乱。

（3）重症肌无力。

（4）伴高碳酸血症的急性呼吸衰竭（须慎用）。

（桑贤印）

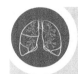

第二十九章　儿科机械通气

儿童尤其是小儿的呼吸生理与成人有着巨大的差异,在进行儿科呼吸治疗的临床实践之前,必须了解儿童和成人之间复杂的差异性。儿童的年龄和体重范围大,这就要求应用于患儿的呼吸机及其他呼吸支持设备必须能够支持其全年龄范围和体重。

同时生理差异也决定了患儿在机械通气的临床应用(包括各种呼吸支持设备以及模式的选择、参数的调节、特殊模式的应用等)和并发症的预防方面,与成年患者相比存在明显区别。呼吸治疗师在对患儿进行呼吸支持治疗和管理时,必须要对患儿的呼吸生理非常熟悉,以制订最有效且安全的通气策略。

第一节　呼吸生理和力学基础

呼吸管理是儿科的基本技能,是抢救危重患儿的重要方法。由于小儿的生理与解剖等与成人存在较大区别,故小儿呼吸管理具有许多特殊性。在临床为患儿实施无创机械通气及有创机械通气时需要特别注意他们的特点。

一、呼吸生理

新生儿在出生后呼吸系统会发生巨大变化,随出生后呼吸器官从胎盘变为肺,呼吸系统需要经历适应性变化。而这一复杂多变的过程,决定了个体未来的生存情况。因此,了解新生儿及儿童的解剖生理特点及力学基础,对加深疾病的认知具有重要意义。

（一）呼吸系统的发育

胎儿呼吸系统形态变化分为 5 期:胚胎期、假腺体期、微管期、囊泡期和肺泡期。肺发育早在胚胎第 4 周已经开始,至第 7 周时已经形成支气管芽和由血管丛演变的原始肺循环血管。在第 6~7 周时如果气管发育出现障碍,会发生气管狭窄、气管食管瘘等先天性病变。胸膜、平滑肌、软骨和其他间质结缔组织作为肺和气道的支持物,均从间充质分化发育而来,在 16 周时可以识别出。假腺体期也是横膈膜的发育期,如果横膈膜结构没有完全融合,形成横膈疝,则可造成腹腔脏器进入胸腔,并导致同一侧(多为左侧)肺组织发育障碍和发育低下。

肺泡的发育水平是胎儿出生后能否适应生存的关键,肺泡表面活性物质是肺成熟最重要的生物标志。在微管期和囊泡期(相当于胎儿 24~26 周时),由于支气管分支已经达到 20 级以上,肺泡结构开始出现,同时丰富的毛细血管在肺泡隔出现,加上肺泡表面活性物质开始合成,故在此阶段出生的早产儿具备了生存的基本条件,而在此阶段以前出生的早产儿一般不能存活。

根据肺不同部位发育的相对速率,新生儿出生后肺的发育可分为两个阶段。

1. **第一阶段**　可持续至出生后 18 个月,此阶段内,毛细血管容积的增加远快于气腔容积的增加,而气腔容积的增加又远快于固体组织体积的增加。这些变化主要是通过肺泡分隔过程来完成的。

2. 第二阶段 此时肺的生长主要表现为已存肺泡容积的增加,虽然仍能形成新的肺泡,但其作用大致可忽略不计。肺泡和毛细血管表面扩张与躯体的生长同步,身长较长的人肺容积也会较大。

(二)小儿呼吸系统的解剖及生理特点

小儿各年龄阶段的呼吸系统具有不同的解剖生理特点,而这些特点与呼吸道疾病的发生、预后及防治有着密切的关系。

1. 解剖特点 目前临床上以环状软骨下缘为界,将呼吸系统分为上、下呼吸道两个部分。鼻、鼻旁窦、咽、咽鼓管、会厌和喉共同构成上呼吸道;气管、支气管、毛细支气管、呼吸性细支气管和肺泡共同构成下呼吸道。

(1)上呼吸道

1)鼻与鼻旁窦:婴幼儿鼻与鼻腔相对短小,鼻道狭窄,鼻黏膜柔嫩且血管组织丰富,缺少鼻毛,容易发生感染。此外,小儿鼻泪管较短,开口部的瓣膜发育不全,在上呼吸道感染时易侵犯结膜,引起结膜炎症。

2)咽与咽鼓管:小儿咽部相对狭小及垂直,鼻咽部富于集结的淋巴组织,扁桃体是其重要组成部分之一。扁桃体分为腭扁桃体和咽扁桃体。咽扁桃体在6个月已发育,如增殖过大,称为腺样体肥大。正常情况腭扁桃体在婴儿期较小,1岁末逐渐增大,4~10岁会慢慢发育完全,到青春期时又会萎缩、消失。

3)喉:小儿喉部相对较长,喉腔狭窄,呈漏斗形,软骨柔软,声带及黏膜柔嫩,富于血管及淋巴组织,容易发生炎性肿胀,由于喉腔及声门狭小,患喉炎时易发生梗阻而致吸气性呼吸困难。

(2)下呼吸道

1)气管与支气管:小儿气管与支气管较成人短且狭窄、狭小,软骨柔软,缺乏弹力组织。婴幼儿毛细支气管无软骨,平滑肌发育不完善,黏膜柔嫩,血管丰富,黏液腺发育不良,分泌黏液不足而较干燥,黏膜纤毛运动差,清除吸入的微生物等作用不足。因此,不仅易感染,而且易引起呼吸道狭窄与阻塞。儿童气管位置较成人高,由于右侧支气管较直,故支气管异物多见于右侧,引起右侧肺段不张或肺气肿。

2)肺:发育尚未完善,弹力组织发育较差,肺泡体积小且数量少,气体交换面积不足,但间质发育良好,血管组织丰富,毛细血管与淋巴组织间隙较成人为宽,造成含气量少而含血多,故易于感染。

2. 生理特点

(1)呼吸频率与节律:小儿呼吸频率较成人快,随着年龄增长频率逐渐降低(表29-1-1)。由于呼吸中枢发育不完善,婴幼儿尤其是新生儿的呼吸运动调节功能较差,迷走神经兴奋占优势,容易出现呼吸节律不齐、间停呼吸及呼吸暂停等。

表 29-1-1 不同年龄小儿每分钟呼吸次数

年龄	呼吸频率 /(次·min^{-1})
新生儿	40~45
<1 岁	30~40
1~3 岁	25~30
4~7 岁	20~25
8~14 岁	18~20
15~18 岁	16~18

注:表中年龄的数值按照四舍五入法保留整数位。

（2）呼吸形式：婴儿肋骨水平位，辅助呼吸肌发育不全，胸廓前后移动范围小，因此表现为腹式呼吸（abdominal breathing），即呼吸时肺向横膈方向移动。随着年龄增长，膈肌和腹腔脏器位置下降，肋骨由水平位变为斜位，胸廓体积增大，逐渐转化为胸腹式呼吸（thoracic and abdominal breathing）。7岁以后呼吸形式与成人基本一致。

二、气体交换

（一）肺通气

肺通气是肺通气动力和通气阻力的综合状态的反应，主要功能是从外界摄入 O_2，排出体内产生的 CO_2。

1. **限制性肺疾病** 指呼吸系统的弹性特征异常。肺和胸壁的弹性取决于两个生理因素：表面张力和肺泡表面活性物质。肺泡表面活性物质的生理作用：①降低肺泡表面张力；②维持相通的、大小不同的肺泡的稳定性，保持肺泡正常扩张状态；③维持肺泡与毛细血管之间正常流体静压力，防止肺水肿。当缺乏肺泡表面活性物质时，肺的弹性回缩力会大大地增加，造成肺泡萎陷。

限制性肺疾病包括表面张力异常增高（如 ARDS）的疾病、胸壁本身结构异常的情况（如脊柱侧弯、肋骨异常）、神经肌肉疾病或常见的导致腹内压升高的疾病等。无论限制性肺疾病源于肺还是胸壁，都有一些共性。

2. **阻塞性肺疾病** 指呼吸系统的抵抗性特征异常。在正常情况下，吸气部分的做功是唯一代表能量消耗的指标，呼气并不需要肌肉的收缩，所有呼气相抵抗做功由肺和胸壁在吸气时积累的弹性回缩力完成，因此呼气相无须做功。然而，当呼气阻力由于疾病（如肺气肿、支气管炎）而提高时，或个体需要增加肺的呼气量而增加通气量时（如运动或胸内气道阻塞），腹部肌肉和其他辅助呼吸肌会参与其中，安静中的患儿出现腹部肌肉和其他辅助呼吸肌参与呼吸便是阻塞性肺疾病的良好标志。

当胸外气道阻塞时（如喉炎、过敏性喉头水肿），呼吸肌会努力做功以克服增高的阻力，狭窄段的气道压力在吸气相的负压绝对值更大，阻塞的气道会塌陷，通常在气流冲破阻塞时可听见振动或喘鸣音。当胸内气道阻塞时（如哮喘），呼气时胸膜腔内压绝对值会更大，由于阻塞段的压力下降，阻塞的胸内气道易发生塌陷，加重阻塞，因此会出现呼气相喘鸣和呼气时的流量受限。临床特征见表 29-1-2。

表 29-1-2　小儿限制性和阻塞性肺疾病的临床特征

表现	限制性肺疾病	阻塞性肺疾病	
		胸外	胸内
呼吸频率	增加	降低	正常或增加
吸气时间	下降	延长	无改变
呼气时间	下降	无改变	延长
辅助呼吸肌	吸气	吸气	吸气或呼气（腹式）
肋骨异常	存在	存在	通常存在
呼吸运动的幅度	下降	正常或下降	正常或下降
听诊	湿啰音、鼾音	喘鸣音	呼气相喘鸣
胸部 X 线平片	肺容量下降	正常	肺容量增加

（二）肺换气

肺换气指肺泡内气体与肺泡毛细血管之间通过扩散而进行的气体交换。肺泡内的 PO_2 高于静脉血的 PO_2，肺泡内的 PCO_2 则低于静脉血的 PCO_2，因此，O_2 由肺泡向静脉血扩散，而 CO_2 从肺泡毛细血管的静脉血中向肺泡内扩散，由此静脉血变成了动脉血。

影响肺换气的主要因素：气体的物理特性、弥散膜厚度和面积、气体分布、气体与血液接触时间、通气/血流比值、血红蛋白浓度、弥散膜两侧压力差、温度。

三、呼吸力学

肺顺应性、气道阻力及呼吸功是肺功能与呼吸力学测定的主要指标。一般而言，通过测定潮气量及跨肺压即可计算这 3 个指标。Milner 等人观察了 299 例健康足月新生儿，其肺功能与呼吸力学测量值见表 29-1-3。

表 29-1-3　健康足月新生儿肺功能与呼吸力学测量值

项目	观察例数/例	平均值	标准差	范围
潮气量/（ml·kg^{-1}）	266	4.8	1.0	2.9~7.9
呼吸频率/（次·min^{-1}）	266	50.9	13.1	25~104
每分通气量/（ml·kg^{-1}·min^{-1}）	266	232	61.4	/
动态顺应性/（ml·cmH$_2$O^{-1}·kg^{-1}）	266	1.72	0.5	0.9~3.7
静态顺应性/（ml·cmH$_2$O^{-1}·kg^{-1}）	289	1.25	0.41	0.43~2.07
总肺阻力/（cmH$_2$O·L^{-1}·s^{-1}）	266	42.5	1.6	3.1~171
气道阻力/（cmH$_2$O·L^{-1}·s^{-1}）	299	63.4	16.6	34.9~153.3
呼气时间/s	291	0.57	0.17	0.27~1.28
吸气时间/s	291	0.52	0.10	0.28~0.87
时间常数/s	299	0.24	0.10	0.08~1.1
功能残气量/（ml·kg^{-1}）	271	29.8	6.2	14.5~15.6

（刘　盼　邓　妮）

第二节　机械通气治疗

在对呼吸衰竭患儿的呼吸支持治疗过程中，目前应用较为成熟的呼吸支持方法是经气管插管常频机械通气，也被称为传统有创机械通气。有创机械通气可以最大限度地降低呼吸做功，保证通气量，改善换气，纠正缺氧和 CO_2 潴留，其临床应用十分广泛。与有创机械通气相比，无创机械通气可通过鼻塞、鼻罩、面罩等连接方式增加通气和氧合，而无须建立人工气道，避免了人工气道带来的一系列并发症，同时患儿的耐受性更好、更舒适，机械通气相关并发症的发生风险更低，所以无创机械通气在呼吸衰竭患儿中的应用也非常多。

一、无创机械通气的应用

儿童常用的无创机械通气模式主要是 CPAP 和 BiPAP 模式。最近几年，部分呼吸机将 HFOV 叠加于无创机械通气模式（一般为 CPAP 模式）之上，成为一种新的通气模式——无创高频通气，被逐渐应用于新生儿患儿。

广义的无创机械通气还包括 HFNC。HFNC 通过高流量鼻塞来实施无创性的呼吸支持，目前在各年龄范围儿童的应用都非常广泛,舒适性好,可与儿童 CPAP 临床疗效一致。

1. CPAP 模式

（1）定义和作用机制:CPAP 为自主呼吸患儿的整个呼吸周期均提供一定的正压,以保持气道处于一定的扩张状态。其作用机制包括:

1）扩张肺泡,增加功能残气量:CPAP 压力可传送到肺泡,增加跨肺压,不仅可避免肺泡塌陷,而且可促使已塌陷的肺泡重新扩张,增加功能残气量,改善肺顺应性,减少肺内分流,促进气体交换,从而改善氧合。

2）减少肺泡表面活性物质的消耗:肺泡塌陷时肺泡表面面积减少,导致肺泡表面活性物质消耗增加。CPAP 通过持续气道正压防止肺泡塌陷,减少肺泡表面活性物质的消耗。

3）降低气道阻力:CPAP 可减轻气道塌陷,降低气道阻力,改善通气。

4）减少呼吸做功:CPAP 使小气道和肺泡扩张,气道阻力降低,肺顺应性增加,因而减少呼吸做功。

5）改善膈肌效能:CPAP 可通过刺激肺牵张反射,稳定胸廓,防止胸廓塌陷,提高膈肌的呼吸功效。

6）胸部震动:水封瓶或气泡式 CPAP 所产生的气泡可使患儿胸部在高频率下震动,达到与高频通气相似的治疗效果。

（2）适应证:CPAP 主要适用于有自主呼吸的患儿。凡是符合以下条件之一者,均可应用 CPAP:

1）轻到中度的呼吸困难:出现呻吟、三凹征、鼻翼扇动、发绀等。

2）动脉血气异常:pH<7.35,$PaCO_2$>45mmHg,或 PaO_2/FiO_2<250mmHg。

（3）禁忌证:当患儿出现以下情况时,可能不适合接受 CPAP 支持治疗。具体包括:

1）心搏骤停、呼吸停止。

2）自主呼吸微弱或呼吸暂停频繁发生。

3）气道廓清能力不足,气道分泌物阻塞风险高。

4）气道保护能力不足,反流误吸的风险高。

5）大量上消化道出血。

6）频繁呕吐。

7）处于休克失代偿期。

8）鼻咽腔解剖异常。

9）颈面部近期手术、创伤、烧伤及畸形,无法佩戴 CPAP 连接装置。

10）近期上气道、食管及胃部手术术后。

11）先天性膈疝。

（4）CPAP 的临床应用

1）ARDS:以肺顺应性降低、肺泡萎陷、功能残气量下降、通气 / 血流比值失调为主要病理生理特征,CPAP 使肺泡稳定扩张,增加肺功能残气量,改善氧合。

2）心源性肺水肿:CPAP 可使肺泡内压力增加,直接作用于肺小血管,阻止肺泡内液体的渗出,并促进水肿液的回吸收。CPAP 还可通过增加胸腔内压,降低左室后负荷,增加心输出量,降低心脏的容量负荷,减轻肺水肿。

3）支气管肺炎及毛细支气管炎:是导致婴幼儿呼吸衰竭的常见原因。儿童气道狭小,呼吸道感染时分泌物增多、气道黏膜水肿会显著增加气道阻力,患儿呼吸做功明显增加,呼吸肌疲劳,最终导致急性低氧血症和高碳酸血症。CPAP 可增加气道和肺泡的开放程度,增加咳嗽效能,降低气道阻力,改善肺顺应性,减少呼吸做功。

4）气管支气管软化：气管支气管软骨的先天发育异常或后天多种原因会导致软骨支撑力下降，从而发生气管支气管塌陷，常表现为吸气性喉鸣或呼气费力。CPAP 提供的气道正压可以减轻气道塌陷，降低气道阻力，降低呼吸做功。

5）阻塞性睡眠呼吸暂停：CPAP 是治疗阻塞性睡眠呼吸暂停的方法之一，儿童同样适用，对于暂未手术、无手术指征或术后仍然存在呼吸暂停的患儿可通过 CPAP 改善呼吸暂停导致的 $PaCO_2$ 升高和 PaO_2 降低。

6）拔管后呼吸衰竭的预防或治疗：小儿尤其是早产儿容易在拔管后出现暂时的自主呼吸减弱或暂停、喉头水肿、肺泡塌陷、呼吸以及中枢神经系统的相对抑制等情况，从而导致呼吸衰竭的发生。NCPAP 有提高上呼吸道通畅度和增加功能残气量的作用，可作为有创机械通气的序贯措施，用于拔管后有发生呼吸衰竭高风险的患儿，也可作为拔管后呼吸衰竭患儿的挽救治疗措施。

（5）设备装置

1）通气装置：包括小儿专用 NCPAP 装置（CPAP 发生器或气泡式 CPAP 等）、无创机械通气呼吸机和带有无创机械通气模式的多功能呼吸机。小儿专用 NCPAP 装置一般是通过高流量空氧混合气来实现 CPAP，设计简单，价格低廉，通常无流量补偿和报警功能，漏气对临床效果影响大。无创机械通气呼吸机多采用单回路系统，有较好的漏气补偿功能，压力相对稳定。也有采用双回路系统的无创机械通气呼吸机，虽无漏气补偿功能，但压力和流量可调范围相对大，漏气存在时，可通过调整压力或流量设定值来提高实际气道压力。应用多功能呼吸机行无创机械通气时，须采用双回路系统，虽有漏气补偿功能，但仍应尽量减少漏气，以保证 CPAP 压力和效果。

2）连接方式：小儿 NCPAP 的连接方式有鼻塞、鼻咽管、鼻罩、面罩和头罩，目前以鼻塞（图 29-2-1）和鼻罩最常用。使用时应根据患儿的面部特点和鼻腔大小来选择连接方式的款式和规格，以达到最佳效果并减少并发症。婴幼儿较常使用鼻塞，因其容易护理，固定方便且耐受性好。鼻罩和面罩通常尺寸较大，仅适用于体重较大儿童，婴幼儿不适用。无论选择何种连接方式，都要注意连接方式与患儿面部匹配情况，保证疗效的同时尽量避免并发症的发生。

（6）参数设置：用于阻塞性睡眠呼吸暂停的患儿时，CPAP 压力的设置需要在多导睡眠监测条件下进行滴定。对于其他患儿，初始CPAP 压力一般为 4~6cmH_2O，总气体流量的设置为婴儿 6~12L/min，儿童 8~20L/min，FiO_2

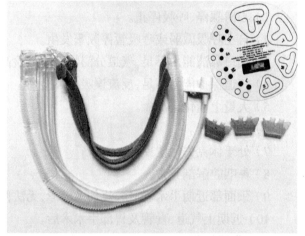

图 29-2-1　小儿 NCPAP 用鼻塞

应设置为能达到目标氧分压或氧饱和度的最低吸氧浓度，以降低氧中毒的风险。

治疗开始后，应仔细观察患者呼吸状态、呼吸音、氧饱和度以及生命体征等指标的变化，若改善不佳，可适当上调压力，每次增加 1~2cmH_2O。因 CPAP 过高可使肺泡过度扩张，降低了肺顺应性和肺泡通气，影响静脉回心血量和心输出量，反而使血氧分压降低，二氧化碳潴留，最高压力一般不超过 10cmH_2O。

（7）撤离：目前尚无统一的 NCPAP 撤离标准。当患儿病情稳定，可逐渐降低 CPAP 压力，当压力低于 5cmH_2O 且 FiO_2<35% 时，呼吸状态好，通气和氧合在目标水平，可考虑撤离。撤离后应密切关注患者呼吸状态、生命体征以及血气结果。

2. BiPAP 模式

（1）定义和作用机制：BiPAP 是在呼吸周期的吸、呼气相提供两个不同水平压力支持的通气模式，有增加通气的效果，适用于有自主呼吸但呼吸能力不足的患儿。其作用机制详见第五章。

（2）应用指征：接受 BiPAP 支持的患儿必须有正常的呼吸驱动，良好的自主呼吸能力，足够的气道廓清能力，意识清醒并能配合经面罩或鼻塞通气，且血流动力学稳定。BiPAP 的适应证和禁忌证与 CPAP 相同，不存在禁忌证的前提下，可用于各种原因导致的急性呼吸衰竭和其他呼吸系统疾病包括 BPD、哮喘、睡眠呼吸暂停综合征、肺水肿、序贯撤机以及慢性呼吸衰竭的家庭呼吸支持治疗等。与 CPAP 相比，BiPAP 更适用于需要通气支持的患儿。

（3）设备和装置：可提供 BiPAP 模式呼吸支持的呼吸机包括专用无创机械通气呼吸机和带有无创机械通气模式的多功能呼吸机两类。在胸肺顺应性和气道阻力正常或者轻、中度增加的患儿，首选专用无创机械通气呼吸机。但如气道阻力大、FiO_2 需求较高（$FiO_2>50\%$ 仍难以满足 PO_2 要求）时，必须选择多功能呼吸机。患儿接受 BiPAP 模式支持时，连接方式的选择同 CPAP，若连接方式不合适或使用不当，可能导致压疮、胃肠积气等并发症。目前，市面上能够满足婴幼儿潮气量需求的 BiPAP 呼吸机不多，故其应用较 CPAP 相对少。

（4）参数设置：为了增加患儿的舒适性和依从性，参数调节的原则是从低压力支持水平（IPAP $6\sim8cmH_2O$）开始，待患儿耐受后再逐渐上调至通气满意或患儿可耐受的最高压力水平。大多数患儿可以耐受 $\leq15cmH_2O$ 的 IPAP，但不宜超过 $25cmH_2O$，否则易发生胃肠胀气。当存在 PEEPi，吸气负荷增加，宜加用 PEEPe（即 EPAP），从 $4cmH_2O$ 开始逐渐上调，一般 $\leq10cmH_2O$。上调 EPAP 时应同时上调 IPAP 以保证通气支持的稳定性。呼吸频率的设置应参考同年龄生理呼吸频率，通常较后者低 $2\sim4$ 次 /min；吸气时间设置为 $0.6\sim1.0s$；吸气上升时间 $0.10\sim0.15s$；FiO_2 的设置以能达到目标氧分压或氧饱和度的最低吸氧浓度为原则。保证患儿每次吸气动作都能触发呼吸机送气，最大限度实现人机同步。

（5）撤离：当患儿病情稳定，可逐渐下调呼吸机参数，当 IPAP 降至 $8cmH_2O$，EPAP 降至 $4cmH_2O$ 且 $FiO_2\leq30\%$，设置频率降至生理呼吸频率的 50% 时，患儿呼吸状态好，通气氧合指标可接受，可试停 BiPAP，改用鼻导管吸氧。撤离后应密切关注患者呼吸状态、生命体征以及血气结果，若出现呼吸困难或血气恶化，可再次给予 BiPAP 支持。

3. 无创高频通气模式

即无创高频振荡通气（NHFOV），是在 NCPAP 基础上叠加了压力振荡功能。与其他无创机械通气模式相比，其优势在于：①改善通气，减少 CO_2 潴留；②减少气压伤的发生；③不需要呼吸同步。NHFOV 的气体交换机制与有创的 HFOV 有相似之处，详见第九章非常规机械通气技术，目前主要用于其他无创机械通气模式失败后的挽救性治疗。

4. HFNC 模式

（1）定义和作用机制：对早产儿和足月新生儿，$2\sim8L/min$ 的气体经鼻塞送气，可能与 NCPAP 一样有效，而且更容易应用。这种经鼻来实施高流量气体输送，以达到低水平 CPAP 治疗的方式被称为 HFNC。目前市面上可用的 HFNC 设备的输出气体流量可达 $2\sim50L/min$，湿化效果好，鼻塞型号多，适用于所有年龄段的小儿和成人。HFNC 的流量高、湿化好以及氧浓度在 $21\%\sim100\%$ 范围内精确可调，通过 PEEP 效应、无效腔冲刷效应、黏液纤毛清除功能的维持以及患儿上气道阻力和呼吸做功的降低等生理学机制，达到改善氧合和通气的效果。PEEP 效应是 HFNC 最主要的生理学机制，HFNC 能够达到的 CPAP 水平主要取决于设置的流量以及口腔密闭性。

（2）应用指征：其临床适应证与 CPAP 相同。HFNC 系统有助于稳定急性低氧血症型呼吸衰竭患儿的病情，减少对其他无创或有创辅助通气的需要，也可用于辅助撤机。

（3）参数设置：小儿 HFNC 的参数设置见表 29-2-1、表 29-2-2。

表 29-2-1　小儿 HFNC 的初始参数设置

初始参数	设置
温度	初始治疗温度 34℃，根据患儿舒适性或痰液黏稠度，上调至 37℃ 或下调至 31℃（儿童低流量模式则固定为 34℃）
模式	儿童低流量模式：2~25L/min（或 2~30L/min，设备之间略有差异）；成人高流量模式：25~50L/min（或 30L/min 至更高流量，设备之间略有差异）
初始流量	初始流量设置见表 29-2-2，还要结合鼻塞对应的最大流量限制
FiO_2	初始浓度为 21%，根据氧饱和度目标逐步增加浓度，直至患儿氧饱和度维持在 >92%，但应尽量避免氧饱和度达到 100%

表 29-2-2　小儿 HFNC 的流量设置推荐

体重 /kg	初始流量	最大流量 /（L·min⁻¹）	模式
>0~12	2L/（kg·min⁻¹）	25	儿童 / 低流量
13~15	2L/（kg·min⁻¹）	30	儿童 / 低流量
16~30	35L/min	40	成人 / 高流量
31~50	40L/min	50	成人 / 高流量
>50	50L/min	50	成人 / 高流量

5. HFNC 治疗过程中的管理　在治疗过程中，应密切监测患儿的变化。若没有达到氧合目标，可逐渐增加吸气流量和 FiO_2；若没有达到通气目标，也可逐渐增加吸气流量，但应注意不能超过鼻塞对应的最高流量。对开始治疗后氧饱和度无法维持在 92% 以上的患儿，应及时升级至无创或有创机械通气治疗；若治疗 2h 内，患儿呼吸困难明显加重，心率、呼吸频率上升，应综合评估是否需要升级至无创或有创机械通气治疗。若患儿治疗效果好，可逐渐降低参数，当流量明显低于吸气峰流量（每分通气量的 4~6 倍），以及 FiO_2<30% 可考虑撤离，转为低流量鼻导管治疗。

6. 设备装置　专门设计的 HFNC 设备、空氧混合器联合伺服式加热湿化器，以及部分有氧疗模式的无创或多功能呼吸机都可以实施 HFNC。各种设备对应的回路、鼻塞可能有差异，但输送的气体流量、可调温度及 FiO_2 等参数设置方面无明显差异。

儿童 HFNC 鼻塞型号多，应根据患儿鼻孔大小来选择，一般不超过鼻孔内径的 1/2，同时要注意流量设置不能超过该型号对应的最高流量限值，否则会导致回路阻塞报警或者患儿呼气困难，影响治疗效果（图 29-2-2）。

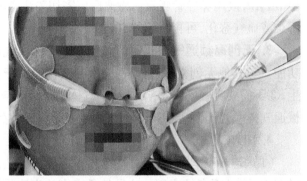

图 29-2-2　儿童高流量氧疗鼻塞

二、有创机械通气的临床应用

当患儿存在无创呼吸支持的禁忌证，接受无创呼吸支持效果不理想，如严重的呼吸暂停、各种疾病导致的严重的低氧血症或呼吸性酸中毒（PaO_2<50mmHg 和 / 或 $PaCO_2$>65mmHg），以及需要全麻手术等，患儿就需要接受有创机械通气治疗。

有创机械通气类型包括有创常频通气和有创高频通气，不同通气类型的适应证、对呼吸机的要求，模式和参数设置都不同。高频通气在第九章已有详细介绍，故本章不再赘述。

（一）常见有创常频通气模式

与成人一致，主要包括 A/C、SIMV+PSV 及 PSV 模式，临床应用非常广泛，以压力/容积为送气目标。另外，PRVCV、自动气流及容积支持通气（VSV）模式等智能模式也逐步被用于机械通气患儿，兼有压力和容积双重控制的优点。第四章所述的 NAVA 模式通过监测膈肌的电活动来实现人机同步，在儿科也有应用。

模式的选择应根据患儿的病理生理特点、操作者对于模式的应用经验和熟悉程度来进行。本章只讨论常见的 3 种有创常频通气模式。

1. A/C 模式　主要特点详见第四章。此模式一般用于机械通气初期或手术麻醉期间。小儿尤其是新生儿，肺组织相对娇嫩，发生气压伤风险高，故在呼吸衰竭时常将 PCV 作为第一选择。随着患儿病情好转，应及时降低吸气压力以防止过大潮气量抑制患儿的呼吸驱动，或者更换为其他更有利于自主呼吸的模式。

2. SIMV+PSV 模式　主要用于自主呼吸较强的患儿，亦多用于撤机时，作为控制通气到完全自主呼吸之间的过渡。

儿童常用的渐进式撤机法，多使用 SIMV+PSV 模式，撤机过程为 A/C → SIMV+PSV → PSV → 撤机，尤其对于呼吸较弱或多次撤机失败的患儿，采用这一撤机路径，循序渐进，更容易成功撤机。

SIMV+PSV 模式常用于外科术后麻醉苏醒呼吸状况良好的患儿，SIMV 中指令通气可有容量控制、压力控制及压力调节容积控制通气多种模式，如 SIMV（PCV）+PSV、SIMV（VCV）+PSV 及 SIMV（PRVCV）+PSV 等。其中，SIMV（PCV）+PSV 更常用。

3. PSV 模式　适用于呼吸驱动无明显异常，但自主呼吸能力不足的患儿。应用 PSV 时，机体可在一定水平的压力支持下，克服疾病造成的气道阻力增加和胸肺顺应性下降，得到足够的潮气量。此模式下，吸气的开始、维持、吸呼气切换以及呼气过程都由患儿自行决定，人机同步性好。

应用方式：①与 SIMV 组合成为 SIMV+PSV，应用范围和适应证被扩大，主要用于撤机前的准备，目前已基本取代单独应用 SIMV。②单独使用，常用于程序化撤机，对患儿进行自主呼吸试验（SBT）。接受有创机械通气治疗的成人患者，当压力支持降低为 5~8cmH$_2$O 水平时，若患者能维持较理想的呼吸状态，即顺利通过 30~120min 的自主呼吸试验通常意味着患者可以撤离呼吸机，因为 5~8cmH$_2$O 的压力支持水平只能用于克服呼吸机管路或人工气道所增加的额外呼吸功。对机械通气患儿，一般认为 SBT 过程中压力支持水平越低，患儿成功撤机的可能性越大，采用 CPAP 模式行 SBT 的方法在新生儿撤机中的应用最为广泛。

（二）儿科常频呼吸机的基本要求及选择原则

年龄和/或体重较大的儿童，其呼吸生理特点和成人差距不大，大多数成人用的呼吸机都能满足需求。而新生儿及婴幼儿在呼吸生理方面比较特殊，如潮气量较小，足月儿 18~24ml，早产儿可 <10ml；呼吸频率快，最高可达 100~150 次/min；流量应较低，2~30L/min。所以，在选择新生儿及婴幼儿常频呼吸机时，一定要结合患儿的疾病种类，选择潮气量、压力、流量及时间参数能满足患儿的呼吸生理需求以及通气模式多样化的呼吸机。

（三）常频通气参数设置

1. FiO$_2$　应该以最低的 FiO$_2$ 维持患儿的目标 PaO$_2$ 或 SpO$_2$。目标 SpO$_2$ 取决于病变的类型和严重程度，目前尚无研究确定在有无肺损伤情况下的最佳 PaO$_2$ 或 SpO$_2$ 范围。据临床经验，对于无先天性心脏病的患儿，一般将 SpO$_2$ 维持在 92%~97%。当 ARDS 患儿的 PEEP≥10cmH$_2$O 时，SpO$_2$ 88%~92% 也可以接受。

2. 触发灵敏度　触发方式的有压力触发和流量触发两种选择，一般认为流量触发较压力触发更敏感。选择流量触发时，一般将触发灵敏度设置为 0.5~2.0L/min，如新生儿设置为 0.5~1.0L/min，年长儿设置为 1~2L/min。触发灵敏度的设置还可根据患儿年龄、呼吸肌力量以及呼吸波形进行调整，以能轻松触发且不发生误触发为原则。对于流量触发时经常发生误触发的患儿（如心脏搏动特别强的患儿），应选择压力触发，以减少误触发的发生，实现最佳的人机同步。对于体重较大患儿，自主呼吸能力较强，压力触发和流量触发均可。

3. 潮气量　对不同类型呼吸衰竭机械通气的患儿并没有最佳潮气量推荐，一般患儿机械通气时的潮气量应该符合患儿的生理潮气量即 6~8ml/kg 较为合适，避免潮气量 > 每千克标准体重 10ml。发生 ARDS 时，须遵循肺保护性通气策略，潮气量为 4~6ml/kg。

4. 吸气峰压（PIP）和 ΔP　在压力相关模式下，需要操作者对 PIP 或者 ΔP（PIP−PEEP）进行初始设置，对没有明显肺部病变患儿，推荐 $\Delta P<10cmH_2O$，然后再根据目标潮气量进行调节。当患儿需要较高压力通气时，如果不能测定跨肺压，则应控制平台压 $<28cmH_2O$，若胸壁顺应性极差的限制性肺疾病患儿，平台压不超过 $32cmH_2O$ 也可以接受。对于胸壁弹性阻力增加，有严重肺损伤风险患儿，跨肺压的测量可以指导呼吸机参数的合理设置以及避免 VALI 的发生。

5. 呼吸频率　根据患儿年龄对应的生理呼吸频率设置，详见本章第一节。

6. 吸呼气时间比或吸气时间　对于吸气时间的确定，有的呼吸机可以直接设置，另一些呼吸机通过设置呼吸频率和吸呼气时间比来间接确定。无论患儿是否有自主呼吸，实际吸气时间始终等于设置的吸气时间。小儿的吸气时间应根据年龄进行设置，28d 以内的新生儿一般为 0.5~0.6s，28d 到 3 岁以内的婴幼儿为 0.6~0.8s，3 岁以上（含 3 岁）年长儿为 0.8~1.2s。吸呼气时间比通常设置为 1：（1.5~2）。当患儿没有自主呼吸时，患儿的实际呼吸频率与设置的相同，患儿的实际吸呼气时间比也与设置的一致。

当患儿有自主呼吸，总的呼吸频率高于设置频率时，患儿的呼吸周期变短，但由于吸气时间固定，呼气时间就会相应缩短，吸呼气时间比值就会变大，可能出现反比通气。对小气道病变、哮喘、BPD、喘息性支气管炎患儿，呼气时间明显缩短将导致气体陷闭，CO_2 潴留加重，因此应缩短吸气时间，而延长呼气时间，可将吸呼气时间比设置为 1：（2~3）。

7. PEEP　无肺疾病患儿的 PEEP 可设置为 3~5cmH₂O，而不同疾病患儿的 PEEP 设置因病理生理特点不同而不同，同时还需要根据患儿病情变化及时调整。

肺实质疾病如重症肺炎伴有间质性炎症、肺不张及重力依赖性改变时，肺膨胀不充分，肺泡内渗出增多，易发生肺不张，因此需要较高的 PEEP 来维持肺泡扩张，改善氧合，一般设置在 6~10cmH₂O。先天性心脏病患儿的呼吸衰竭多由肺水肿基础上的肺部感染导致，此时也需要较高的 PEEP 减少血管外肺水，对抗肺水肿，同时降低左心室后负荷，在一定程度上增加心输出量，减少肺水肿。对 ARDS 患儿，PEEP 水平较前更高，可通过 PEEP 滴定以确定最佳 PEEP 水平。

对下呼吸道梗阻如 BPD 患儿，肺内气体不能完全呼出而形成 PEEPi，PEEPi 需要设置一定的 PEEPe 来对抗 PEEPi，降低呼吸做功，改善人机同步。一般将 PEEPe 设置为 PEEPi 的 80%，设置后可通过呼吸困难的变化情况调整。

哮喘患儿的 PEEPi 是由小气道炎症、平滑肌痉挛等因素导致的呼气受限导致，首先应平喘，解除小气道痉挛，然后通过调整吸气时间或吸呼气时间比来适当延长呼气时间，从而降低 PEEPi，而对于是否能通过设置 PEEPe 来对抗哮喘患儿的 PEEPi 仍存在争议。

三、小儿机械通气并发症

小儿在接受 CPAP、BiPAP 或 HFNC 等无创机械通气治疗时，可能的并发症主要有压迫导致的皮肤损伤、腹胀、CO_2 潴留、误吸及轻微的循环抑制等情况，通过调整连接装置的松紧度、降低通气压力、改善人机配合、适当胃肠减压等处理可以显著减少并发症的发生，对患儿影响不大。

有创机械通气的实施需要建立人工气道,通气参数更高、通气模式的选择及参数的设置更复杂,并发症相对较多且严重,对患儿影响大。总体而言,常见的机械通气并发症包括呼吸机相关性肺炎、VALI、氧中毒及拔管后喘鸣等。

小儿呼吸机相关性肺炎的发病机制、诊断标准及预防措施等与成人无太大区别,可见第三十二章。

(一) VALI

与成人相比,小儿的肺对高的呼吸机参数的敏感性较低,即相较于成人而言,小儿的肺在接受高的参数时更不容易损伤。然而,由于肺体积小、胸壁高度顺应性、肺泡表面活性物质和防御机制的不成熟等,婴幼儿尤其是早产儿发生机械通气不良反应的总体风险较高。

1. 支气管肺发育不良(broncho-pulmonary dysplasia,BPD) 是新生儿期 VALI 的主要后果。早产儿呼吸力学的特殊性可能增加容积伤的发生风险,尤其在出生后的前几个小时内,表面张力增加,再加上肺泡表面活性物质的缺乏,将导致呼吸窘迫综合征(RDS),显著降低肺顺应性,并阻止婴儿保持功能残气量。呼吸窘迫综合征的预防和治疗、机械通气的改善及 O_2 治疗的控制,这是新生儿 ICU 呼吸支持的目标。

新生儿 VALI 的预防措施主要包括:

(1)产前类固醇治疗:类固醇治疗是先兆早产的一种基本治疗方法,这种治疗方法在预防 RDS 方面的有效性已得到证明。

(2)产房内呼吸支持:因为肺部病变可能在出生后的几分钟内诱发,分娩室管理的改进可能是预防 BPD 发展的主要因素之一。

(3)外源性肺泡表面活性物质:减少了机械通气的损害并缩短了机械通气时间,可预防 BPD 的发生。对 RDS 患儿使用外源性肺泡表面活性物质可有效预防死亡和合并 BPD 风险。肺泡表面活性物质应在患儿出生后 2h 内或在出生后立即进行预防性给药,其效果更显著。

(4)O_2 管理:O_2 是已知的可导致患儿发生 BPD 的危险因素,因此必须从产房开始密切监测患儿 O_2 的使用情况。

(5)液体限制和利尿剂:可以减少全身液体负荷和血管外肺水含量,从而改善早产儿的肺功能。

(6)咖啡因:主要用于预防早产儿中枢性呼吸暂停。在短期内咖啡因治疗与显著缩短有创机械通气、无创机械通气和氧疗的持续时间相关。

2. 气漏综合征 由于机械通气压力过高、肺泡内大量气体滞留和通气不均匀,小气道或肺泡可能破裂,出现气漏。

气漏可表现为气肿,也可表现为气胸、气腹和心包积气等,这些表现统一被称作气漏综合征。其发生机制与成人相似,包含压力伤、容积伤、肺萎陷伤及生物伤等。

(1)气肿:新生儿肺因肺泡表面活性物质缺乏而僵硬,破裂往往发生在小的末端气道。此外,未成熟肺的肺泡间连接即肺泡孔数量较少从而增加了通气不均的风险。漏出气体被结缔组织鞘截留,导致间质性肺气肿,这可能是气体泄漏的第一个迹象,主要发生在肺部发育最不成熟的婴儿身上,可能会产生非常严重的后果。泄漏的气体可以将这些鞘从肺门剥离,然后通过细支气管周围和血管周围间隙进入纵隔,导致纵隔气肿,或发生破裂,造成气胸或心包积气。

由于纵隔内空气沿着大血管和食管进入腹膜后间隙,然后在后腹膜破裂后进入腹部形成气腹。还可能从腹膜扩散到阴囊(阴囊气肿),也可以进入皮下组织(皮下气肿)。由于辅助通气的吸气压力非常高,尤其是肺极度僵硬的婴儿,可导致高压力气体进入血管,导致空气栓塞,这是气漏综合征的致命后果之一。肺漏气的类型取决于气体在结缔组织中扩散的能力,因为结缔组织在未成年患儿肺中更广泛,间质性肺气肿比气胸更可能发生在这些患儿中。

（2）气胸：是常见的机械通气并发症，少量气胸在降低通气压力后缓解，若气胸导致患儿换气功能恶化或张力性气胸则需要进行胸腔闭式引流。

预防措施主要在于肺保护性通气策略，包括：①低潮气量；②限制气道压力；③合适的 PEEP；④允许性高碳酸血症。儿童还可以使用 HFOV，在前文已有详细描述。

3. 肺保护性通气策略和允许性高碳酸血症 和成人一样，为预防 VALI，对接受机械通气支持的患儿，也会采用肺保护性通气策略和允许性高碳酸血症。儿童肺保护性通气策略与成人有所不同，对任何机械通气的患儿，在控制通气模式下，应该根据肺的病理状态和呼吸系统顺应性设置潮气量，以患儿体重为依据，控制潮气量在患儿生理潮气量范围之内或以下。

根据疾病的严重程度，患儿潮气量的设置应该个体化。对呼吸系统顺应性差的患儿，潮气量应为 4~6ml/kg。对呼吸系统顺应性好的患儿，潮气量应更接近生理范围，即 6~8ml/kg，一般不超过 10ml/kg。在无法监测跨肺压的情况下，平台压不超过 28cmH$_2$O。对胸壁弹性增加（即胸廓顺应性减小）的患儿可以允许平台压稍高（平台压 29~32cmH$_2$O）。

儿童允许性高碳酸血症实施与成人相同，允许性高碳酸血症是肺保护性通气策略的一种特殊形式，也是符合呼吸力学的必然选择。当合适的通气量与合适的通气压力不能兼顾时，可允许儿童 PaCO$_2$ 适度升高，pH 在比较安全的范围内。一般认为 PaCO$_2$ 45~60mmHg 较为适宜。同时要注意避免 pH 过低，一般不低于 7.2。

（二）氧中毒

1. 眼型氧中毒 表现为早产儿视网膜病变（retinopathy of prematurity, ROP），主要发生在早产儿，视网膜未发育成熟为发病关键。血液中过量的 O$_2$ 会导致视网膜血管收缩，从而坏死。相应的，新的血管形成并成倍增加。这些脆弱的新生血管极易出血，导致视网膜后瘢痕形成，严重者出现视网膜脱落甚至失明。中华医学会制订的《早产儿治疗用氧和视网膜病变防治指南》建议吸入空气时 PaO$_2$<50mmHg 或 SpO$_2$<85% 时需要氧疗，氧疗目标应维持 PaO$_2$ 50~80mmHg。

2. 肺型氧中毒 表现类似于支气管肺炎。其表现及通常的发展过程为：最初为类似上呼吸道疾病引起的气管刺激症状，如胸骨后不适（刺激或烧灼感）伴轻度干咳，并缓慢加重；出现胸骨后疼痛，且疼痛逐渐沿支气管树向整个胸部蔓延，吸气时为甚；疼痛逐渐加重并出现不可控制的咳嗽；休息时也伴有呼吸困难。在症状出现的早期阶段结束暴露，疼痛和咳嗽可在数小时内减轻。肺部听诊常没有明显的阳性体征；后期症状严重时，出现散在的湿啰音或支气管呼吸音。PO$_2$ 越高，这些症状和体征的潜伏期越短。

3. 脑型氧中毒 主要发生于吸入 2~3 个大气压以上的 O$_2$，仅发生于高压氧治疗时，常规机械通气中少见。

氧中毒重在预防，机械通气时应控制 FiO$_2$，进行高浓度氧疗时须严格控制用 O$_2$ 时间，严防氧中毒的发生。FiO$_2$ 以 30%~40% 为宜，治疗的目标是维持 PaO$_2$ 50~80mmHg 或经皮血氧饱和度（transcutaneous oxygen saturation, TcSO$_2$）90%~95%。当患儿病情好转、血气分析结果改善后，应及时降低 FiO$_2$，下调过程应逐步进行，以免 PaO$_2$ 波动过大。实施早产儿机械通气时，医疗中心必须具备相应的氧疗监测条件，如 PtcO$_2$ 测定仪、血气分析仪或脉搏血氧饱和度仪等，如不具备氧疗监测条件，应尽快转到具备条件的医院治疗。凡是经过氧疗，符合眼科筛查标准的早产儿，应在出生后 4~6 周或矫正胎龄 32~34 周时进行眼科视网膜病筛查，以早期发现、早期治疗。

（三）拔管后喘鸣

1. 解剖学基础 随着儿童从婴儿期到成年期的发展，气道结构会发生很大变化。婴儿下颌骨较小，且位于鼻咽顶部，嘴巴相对较小。此外，与口腔中的骨骼结构相比，舌头相对较大，婴儿正常吸气时舌头前移减弱。因此，与成人相比，镇静、睡眠或中枢神经系统功能障碍导致的气道张力丧失更易导致幼儿咽喉阻塞。会厌在约 6 个月大时从软腭分离,婴儿会厌比成人会厌更圆、更软,更容易阻塞气道。婴儿的喉部呈漏斗状,在声门下的环状软骨处最窄。由于上述原因,婴儿和儿童特别容易发生上呼吸道阻塞,出现喘鸣。

2. 气管导管大小 婴幼儿气道的最狭窄区域位于声带下方的环状软骨,必须注意确保在气管插管前选择合适尺寸的气管导管,气管插管应足以保证充分的通气,也应尽量减少其对声门、环状软骨水平以及下呼吸道的压迫损伤。

3. 气囊漏气试验 在 $25cmH_2O$ 或以下的气道压力下存在漏气可能提示拔管成功,但不漏气并不意味着患儿拔管会失败,因为漏气的存在还取决于气管导管与患儿自身气道大小的关系、头颈部位置和肌肉紧张度等因素。临床应用时要结合患儿拔管后上气道水肿高风险的危险因素来综合评估,若患儿有危险因素,则可于拔管前给予患儿减轻气道水肿的治疗,如经静脉给予糖皮质激素后再评估拔管。

(黎小庆　邓　妮)

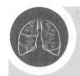

第三十章 长期机械通气

长期机械通气（PMV）是一项广泛应用于ICU的生命支持措施，对于无法维持自主呼吸的危重患者而言至关重要。PMV的高发生率和其对医疗资源的消耗，尤其是在高龄和合并多种慢性疾病的患者中，已成为医疗系统关注的重点。此外，PMV患者常因肺功能下降、呼吸肌无力等因素，难以完全恢复自主呼吸功能。因此了解PMV的病理生理机制，评估PMV的高风险因素，并根据原因实施个体化的预防和治疗非常重要。

许多研究针对不同自主呼吸试验（SBT）技术的效果进行了探讨，以确定最佳的呼吸支持和撤机方法。这些研究不仅揭示了PMV的常见技术和策略，还强调了根据病情调整呼吸支持对患者撤机成功的潜在影响。

为此本章将从PMV的概述、高危因素、管理策略、撤机策略和家庭管理等方面系统性地介绍PMV的核心内容，并结合当前的研究进展，旨在为临床呼吸治疗提供指导，帮助优化患者的治疗效果和生活质量。

第一节 概　　述

随着医疗技术的进步，机械通气的应用越来越广泛，但也带来了资源消耗和并发症管理方面的挑战。PMV的患者常包括肺功能低下、呼吸肌无力或神经系统疾病等高危因素者，其撤机过程较为复杂，且往往需要个体化的治疗和护理。

一、定义与标准

长期机械通气（prolonged mechanical ventilation，PMV）通常指患者在ICU中接受机械通气支持超过21d，每天通气时间超过6h。PMV的定义在不同研究中可能有所不同，但通常涵盖了那些因急性或慢性疾病导致呼吸功能严重受限、需要延长通气支持的患者群体。

二、流行病学和资源消耗

PMV在ICU中占据重要位置。研究表明，5%~10%的ICU患者需要PMV，但他们消耗了近1/3的ICU资源。这些患者通常为高龄人群，伴有多种合并症，增加了医疗资源的压力。此外，PMV患者的住院时间显著延长，医疗费用也相应增加。因此，PMV不仅对患者预后产生影响，也对医疗系统的资源分配提出挑战。

三、PMV的必要性与应用场景

PMV的必要性主要体现在对那些因病理生理学基础导致自主呼吸功能严重受限的患者群体。以下是需要PMV的主要患者群体及其导致撤机困难的病理生理学特点：

（一）COPD 患者

COPD 患者的主要病理特征是气道阻塞和动态肺顺应性降低,这导致呼吸功增加,使患者在脱机过程中面临较高的呼吸负担。此外,COPD 患者常伴有高碳酸血症及呼吸肌疲劳,增加了自主呼吸维持的难度。

（二）神经肌肉疾病患者

患有肌萎缩侧索硬化症(ALS)、重症肌无力等神经肌肉疾病的患者,由于呼吸肌无力,难以维持有效的自主呼吸。这些患者往往需要机械通气来弥补呼吸肌功能的不足,撤机后可能因呼吸肌进一步疲劳而出现呼吸衰竭。

（三）重症肺炎或 ARDS 患者

重症肺炎患者的肺部炎症导致肺组织的顺应性降低和气体交换障碍,使自主呼吸负荷明显增加。在 ARDS 患者中,机械通气可以提供必要的通气支持,但撤机时患者往往无法立即恢复足够的肺功能来维持呼吸。

（四）心血管疾病患者

伴有心功能不全的患者,尤其是那些有左心衰竭的患者,可能在撤机时出现血流动力学不稳定。机械通气帮助减轻心脏负担,尤其在脱机后,心肺循环难以维持平衡。

（五）多器官功能衰竭或脓毒症患者

脓毒症引起的全身炎症反应常会影响到呼吸功能,导致呼吸肌疲劳和全身的代谢需求增加。在多器官功能衰竭情况下,患者的自主呼吸功能往往极度受限,需要 PMV 来维持基本的生命支持。

这些患者的病理生理学基础共同导致了他们在撤机过程中的困难,使机械通气支持成为延续生命的关键手段。PMV 的应用在这种情况下不仅是必要的,更是帮助患者稳定病情、为潜在的康复创造条件的重要措施。

第二节　高危因素

一、患者的基础疾病

（一）COPD

1. 病理生理机制　COPD 的特点是气道阻塞、动态肺顺应性降低和呼吸功增加。由于气道炎症和结构性改变,COPD 患者的肺功能逐渐恶化,导致患者需通过机械通气来维持气体交换。气道阻力增加、肺过度充气和肺弹性减弱是 COPD 患者在撤机过程中的主要障碍,尤其是在病情急性加重期间。

2. PMV 需求　在机械通气期间,COPD 患者的自主呼吸功能往往难以完全恢复,因此需要更长时间的通气支持。气道阻塞和呼吸肌疲劳导致这些患者较难从呼吸机上撤离。

（二）神经肌肉疾病

1. 病理生理机制　神经肌肉疾病(ALS、重症肌无力、多发性硬化症等)会影响神经系统对呼吸肌的控制,导致呼吸肌无力或瘫痪。这类患者的呼吸肌无法有效收缩,导致呼吸驱动减弱,无法自主维持呼吸。

2. PMV 需求　神经肌肉疾病患者即使在清醒状态下也可能缺乏足够的自主呼吸能力,特别是膈肌和肋间肌无力,使他们在脱机过程中难以完成自主呼吸。机械通气在这类患者中提供必要的呼吸支持,帮助患者维持有效的气体交换。

（三）心血管疾病

1. 病理生理机制　心血管疾病(如充血性心力衰竭、冠心病)会导致心脏泵功能不全,影响全身血液和氧的供给。在心力衰竭患者中,呼吸困难常伴有肺充血和肺水肿,从而增加呼吸功的需求。此外,心肌的功能不全会增加血流动力学的不稳定性,使患者在自主呼吸时难以维持氧合。

2. PMV 需求 机械通气不仅帮助患者维持气体交换,并减轻心脏负担,改善血流动力学稳定性。尤其是在急性心力衰竭或心肌梗死的恢复期,患者可能需要延长机械通气以确保生命体征稳定。

(四) 代谢性疾病和免疫系统疾病

1. 病理生理机制 糖尿病等代谢性疾病和免疫系统疾病会降低患者的全身抗病能力和恢复能力。例如,糖尿病患者的伤口愈合速度较慢,容易感染,肺部恢复也会受到影响。此外,免疫抑制患者容易出现肺部感染或其他并发症,导致撤机困难。

2. PMV 需求 由于全身抵抗力下降,这些患者在机械通气过程中容易发生感染,特别是呼吸系统感染,需要更长时间的机械通气支持来控制病情,减少感染的风险。

(五) 肥胖低通气综合征

1. 病理生理机制 肥胖患者尤其在围手术期,可能出现肥胖低通气综合征,其特征为高碳酸血症和通气不足。这类患者的呼吸系统负担增大,膈肌和胸壁的活动受限,导致呼吸困难。此外,肥胖患者在麻醉后恢复自主呼吸的难度也较大。

2. PMV 需求 肥胖患者的脱机过程通常较为困难,因其呼吸系统负荷较大且呼吸肌容易疲劳。机械通气帮助维持这些患者的氧供,并减轻膈肌和胸壁的负担,确保有效的气体交换。

这些基础性疾病导致的病理生理变化,是患者在 PMV 过程中面临的主要挑战。对于这类患者,及时识别和优化机械通气支持策略,能够有效延长他们的生命支持时间并提高撤机成功率。

二、急性病情和住院过程

导致 PMV 的急性病因主要包括 ARDS 和脓毒症等。此外,住院期间的治疗相关因素也会影响机械通气的持续时间。早期识别和积极管理这些因素,有助于缩短机械通气时间,改善患者预后。

(一) 急性病因

1. ARDS 是一种由多种原因引起的急性、弥漫性肺损伤,导致严重的低氧血症和肺顺应性下降。患者常需要长时间的机械通气支持,以维持氧合和通气功能。研究表明,ARDS 患者的机械通气时间显著延长,且撤机成功率较低。

2. 脓毒症 是由感染引起的全身性炎症反应综合征,常导致多器官功能障碍,包括呼吸衰竭。脓毒症患者可能需要 PMV,尤其是在合并 ARDS 的情况下。研究显示,脓毒症患者的机械通气时间与病情严重程度密切相关。

(二) 住院期间的治疗相关因素

1. 镇静和镇痛药的使用 在 ICU 中,镇静、镇痛药常用于缓解患者的不适和焦虑,但过度使用可能导致呼吸抑制和延迟撤机。过度镇静与机械通气时间延长有关。

2. 营养支持 不良的营养状态会影响呼吸肌的功能,延长机械通气时间。适当的营养支持有助于改善患者的整体状况,促进撤机。

3. 并发症的发生 住院期间的并发症,如院内感染、气胸、肺不张等,可能导致机械通气时间延长。预防和及时处理这些并发症对于缩短机械通气时间至关重要。

三、年龄与合并症

高龄患者在 PMV 需求上具有独特的挑战性。由于年龄带来的生理变化和多种合并症,高龄患者在接受机械通气期间面临更高的风险,且撤机过程更加复杂。与年轻患者相比,高龄患者的呼吸功能、免疫力和营养状态均有不同程度的下降,使得他们更易依赖通气支持。这种依赖性往往延长了住院时间,并增加了并发症发生的可能性,因此针对高龄患者的个体化管理显得尤为重要。

(一)合并症多

随着年龄增长,老年人常伴有多种慢性疾病,如高血压、糖尿病、冠心病、COPD 等。这些合并症增加了疾病管理的复杂性,影响了患者对机械通气的耐受性和撤机成功率。研究表明,合并症的数量与机械通气时间呈正相关,合并症越多,机械通气时间越长。

(二)呼吸功能下降

老年患者的呼吸系统功能随着年龄增长而下降,表现为肺顺应性降低、呼吸肌力量减弱和气体交换效率下降。这些生理变化使老年人在急性呼吸衰竭时更易依赖机械通气,且撤机过程更为困难。此外,老年人对呼吸中枢驱动的反应性降低,增加了呼吸衰竭的风险。

(三)免疫功能减退

高龄患者的免疫功能下降,易发生感染,尤其是呼吸道感染。感染的存在不仅是机械通气的常见原因,也是延长机械通气时间的主要因素。免疫功能减退还影响伤口愈合和整体康复,增加了并发症的发生率。

(四)营养状况不良

老年人常存在营养不良,影响呼吸肌的功能和整体康复能力。营养不良与机械通气时间延长和撤机失败密切相关。因此,评估和改善老年患者的营养状况对于成功撤机至关重要。

(五)心理和认知因素

高龄患者更易出现谵妄、抑郁和认知功能下降,这些因素可能影响他们对治疗的依从性和康复过程。心理和认知障碍可能导致患者无法配合呼吸训练和撤机过程,延长机械通气时间。

针对这些特点,临床医师应采取综合的评估和个体化的治疗策略,以提高撤机成功率,改善患者预后。

四、生理评分与呼吸肌状态

在评估患者对 PMV 的需求时,生理评分与呼吸肌状态是重要的参考指标。重症患者的病情往往复杂多变,会依赖于全面的生理评分系统和呼吸肌功能的评估,以准确判断其撤机难度和通气需求。

(一)APACHE

急性生理学和慢性健康状况评价(acute physiology and chronic health evaluation,APACHE)用于评估重症患者的病情严重程度和预后,历经 I~IV 四个阶段。整个系统大体分为急性生理学评分(acute physiology score,APS)、慢性健康评价(chronic health score,CPS)及年龄三个方面,研究表明,APACHE 的分数越高,患者需要 PMV 的可能性越大。高 APACHE 反映了患者的多器官功能障碍和生理紊乱,提示病情复杂,撤机难度增加。

(二)呼吸肌状态

1. 呼吸肌无力 是 PMV 的重要预测因素。原因可能包括长期卧床、营养不良、神经肌肉疾病等。呼吸肌无力导致患者无法维持有效的自主呼吸,增加对机械通气的依赖。

2. 膈肌功能受损 膈肌是主要的呼吸肌,其功能受损会显著影响呼吸效率。机械通气期间,膈肌可能因缺乏活动而发生萎缩,称为机械通气相关性膈肌功能障碍(VIDD)。VIDD 增加了撤机失败的风险,延长了机械通气时间。

因此结合生理评分和呼吸肌状况的评估,对于制订个体化的呼吸支持方案和提高撤机成功率具有重要意义。

第三节 管 理 策 略

PMV患者的管理策略旨在提供有效的呼吸支持,降低并发症风险,并为患者的撤机和康复做好准备。这类患者通常病情复杂,大部分患者存在共病,因此管理策略应个体化,涵盖从通气参数优化、并发症预防到营养支持和康复训练等多方面的干预措施。科学、系统的管理不仅能提高撤机成功率,还能改善患者的长期预后和生活质量。

一、感染与并发症管理

PMV患者易发生感染性和其他并发症,影响预后。有效的预防和管理策略至关重要。

(一)预防感染性并发症

1. 呼吸机相关性肺炎(VAP) 是PMV患者常见的感染性并发症。预防措施包括:

(1)头部抬高:将床头抬高30°~45°,减少胃内容物反流和误吸风险。

(2)口腔护理:定期使用含氯己定的口腔清洁剂,降低口腔细菌负荷。

(3)气管插管管理:使用带有持续吸引功能的气管插管,减少分泌物积聚。

(4)手卫生:严格遵守手卫生规范,防止交叉感染。

2. 血流感染 中心静脉导管相关感染是另一常见并发症。预防措施包括:

(1)无菌操作:插管和护理过程中严格执行无菌技术。

(2)导管维护:定期更换敷料,监测插入部位,及时更换污染的导管。

(二)气道管理

1. 气管切开护理 对于长期气管切开的患者,须定期清洁和更换气管套管,防止感染和阻塞。

2. 分泌物管理 保持气道湿化,使用适当的吸痰技术,防止分泌物潴留和肺不张。

(三)其他并发症的预防和管理

1. 深静脉血栓(DVT) 长期卧床患者易发生DVT。预防措施包括:

(1)机械预防:使用间歇性充气加压装置或弹力袜。

(2)药物预防:根据风险评估,使用低分子量肝素等抗凝药物。

2. 压力性损伤 长期卧床和设备压迫可导致压力性损伤。预防措施包括:

(1)定期翻身:每2h翻身一次,减轻局部压力。

(2)皮肤护理:保持皮肤清洁干燥,使用减压垫。

3. 胃肠道并发症 应监测胃肠功能,预防应激性溃疡和肠内营养相关并发症。

二、营养支持与康复

营养不良和肌肉萎缩是PMV患者常见的并发问题,不仅削弱机体免疫功能,还增加撤机难度。通过个体化的营养支持方案,确保患者获得足够的能量和蛋白质供应,可以帮助维持肌肉质量和促进组织修复。同时,康复管理如呼吸肌训练和早期活动,有助于增强呼吸肌力量,减少长期通气引发的呼吸肌衰退。这些措施相辅相成,为患者的顺利撤机和全面康复提供了坚实基础。

(一)营养支持

营养支持在PMV患者管理中起着至关重要的作用。PMV患者常因急性疾病、慢性营养不良或住院期间的高代谢状态而面临营养不足的问题。适当的营养支持不仅可以维持患者的基础代谢需求,还能促进免疫系统功能、减少感染风险和改善整体预后。特别是在机械通气期间,良好的营养支持有助于维持呼吸肌的质量和功能,防止因肌肉分解导致的呼吸肌无力。

此外,蛋白质、维生素和矿物质等微量营养素的合理补充,可以加速组织修复和康复进程,缩短患者的机械通气时间,为成功撤机创造有利条件。因此,营养支持对于提高 PMV 患者的生存质量和治疗效果不可或缺。

能量供给的实施通常基于个体化的评估,包括患者的代谢状态、体重、基础疾病和当前病情。

1. 评估能量需求

(1)使用间接量热法(如代谢车)精确测量患者的能量消耗,或根据公式(如哈里斯—本尼迪克特公式)估算基础代谢率(BMR),然后根据病情增加相应的应激因子。

(2)重症患者一般需要每日 25~30kcal/kg 体重的能量,但需求会因代谢状况而变化。

2. 选择合适的供能途径

(1)经口喂养:如果患者能够耐受,应首选经口喂养,既满足能量需求,又能刺激消化道功能。

(2)肠内营养(EN):对于无法经口进食的患者,肠内营养是首选,能保持肠黏膜完整性,减少感染风险。

(3)肠外营养(PN):仅在肠内营养无法满足需求时使用肠外营养,以避免并发症。

3. 逐步增加能量摄入 对于营养状况较差的患者,需逐步增加能量摄入,避免"重新喂养综合征"。通常,开始时给与目标能量的 50%~70%,然后逐步增加至 100%。

4. 持续监测和调整

(1)每日监测体重、血糖、电解质、尿素氮等指标,根据患者的代谢和病情变化调整能量供给。

(2)定期重新评估患者的能量需求,避免因过度供能引起脂肪堆积或因供能不足导致肌肉消耗。

5. 平衡能量来源 确保碳水化合物、蛋白质和脂肪的合理比例,通常碳水化合物占 50%~60%,蛋白质 1.2~2.0g/kg 体重,脂肪占 30%~35%。

(二)康复管理

在 PMV 患者的护理中,康复管理是不可或缺的组成部分。它不仅帮助患者逐步恢复呼吸肌和全身肌肉的力量,还能预防并发症、提高生活质量。通过早期活动、呼吸肌训炼和体位管理,康复管理旨在加速患者自主呼吸的重建,为最终撤机做好准备。同时,心理支持和营养供给也在康复过程中发挥着关键作用,确保患者在身体和心理上都能积极应对康复挑战。

1. 早期活动 在患者病情稳定的前提下,尽早开始进行符合患者当前体力和健康状态的物理活动。早期活动可以从简单的被动活动开始,如关节活动、肢体按摩,逐渐过渡到主动活动,如坐起、床旁站立,最终恢复到下床行走等。

早期活动的目标是尽快恢复患者的肌肉力量和功能,预防长期卧床带来的肌肉萎缩、关节僵硬、循环障碍和肺部并发症,从而改善康复效果,加速自主呼吸的恢复,为撤机打下基础。早期活动不仅有助于预防肌肉萎缩和关节僵硬,还能促进血液循环、改善肺通气,减少并发症发生率。对于 PMV 患者,早期活动通常循序渐进,依据患者的耐受度和体力状况进行。

2. 呼吸肌训练 由于长期依赖机械通气,呼吸肌特别是膈肌可能会逐渐萎缩和无力,导致撤机困难。呼吸肌训练是通过一系列专门的练习方法,帮助患者恢复呼吸肌功能,改善呼吸效率。

呼吸肌训练是 PMV 患者康复管理中的关键组成部分,旨在增强患者的呼吸肌力量,提高自主呼吸能力。其评估与治疗是 PMV 患者康复管理中的重要环节。科学的评估可以帮助临床医生了解患者呼吸肌的功能状态,以制订适当的训练方案;而系统的治疗能够有效增强呼吸肌力量,提高自主呼吸能力,促进成功撤机。

(1)呼吸肌功能评估:是确定患者呼吸肌状态、了解其呼吸肌耐力和强度的基础。常用方法:

1)最大吸气压(MIP)和最大呼气压(MEP)测量:MIP 和 MEP 是评价呼吸肌力量的重要指标,MIP 反映吸气肌的力量,MEP 反映呼气肌的力量。低于正常范围的 MIP 和 MEP 提示呼吸肌无力。

2）浅快呼吸指数（RSBI）：是评估患者自主呼吸耐力的指标，通过呼吸频率和潮气量的比值来计算。RSBI 越低，说明呼吸肌耐力越好，有助于撤机。

3）膈肌厚度和活动度超声检查：使用超声检查膈肌厚度变化和活动度，评估膈肌的功能和萎缩情况。

（2）呼吸肌训练的治疗方法

1）呼吸阻力训练：使用带有阻力的呼吸训练器，通过增加吸气和呼气负荷，锻炼患者的呼吸肌力量和耐力。训练初期阻力较小，逐步增加强度，以确保患者适应。

2）间歇自主呼吸训练：在机械通气支持下，间歇性让患者自主呼吸，以刺激呼吸肌的自然活动。随着患者耐力的提高，逐渐延长自主呼吸时间，逐步减少机械通气的支持。①膈肌起搏：对于膈肌严重无力的患者，可以尝试膈肌起搏，通过电刺激膈肌以增强其功能，改善呼吸效果。②叹气和咳嗽训练：鼓励患者进行叹气练习和有效咳嗽，清除呼吸道分泌物，同时促进呼吸肌的协调活动。

（3）疗效评估和方案调整

1）定期评估和调整：治疗期间应定期监测患者的呼吸肌功能，通过 MIP、MEP 和 RSBI 等指标观察训练效果，根据患者进展适当调整训练强度。

2）患者耐受度和疲劳情况：密切观察患者的耐受度和疲劳情况，确保训练不会导致过度疲劳或呼吸肌损伤。

三、体位管理

体位管理是 PMV 患者康复护理中的重要策略，通过优化体位，可以促进肺部通气、减少并发症，并改善患者的整体呼吸功能。适当的体位管理在防止肺不张、促进分泌物排出和改善血液循环方面起着关键作用，有助于患者的撤机和康复。

（一）俯卧位或者侧卧位通气

俯卧位有助于改善肺通气 / 血流比值，增加肺容积，并减少重力对背侧肺区的压迫，适用于有严重肺不张或低氧血症的患者。患者存在肺部实变、肺不张，俯卧位通气或侧卧位通气（根据病变区域调整体位）结合胸壁振荡技术或气道内振荡技术，有利于气道内痰液清除。可每天维持数小时，监测血氧饱和度和血流动力学状态，确保患者耐受。

（二）头高位

将床头抬高 30°~45° 可减少胃食管反流风险，预防误吸，同时有助于改善呼吸功能，减少呼吸功。该体位适合长期保持，尤其是进食后或进行气道护理时。

（三）定时变换体位

定期变换体位可以防止单一肺区受压，减少肺不张的发生，促进全肺通气和血流的均匀分布。左右交替侧卧，每 2h 更换一次体位，注意避免长时间压迫同一部位，保护皮肤和软组织完整性。

（四）床旁坐起

帮助患者逐步过渡到坐姿，有助于增强膈肌活动，增加肺底部通气，改善氧合和血液循环。在患者耐受的情况下，逐步从床旁坐起，监测其生命体征，确保安全。对于不能完全自主坐起的患者，可辅助用枕头支撑。

四、物理治疗和气道廓清

物理治疗和气道廓清是 PMV 患者管理中的关键组成部分，旨在保持气道通畅，改善肺部通气，减少并发症，促进患者的呼吸功能恢复。有效的物理治疗和气道廓清策略能够帮助清除分泌物，降低感染风险，提升患者的舒适度和撤机成功率。

（一）胸部物理治疗

气道内振荡技术或者气道外振荡技术促进气道分泌物向大气道移动。利用重力的作用,将患者置于适当的体位(健侧卧位),帮助特定肺区的分泌物向气道流动,帮助引流患侧肺部的分泌物。

（二）咳嗽和排痰训练

对于有自主咳嗽能力的患者,鼓励他们深呼吸后用力咳嗽,将深部气道的分泌物排出。对于无力咳嗽的患者,可以通过辅助手法如腹部或胸部轻压来协助咳嗽。

机械性吸-呼气(MIE):对于重度呼吸肌无力的患者,可以使用机械辅助咳嗽装置,在呼气时提供负压,帮助分泌物排出。通过呼吸机设置叹气深长的吸气和缓慢的呼气,维持肺泡扩张,防止塌陷,同时促进小气道分泌物排出。

（三）呼吸肌阻抗训练和耐力训练

根据最大吸气压,设置吸气阻力负荷(30%~40%最大吸气压)进行吸气肌强度训练。通过逐渐降低呼吸支持压力设置,或者成比例辅助通气,进行呼吸肌耐力训练。

（四）有效的气道管理

保持气道的适当湿度可以防止分泌物干燥和硬化,降低气道阻力。对于分泌物较多且无法自行清除的患者,进行气道吸引。吸痰时应严格无菌操作,避免反复吸引对气道造成损伤。

（五）鼻腔清洁和口腔护理

使用生理盐水清洗鼻腔,有助于保持鼻腔通畅,减少上呼吸道感染的风险。保持口腔清洁可以减少口腔内细菌的积聚,降低气道感染风险。

五、心理支持

心理支持在PMV患者的康复过程中扮演着重要角色。PMV患者往往面临生理和心理的双重压力,容易产生焦虑、抑郁、无助等负面情绪,甚至出现ICU谵妄等心理问题。有效的心理支持有助于缓解患者的心理压力,增强其治疗依从性和康复信心,提高生活质量。心理支持策略包括:

1. 定期安排心理辅导,帮助患者理解病情和治疗过程,缓解他们对未来的焦虑和不确定感。

2. 增强患者的参与感。根据患者的理解能力,适当告知其当前的病情和治疗进展,使他们对自身状况有更清晰的认识。在治疗方案的选择和康复目标的制订上,让患者有一定的参与感,以增强其自我控制感和主动性。

3. 鼓励家属陪伴,给患者情感上的支持,让患者被关爱和重视。向家属普及患者的病情和康复进展,帮助他们更好地理解患者的需求,为患者提供心理上的安慰。

4. 改善ICU环境。减少环境压力:通过调整ICU的光照、噪声等环境因素,尽量为患者营造舒适、安静的治疗环境,减少不必要的刺激。让患者携带一些个人物品,增加熟悉感,缓解孤独感。

5. 正向激励。设定小目标,并加以鼓励以增强患者成就感和信心。

6. ICU谵妄预防和管理。定期评估患者的意识状态,及早识别谵妄征兆,采取适当的非药物干预措施,如重设昼夜规律,帮助患者定向。语音阀应用增加患者交流机会。

六、吞咽功能评估和训练

吞咽训练是PMV患者康复过程中不可忽视的部分。由于长期插管、肌肉无力或神经损伤等原因,PMV患者容易出现吞咽功能障碍,导致误吸和营养摄入不足。有效的吞咽训练能够帮助恢复吞咽能力,减少误吸风险,改善生活质量。

（一）吞咽功能评估

1. 吞咽反射测试　评估患者是否能够触发正常的吞咽反射,包括对液体和固体食物的耐受性。

2. 纤维鼻咽喉镜检查或视频透视吞咽造影 通过影像检查观察吞咽过程，了解吞咽动作的协调性和安全性，为制订训练方案提供依据。

（二）吞咽训练

1. 姿势调整

（1）前倾头部，让患者在吞咽时将头部轻微前倾，有助于关闭气道入口，防止食物误入气道。

（2）侧卧位或靠墙坐位，对于一侧吞咽障碍的患者，使用侧卧位或靠墙坐位可以帮助食物通过健侧，提高吞咽安全性。

2. 吞咽运动训练

（1）干吞练习：让患者在没有食物或液体的情况下练习吞咽动作，以增强吞咽肌的力量和协调性。

（2）舌部训练：通过伸舌、舔唇、舌部抵抗练习来增强舌肌的控制力，改善食团的推送能力。

（3）颌骨和喉部运动：进行上抬下颌、咽部紧缩等练习，加强相关肌肉的活动性和力量。

（4）功能性吞咽技术。

3. 食物质地调整 渐进式固液转换，根据患者的吞咽能力，从流质（如果冻）到半固体（如布丁）再到软固体食物（如土豆泥），逐渐增加食物的质地。稠度控制，在液体中加入增稠剂，以减缓流速，便于患者控制吞咽过程。

4. 神经肌肉电刺激 通过在喉部和颌部肌肉区域应用低强度电刺激，帮助恢复吞咽肌群的功能。应在专业人士指导下使用，以确保安全和有效性。

第四节　撤 机 策 略

PMV 撤机策略侧重于让患者逐渐从对呼吸机的依赖过渡到独立呼吸。由于这些患者病情复杂且持续时间长，这一过程需要谨慎、个性化的方法。以下是有效 PMV 撤机策略的核心组成部分：

一、系统性撤机评估

撤机困难者的 SBT 和撤机方法的选择，是撤机过程中的关键步骤。SBT 可以帮助评估患者的自主呼吸能力，但对于长期依赖机械通气的患者，仅通过单一试验模式进行评估可能并不足够。不同的 SBT 模式（如压力支持、PEEP 设置、T 管试验等）在撤机评估中展现出不同的适用性，然而如何选择合适的 SBT 模式以最小化撤机失败的风险，仍然是一个亟待深入研究的问题。

（一）每日评估

定期评估患者撤机准备情况，包括稳定的血流动力学、充足的氧合和呼吸功能。常见指标包括可接受的 RSBI、足够的 MIP 和稳定的动脉血气。

（二）SBT

短期 SBT 评估患者维持自主呼吸的能力，即暂时脱离完全机械支持。试验可以在最小压力支持下或使用 T 管进行。SBT 成功是潜在撤机的主要指标之一。

不同的 SBT 方法在评估撤机困难患者的自主呼吸能力方面表现出不同的效果。GLOBAL WEAN 研究特别探讨了多种 SBT 方法在不同病情患者中的适用性。特定病情如脑损伤、胸部创伤或 COPD 的患者需要选择不同的 SBT 方法。例如，对于脑损伤患者，PSV0/PEEP0 是最优选择，而对于胸部创伤和 COPD 加重的患者，三种方法（PSV7/PEEP0、PSV0/PEEP0、T 管试验）均能较好地再现拔管后呼吸努力。

1. PSV0/PEEP0 模式和 T 管试验 研究表明，对于一般患者而言，未提供额外通气支持的 PSV0/PEEP0 模式（0 压力支持，0 PEEP）和 T 管试验是最能真实再现拔管后呼吸努力的 SBT 方法。这两种方法可以更准确地反映拔管后的呼吸负荷,尤其适用于需要较高呼吸自主性的患者。

2. PSV7/PEEP0 模式 对于某些高风险患者,如需要一定压力支持的病例。该方法在一定程度上减轻了呼吸肌负担。但由于对拔管后实际呼吸负荷的低估,可能并非所有撤机困难患者的最佳选择。

二、个体化撤机策略以逐渐减少呼吸机支持

(一)逐渐减少呼吸机支持

针对病情的调整。对患者的个体化需求进行调整能够改善撤机试验的效果。对于长期依赖机械通气的患者,逐步减少通气支持、延长自主呼吸的时间是一种有效的撤机策略,这样可帮助患者逐渐适应自主呼吸负荷,逐渐减少呼吸机支持。

逐渐减少压力支持或控制通气,使呼吸肌逐渐增强,包括降低吸气压力、降低 PEEP(呼气末正压)和延长自主呼吸时间。

(二)吸气肌评估和训练

呼吸努力评估:分钟压力时间乘积(PTP min)和食管压力波动是评估 SBT 期间呼吸努力的重要指标,且能够为撤机提供重要参考。在撤机过程中,针对撤机失败和再次插管高风险的患者,应在撤机试验和拔管后提供非侵入性通气支持(如高流量鼻氧或 NIV),特别在 COPD 患者中表现出良好的临床效果。撤机过程中结合呼吸肌锻炼(包括阻力呼吸)有助于提高肌肉耐力和力量,支持患者长期维持自主呼吸。

三、多学科团队参与

(一)综合管理

内容包括呼吸治疗师、营养师、物理治疗师和心理学家。团队合作对于满足患者从身体康复到心理恢复等全方位需求至关重要。

(二)家庭参与

鼓励家庭参与可提供情感支持,帮助患者保持积极性并坚持脱机过程。

四、监测和调整撤机策略

1. 持续监测确保撤机过程安全。撤机期间频繁监测呼吸参数和患者舒适度可确保及早发现疲劳或痛苦。RSBI、潮气量和心率等参数可提供有价值的反馈。

2. 评估和调节参数降低患者呼吸负荷,避免患者出现呼吸困难。如果患者出现撤机失败的迹象,调整呼吸机设置或暂时增加支持水平,在恢复撤机过程之前提供必要的恢复时间。

第五节 家 庭 管 理

PMV 患者的家庭管理旨在帮助那些因各种原因而无法完全撤机的患者在家中安全使用机械通气设备。这种家庭管理策略不仅有助于提高患者的生活质量,还能减轻医疗资源的负担。然而,由于家庭环境与医院不同,家庭管理须建立在对患者及其家属的充分培训和支持的基础上,以确保安全和有效的呼吸支持。PMV 家庭管理的核心内容:

一、家庭呼吸机及配件的选择与维护

(一)设备选择

在医生指导下选择适合的家用机械通气设备,通常包括双水平正压(BiPAP)或压力支持通气

（PSV）模式的设备，满足患者的特定通气需求。

（二）配件维护

定期清洁和更换面罩、呼吸管路和加湿器等配件，确保设备的清洁和正常运行，防止感染风险。

二、气道护理

（一）气道湿化

保持气道适当湿化，避免分泌物干燥和气道阻塞。湿化设备可以防止干燥的气体刺激气道，并减少分泌物潴留。

（二）吸痰管理

家属需要接受专业培训以正确使用吸痰装置，定期清除分泌物，防止误吸和感染。同时，应掌握吸痰的频率和力度，避免对气道造成损伤。

三、应急处理培训

（一）处理呼吸机报警

家属需了解常见报警的含义，如低压、气道阻塞、断电等，并能快速排查原因和进行应对。

（二）备用电源

准备应急电源（如电池或备用电源装置），确保在停电时能继续提供呼吸支持。

（三）紧急呼救

家属需要了解在患者突发状况（如窒息、急性呼吸困难等）时的应急处理方法，并随时保持紧急联系方式，以便在必要时快速求助。

四、吞咽训练和营养支持

（一）吞咽训练

对于吞咽功能障碍的患者，定期进行吞咽训练，预防误吸，提高进食安全性。

（二）营养支持

确保患者获得足够的营养和水分支持，帮助维持呼吸肌力量和免疫功能。若患者需要通过胃管进食，应对家属进行管饲喂养的操作培训。

五、定期随访与生命体征监测

（一）定期随访

定期与医疗团队沟通，包括医生、呼吸治疗师和护士，以便及时调整通气参数或治疗方案，确保患者状态稳定。

（二）生命体征监测

家属须掌握基本的生命体征监测技能，观察患者的血氧饱和度、心率和呼吸情况，如有异常及时反馈。

六、心理支持与康复训练

（一）心理支持

长期通气可能对患者和家属的心理带来负担，因此需要提供心理辅导和支持，帮助患者保持积极的康复心态。

（二）康复训练

帮助患者进行基础的活动训练和呼吸肌锻炼，防止肌肉萎缩，提高生活质量。

七、家属和照护人员的培训

(一) 技术操作培训

对家属和照护人员进行详细的设备操作、吸痰、气道管理和紧急处理培训,确保在家中能有效管理机械通气设备。

(二) 健康教育

向家属普及患者的病情和管理要点,提高他们的护理信心和能力。

通过科学、系统的家庭管理,PMV 患者可以在家中获得持续的呼吸支持,同时享有更高的生活质量。全面的培训和支持不仅有助于提高患者的依从性,也能让家属在提供日常护理时更加自信,为患者的长期康复提供坚实保障。

PMV 可以延长 COPD 和神经肌肉疾病等疾病的患者的生存期。PMV 是慢性呼吸衰竭患者的关键干预措施,但会显著影响患者的生活质量。影响生活质量的因素主要包括患者身体功能。患者独立性和活动能力下降,严重影响生活质量。以物理治疗为重点的康复计划可以增强身体机能,改善生活质量。

PMV 患者的心理影响包括焦虑、抑郁和社会孤立感。通过咨询和支持小组等干预措施对于解决这些问题和改善心理健康结果至关重要。强大的社交网络和护理人员支持与 PMV 患者更好的生活质量相关。因此虽然 PMV 可以延长慢性呼吸衰竭患者的寿命,但其对生活质量的影响是复杂的,包括医疗管理、心理支持和社会融合在内的整体方法对于优化这些患者的预后至关重要。

(葛慧青)

第四篇

机械通气的相关问题

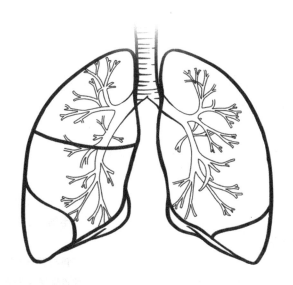

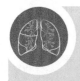

第三十一章　气道管理

第一节　人工气道的建立和拔除

一、人工气道的建立

当患者处于昏迷、呼吸衰竭等情况下时，为保证患者的通气和氧合，我们可建立人工气道。人工气道建立的主要目的是保证患者呼吸道通畅、保护气道、预防误吸，便于清除呼吸道分泌物以及为机械通气提供封闭通道。人工气道的种类包括口/鼻咽通气管、经口/鼻气管插管和气管切开套管。

（一）口/鼻咽通气管的应用

鼻咽通气管经鼻插入，到达患者的咽部，可以维持上呼吸道的完整性，适用于需要反复经鼻吸痰的或者有上呼吸道阻塞的患者。鼻咽通气管质地相对较软，半昏迷或清醒患者可以较好耐受。口咽通气管经口插入，到达患者的咽部。放置时，应保持顶端向上、凸面向下进入患者口腔，通过软腭后旋转180°使顶端朝向喉部然后向下推送至咽部。主要用于解除舌后坠导致的气道阻塞，适用于昏迷患者。这两种人工气道常用于紧急解除气道阻塞，不能长期放置，并且无法保证机械通气的实施，如果患者需要长期置管或者机械通气则应及时更换为其他种类的人工气道。

（二）经口气管插管的实施

1. 气管插管步骤

（1）评估：在开始气管插管前，应该首先对患者进行气道评估，包括对插管困难、抢救技术困难和误吸风险的评估。

（2）设备和物品准备：提前准备好监护设备、气管插管所需物品及设备、预氧合设备以及麻醉所需药物。物品准备清单见表31-1-1。

表 31-1-1　气管插管所需物品准备清单

设备准备	准备清单
检查监护仪	
	SpO_2/$ETCO_2$ 波形
	心电图/血压
检查气管插管物品	
	气管导管 ×2 个（检查气囊）
	普通喉镜 ×2 个
	可视喉镜
	探条/探针
	可正常使用的负压吸引器
	各种声门上气道
	鼻咽通气管
	可弯曲气管镜

设备准备	准备清单
检查药物	
	氯胺酮
	肌松药
	升压药/强心剂
	镇静、镇痛药

（3）体位摆放：一般采用坐位或斜坡卧位（头高位 25°~30°），维持颈椎头端屈曲、尾端伸展——伸缩位或嗅物位，使口腔、咽喉、气管在一条直线上。

（4）监测：标准监测应包括血氧饱和度、CO_2 分析仪波形、血压、心率、心电图。

（5）预充氧：一般使用面罩紧贴患者面部进行预充氧，应用流量为 10~15L/min 的纯氧 3min。高流量氧疗和无创呼吸机也可用于预充氧。

（6）气管插管过程中的氧合：随着呼吸暂停和神经肌肉阻滞的开始，患者肺泡发生塌陷，若不处理，会导致缺氧。可以采用球囊面罩给氧，开放患者气道后将面罩紧压于患者面部，按压球囊进行通气。

（7）麻醉的实施：根据患者的血流动力学考虑药物的选择。一般推荐应用氯胺酮、快速起效的阿片类药及神经肌肉阻滞剂。

（8）气管插管：开放气道，左手持内喉镜进入患者喉部提起会厌软骨，右手将气管导管插入患者气道，拔出管芯，将气囊充气后连接到呼吸机上。

（9）气管插管位置的确认：$PetCO_2$ 波形是确认气管插管在位的标准。除此以外，我们可以通过听诊双肺呼吸音，观察呼吸机波形以及患者胸廓起伏等辅助判断气管插管位置。

（10）气管插管失败的处理：喉镜检查时镜片进入口腔算 1 次尝试。尝试次数限定为 3 次。气管插管尝试失败以后，推荐手法改善喉镜视野或者纠正体位，有利于气管插管并充分麻醉患者。

2. 困难气道的评估和处理　评估困难气道最简单、常用的方法是马兰帕蒂分级（Mallampati classification）标准（表 31-1-2），气道分级越高气管插管越困难。嘱患者取直立坐位，用力张口、伸舌到最大限度，根据所能看到的咽喉结构，给患者分级。

除此以外，还可以评估患者的头颈活动度，是否有突出的上门齿，是否有胡须，上唇咬合试验等。而在重症患者中，困难气道的评估往往是紧急的，在重症患者中唯一被验证的气道评估工具是 MACOCHA 评分（表 31-1-3），评分≥3 分预示困难插管。对困难插管的患者要充分做好麻醉和用具的准备。

紧急情况下可采取环甲膜穿刺、环甲膜切开和气管切开等有创方法，在适当的时候可启用 ECMO。

表 31-1-2　马兰帕蒂分级标准

分级	标准
Ⅰ级	能看到软腭、腭咽弓及完整的悬雍垂
Ⅱ级	可以看到软腭、腭咽弓、硬腭以及部分悬雍垂
Ⅲ级	可以看到软腭、悬雍垂根部
Ⅳ级	只能看到硬腭

表 31-1-3　MACOCHA 评分

因素	分值
患者因素	
M　马兰帕蒂分级Ⅲ或Ⅳ级	5
A　阻塞性睡眠呼吸暂停	2
C　颈椎活动度降低	1
O　张口度有限（张口度 <3cm）	1
病理因素	
C　昏迷	1
H　严重缺氧（SpO_2<80%）	1
操作者因素	
A　未经培训的麻醉师	1
总计	12

（三）气管切开的实施

在长期无法脱离机械通气以及获得性或可逆性神经肌肉疾病的患者中，应实施气管切开。一般而言，对第一次 SBT 后超过 7d 仍未撤机的患者应考虑气管切开，对机械通气时间小于 4d 的患者不予实施气管切开。而对有慢性呼吸衰竭的患者，应首先考虑以无创机械通气作为一线治疗方式而非气管切开。

经皮扩张气管切开术（percutaneous dilational tracheostomy，PDT）是对 ICU 患者首选的标准方法。PDT 的主要优点是能够在 ICU 的床边进行，从而避免了将危重症患者转移到手术室的潜在危险。此外，PDT 技术的切口小，气管切开套管可以紧贴切口，对组织的剥离和损伤较小。但是需要尽量避免在操作过程中患者出现出血、低氧血症和感染的情况。而对存在以下情况的患者，进行外科手术下气管切开的安全性更高：紧急气管造口插管、难以触诊的解剖标志（非常肥胖、短颈、甲状腺肿大、无法触摸环状软骨或气管严重偏离）以及在行气管切开术部位有恶性肿瘤。

经皮气管切开一般选择第 1~2 或者第 3~4 软骨环处切开。如果患者存在解剖异常，在第 3~4 软骨环之间穿刺产生血管或其他结构损伤的概率较低。操作上首先用刀片在定位皮肤处划开小口，分离组织后进行气管穿刺，置入导丝，然后用扩张器将皮肤组织以及软骨环扩开，置入气管切开套管。在整个操作中，可以借助一些辅助手段来提高经皮气管切安全性。选择穿刺点之前，可以通过颈部超声检查判断患者有出血风险的结构，比如异常血管，这对动脉解剖异常的患者尤其重要。此外，支气管镜可以帮助操作者在直视下观察穿刺的位置、导丝置入时的方向以及扩张器的深度，避免气管膜部损伤以及切口位置偏移等情况的发生。在气管插管患者中，可能会发生意外刺破气管插管球囊以及意外拔管的情况，这些都是潜在威胁患者生命的并发症。因此，作为气管插管的替代，气管切开过程中可采用喉罩进行通气。喉罩也可作为一种安全保障工具备用，在发生以上意外情况时进行紧急通气。在经皮气管切开完成后推荐进行床旁胸部 X 线平片的拍摄以排除气胸或者气管切开套管不在位的情况。

二、人工气道的拔除

机械通气最主要的两个功能是维持呼吸支持和气道保护。撤机的完成代表患者可脱离呼吸支持，依靠自身呼吸肌进行通气，但成功拔管还需要患者气道通畅且具备气道保护能力。对气管插管患者，人工气道的拔除和机械通气的撤离这两个步骤同时完成，而气管切开患者的人工气道拔除一般是基于机械通气成功撤离的前提。机械通气的撤离和经口气管插管的拔除参考本书第六章内容,该部分不予赘述,本章内容主要关注气管切开患者的人工气道的拔除。ICU 中有相当大比例的患者拔管后需要重新插管。拔管成功需要神经系统功能、吞咽功能、咳嗽反射、发音能力和呼吸肌肉功能之间近乎完美的协调,因此在拔管前对患者进行规范化的评估流程是降低再插管风险的重要措施。此外,拔管后的管理如合理选择呼吸支持方式、做好气道廓清和肺康复等对减少并发症和降低再插管率也是非常重要的。

(一)气道通畅度评估

对长期气管切开患者,在拔管前需要评估患者是否发生严重的并发症,如气管软化、狭窄和肉芽增生。可以在其他评估指标达标后,短暂拔出气管切开套管,经口或经鼻进行气管镜检查观察患者气道壁结构。

1. 气管软化 当患者咳嗽、过度呼吸或吸气时,气管环塌陷导致的气管直径减小。

2. 气管狭窄 在镜下可见气管呈三角形,尖端靠近气管切开开口处。三角形的边看起来像第 2 组假声带。

3. 肉芽增生 肉芽看起来像一堆易碎的组织,触碰时易出血。软喉是由靠近喉头的气管后壁塌陷引起的。当支气管镜从声带上方进入咽部时,可以看到多余的咽部组织。肿胀的组织阻塞了气道。对确诊气道阻塞的患者可以通过介入或手术治疗等手段进行干预,在解决气道问题后再考虑拔管。

(二)气道保护能力的评估

1. 咳嗽能力评估 人工气道的一个非常重要的作用是气道保护,因此在拔管前需要评估患者是否能够进行有效咳嗽。研究表明,咳嗽强度是危重监护患者能否拔管成功的预测指标。咳嗽峰流量是反映人工气道置入患者咳嗽强度的指标,与患者呼吸肌强度指标包括最大吸气负压和最大呼气负压都有较好的相关性。嘱咐患者进行深吸气后用最大力气咳嗽,观察咳嗽时呼气流量的峰值,测量 3 次后取最大值。在患者不能配合主动咳嗽时,可以通过向人工气道内注入生理盐水或通过吸痰管刺激后诱导咳嗽来评估,为减少生理盐水滴注带来的风险,推荐以吸痰管刺激方式为佳。

自主咳嗽和非自主咳嗽的咳嗽峰流量得出的临界值大致相同(分别为 60L/min 和 58.5L/min),低于临界值表明患者咳嗽能力较差,拔管后再插管风险高。但判断患者在拔管后是否可以进行痰液清除还应结合其痰液量的多少,对无肺部基础疾病、痰液量较少的患者可以适当放宽对咳嗽峰流量的要求。而对痰液量较多的患者则需要同时观察其咳嗽耐力以及其他肌肉群力量,同时尽量减少其痰液的产生。

2. 吞咽功能评估 吞咽功能障碍易导致患者微误吸的发生,增加吸入性肺炎发生风险。这也可能影响患者拔管成功率。吞咽评估方法包括多种,较为复杂的如床旁吞咽评估(bedside swallow evaluation,BSE),简单的有 3 盎司水吞咽试验(3-ounce water swallowing test,3-WST)以及饮水试验。这里介绍饮水试验(表 31-1-4):患者端坐,喝下 30ml 温开水,观察所需时间和呛咳反应。

表 31-1-4　饮水试验分级标准

分级	表现
1 级(优)	能顺利地 1 次将水咽下
2 级(良)	分 2 次以上,能不呛咳地咽下
3 级(中)	能 1 次咽下,但有呛咳
4 级(可)	分 2 次以上咽下,但有呛咳
5 级(差)	频繁呛咳,不能全部咽下

(三)气管切开套管封管试验

气管切开套管的拔管过程相对于经口气管插管的更为复杂,这些患者往往是因为无法在短期内达到拔管要求而接受了气管切开术。因此,对这类患者的拔管往往更为谨慎。规范流程的封管试验结果是患者能否成功拔管的特异性预测指标。封管有多种方式,在早期临床实践中,金属套管的应用非常普遍,通过不断更换口径更小的金属套管从而起到慢慢缩小气管切开套管周围的颈部瘘口的作用,最后完成拔管。但是金属套管无法连接机械通气,并且清洁和湿化也存在诸多问题。

另一种常见的拔管方式是松开气囊,采用合适的塞子堵住气管切开套管口,让患者通过套管周围的空隙进行通气,如果患者可正常通气并且经口咳出痰液,则认为其通过封管试验。但因封管试验的保守性可能会导致延迟拔管——那些不符合封管试验标准的患者可能仍然能够成功拔管。最新研究提出在高流量氧疗支持下,通过判断吸痰频率的方式代替封管试验,最后进行拔管。与封管试验相比,采用这种方式可以显著缩短带管时间,而不增加拔管失败率,并且可能降低患者在试验过程中肺部感染的风险。然而,值得注意的是,该研究排除了有慢性神经肌肉功能障碍、吞咽功能障碍的患者,而这些患者往往存在口咽部肌肉协调性问题,因此在拔管后可能无法通过自主咳嗽将痰液从上呼吸道顺利排出。对这类患者实施封管试验从而对其拔管进行评估可能是更为合理的。

(四)拔管后呼吸支持方式的选择

对通过 SBT 但拔管失败风险较大的患者,在拔管后应选择合适的呼吸支持方式。老年(年龄超过 65 岁)、合并 COPD、合并充血性心力衰竭、经历超过 1 次的 SBT 以及咳嗽能力弱都是拔管失败的危险因素。研究表明,在患者拔管后应用无创机械通气比单独应用常规氧疗的再插管率显著降低,因此指南推荐在高风险患者拔管后应用无创机械通气。无创机械通气需要患者有较好的配合,并且容易造成胃胀气、误吸等各种不良后果,因此临床上逐渐开始应用高流量氧疗进行替代。高流量氧疗可以提供高速、恒定氧浓度的气体,产生一定的 PEEP 作用,而且相较普通氧疗湿化效果更佳,同时鼻导管的设计较无创机械通气更为舒适,患者耐受性高,因此逐渐在临床应用中普及起来。然而高流量氧疗在降低再插管率方面作用的效果是否优于无创机械通气还需要更多数据的支撑。

对高风险患者,还可以联合应用无创机械通气和高流量氧疗,相较于单独应用高流量氧疗,患者的再插管率及 ICU 死亡率更低。在拔管后应立即开始无创机械通气,第一疗程不得短于 4h,而后进行高流量氧疗和无创机械通气交替应用,在第一个 48h 内无创机械通气的应用时间不得少于 12h,夜间建议持续应用无创机械通气。在患者好转后可以进行降阶梯治疗,逐步缩短无创机械通气的应用时间,直至完全转换为高流量氧疗。

(五)气管切开套管的拔管流程

迄今,气管切开套管的拔除并没有明确公认的流程。笔者根据已发表文献结合自身临床经验,归纳总结了一套拔管流程(图 31-1-1)。首先判断通过 SBT 或者已脱机的患者是否具备拔管条件:评估患者的意识状态、气道通畅度、咳嗽能力以及吞咽功能。随后根据患者是否疑似存在口咽部肌肉协调障碍或上气道解剖问题(长期机械通气时长 >4 周、合并神经肌肉疾病、耳鼻喉科手术史以及吞咽功能欠佳)将患者分为两类人群并采用不同方式进行拔管流程。对不存在这些问题的患者可以通过观察吸痰次数来决定是否拔管,连续观察 24h,每 8h 吸痰次数小于 2 次则予以拔管,对超过 2 次的则分析原因并进行相应干预后重新评估。

若怀疑患者存在神经肌肉问题或上气道解剖问题,则评估吸痰次数小于 1 次 /4h(连续观察 12h)后,予以封管试验。在 24h 内因任何原因解除封管则认为试验失败,原因:①需要吸痰;②氧饱和度恶化($SaO_2/SpO_2 \leq 92\%$、需要调整 $FiO_2 \geq 40\%$ 或比基线 FiO_2 增加 $\geq 10\%$);③需要获得痰标本以排除或鉴别肺部感染。封管试验成功后可予以拔管。拔管后应当对存在失败高危因素的患者实行高流量氧疗或无创机械通气治疗(或联合高流量氧疗和无创机械通气)。患者在采用无创序贯通气

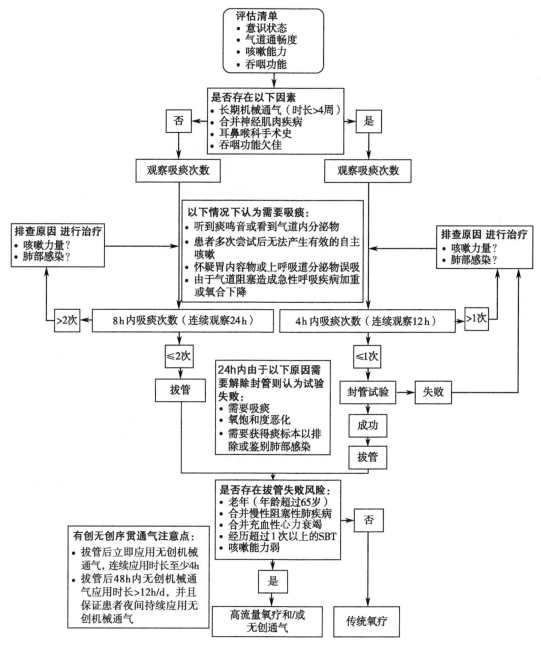

图 31-1-1 气管切开套管拔管流程图

治疗的过程中,应注意以下几点:①拔管后立即应用无创机械通气,连续应用时长至少 4h。②拔管后 48h 内无创机械通气应用时长 >12h/d,并且保证患者夜间持续应用无创机械通气。

(徐　静)

第二节　人工气道的管理

一、人工气道气囊管理

有创机械通气的实施首先需要建立密闭的气道,而这个任务主要由气囊完成。气囊在充气状态下可以保证声门以下的气道封闭,但同时也会导致气道局部受压,引起气管黏膜受损。长时间的压迫甚至可能导致气管食管瘘以及气管软化等严重不良并发症。此外,患者的口腔分泌物以及反流的胃肠道内容物也会聚积于气囊上方,当气囊压力、形状与位置发生变化时,这些气囊上的滞留物会进入下呼吸道,增加患者呼吸机相关性肺炎(VAP)的发生风险。因此,正确管理人工气道气囊是减少气道损伤以及降低VAP发病率的重要手段。

（一）气囊种类

气囊的材料和形状都会影响其密闭的效果以及对气道压力造成的损伤。传统的气囊高压低容,多采用橡胶(latex rubber)制成,而这种气囊需要很高的压力来达到设定的容积,对气管黏膜损伤较大。从20世纪70年代开始,以聚氯乙烯(polyvinyl chloride,PVC)为材料的高容低压形的气囊开始出现,大大地降低了气囊的压力。但是,这种气囊容易形成褶皱,无法保证气道的完全密闭,微误吸的发病率升高。

为解决这个问题,聚氨酯(polyurethane,PU)材质的超薄气囊被应用于临床,可以有效减少褶皱的形成。随着技术的发展,新型材料如天然橡胶(natural rubber)的出现使得气囊压力更小、密闭性更好。除了材料以外,气囊分为不同的形状,包括圆柱体、球形和圆锥形,研究发现圆锥形的气囊密闭性最好,可以有效减少微误吸的发生,但是容易过度膨胀,增加对气道的压力,因此需要持续控制气囊压。目前指南推荐临床应用聚氨酯制成的圆锥形气囊来防止VAP的发生。

（二）气囊压监测和管理

气囊的作用是保持气道密闭,这也势必会对气管黏膜产生压迫,气囊压力过大会造成气管黏膜血流受阻,严重时会导致气管食管瘘的发生。研究发现,气囊压力超过30cmH$_2$O时,黏膜的血流就开始减少,而低于20cmH$_2$O时,患者误吸率升高。因此,指南推荐气囊压力应控制在25~30cmH$_2$O。值得注意的是,手动测压过程中可能会导致气囊压下降到10cmH$_2$O,并且在断开测压器(图31-2-1)的瞬间有78%的概率会发生泄漏,造成气囊压下降到20cmH$_2$O。因此,频繁地进行手动测压很可能增加隐性误吸的风险。一般间隔6~8h进行手动气囊压监测,并且每次充气时应大于理想压力2cmH$_2$O,以补偿断开测压器后的漏气。自动充气泵可以有效解决气囊压力下降的问题,患者微误吸和VAP的发病率显著低于手动测压组。因此,对一些特殊人群如免疫缺陷患者在需要严格控制气囊压力的情况下,可以考虑使用自动充气泵。

二、气囊上分泌物清除技术

对气囊的管理虽然可以减少滞留物进入下呼吸道,但是随时间的延长,滞留物仍然会在气囊上方累积,造成潜在的误吸风险,并且会滋生细菌导致感染和炎症的发生。因此,应该及时清除气囊上方的滞留物。

（一）分泌物清除的装置

目前,临床上配备有带声门下分泌物引流(subglottic secretion drainage,SSD)导管的气管切开套管,用以进行气囊上分泌物吸引。SSD导管是一根独立的开口于气囊上方的中空管,末端延伸到气管切开口外(图31-2-2)。大量研究表明,SSD的应用可以显著降低VAP的发生率。在过去几十年内,SSD在全球各大ICU的使用中逐渐普遍起来,从2000年只有4%的应用到2015年达到50%的使用率,这也证明了SSD的推广价值。

（二）SSD和VAP

早在1992年SSD最先被提出时,大量关于SSD是否降低VAP发病率的研究已经开始开展。根据最新的Meta分析,SSD可以减少50%的VAP的发病率。但是SSD主要影响早发的VAP(5d内发生的VAP)而非晚发的VAP,SSD可以延长从插管到第1次发生VAP的时间(4d),这提示SSD可以拉大时间窗,争取脱机、拔管的有利时机。

（三）SSD应用的安全性

SSD应用的安全性仍然是一个备受争议的话题。SSD是否会直接导致气道损伤,如果会,那么

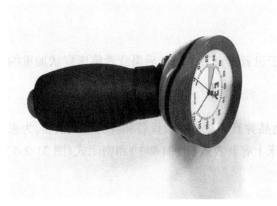

图 31-2-1　手动测压器

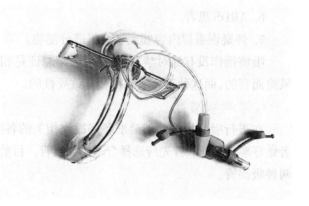

图 31-2-2　带 SSD 的气管切开套管

这种损伤是否与并发症的发生以及死亡率增加相关。一项临床研究在 CT 下观察患者的气管黏膜在 SSD 应用时的变化,该研究发现以 125mmHg 的压力吸引 15s,气管黏膜会被吸入 SSD 管口。23% 的患者在应用 SSD 后会发生气管黏膜受损,并且在进行持续吸引的患者中会发生气道黏膜水肿和溃疡。但是,SSD 的应用并未导致患者的再插管率和拔管后喘鸣的发病率增加。因此,权衡 SSD 带来的获益和损害,目前指南推荐使用间断 SSD。此外,如果发生 SSD 管堵塞,可以采用推注空气的方式排除阻塞,而不应使用盐水,以免造成分泌物进入下呼吸道。

（四）气囊上滞留物的采集量

每个患者每日气囊上滞留物的累积含量差异非常大（累积含量在 2.1~18.4ml）,这取决于多个因素。首先是声门下方到气囊上方的解剖空间,这里是分泌物聚积的空间,这与患者的形态特征以及气管导管的位置有关。此外,气囊的密闭性也直接影响了气囊上滞留物的含量,患者的吸气努力、PEEP 的水平升高会减少气囊泄漏,间接导致气囊上滞留物含量的增加。除了滞留物聚积的量以外,气囊上吸引的方式也会改变收集的滞留物的含量。有研究发现,在进行持续的气囊上吸引时,气管黏膜堵塞 SSD 管,因此无法继续清除囊上分泌物,因此间断吸引收集的气囊上滞留物显著高于持续吸引。但是,气囊上滞留物的清除量是否与 VAP 的发生直接相关仍未可知,因此目前没有对气囊上滞留物采集量的具体要求。

三、气道内分泌物吸引

气道内分泌物吸引（吸痰）是人工气道管理中最常见的操作之一,也是气道廓清技术的一部分。正确、规范的吸痰操作可以保证人工气道的通畅,加强痰液引流。但是,不恰当的操作很可能会造成严重的并发症,如缺氧、心动过速、心律失常、气管黏膜损伤后肺部感染及肺出血等。因此,医护工作者应当重视吸痰操作的规范性,意识到其可能造成的各类风险,尽量避免不良并发症的发生。

（一）适应证和禁忌证

当患者出现痰液的累积时或者需要采集痰液标本用以送检时可进行吸痰操作。以下几种情况下可以进行吸痰操作:

1. 呼吸机流量 - 容积曲线监测到锯齿波或者听到气道内粗糙的爆裂音。

2. 容积控制通气模式下气道峰压上升或者压力控制通气模式下潮气量降低。

3. 氧饱和度和动脉血气结果恶化。

4. 气道内可见分泌物。

5. 患者无法产生有效自主咳嗽。

6. ARDS 患者。

7. 怀疑误吸胃内容物或者上气道分泌物。

吸痰操作没有绝对禁忌证，大多数禁忌证是相对于患者本身发生不良后果或者临床症状加重的风险而言的，而这种不良后果往往是致死性的。

（二）吸痰准备

在进行吸痰操作前需要准备好操作相关的各类物品并且调试好吸痰设备和各类监测仪器，为患者做好准备工作。首先应选择合适的吸痰管。目前临床上有开放式（图 31-2-3）和密闭式（图 31-2-4）两种吸痰管。

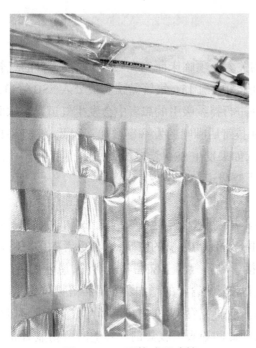

图 31-2-3　开放式吸痰管

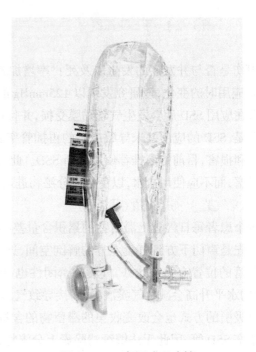

图 31-2-4　密闭式吸痰管

在机械通气的患者中，使用密闭式吸痰管不仅可以在吸痰的同时进行机械通气，减少肺泡塌陷和氧合下降等不良后果而且还可以减少病原微生物对环境的污染。对呼吸支持参数较高的患者（氧浓度和 PEEP 设置较高），应当采用密闭式吸痰管。在高传染或高致病菌感染的患者中，密闭式吸痰管可以减少医护人员在气溶胶中的暴露，应该首先考虑。此外，吸痰管的直径大小直接影响吸痰的效果和不良事件的发生，吸痰管越细，负压越小，痰液引流效果越差。而吸痰管直径太大容易堵塞人工气道，造成患者发生低氧血症。一般选择直径不超过人工气道内径一半的吸痰管。

选择好吸痰管后，检查并调试负压吸引器。用手指堵住吸引管的末端，观察压力监测表中负压的大小。由于过大的负压可能会造成气道损伤，所以应该选择能吸引痰液的最小负压，美国呼吸治疗协会（American Association for Respiratory Care, AARC）推荐应用小于 150mmHg 的负压进行痰液吸引。最新研究发现，采用 250mmHg 的负压进行吸引相较于 150mmHg 可以更有效地进行痰液引流，并且不增加气管黏膜损伤、出血以及低氧血症等的风险。因此，吸痰负压的选择仍然需要更多的研究证据来指导。在吸痰开始前，应给予患者 30~60s 的 100% 浓度的 O_2 进行预氧合，尤其是那些原本合并低氧血症的患者。

（三）吸痰步骤

吸痰管经过人工气道到达气管，在导管往回撤的同时开启负压进行吸痰，这就构成了一次吸痰操作。在吸痰过程中需要注意3点:①吸痰深度。吸痰管超过人工气道末端是深吸痰,而吸痰管仅到达人工气道末端定义为浅吸痰。深吸痰并不能带来临床获益并且可能增加不良事件的发生率,因此目前指南推荐采用浅吸痰的方式进行操作。②吸痰时间。长时间的负压吸引可能增加患者气管黏膜损伤和低氧血症的发生风险,因此应控制每次吸痰时间不超过15s。③无菌操作。在进行开放式吸痰过程中,注意佩戴无菌手套,或者使用吸痰管中自带的灭菌薄膜手套进行操作。吸痰的过程中还需要密切关注患者的生命体征和呼吸机参数,并且观察痰液的性状(包括颜色、量、黏稠程度和气味)。

在常规的吸痰操作中,有些错误的做法仍然比较普遍。在分泌物黏稠的患者中,医护人员通常在吸痰前进行少量无菌生理盐水的滴注,再进行吸痰。传统观念认为,这有助于松解黏稠痰液,刺激患者呛咳,从而提高痰液引流的效率。然而,越来越多的证据表明,无菌生理盐水并不能达到期待的效果并有可能增加不良事件发生的风险。由于水和痰液不会混合,因此滴注入气道的生理盐水并不能松解痰液,反而大部分留在了肺内影响了气体交换,仅有10%~18%的生理盐水被回收。而且,这些生理盐水往往会顺着人工气道壁进入肺内,将部分病原菌带入下呼吸道,造成播散。此外,无菌生理盐水更容易造成患者心率增快以及氧合下降。因此,在临床工作中应该避免采用生理盐水滴注的方式进行吸痰,应对痰液黏稠的患者加强湿化和雾化。

(四)效果评估

吸痰结束后应对患者进行评估,以判断吸痰的效果。包括以下几点:

1. 呼吸机流量 - 容积曲线锯齿波消失,气道内痰鸣音减少。

2. 气道峰压下降。

3. 气道阻力下降或者动态顺应性下降。

4. 相同压力支持下患者潮气量增加。

5. 脉搏血氧饱和度或动脉血气结果改善。

(五)吸痰后肺复张

由于负压的应用,吸痰过程可能会导致患者发生肺容积减小。因此,在吸痰结束后,对有肺不张的患者可以进行肺复张操作,但不建议采用过度通气的方式增加肺容积,这可能会造成肺损伤加重。

(徐　静)

第三节　人工气道的温湿化

湿度是气体中所含水蒸气的量,通常用绝对湿度或相对湿度来表征,其中绝对湿度是气体中所含水蒸气的总量,以悬浮在每升气体中的水的质量表示,单位是 mg/L;相对湿度是气体中所含水蒸气相对于其最大承载能力的百分比,单位是 %。绝对湿度与气体温度直接相关,相对湿度与气体温度相关性不大,在低温下,相对湿度也可以达到100%,但是相同条件下的绝对湿度远低于人体感觉舒适的推荐湿度范围。因此,绝对湿度的临床意义更大。

正常人体的鼻腔黏膜丰富,根据结构与功能的不同可以分为嗅区和呼吸区,其中呼吸区的黏膜为假复层纤毛柱状上皮,固有层有较多的黏液腺,分泌物可以湿润鼻腔、黏附异物;发达的薄壁静脉丛可以加温和湿润吸入的空气。此外,气体通过鼻腔狭窄的管道循环,产生湍流,进一步优化加热、加温功能。呼气时,由于温度差异,呼出气体中约25%的热量和湿度通过鼻腔黏膜上的冷凝物得以保持和回收。由于吸入的气体在进入呼吸道过程中被加温,在肺泡 - 毛细血管界面的水平,吸入气体会达到体温的 37℃,相对湿度为 100%,绝对湿度为 44mg/L,我们称该点为等温饱和线,大约位于气管隆嵴下 5cm 处,约第 4、5 级支气管。呼吸道黏膜内衬假复层纤毛柱状上皮和大量杯状细胞。这些细胞以及上皮下的黏膜下腺负责维持黏液层,该层充当湿度交换界面。但是在终末细支气管水平,上皮细胞变成简单的立方体形状,杯状细胞最少,黏膜下腺稀少。

当建立人工气道后,无论是气管插管还是气管切开,均导致吸入的干燥气体无法经过鼻腔黏膜的温、湿化,导致干、冷的气体直接吸入肺内。由于上呼吸道失去加热和湿化作用,等温饱和线下移,吸入的空气无法被充分温、湿化。吸入气体的湿化不足会导致气道黏液纤毛转运功能障碍,增加肺不张的风险。

因此,对建立人工气道的患者无论是否使用呼吸机,均需要额外提供温、湿化,适当地加温、湿化有助于确保黏液纤毛转运系统的正常功能。根据是否额外提供热源和水源,温湿化装置可以分为主动型与被动型,其中主动型温湿化装置统称为湿化器,被动型温湿化装置统称为湿热交换器或者人工鼻。

湿化器的基本工作原理是让吸入气体通过加热的蓄水罐得以加温、加湿,在呼吸机回路中,湿化器置于吸气支,呼吸机输出的气体经过湿化器加温、加湿后再输送给患者。根据湿化器的设计与加湿技术的不同,湿化器可以分为气泡式和掠过式(图 31-3-1)。气泡式湿化器通常用于非机械通气患者的低流量氧疗,氧气经水下导管通过筛孔,形成细小气泡,增大氧气与湿化水的接触面积,达到湿化目的,整个过程不加热。

与气泡式不同的是,掠过式湿化器属于加热型湿化器,气体直接与湿化水表面接触,主要用于机械通气患者。根据设计原理的不同,掠过式湿化器又可以分为简单储水型、管芯型和膜型。其中简单储水型湿化器中气体与定量的水平面直接接触,但气液接触表面积有限;管芯型湿化器使用吸水性材料增加气液接触表面积,加

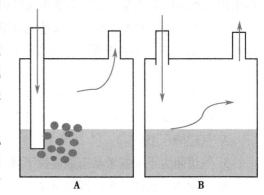

图 31-3-1　湿化器
A. 气泡式湿化器;B. 掠过式湿化器。

热元件可以位于管芯的下方或周围,利用毛细管作用进行湿化;膜型湿化器利用疏水膜将气液分开,水蒸气可以通过疏水膜,而液体水不能。

临床上常用于湿化器的湿化水是无菌注射用水,它是低渗液体,通过湿化吸入气体,为气管黏膜补充水分,保持黏液纤毛转运系统的正常功能。不推荐各种渗透压的盐水,对气道的刺激性较大。

湿热交换器的工作原理是通过截留呼出气中的热量和水分用于加温、湿化下次吸入的气体,在呼吸机回路中放置于 Y 形管与气管插管之间,因此使用湿热交换器时,在吸气期与呼气期都可能增加气流的阻力。当前临床使用的湿热交换器可以分为 3 类:简单型、吸湿型和疏水型。理想的湿热交换器应该能够达到至少 70% 的呼出水分回收率,提供至少 30mg/L 的水蒸气;无效腔小于 50ml。使用湿热交换器时,潮气量与湿化程度成反比。

根据 2012 年美国呼吸治疗协会临床实践指南,湿热交换器的禁忌证:①分泌物黏稠或量多;②当呼出潮气量减少时,如大支气管胸膜瘘、气管导管套囊泄漏;③需要小潮气量的患者;④困难撤机和呼吸储备有限的患者;⑤体温 <32℃ 的低体温患者;⑥每分通气量大于 10L/min。

无论采用哪种温湿化装置,湿化效果的监测是最终的评判标准。目前临床对湿化效果的判断主要通过患者的自主症状和一些可监测的指标变化。通常湿化效果可分为以下 3 种:①湿化不足,痰液黏稠,不易吸出或咳出,听诊气道内有干啰音,气管导管内可有痰痂形成,患者可出现突然的吸气性呼吸困难、烦躁、发绀、心率增快、氧合下降等;②湿化过度,痰液过度稀薄,须不断吸引,听诊

气道内痰鸣音多,患者频繁咳嗽、烦躁不安、人机对抗等,可出现缺氧性发绀、氧合下降等;③湿化满意,痰液稀薄,能顺利吸出或咳出,导管内无痰栓,听诊气管内无干啰音或大量痰鸣音,呼吸通畅,患者平静。

综上,人工气道的温湿化是气道管理的重要措施之一,合理、满意的温湿化有助于维持气道黏液纤毛转运系统的正常功能。

(王启星)

第四节　雾 化 吸 入

理论上讲,与口服制剂相比,通过呼吸道局部给药是一种理想的局部或全身给药途径,吸入的药物能够直接靶向到达气道表面,从气道被传递到毛细血管内经过跨细胞转运或穿越细胞紧密连接到细胞旁路转运等多种途径被吸收。不需要经过肝脏的首过效应而导致部分或全部药物失活,减少了用药剂量,全身副作用发生率低、起效快、药物吸收好、局部药物浓度高;而与注射给药比较,患者用药的依从性更高,可减轻或避免一部分药物不良反应。因此近年来,经肺给药受到临床、药理、纳米技术、医疗器械等领域越来越多的关注。

通过呼吸道将药物直接输送到肺部的给药方法称为雾化吸入疗法,是一种既古老而又现代的治疗方式。之所以称为古老,是因其最早历史记载可追溯到公元前 16 世纪的古埃及,迄今已有四千年的历史。早期雾化吸入的雏形主要是把莨菪叶用火烤,使莨菪碱气化,并被呼吸困难患者直接吸入以改善症状。随着 18 世纪工业革命的发展,雾化吸入治疗也迎来了跨越性的发展阶段。直到 19 世纪中期出现了真正意义上可以将液体转变为气溶胶的雾化器。之所以称之为现代的治疗方法,是因近年来随着药物制剂配方与雾化器的快速发展,使得雾化吸入治疗的适应证越来越广泛,治疗药物种类越来越多。已经由早期治疗哮喘、COPD 的支气管扩张剂和肾上腺皮质激素等药物,发展到抗生素、抗病毒药物、祛痰药、肺泡表面活性物质、多肽和蛋白类药物等,其在药物研发、临床运用、纳米、医疗器械等诸多领域受到关注。

以上的各种药物在递送至肺部之前,必须经过一定的装置将其转变为气溶胶状态,才能被人体吸入与利用。我们通常把这种用于雾化吸入治疗的气溶胶产生装置或设备称为雾化器,最早有历史记载的雾化器雏形要追溯到公元前古希腊时代,其产生气溶胶的原理与今天的定量吸入器给药装置的工作原理相似,主要用于治疗哮喘、支气管炎、咽喉炎、肺结核和失眠症等疾病。现有的医用雾化器的种类繁多,根据原理的不同分为干粉吸入器、压力型的定量吸入器、气动喷射雾化器、振荡筛孔雾化器和超声雾化器。其中前两种是预先罐装药物,主要用于自然呼吸患者。后 3 种适用范围更广泛,可利用的雾化药物溶液种类更多。

与自然呼吸患者比较,有创机械通气患者进行雾化吸入药物治疗有很大的差异性,如吸入药物不需要经过上气道,直接通过气管导管进入肺内。自然呼吸患者经口吸入药物后,口、咽、喉等部位是药物主要沉积部位,从而限制了药物在肺部的沉积量。而对建立人工气道行机械通气的重症患者,人工气道直接接近气管隆嵴,不经过口、咽、喉等部位。此外,有创机械通气患者的雾化治疗过程受自主呼吸影响不大,尤其对控制通气的患者。因此,雾化器的效能在机械通气患者雾化治疗中起到了重要的作用。目前临床上可用于机械通气患者雾化的液体药物雾化器分为三大类:

第一类是气体驱动的气动喷射雾化器(图 31-4-1),是使用历史最久的雾化装置,迄今已有一百余年,其工作原理基于文丘里效应与伯努利效应,利用便携式压缩机、压缩气瓶或墙壁高压气体等产生的压缩气体(空气或氧气)通过细小微孔形成高压气流,随着气体流量的增加、管道横截面积的减小,在喷嘴周围形成一个低压区域。当高速射流切向或同轴地通过喷嘴时,所产生的压降会导致药

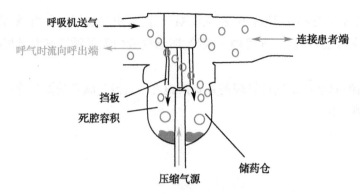

图 31-4-1 气动喷射雾化器

物液体在储液罐的进料管上升,形成初级液体为气雾剂。大的液滴随后撞击到挡板或雾化器的储药罐器壁上,从而再循环到储液罐中。

第二类是电源驱动的筛孔雾化器,又分为主动式和被动式两种。主动式筛孔雾化器又称振荡筛孔雾化器(图 31-4-2),其工作原理是利用压电陶瓷元件围绕含有 1 000 多个漏斗形圆孔的圆顶形孔板,施加到压电陶瓷元件上的电能使孔板高速上下振动,形成一个电子微型泵。孔板上的雾化液通过漏斗圆孔时被分解成细小气溶胶,其粒径大小相对均一,为 3~4μm。被动式筛孔雾化器又称静态筛孔雾化器,其工作原理是利用压电换能器使超声变幅杆产生振动,将液体溶液推过网孔,产生气溶胶。其中,主动式的振荡筛孔雾化器既可以用于自然呼吸患者,也可以用于机械通气患者。

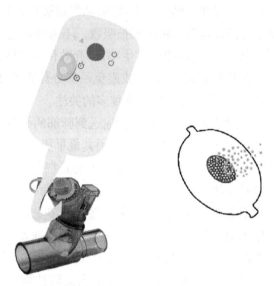

图 31-4-2 振荡筛孔雾化器

第三类雾化器称为超声雾化器,其动力源是电源,工作原理是利用压电晶体换能器将电信号转换为高频声能,产生机械振动,将换能器上方的液体的液面惯性与表面张力破坏而产生空化作用,形成振荡波,如果信号的频率足够高且振幅足够强,则振荡波会形成一个驻波,当液体表面张力波足够时,就会在波峰产生雾状气溶胶。其产生气溶胶颗粒的直径大小取决于超声波的频率振动大小。因超声雾化器在工作过程中,压电晶体的高能量输入会引起药液温度升高,加之随雾化的时间推进,药物浓度会增加,临床上超声雾化器使用逐渐减少。

因此,当前在重症医学领域内,机械通气患者雾化吸入治疗中主要的雾化输入装置是气动喷射雾化器与振荡筛孔雾化器。其中现有的研究显示,振荡筛孔雾化器的雾化效率更高、残留量更低、产生气溶胶时的液滴剪切力更低、适用的药物种类更多,甚至可以用于雾化吸入质粒 DNA 而不破坏双链 DNA 的结构,是一种比较理想的经肺吸入给药装置。尽管有较多研究推荐使用振荡筛孔雾化器作为吸入药物的首选装置,但是由于振荡筛孔雾化器价格相对昂贵,对操作人员有一定专业要求等原因,在 ICU 呼吸机支持患者中使用普及率仍比较低。而气动喷射雾化器因其价格便宜、操作简单而被广泛运用。

(王启星)

第五节　自然气道的维护

自然气道是相对于人工气道而言,常简称为气道,在解剖中以环状软骨下缘为界,分为上气道和下气道,自然气道的维护主要针对上气道。从解剖上而言,上气道包括口咽(包括软腭、腭扁桃体、咽后壁和舌根)、喉(包括声门上、声门部和声门下)以及下咽水平。当人体仰卧位入睡时,肌肉松弛以及重力作用导致舌根接近咽后壁。其中上气道最窄处(也是阻力最大处)是环状软骨间隙,女性平均直径为 14mm,男性平均直径 18mm。此外,作为外界空气(或氧气)进入人体的第一站,上气道对吸入气体的加温、湿化,防御外界理化因素刺激和病原微生物侵入有重要作用。

在无气管插管等人工气道情况下,如何维持自然气道的通畅度并实施有效的气道维护是自然气道的管理重点。

需要明确如何判断患者上呼吸道有梗阻或不通畅存在。具体从视诊、听诊、辅助检查 3 个方面判断。视诊指观察患者是否存在吸气时胸骨上窝、锁骨上窝和肋间隙有明显的凹陷,即三凹征。听诊指裸耳或借助听诊器可以听到患者吸气时音调不一的喘鸣音,这也是上呼吸道梗阻最特异性的症状。辅助检查指借助气管镜或喉镜直观地查看上呼吸道情况,是上呼吸道梗阻判断的标准。

一旦发现患者有上呼吸道梗阻情况存在,呼吸治疗师需要尽快采取方法解除梗阻,保持患者上呼吸道的通畅。临床常用的方法可以分为三大类。

1. 利用徒手开放气道优化头部、颌骨(和舌头)定位以打开上气道　主要为昏迷有舌后坠的患者抢救时的应急手段,或作为其他措施(如气管插管)前的准备。

徒手开放气道有两种方法:患者取平卧位,将其枕部后仰并拉直,还可适当垫高肩部以使颈部前伸、舌体前移;一手示指及中指将患者下颌抬高,另一手下压额部使其头部后仰以开放气道,这一手法称为抬头举颏法(图 31-5-1)。双手托颌法需要双手对称操作,要点是将双手置于患者的双颊处,以中指或示指顶住下颌角,在将其上举的同时以手腕用力将头后仰,这一手法称为双手托颌法(图 31-5-2)。

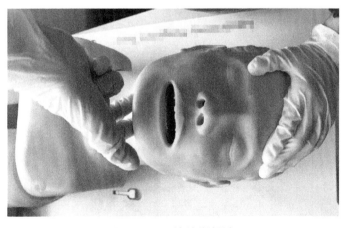

图 31-5-1　抬头举颏法

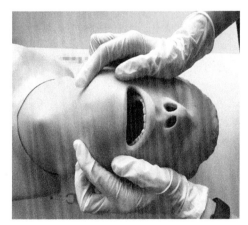

图 31-5-2　双手托颌法

2. 清除口咽部或鼻腔的黏液或血液等阻塞物　当患者口咽部、鼻腔有分泌物或者肺内分泌物较多时,容易导致上呼吸道梗阻,出现氧饱和度下降。临床上可以借助吸痰管、气管镜负压清除分泌物,同时加强对气道的湿化与雾化,结合呼吸康复。

3. 借助设备等无创性手段确保和维持上气道通畅　无创正压通气可以维持患者上气道通畅。

主要机制：持续压力对上气道产生一定的机械性扩张作用，无创呼吸机输出的气流和压力刺激上呼吸道肌群增加肌肉张力。

总之，自然气道维护的核心是保持上气道通畅。

（王启星）

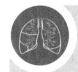

第三十二章　机械通气相关并发症及预防

第一节　呼吸机相关性肺炎

呼吸机相关性肺炎（ventilator-associated pneumonia，VAP）是临床常见的医院获得性感染，是有创机械通气最常见的并发症之一。目前关于 VAP 的诊断和治疗较为困难，容易导致患者入住 ICU 时间和住院时间延长，抗菌药物使用频率增加，重症患者病死率增加，严重影响重症患者的预后。如何正确诊断、有效治疗和预防 VAP 是呼吸与重症医学领域最关注的问题之一。

一、概述

VAP 指气管插管或气管切开患者接受有创机械通气 48h 后发生的肺炎，包括气管插管或气管切开套管拔除后 48h 内出现的肺炎。相对而言，医院获得性肺炎（hospital acquired pneumonia，HAP）指患者住院期间没有接受有创机械通气、未处于病原感染的潜伏期而入院 48h 后新发生的肺炎。HAP 既往被定义为任何发生在医院内的、由医院环境中存在的病原菌引起的肺炎，也包括 VAP。但由于 HAP 和 VAP 在患者临床特征、预防和治疗策略上存在较大的差异，目前比较认同 HAP 仅指住院后发生的、没有气管插管的、与有创机械通气无关的肺炎，而 VAP 则为气管插管及有创机械通气后发生的肺炎，二者对象为彼此独立的群体。此外，接受无创机械通气治疗的住院患者发生的肺炎仍归于 HAP 范畴。VAP 发病率、病死率在国内外一直均居高不下，导致患者有创机械通气时间、入住 ICU 时间延长，住院费用增加。

导致 VAP 发生的危险因素涉及多个方面，主要分为宿主自身和医疗环境两大类因素。宿主自身因素主要包括高龄、误吸、合并基础疾病（如慢性肺部疾病、糖尿病、恶性肿瘤、心功能不全等）、免疫抑制状态、神经精神障碍、颅脑等严重创伤、电解质紊乱、贫血、营养不良、长期卧床、肥胖、吸烟、酗酒等。医疗环境因素包括长期入住 ICU，长期行有创机械通气，侵袭性操作（特别是呼吸道侵袭性操作），应用提高胃液 pH 的药物（如 H_2 受体拮抗剂、质子泵抑制剂），应用镇静药、麻醉药，头颈部、胸部或上腹部手术，留置胃管，平卧位，交叉感染（呼吸治疗器械及手部污染）等。患者往往因多种因素混杂，加速 VAP 的发生、发展。

VAP 主要发病机制是病原体到达支气管远端和肺泡，突破宿主的防御机制，从而在肺部繁殖并引起侵袭性损害。

致病性微生物主要通过两种途径进入下呼吸道：①误吸，住院患者在抗菌药物暴露、使用抑酸剂或留置胃管等危险因素作用下，口腔正常菌群改变，含定植菌的口咽分泌物顺着气管插管外壁突破声门进入下呼吸道，为内源性致病性微生物导致感染的主要途径；②致病性微生物以气溶胶或凝胶微粒等形式通过吸入进入下呼吸道，是导致医院感染暴发的重要原因，是外源性致病性微生物导致感染的主要途径。

气管插管使得原来相对无菌的下呼吸道直接暴露于外界，同时增加患者口腔护理的难度，口咽部定植菌大量繁殖，含有大量定植菌的口腔分泌物在各种因素（气囊压力不足、体位变动等）作用下通过气囊与气管壁之间的缝隙进入下呼吸道；气管插管的存在使得患者难以进行有效咳嗽，降低了气道保护能力，使得VAP的发生风险明显增高；气管插管内外表面容易形成生物被膜，各种原因导致形成的生物被膜脱落，引起患者小气道阻塞，也可导致VAP。为减轻患者痛苦、改善有创机械通气依从性，在有创机械通气过程中经常实施镇静、镇痛，使患者咳嗽能力受到抑制，亦增加VAP的发生风险。此外，VAP也可通过感染病原体经血行播散至肺部、邻近组织直接播散或污染器械操作直接感染。

二、诊断

VAP患者的临床表现及病情严重程度不同，从普通型肺炎到快速进展的重症肺炎伴脓毒症、脓毒症休克均可发生。患者肺炎相关的临床表现满足的条件越多，临床诊断的准确性越高。

胸部X线平片或CT显示新出现或进展性的浸润影、实变影或磨玻璃影，同时满足下列3条标准中的2条，可建立临床诊断：①发热，体温>38℃；②脓性气道分泌物；③外周血白细胞计数$>10\times10^9/L$或$<4\times10^9/L$。

影像学是诊断VAP的重要基本手段，应常规行胸部X线平片，尽可能行胸部CT检查。对危重症或无法行胸部CT的患者，有条件的单位可考虑床旁肺超声检查。在临床决策中，需要根据患者情况选取一种或多种影像学检查技术，以提高早期诊断率。

VAP患者的临床表现和影像学表现缺乏特异性，需要与住院后发生的其他发热伴肺部阴影疾病相鉴别，包括感染性和非感染性疾病。累及肺部的感染性疾病：①系统性感染累及肺，如导管相关性血流感染、感染性心内膜炎，可继发肺脓肿；②局灶性感染累及肺，如膈下脓肿、肝脓肿。鉴别时应注重对患者的病史询问和体格检查，寻找肺外感染病灶及针对性进行病原学检查。需要注意鉴别的非感染性疾病：①急性肺血栓栓塞症伴肺梗死；②肺不张；③ARDS；④肺水肿；⑤其他，如肿瘤、支气管扩张、药源性肺部疾病、结缔组织病及神经源性发热等。鉴别关键是评估患者基础疾病的控制情况，同时排除感染性发热的可能。

诊断过程中，可遵循以下临床诊疗思路：

第1步：依据患者症状、体征和影像学特征确定VAP的临床诊断是否成立，与其他发热伴肺部阴影的疾病进行初步鉴别，并评估患者病情的严重程度（是否合并脓毒症）、可能的病原菌及其耐药危险因素。

第2步：尽快采集患者呼吸道分泌物和血液标本进行病原微生物及感染相关生物标志物检测，并立即开始经验性抗感染治疗，根据抗菌药的理化特性、药物代谢动力学（pharmacokinetics，PK）、药物效应动力学（pharmacodynamics，PD）参数确定药物的种类、单一用药或联合用药、负荷剂量和维持剂量。

第3步：48~72h后对实验室检测结果和患者的初始抗菌治疗反应进行再评估，按不同情况分别处理。①临床显示早发性治疗反应，病原菌培养获得有意义的阳性结果时，改为目标治疗（降阶梯治疗）；②患者临床病情稳定、无脓毒症或病原菌培养阴性时，试停用抗菌药物进行观察；③患者临床病情无改善、病原菌培养阳性时，应仔细评估阳性结果的临床意义（是否为致病菌，有无混合性感染），是否有并发症或其他部位感染，从而调整抗菌药物治疗方案（根据抗菌谱是否覆盖，有无耐药，体内疗效与体外敏感性是否一致，抗菌药物的PK/PD等因素）；④患者临床病情无改善、病原菌培养阴性时，需要拓宽诊断思路，进一步完善病原学检测和非感染性病因的检查。

第4步：继续动态监测患者病情，观察感染相关生物标志物水平的变化，评估第3步中对不同情况的处理结果，并确定抗菌治疗的疗程和其他后续处理。

三、治疗

VAP的治疗包括抗感染治疗、呼吸支持治疗、器官功能支持治疗、非抗菌药物治疗等综合治疗措施,其中抗感染是最主要的治疗方式,包括经验性抗感染治疗和病原(目标性抗感染)治疗。

在确立VAP临床诊断并安排病原学检查后,应尽早进行经验性抗感染治疗。经验性抗感染治疗抗菌药物的选择应根据患者的病情严重程度、所在医疗机构常见的病原菌、耐药情况及患者耐药危险因素等选择恰当的药物,同时也应兼顾患者的临床特征、基础疾病、器官功能状态、药物的PK/PD特性、既往用药情况和药物过敏史等相关因素选择抗菌药物。我国不同地区和不同等级医院的病原菌及其耐药性差别较大,需要结合患者的具体情况进行选择。有条件的医院应定期制订并发布VAP致病菌组成及其药敏谱;经验性抗感染治疗方案应依据所在医院的VAP致病菌组成及其药敏谱制订。

病原治疗即目标性(针对性)抗感染治疗,指针对已经明确的感染病原菌,参照体外药敏试验结果制订相应的抗菌药物治疗方案(窄谱或广谱、单一用药或联合用药)。在抗感染治疗前或调整方案前尽可能送检合格的病原学标本,并评估检查结果,排除污染或定植的干扰。根据检测出的病原菌及其药敏试验结果,在对初始经验性抗感染治疗疗效评估的基础上酌情调整治疗方案,包括给药剂量、给药方式及给药次数等,以优化抗菌治疗效能。VAP患者常出现泛耐药或全耐药病原菌感染,应以早期、足量、联合为原则使用抗菌药物,并应根据具体的最低抑菌浓度值及PK/PD理论,推算出不同患者的具体给药剂量、给药方式及给药次数等,以优化抗菌治疗效能。

对VAP患者除经验性和目标性抗感染治疗外,气道管理、呼吸支持治疗、其他器官功能支持治疗、液体管理、血糖控制、营养支持等综合治疗措施同等重要。加强气道湿化,及时、有效的痰液引流是VAP患者抗感染治疗的首要措施,也是加强抗感染疗效的关键。可辅助给予体位引流、胸部物理治疗促进痰液清除,必要时经支气管镜吸痰以增强痰液清除效果。应根据患者肺部基础结构、导致有创机械通气的原因、目前的肺部病变及呼吸力学特征,选择合理的呼吸支持策略行有创机械通气;当患者具有相应操作指征时可联合俯卧位通气等辅助通气手段;当患者出现致死性低氧血症,常规有创机械通气支持难以维持氧合时可考虑ECMO。

四、预防

VAP总体预防策略是尽可能减少和控制各种高危因素,在机制上对VAP形成有效预防。VAP预防措施主要包括与呼吸治疗装置相关的预防措施、与操作相关的预防措施以及药物预防措施三大部分。VAP的治疗难度大,容易延长患者有创机械通气时间和住院时间,增加医疗成本,严重影响患者预后。切实、有效的预防措施对减少VAP的发生以及改善患者预后至关重要。其中多项预防措施均与呼吸治疗工作有关,呼吸治疗师在其中的作用突出,应对此高度关注。

(一)与呼吸治疗装置相关的预防措施

1. **呼吸机清洁与消毒**　呼吸机的消毒主要指对呼吸机整个气路系统,如呼吸回路、传感器、内部回路及机器表面的消毒,消毒的规范性势必影响呼吸机的安全与性能。清洁、消毒呼吸机时,应规范执行卫生行政管理部门的相关管理规定和呼吸机的操作规范建议。

2. **呼吸机管路的更换**　呼吸机内部回路污染是导致VAP的外源性因素之一。既往认为频繁更换呼吸机管路有可能降低VAP的发生,但随后多项研究显示,与2d更换一次管路或1周更换一次管路比较,一个患者更换1次管路对VAP发病率并无明显改变而且频繁更换管路会增加医疗费用。并且有证据提示,延长呼吸回路更换时间有降低VAP发病率的趋势。因此,呼吸机管路无须定期更换,仅在发现有明显的痰液和血渍污染时更换。此外,呼吸机管路内冷凝水容易受到痰液的污染,也是导致VAP发生的重要因素,应定期检查,将冷凝水及时排至积水杯内并清除,防止其回流入气管导管或加温湿化罐内。

3. **加温湿化器类型选择**　加温湿化器可分为主动加温湿化器和湿热交换器(heat and moisture exchanger,HME)两类。主动加温湿化器是以物理加热方式为干燥吸入气体提供目标温度与湿度,为主动湿化方式;HME 是模拟人体鼻咽部的生理加温湿化功能,收集并利用呼出气中的热量和水分,对下一次吸入气体进行加温、湿化,为被动湿化方式。两种湿化装置对 VAP 发生的影响差异尚无定论。早期研究表明,HME 较主动加温湿化器可降低 VAP 的发病率。随着含加热导丝的主动加温湿化器在临床中应用,近期研究发现两种湿化方式对 VAP 的发病率无明显影响,甚至使用主动加温湿化器的 VAP 发病率可能会更低。

综合多项数据可见,HME 与主动加温湿化器对患者 VAP 的发病率以及总体病死率、入住 ICU 时间、机械通气时间的影响差异无统计学意义。临床选择时,应根据科室仪器配备情况以及患者的具体病情综合考虑选择 HME 或含加热导丝的主动加温湿化器作为加温湿化装置。对吸气流量需求较高(60~100L/min)的患者或存在气道分泌物异常黏稠的患者通常选用主动加温湿化器,而 HME 多在患者转运、麻醉时选用。

4. 加温湿化装置的更换时机 无论 HME 还是主动加温湿化器,都无须短时间频繁更换(如 1 次 /d)。研究证据提示,每 5~7d 更换 HME 与每日更换相比,二者对 VAP 发病率、气道细菌定植及对气道阻力的影响差异均无统计学意义,而频繁更换 HME 明显增加费用。因此若选用 HME,可每 5~7d 更换 1 次,但当 HME 受污染、气道阻力增加时应及时更换。使用主动加温湿化器时,尽可能采取密闭式加水方式,以减少开放式操作引起的交叉感染。

5. 一次性细菌 / 病毒过滤器 通常放置在吸气管路和 / 或呼气管路端。放置在吸气管路端可防止呼吸机送出气体内的病原体进入患者气道,放置在呼气管路端可防止患者呼出气中所含病原体污染呼吸机及外界环境,但细菌 / 病毒过滤器的放置会增加气道阻力和通气无效腔。RCT 研究证据提示,在呼吸机的吸气管路和呼气管路端均放置细菌 / 病毒过滤器,并未降低 VAP 的发病率,也不能缩短患者入住 ICU 时间和机械通气时间。因此,机械通气过程中无须常规使用细菌 / 病毒过滤器,但对疑似或确诊为国家法定呼吸道传染病的机械通气患者,应在呼气管路端放置细菌 / 病毒过滤器,尽可能避免病原体通过呼出气体向外界环境传播。过滤器应参照说明书定期更换,气道阻力增加时随时更换。

6. 吸痰装置及更换频率 吸痰是气道管理中的核心操作,对清除气道分泌物、维持气道通畅及促进肺部感染控制均有重要意义。吸痰管有密闭式和开放式吸痰管两种。密闭式吸痰管具有密闭、可重复使用、减少交叉感染以及降低医疗花费等优点,而开放式吸痰管增加断开呼吸机次数,影响机械通气效果,若操作不规范,容易引起交叉感染而导致 VAP。但多项研究数据提示,密闭式吸痰管和开放式吸痰管在 VAP 发病率、病死率及入住 ICU 时间方面均无明显差异。因此,从可维持 PEEP 和减少对周围环境的污染角度出发,常规选择密闭式吸痰管更为合理。对密闭式吸痰管的更换频率,RCT 研究表明,与 24h 更换相比,48h 更换甚至不更换对 VAP 发病率、住院病死率、住院时间等方面均无差异,且不更换组明显节约医疗费用。因此除非破损或污染,密闭式吸痰装置无须每日定期更换。

7. 其他呼吸治疗装置 ICU 内某些呼吸治疗装置至关重要且使用频繁,如气管镜在辅助气管插管、辅助诊断及加强痰液引流等方面具有重要作用;雾化治疗装置在辅助气道内给药方面的作用无可替代。但对这些装置如果不进行严格的清洁、消毒,操作过程不规范则很可能带来交叉感染,增加 VAP 发生机会。观察性研究显示,ICU 内气管镜操作是 VAP 发生的独立危险因素。细菌分子流行病学调查发现气管镜和患者分泌物培养出的铜绿假单胞菌具有同源性,说明该装置在细菌交叉感染中的传播作用。因此对相关装置进行严格的清洁、消毒、灭菌以及规范操作对降低 VAP 的发病率、提高 ICU 救治成功率具有重要作用。有条件情况下,可以采用可抛弃式气管镜。

(二)与操作相关的预防措施

1. 尽可能缩短气管插管时间 给予气管插管并行有创机械通气是发生 VAP 最严重的危险因素

之一,特别是重复插管或长期插管。尽可能减少气管插管的使用和缩短气管插管时间对预防VAP至关重要。严格、合理把握气管插管指征,避免滥用;早期合理应用无创正压通气、经鼻高流量吸氧等,尽可能减少气管插管的使用。有创机械通气时尽可能减少镇静药、肌肉松弛药的使用;达到标准时尽早实施每日唤醒及自主呼吸试验,及早评价气管插管拔除指征,在合理把握指征的情况下及早实施有创无创序贯通气策略,尽可能缩短气管插管时间。

2. 气管插管路径选择 气管插管可通过经口途径和经鼻途径建立。经鼻气管插管尽管可能会降低口腔护理难度以及提高患者舒适度,但容易阻碍鼻旁窦内分泌物的排出,时间过长容易导致医院获得性鼻窦炎。鼻窦炎产生的分泌物容易沿气管导管下移,容易导致VAP。并且,经鼻气管插管弯曲度大、管腔较细,不利于痰液引流。因此首选经口气管插管建立人工气道。

3. 气管切开时机 相对于气管插管,气管切开能减少无效腔,增加患者舒适度,有利于口腔护理、痰液引流、促进肺部感染控制和改善预后。但是由于气管切开是有创操作,出血、皮下/纵隔气肿及气道狭窄等并发症容易出现,因此合理把握气管切开指征及时机非常关键。目前对气管切开的时机可分为早期和晚期,早期气管切开多为气管插管1周以内,晚期气管切开为气管插管2周以上。多项研究提示,与晚期气管切开相比,早期行气管切开并不降低VAP的发病率。从人工气道管理难度角度考虑,当患者气管插管时间大于2周,尤其是预计短期内不能拔管时,应考虑行气管切开。

4. 气囊压力管理 气管插管后,含有大量细菌的口咽部分泌物、胃内反流物会积聚在气囊上形成滞留物。气囊压力不足时,气囊上滞留物可从气囊周围下移,进入下呼吸道,增加VAP的发病率。气囊压力过大,超过气管黏膜灌注压时,易压迫气管黏膜毛细血管及淋巴管,影响血液及淋巴液回流,导致气管黏膜损伤。因此应选择合适的气囊压力,尽可能在阻止滞留物下移的同时避免气管黏膜损伤。气囊压力 <20cmH$_2$O 时易发生VAP,故气囊压力不宜低于此水平。而当气囊压力 >30cmH$_2$O 时,可观察到气囊周围气管黏膜苍白,黏膜下层血管管径变小,黏膜血流受阻,所以气囊压力不应超过 30cmH$_2$O。

研究证据提示,将气囊压力保持在 20cmH$_2$O 以上可降低患者VAP的发病率;定期监测气囊压力与不监测相比,VAP发病率有所降低;持续监测气囊压力比间断监测气囊压力更能有效降低VAP的发病率。因此,应尽可能将气囊压力控制在 25~30cmH$_2$O,条件允许时应持续监测气囊压力,或者定期监测并保证其在目标水平。

5. 声门下分泌物引流(subglottic secretion drainage,SSD) 是应用附带气囊上分泌物引流管路的特殊气管导管为患者建立人工气道,将分泌物引流管路与负压吸引装置相连,通过负压吸引气囊上分泌物的一项操作技术。气囊上分泌物进入下呼吸道是导致VAP的重要因素,SSD可在一定程度上避免其进入下呼吸道,从而减少细菌在下呼吸道的定植或感染,降低VAP发病率。SSD可分为持续声门下分泌物引流(continuous aspiration of subglottic secretion,CASS)和间断声门下分泌物引流(intermittent aspiration of subglottic secretion,IASS)。CASS和IASS都能显著降低VAP发病率、延迟VAP的发生,但二者差异无统计学意义。

CASS较IASS更可能引起气道壁的损伤,尤其是负压较大时。SSD引流管路管径较小,阻力较大,分泌物稍微黏稠就容易堵塞管路,导致引流不畅,而气囊上腔隙冲洗通过引流管路将冲洗液注入气囊上腔隙,稀释分泌物,SSD与其配合使用,能更顺畅地将分泌物吸出。但分泌物稀释后容易下移进入下呼吸道,增加细菌定植和感染机会,因此仅在分泌物较黏稠时,才将少量生理盐水注入气囊上腔隙内冲洗。

6. 患者体位 患者平躺或体位过低容易导致胃内容物反流,沿人工气道下移至下呼吸道,导致VAP。抬高床头至45°与平卧位相比可明显降低患者VAP发病率。也有研究发现,抬高床头45°与25°相比,患者VAP发病率无明显差异。但体位过高,患者难以接受,其耐受性差。因此,应以45°为目标,尽可能抬高患者体位。

7. 翻身动力床辅助 机械通气患者常保持相对静止的半坐卧位,致使气道黏液纤毛转运能力下降、肺不张等。若给予翻身或动力床辅助改变患者体位,则可能减少并发症发生率。Meta分析提示,与人工为机械通气患者翻身相比,动力床治疗可降低患者VAP的发病率,但能否降低ICU病死率尚无证据。

8. 俯卧位通气 在理论上通过体位变换,可能能够促进痰液引流,但对于能否降低患者VAP发病率在临床证据上存在争议。部分研究提示俯卧位通气治疗急性低氧血症型呼吸衰竭,可降低VAP的发病率;但也有部分研究提示,与仰卧位相比,俯卧位通气不能降低VAP的发病率。并且,其操作特殊性也限制了其在临床上的常规应用。

9. 医护人员手卫生 导致VAP的常见致病菌,如革兰氏阴性杆菌(肺炎克雷伯菌、鲍曼不动杆菌及阴沟肠杆菌等)及金黄色葡萄球菌,在ICU内普遍存在。医护人员手部经常受到污染,存在一过性的细菌定植,接触患者后,容易引起细菌的交叉传播。在接触患者前后、接触可能导致传染的物品前后以及进行各种操作前后,医护人员均应进行严格的手卫生。多项回顾性研究提示,进行严格的手卫生可降低VAP的发病率。对医护人员进行宣教也可显著降低VAP的发病率。因此,从医护人员严格手卫生到对医护人员进行宣教,以及加强环境卫生管理及保护性隔离措施对切断外源性感染途径、降低VAP发病率均具有重要意义。

10. 口腔卫生 建立人工气道在一定程度上破坏了机械通气患者口鼻腔对细菌的天然屏障作用;机械通气患者,特别是经口气管插管患者,因吞咽功能受限,在口腔和牙菌斑积聚的细菌容易进入下呼吸道,导致VAP。因此对机械通气患者进行严格的口腔卫生操作具有重要作用。口腔卫生方法包括使用生理盐水、氯己定或聚维酮碘冲洗,用牙刷刷洗牙齿和舌面等,对降低VAP的发病率更具疗效。

(三)药物预防措施

1. 雾化吸入抗菌药物 可使呼吸道局部达到较高的药物浓度,全身副作用小,理论上可作为预防VAP的一项措施。但目前研究证据不充分,相关研究样本例数及所用药物种类较少,尚无充分证据提示雾化吸入药物对VAP预防的有效性,因此没有必要常规使用雾化吸入抗菌药物预防VAP。

2. 静脉使用抗菌药物 尽管有RCT研究表明,预防性静脉应用抗菌药物可降低VAP的发病率,但并不降低病死率,且研究所纳入的患者均为VAP高危者,研究并未对细菌耐药性进行评价。因此不应常规静脉使用抗菌药物预防VAP。

3. 选择性消化道去污(selective digestive decontamination,SDD)/选择性口咽部去污(selective oropharyngeal decontamination,SOD) SDD是通过清除患者消化道内可能引起继发感染的潜在病原体,主要包括革兰氏阴性杆菌、甲氧西林敏感的金黄色葡萄球菌及酵母菌等,达到预防严重呼吸道感染或血流感染的目的。SOD是SDD的一部分,主要是清除口咽部的潜在病原体。现有RCT研究显示,对有创机械通气患者进行SDD或SOD可显著降低VAP发病率以及VAP所致病死率,并降低呼吸道耐药菌的定植率。但应小心其增加耐药菌的感染风险,临床过程中应权衡利弊,谨慎考虑使用SDD或SOD策略。

4. 预防应激性溃疡 健康人胃液pH<2,基本处于无菌状态。但当胃液pH>4时,病原微生物则在胃内大量繁殖,成为细菌侵入下呼吸道的潜在感染源。机械通气患者是发生消化道出血、应激性溃疡的高危人群,常使用胃黏膜保护剂(硫糖铝)和胃酸抑制剂(抗酸剂、质子泵抑制剂和H_2受体拮抗剂)来预防应激性溃疡。一般认为H_2受体拮抗剂提高胃液pH的同时,使得胃内定植的病原菌大量繁殖,可能引发VAP。硫糖铝保护胃黏膜的同时不改变胃液pH,与H_2受体拮抗剂相比,能够明显减少细菌在胃内的繁殖数量。一篇多中心随机双盲对照研究显示,机械通气患者应用H_2受体拮抗剂雷尼替丁后,危及生命的上消化道出血发病率为1.7%,应用胃黏膜保护剂硫糖铝后发病率为3.8%,H_2受体拮抗剂明显优于硫糖铝,而且两组VAP发病率无明显差异,可见H_2受体拮抗剂在明显降低上消化道出血发病率的同时,不一定会引起VAP发病率的增加。

但目前大量Meta分析发现,与H_2受体拮抗剂相比,硫糖铝可明显降低VAP的发病率。对质子泵抑制剂,有RCT研究提示其与H_2受体拮抗剂对VAP发病率影响无明显差异,但质子泵抑制剂组的消化道出血风险显著低于H_2受体拮抗剂组。患者胃肠道出血可能性较小时,应首选硫糖铝作为预防性用药;患者胃肠道出血可能性较大时,可谨慎考虑使用H_2受体拮抗剂或质子泵抑制剂。

5. 益生菌 指正常肠道存在的活的微生物。危重症患者常因肠蠕动减弱、应激激素增加、药物的影响及营养不良等原因,继发肠道微生物菌群的改变,表现为潜在致病菌的优势生长。益生菌可起到菌群调节作用,对胃肠道的结构和功能产生有益的影响。对机械通气患者应用益生菌是否可减少VAP的发生,目前仍存争议。若严格按照VAP的定义,现有的RCT研究显示,应用肠道益生菌不能降低VAP的发病率及病死率。因此,不建议常规应用肠道益生菌预防VAP。

(四)组合干预措施

多项研究证据发现,通过多个预防措施进行组合干预,更能降低VAP的发生,改善患者预后。既往不同研究所进行的组合略有差异,但其基础措施主要包括:①尽可能选用无创呼吸支持技术;②每日评估有创机械通气及气管插管的必要性,尽早撤机拔管,尽可能避免非计划拔管;③尽可能避免不必要的深度镇静,确保对镇静者定期唤醒、每日评估,尽早停用镇静药;④预期机械通气时间超过48h的患者使用带有声门下分泌物引流导管的气管导管;⑤气管导管气囊压力保持不低于25cmH₂O;⑥条件允许时应抬高床头30°~45°;⑦加强患者口腔清洁;⑧加强对呼吸机内外管道的清洁、消毒;⑨在进行与气道相关的操作时应严格遵守无菌操作规范;⑩鼓励患者早期活动,尽早开展康复训练。临床上可结合科室实际情况,在落实上述基本措施的基础上,联合开展多项VAP预防措施。

第二节 机械通气相关性肺损伤

一、概述

机械通气相关性肺损伤(ventilation-associated lung injury,VALI)是机械通气(mechanical ventilation,MV)的严重并发症,发现或处理不及时可导致患者死亡。MV时由于气道压过高导致气胸、纵隔气肿等并发症(统称肺泡外气体)早已为人们所熟知,并习惯称之为气压伤。但通过研究发现,VALI不仅与高气道压有关,更与MV所致肺容积(主要指吸气末容积)过大和肺组织过度扩张有关;VALI不仅表现为肺泡外气体,还包括肺泡上皮和血管内皮的广泛性破坏、肺水肿和肺不张等弥漫性肺损伤。本文重点对VALI的发生机制、临床表现及其防治策略等方面进行阐述。

二、发生机制

经典的VALI发生机制有4种:气压伤、容积伤、萎陷伤和生物伤。

1. 气压伤与容积伤 2000年,具有里程碑意义的ARDS网络临床试验确切表明,限制患者的潮气量(6ml/kg与12ml/kg相比)与气道平台压(≤30cmH₂O与≤50cmH₂O相比)可改善ARDS患者的死亡率。该研究将数十年来被临床前研究所推荐的理念应用到了临床实践中:即在危重症患者中应用大容量和高压力的机械通气支持可能会导致一些本可预防的损伤发生甚至患者的死亡。

过去30年内的大多数时间里,人们认为气压伤(高充气压力导致的肺损伤)和容积伤(高肺容积伤导致的肺损伤)是不同的概念,尽管这二者相关。Dreyfuss 及其同事在一项动物研究中提示,与接受高气道压、低潮气量通气策略进行呼吸支持的小鼠相比,接受高潮气量通气的两组小鼠的肺损伤明显更严重。Bouhuys 于 1969 年报道过在吹号时,气道开口压可达 $150cmH_2O$ 左右,但不会造成肺损伤。结合其他研究,Dreyfuss 等认为气压伤实际为容积伤,即肺损伤为容积增加所导致的。

的确如这些研究所证实的那样,高气道压本身不会导致 VALI。然而,从呼吸力学的角度而言,压力变化是容积变化的原因,真正决定肺容积变化的压力是跨肺压(肺泡内压与胸膜腔内压之差),其为肺内与肺外的压力差。无论气道内是正压(机械通气时)还是负压(正常自主呼吸时),我们都需要一定的跨肺压以达到某一特定的肺容量。

因此,肺容量与跨肺压本身是相关联的。Dreyfuss 及其同事的研究中,使用胸腹约束带阻止了高气道压和低潮气量组小鼠胸壁的扩张,因此使得其肺容量和跨肺压均较低。相反,在低气道压、高潮气量组小鼠中,铁肺所带来的负压通气导致肺容量和跨肺压均较高。不管是气压伤还是容积伤,都与过度的机械牵张使肺泡承受较大的应力而产生较大的应变有关。此时跨肺压即为应力,而应变等于潮气量 / 呼气末肺容量。

2. 萎陷伤　ARDS 患者中,肺泡表面活性物质功能障碍及水肿肺的重量会导致局部肺不张。这些膨胀不全但却能够复张的肺单位在通气过程中反复开闭,可能导致肺损伤,这种损伤称为萎陷伤。对膨胀不全的肺泡,在复张过程中,气流与萎陷气道的交界处会产生较高的剪切应力,从而导致机械性损伤。而对渗出明显的肺泡,肺泡内气液交界处气泡的形成和破坏会产生额外的局部界面应力,其会破坏细胞膜与细胞骨架结构之间的黏附,从而导致肺损伤。

临床上使用小潮气量通气可减少萎陷伤,其主要通过维持较低的气道驱动压以及降低超过萎陷肺泡临界开放压的概率而发挥作用。此外,尽管机械通气中的最佳 PEEP 调节策略仍有争议,但将 PEEP 设置为高于可能陷闭肺单位的临界闭合压,可促使肺持续地复张,以及进一步预防萎陷伤的发生。

3. 生物伤　指机械性的肺损伤会引发广泛的生物应答,包括促炎及促损伤细胞因子瀑布式的活化。这一瀑布式的活化可促使肺损伤,即使是在没有明显机械性损伤的肺区。更重要的是,该促炎应答反应同样也可促使肺外脏器的损伤,使得机体易于发生多器官功能衰竭,从而增加患者的死亡风险。

据估计,每个成年人的肺上皮细胞表面积为 $65 \sim 84m^2$。因此,肺内在细胞在水平低强度的生物学应答的共同作用下,可能会诱发细胞大量释放促进细胞损伤的介质。与这一信号放大过程所混杂在一起的是,每分钟通过肺循环的血液量大约为成人的全部血容量。因此由肺所产生的促炎和促损伤的介质一旦进入血液循环,很容易被传输分布到全身之前未受累的器官。人群中 ARDS 的临床试验已经证实了肺保护性通气可减轻全身炎症反应,减少肺外脏器衰竭的发生,这便有助于解释与肺保护性通气相关的生存获益。

三、临床表现

虽然 VALI 的表现多样,但它们往往具有共同的临床特征,且相互关联。VALI 多见于有急性(如 ARDS)或慢性(如重度肺气肿)肺疾病的患者,多发生在使用较大潮气量(>12ml/kg)或高吸气峰压(>4.90~5.88kPa)、高平台压(>3.43kPa)时。临床上患者突然出现烦躁、呼吸困难、血压下降,气道压进行性升高(定容通气时)和肺顺应性进行性下降时应考虑到发生 VALI 的可能性。VALI 常见的表现为间质性肺气肿、纵隔气肿和皮下气肿、气胸、心包积气、气体栓塞和弥漫性肺损伤。

1. 间质性肺气肿（ interstitial pulmonary emphysema, IPE ）　在气压伤中,IPE 出现最早,发病率也最高,多分布在肺组织结构相对正常的非坠积区域。少量 IPE 对患者的心肺功能无明显影响,发生广泛性 IPE 时,因大量肺间血管受挤压,导致肺血管阻力和肺内分流增加,严重者出现肺水肿和急性右心衰竭。胸部 X 线平片检查可早期发现 IPE,表现为肺前中部、心脏周围和膈肌上方斑点状透亮影,也可表现为朝向肺门的反射状条形透亮带或血管周围低密度晕轮等。但有严重肺气肿或并发皮下气肿时,普通胸部 X 线平片不易发现 IPE,有时需要借助 CT 检查方能确诊。若 IPE 处理不及时可发展为纵隔气肿和张力性气胸等。

2. 纵隔气肿和皮下气肿 文献报道约 37% 的 IPE 患者可相继发生纵隔气肿。根据患者呼吸困难的严重程度和纵隔气肿的扩散情况,可将纵隔气肿分为张力性和非张力性两种。张力性纵隔气肿发病时间短、病情发展快,伤后数小时皮下气肿可扩散至颈部两侧、胸面部及两上肢,严重者可达腰腹部及会阴部,患者表现为重度呼吸困难、胸闷气促,病情呈进行性加重,多数须行胸骨上前纵隔切开减压排气。非张力性纵隔气肿往往发展缓慢,患者出现轻度呼吸困难,仅需要卧床休息,降低呼吸支持水平,密切观察病情变化。

目前临床最有效的诊断仍依赖影像学表现,正位胸部 X 线平片可见一侧(多为左侧)或两侧的纵隔胸膜被气体所推移而成线条状阴影,与纵隔的轮廓平行,在线条状阴影的内侧有透亮的气体。纵隔气肿常沿着纵隔筋膜面进入颈部的皮下软组织并可蔓延到胸部和腹部形成皮下气肿。皮下气肿是纵隔气肿向外减压的结果,一般对患者没有严重影响。纵隔气肿常常是气胸发生的先兆,ICU患者中纵隔气肿转变为气胸的比例约为 42%,多数纵隔气肿发生 1~3d 后转变为气胸。

3. 气胸 是常见的、最严重的机械通气并发症。据报道,肺功能正常的患者气胸的发病率为 3%~5%,而 ARDS 患者则高达 50% 左右,通常气胸的临床诊断并不困难。但机械通气期间,由于气胸的症状和体征常被基础疾病掩盖,加上仰卧位床旁胸部 X 线平片与常规立位时气胸的影像学改变不同,有时不易识别。当患者出现不能解释的呼吸急促和呼吸困难,自主呼吸与呼吸机对抗,体格检查患侧呼吸音减低和叩诊呈鼓音时,均应考虑到气胸的可能性,应立即进行床旁胸部 X 线平片检查。

常规立位摄片时,胸腔内气体多集中在肺尖部,易于发现,而危重症患者多数是床边仰卧位或半卧位胸部 X 线平片,其 X 线影像的变化要复杂得多,气体集中在肺尖部者只有 22%,胸腔内气体聚集在胸腔前中部和下部者分别占 38% 和 26%,表现为深沟征或膈上透光度增加,值得注意的是,上述机械通气过程中发生气胸的患者中有 33% 起初漏诊,这些患者的气体多聚集在胸腔前中部和下部,往往经胸部 CT 检查或发展为张力性气胸后才被发现。张力性气胸最为凶险,可迅速引起呼吸和循环衰竭,导致患者死亡,张力性气胸的 X 线特点是患侧全肺萎缩,纵隔向对侧移位,并常常伴有皮下气肿或纵隔气肿。

四、VALI 的防治策略

1. 潮气量 可通气肺容积减少是 ARDS 患者肺部的特征性病理生理改变,有较为确切的证据表明,采用小潮气量(5~8ml/kg)或限制平台压(不超过 30cmH$_2$O)的通气策略可显著降低 ARDS 患者病死率。然而,有证据表明即使潮气量被限制在 6ml/kg,通气部分减少的患者仍然可能发生 VALI。由于 ARDS 患者肺部病变不均一,所以即使按标准体重给予潮气量,也会产生不同程度的肺应力及应变。因此,需要对 ARDS 患者可通气肺进行综合评估,以准确地给予目标潮气量,避免诱发或加重肺损伤。在对潮气量和平台压进行限制后,每分通气量降低,PaCO$_2$ 随之升高,但允许 PaCO$_2$ 在一定范围内高于正常水平,即所谓的允许性高碳酸血症(permissive hypercapnia,PHC)。

PHC 策略是为了防止气压伤不得已而为之的做法,毕竟高碳酸血症是一种非生理状态,清醒患者不易耐受,需要使用镇静药。而对脑水肿、脑血管意外等的患者,则列为禁忌。在实施 PHC 策略时应注意 PaCO$_2$,其上升速度不应太快,使肾脏逐渐发挥代偿作用。一般认为 pH 维持在 7.20~7.25 是可以接受的,若低于此值,可适当补碱。但近年来的研究结果显示,PaCO$_2$ 升高可增加肺泡表面活性物质和降低肺泡毛细血管壁的通透性,因此已有人提出治疗性高碳酸血症的概念。

2. PEEP 和肺复张 应用 PEEP 防止肺泡于呼气末塌陷,避免肺泡周期性塌陷与开放所引起的损伤,但高水平的 PEEP 会影响血流动力学,导致静脉回心血量减少,并引起气压伤、容积伤。PEEP 设定过低,可能导致肺萎陷伤,并加重肺水肿。理想的 PEEP 水平应既不影响血流动力学,又能够维持呼气末肺泡处于开放状态,但如何确定最佳 PEEP,目前仍无确切的结论。多项随机对照试验表明,与低水平 PEEP 相比,应用较高水平的 PEEP 并不改善 ARDS 患者的预后。当考虑到 VALI 的本质是跨肺压过大导致肺泡过度膨胀或跨肺压为负压导致肺泡萎陷时,以跨肺压指导 PEEP 水平的理论依据就显得较为充分。

肺复张能够使塌陷的肺泡开放,进而增加可通气肺组织容积,改善气体交换,进而改善低氧血症。但肺复张会严重影响血流动力学,导致低血压,甚至心律失常的发生。至目前为止,尚无大型临床试验证实此种方法可以降低患者病死率,并且肺复张方法不当还可能导致肺容积伤。

3. 俯卧位通气 俯卧位能够使跨肺压更加均匀地分布于可通气肺,减轻肺容积伤。跨肺压是使肺扩张的力量,在健康肺中,跨肺压均匀作用于肺的每个肺泡壁上,在生理水平范围内的跨肺压不会导致肺损伤的发生。ARDS 患者的肺呈不均一性病变,塌陷或实变的肺泡区域未受到跨肺压的牵张作用,而可充气肺泡则受到过度的机械牵拉,会导致肺部炎症的进一步加重。俯卧位通气时,患者肺部的重力依赖区减少,同时背侧膈肌向尾侧移位,使局部肺组织复张,跨肺压的分布更加均匀,进而减轻肺损伤。临床研究也显示俯卧位通气能够改善 ARDS 患者通气、提高氧合程度和降低重症 ARDS 患者病死率。

4. ECMO ARDS 患者若不需要机械通气治疗,就可以避免 VALI。ECMO 能够为呼吸衰竭或循环衰竭的患者提供有效的呼吸、循环支持。当 ECMO 采用 VV-ECMO 模式时,血液从静脉引出,经膜肺与 O_2 进行氧合,同时排出 CO_2,因而,能够有效地替代肺的气体交换功能。另一种策略是将机械通气与 ECMO 相结合,通过 ECMO 有效地清除机体产生的 CO_2,因而能够显著降低机械通气给予的潮气量。该策略的优点在于能够明显降低 ECMO 支持所引起的并发症,同时也能够降低肺损伤的发病率。

5. HFOV 采用较高的平均气道压以复张萎陷的肺泡,保持肺开放状态,有利于氧合的改善,此外可通过下述机制降低肺损伤的可能性:减少局部肺过度扩张和终末气道反复开闭所造成的肺剪切应力损伤;避免肺泡扩张、塌陷或周期性地开放、闭合,减少肺泡形变,从而降低气压伤(容积伤)的发生;同时也减少因炎症反应所致的肺生物伤的发生。目前有研究证实,HFOV 能显著降低肺损伤的发生率,是实施肺保护性通气的一种方法。但研究显示,HFOV 虽然可以改善氧合水平,但未能降低 ARDS 患者的病死率。

6. 神经肌肉阻滞剂 由于机械通气时难以避免发生人机对抗,可能导致原有肺损伤的进一步加重,因此对 ARDS 患者早期使用神经肌肉阻滞剂可以增加人机协调性,降低跨肺压和 28d 病死率。但需要同时注意该类药物长期使用带来的不良反应。

VALI 的主要机制包括高跨肺压引起的气压伤,高肺容积伤所致的容积伤,肺泡周期性塌陷与开放引发的肺萎陷伤和炎症介质造成的肺生物伤。可采用多种策略防治 VALI,如肺保护性通气、肺复张、俯卧位通气和神经肌肉阻滞剂应用。但仍需要进一步研究以优化机械通气策略,进一步减少 VALI 的发病率。

第三节　机械通气相关性膈肌功能障碍

一、概述

机械通气是重症患者呼吸支持的重要手段,但机械通气同时可引起膈肌的肌纤维结构改变和收缩力的降低,称为机械通气相关性膈肌功能障碍(ventilation-induced diaphragmatic dysfunction,VIDD)。

膈肌是机体重要的呼吸肌,其贡献了所有呼吸肌功能的60%~80%。除了呼吸做功,膈肌还同时参与咳嗽、呕吐、吞咽、排便、分娩等。对重症患者而言,一方面膈肌功能障碍会导致呼吸储备下降,增加机械通气的发生率以及降低机械通气患者的撤机成功率;另一方面,也会影响气道的廓清,进而影响肺康复的效果。VIDD还存在时间依赖性。当出现膈肌功能障碍后,目前恢复膈肌功能的有效措施很少,而VIDD作为一种排除性诊断,没有具体的诊断标准,所以要非常重视对膈肌的保护,以及尽早地发现膈肌功能障碍。因此,临床上了解VIDD的发病机制,掌握膈肌功能的评估手段及VIDD的预防、治疗措施十分重要。

二、病因和发病机制

最近的30年里,对VIDD的理解已经从最初的描述性研究发展到对其机制的深入研究。目前在临床诊断上,VIDD是一种排除性诊断。如果患者存在一定时间的控制通气病史,且不能寻找和排除膈肌无力的其他原因(如休克、进行性脓毒症、重度营养不良、电解质紊乱和后天获得性神经肌肉障碍等),在此基础上患者长时间的控制通气后撤机失败应考虑VIDD。

VIDD的发病机制复杂,但其主要原因在于各种侵袭因素引起膈肌纤维结构破坏、膈肌纤维蛋白分解增强,导致膈肌萎缩、膈肌收缩功能障碍。机械通气时,膈肌收缩功能障碍快速发生,而且是时间依赖性的。研究表明,小鼠机械通气仅6h就导致膈肌收缩功能障碍,重症患者机械通气48h时膈肌肌力就迅速下降。近年来,越来越关注对VIDD的细胞信号机制的研究。VIDD的发生涉及的机制众多,包括如膈肌线粒体损伤、膈肌氧化应激、膈肌蛋白水解途径激活、膈肌自噬增加、肌质网RyR1重塑等。各种机制相互影响。

三、临床表现

VIDD患者的临床表现主要为较长时间机械通气后呼吸机依赖、撤机困难等,具体表现为呼吸形式的改变。如呼吸浅快肋间肌运动增加及胸腹矛盾呼吸等。其中,胸腹矛盾呼吸是膈肌疲劳或收缩乏力的可靠临床征象,其产生主要是因吸气时膈肌收缩乏力,以肋间外肌及肋间肌为主的吸气肌收缩引起胸廓扩张,导致胸腔负压增加,从而导致膈肌上抬;此时腹内压下降造成腹壁塌陷,从而胸廓与腹壁运动方向相反;呼气时胸廓及肺弹性回缩,胸腔内负压减少,造成膈肌下移,腹壁恢复原有状态。

四、膈肌功能的评估

(一)膈肌功能的临床评估

1. 呼吸形式改变 是VIDD患者重要的临床表现,能够较直观地评估膈肌功能障碍程度,但是鉴于其他原因也可造成上述表现,所以临床上需要鉴别。另一方面,只有当膈肌障碍到一定程度时才会出现呼吸形式改变,所以其评估膈肌功能不够敏感。

2. 呼吸负荷试验 对机械通气患者,可以通过呼吸负荷试验来评估膈肌的储备能力。呼吸负荷试验主要通过增加生理无效腔的方法来增加患者呼吸负荷,从而增加患者呼吸肌做功,以此来检出膈肌储备是否下降。具体实施方案:在患者达到撤机条件后采用横管法行120min SBT,SBT通过后增加横管容积(100ml),再行30min SBT,通过者可认为膈肌储备能力尚可,能应对拔管后的自主呼吸。但是呼吸负荷试验的过程既考验患者膈肌的储备能力,也受心脏功能、肺部基础情况等的影响,需要注意区分。

(二)呼吸力学指标监测膈肌功能

通过监测自主呼吸时的气道压力及跨膈压力改变可以间接反映膈肌功能。指标包括最大吸气压（MIP）、最大呼气压（MEP）、0.1s 口腔闭合压（P 0.1）、跨膈压（transdiaphragmatic pressure, Pdi）、最大跨膈压（maximum transdiaphragmatic pressure, Pdi$_{max}$）及 Pdi/Pdi$_{max}$ 值等。

MIP 及 Pdi 是临床上常用的指标。MIP 是反映膈肌收缩强度的重要指标，结合 P 0.1 判断可同时反映呼吸中枢驱动及呼吸肌力量，用于指导呼吸机撤机。但 MIP 的测定受到受试者呼吸方式及努力程度的影响，难以成为判断膈肌收缩力的可靠指标。

Pdi 是平静呼吸时通过经鼻插入的带气囊（气囊分别置于食管下段和胃）的导管经传感器测定的食管压（代表胸膜腔内压）和胃压（代表腹内压），反映呼吸活动时膈肌两侧的压力差，是临床上监测膈肌功能常用的指标，用于对膈肌损伤程度或功能恢复程度的判断。Pdi 反映膈肌功能较客观，但为有创操作，且需要受试者配合，仍存在受试者主观因素的影响，且其准确性有赖于电机械耦联的完整性，受压力支持水平及膈肌收缩效能影响。

Pdi$_{max}$ 是由功能残气量做最大用力吸气时所测得的跨膈压，表示膈肌最大收缩时所产生的压力，是反映膈肌肌力量的可靠指标。Pdi/Pdi$_{max}$ 值可以反映膈肌肌力的储备。

（三）膈肌电信号监测

膈肌电信号监测是直接评价膈肌功能的方法，通过监测膈肌电信号及相应的呼吸力学改变，可客观量化患者膈肌功能的改变，主要包括颤搐性跨膈压、神经机械耦联指数及神经通气耦联指数。

（四）床旁超声监测膈肌功能

近年来很多人致力于探索利用床旁超声技术进行床旁无创膈肌评估。其不但可以可视化地显示膈肌的形态、结构，还能通过测量相关指标显示膈肌的功能状态，且已被较多研究证实了其可靠性与临床价值。床旁超声测量膈肌功能敏感度及特异度高，且无创、便携、可重复性好，和评估膈肌的颤搐性跨膈压相关性好，是 ICU 中准确评价膈肌功能的有力工具。床旁超声在膈肌功能的评估中有很好的应用前景，但同时也应注意影响测量准确性的因素，如图像质量差、测量方式和体位不同、受检者条件不同（如肥胖）以及操作者经验等均可能影响测量的准确性。

五、VIDD 的预防和治疗

（一）机械通气模式的选择

保持自主呼吸、选择合适的通气模式对防治 VIDD 是有益的。动物研究显示，保持自主呼吸比无自主呼吸的机械通气的氧合更好，呼吸系统顺应性高，完全中止膈肌活动可导致肌肉纤维的快速萎缩。适应性支持通气可根据患者的实际情况自动调整通气支持程序，可认为是一种智能化的通气模式。

动物实验已证实，适应性支持通气可以保护膈肌，防止 VIDD。无创的神经调节辅助通气可在患者吸气时提供与膈肌电活动成比例的气道压，确保有效的人机同步性，可能是同时保护肺和膈肌的通气方法。

有研究表明，常规机械通气应用 8~10cmH$_2$O 的呼气正压没有加重 VIDD。而且，肺保护性通气策略，即小潮气量（6~8ml/kg）联合呼气末正压通气（4~15cmH$_2$O），有利于重症患者呼吸功能的改善与恢复。（1cmH$_2$O=0.098kPa）

（二）早期运动

动物实验表明，机械通气前使用跑步机做耐力运动训练是防止机械通气相关膈肌收缩功能障碍和萎缩的干预措施。运动训练可以减少机械通气相关膈肌线粒体 ROS 释放，减少关键蛋白酶的激活，提高膈肌抗氧化能力。ICU 患者在做好评估后开展早期运动，可一定程度上防止 VIDD。

（三）其他

1. 药物干预措施 临床上仍缺乏可以有效防治 VIDD 的药物。抗氧化剂（N-乙酰半胱氨酸、线粒体靶向抗氧化剂 SS-31）可以防止机械通气相关膈肌萎缩和收缩功能障碍,可能是 VIDD 潜在的治疗方法。有研究证实,哺乳动物雷帕霉素靶蛋白（mammalian target of rapamycin,mTOR）的特异性抑制剂西罗莫司可逆转炎症诱导的低密度脂蛋白受体表达失调,减轻血管平滑肌细胞内胆固醇沉积及延缓泡沫细胞形成。因此,应用西罗莫司选择性阻断 mTOR 磷酸化,可能抑制膈肌纤维脂质沉积,是未来防治 VIDD 的新的突破点。

2. 体外膈肌起搏　是将起搏电极粘贴在颈部距膈神经最表浅部位的体表进行功能性电刺激,提高膈神经的兴奋性,增加膈肌收缩,发挥功能性治疗作用的一种治疗手段。有研究表明,在完全性控制通气术后患者早期进行体外膈肌起搏治疗后最大吸气压增加,能明显改善 VIDD。

（罗祖金　杨韵沁）

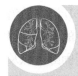

第一节　早期活动

　　ICU 获得性肌无力是危重症患者的常见并发症,据报道其发病率为 25%~75%。其定义为患者在重症期间发生的,不能用重症疾病以外的其他原因解释的,以全身和四肢乏力为表现的临床综合征。其危险因素众多,如制动、高血糖、肠外营养、糖皮质激素、镇静药、脓毒症、全身炎症反应综合征、多器官功能衰竭等。目前认为早期活动可预防和改善 ICU 获得性肌无力,且有助于预防或减轻长期卧床的后遗症并改善患者的结局。因此,机械通气患者早期活动是一个越来越受关注的话题。

一、机械通气患者早期活动的可行性和安全性

　　机械通气患者早期活动面临着患者病情危重、管路多、ICU 人力资源缺乏、活动方案规范标准缺乏、医护人员对患者安全的顾虑及早期活动的设备缺乏等多种挑战。早期活动是否安全、可行,是许多医护人员所担心的。研究表明,对机械通气患者早期活动的安全性报告主要集中于活动时的不良事件发生情况(如连线脱落、拔管)、生理反应(如心率、血压、脉搏血氧饱和度)和/或需要更改护理计划(如镇静或应用血管升压药)。总体而言,在早期活动的实施过程中,患者的并发症和不良事件发生率低,应用安全性良好。

　　但机械通气患者早期活动是一个复杂的治疗过程,需要多学科合作来保障患者安全。在实施前需要对患者包括呼吸系统、循环系统等状态进行充分评估,考虑实施过程中病情变化及不良事件发生的潜在风险并制订相应应急预案。在实施过程中,需要保证各管路正常运转,固定、延伸人工气道、输液管道或其他管道;实时监测患者生命体征及通气参数。

二、早期活动时机及方案

　　1. 早期活动时机及禁忌证　　早期活动应在患者病情相对稳定后尽早开展,但目前对早期的定义并未达成一致,指南及共识多推荐在患者进入 ICU 48~72h 完成首次活动风险筛查。以下是早期活动启动指针筛查(表 33-1-1)和早期活动的相对禁忌证(表 33-1-2):

表 33-1-1　早期活动启动指针筛查

筛查项目	筛查内容
心血管状态稳定	心率 40~130 次 /min;收缩压 90~170mmHg 和 / 或舒张压≤110mmHg,平均动脉压 65~110mmHg,血压最近波动 <20% 无须泵入血管活性药或使用小剂量血管活性药支持 静脉血栓深部静脉斑块稳定后
呼吸状态稳定	呼吸频率≤25 次 /min 没有明显人机对抗 血氧饱和度≥90%,且最近减少 <4% 机械通气 FiO_2≤60%、PEEP≤10cmH_2O 无 HFOV

筛查项目	筛查内容
神经状态稳定	能正确理解和听从指令,在语言刺激下能睁开眼睛(对意识不清的患者可进行被动活动或物理治疗)

表 33-1-2　早期活动的相对禁忌证

系统疾病	相对禁忌证
心血管系统疾病	新出现急性冠脉综合征、急性心肌炎／心包炎、梗阻性肥厚型心肌病、恶性心律失常(如需要药物治疗或等待植入紧急起搏器)、急性心力衰竭;安静时心电图上明确观察到有新的缺血证据或新出现胸痛或急性心肌梗死证据;近期心内或外周静脉血栓／栓塞;确诊或疑似假性动脉瘤、动脉夹层术前;感染性休克及脓毒血症;未控制的高血压急症
神经系统疾病	急性脑血管病变、颅内损伤、神经功能恶化;颅内压不稳定(颅内压≥20cmH$_2$O),需要颅内压监测及脑室引流;癫痫发作
呼吸系统疾病	血氧饱和度 <90%
骨骼肌肉系统疾病	不稳定骨折或脊髓损伤
其他	已确诊／疑似活动性出血口;大型开放性外科损伤;体温≤36℃或≥38.5℃

2. 早期活动方案　早期活动包括规律的床上翻身和活动、从床上坐起、坐在床边、坐在椅子上、站立和步行。可根据患者的意识状态、合作情况、呼吸机支持力度、循环状态、肌力和营养状况分级选择相应的早期活动方案(表 33-1-3)。可依据患者心率、血压、氧饱和度或博格评分来制订活动量及活动强度。活动频率推荐 2~3 次 /d,每次时间至少 20min。

表 33-1-3　不同肌力患者的早期活动方案

0 级	1~2 级	3 级	4~5 级
被动体位管理	被动／主动助力	主动／主动助力	主动／主动助力
肢体被动活动	体位管理	体位管理	体位管理
物理治疗	肢体被动／主动助力活动	肢体主动／主动助力活动	肢体主动／主动助力活动
	物理治疗	抗阻训练	抗阻训练
		日常生活能力训练	日常生活能力训练

注:0 级,无意识或不能主动配合的患者、生命体征不稳定患者。
1~2 级,肌力 <3 级。
3 级,上臂肌力≥3 级。
4~5 级,双腿肌力≥3 级。

当患者出现以下指标时,应暂停或停止活动:

(1)血流动力学不稳定:心率低于年龄最高心率预测值(年龄最高心率预测值 =220– 年龄)的 70% 或心率波动≥20%;新发恶性心律失常或新启动抗心律失常药物治疗;新出现的(伴有心肌缺血的)胸痛或心电图、心肌酶谱证实心肌梗死;收缩压 <90mmHg 或 >180mmHg,或舒张压 >110mmHg,或平均动脉压 <65mmHg 或 >110mmHg;新启动血管升压药治疗或者增加血管升压药的剂量;新发急性心力衰竭。

(2)呼吸频率或症状的改变:呼吸频率 <5 次 /min 或 >40 次 /min;氧饱和度 <88% 或下降 10%;机械通气时需 FiO$_2$≥60% 和 / 或 PEEP≥10cmH$_2$O,或出现明显人机对抗或机械通气模式由自主呼

吸模式改变为辅助或压力支持通气模式。

（3）意识变化：患者明显躁动或有攻击性，不能遵从指令；需要增加镇静药用量或再次昏迷。

（4）患者不能耐受活动，主观感受状态差：自行报告或经医护人员观察到出现明显胸闷、疼痛、气短、眩晕、显著乏力等不适症状。

（5）出现不良事件：如患者出现跌倒，气管切开套管、引流管等医疗器械脱落或故障等情况。

早期循序渐进的活动是近年来提出预防 ICU 获得性肌无力的有效策略。它不仅可以增强肌力、防止肌肉萎缩、降低氧化应激和炎症反应，而且还可以改善患者的肢体功能，减少呼吸机的应用时间以及住院时间，从而提高患者出院后的生活质量。但现实中，重症患者早期活动的执行率与预期还有一定差距，这与文化、资源、人力、技术等方面因素相关。

基于调查基础上的早期活动现状是进一步实施重症患者早期活动的重要依据，也是未来我国重症患者实施早期活动方案的必然基础。

第二节　呼吸肌功能的评估及锻炼

呼吸肌是呼吸的原动力。呼吸肌无力是呼吸相关肌群驱动力不足，不能满足肺正常活动，从而导致患者出现呼吸窘迫、呼吸困难、呼吸急促等症状，甚至导致呼吸衰竭。在 ICU 期间，有高达 80% 的患者会发展为呼吸肌无力。呼吸肌功能的衰竭是危重症患者机械通气时间延长、撤机困难、拔管失败的原因之一，甚至会增加死亡率，影响幸存者长期生活质量。

一、呼吸肌功能的评估

呼吸肌功能的评估方法有很多，如最大吸气压、最大呼气压、呼吸肌超声、膈肌肌电图、跨膈压、膈神经刺激等。临床常用最大吸气压和最大呼气压来评估呼吸肌锻炼效果。

（一）最大吸气压

最大吸气压是在残气容积位、气道阻断时用最大努力吸气所产生的口腔或气道压，反映的是膈肌和其他吸气肌（如肋间肌、胸锁乳突肌）的力量。临床上常指导患者通过咬嘴或面罩进行几次呼吸，然后缓慢、完全地呼气（即直至残气容积位）后指导患者做最大努力吸气。患者应维持吸气用力至少 1.5s。

对有人工气道的患者，测量方法通常有两种：一种方法通过呼吸机的最大吸气压的功能来测定，即患者对密闭系统尽最大努力吸气时所产生的压力；另一种方法可通过手持式压力计来测量，即患者与呼吸机断开连接，指导患者排空肺部气体后，连接压力计与气管插管，嘱患者尽可能吸气，尝试 3 次并记录最佳的结果。

最大吸气压正常值与年龄、性别相关（表 33-2-1）。高龄、慢性肺疾病、神经肌肉疾病、营养不良可使最大吸气压和最大呼气压下降。通常最大吸气压 <30cmH₂O 可能表明吸气肌无力，这可能会影响撤机和康复。

表 33-2-1　最大吸气压与最大呼气压正常值

性别	最大吸气压与最大呼气压
男性	最大吸气压 =120-（0.41× 年龄），最大吸气压（正常值低限）=62-（0.15× 年龄） 最大呼气压 =174-（0.83× 年龄），最大呼气压（正常值低限）=117-（0.83× 年龄）
女性	最大吸气压 =108-（0.61× 年龄），最大吸气压（正常值低限）=62-（0.50× 年龄） 最大呼气压 =131-（0.86× 年龄），最大呼气压（正常值低限）=95-（0.57× 年龄）

（二）最大呼气压

最大呼气压同样与肺容积的大小密切相关:若最大呼气压在肺总量(呼气肌最佳长度)时测量,呼气压的测量价值较高。最大呼气压正常值同样与年龄、性别相关(表33-2-1)。

（三）呼吸肌超声

床旁超声检查已被证实是安全、可行且容易进行的,相对其他检查具有无创、操作方便、无射线等优点。

1. 膈肌超声 膈肌移动度和膈肌厚度变化率常用于评估膈肌功能。前者通常采用凸阵探头在M模式下,在腋前线或锁骨中线与肋缘交界处测量。平静呼吸时,膈肌移动度低于1cm,被认为膈肌功能障碍。后者用线阵探头在B模式或M模式下测量一个呼吸周期中一个固定点位的膈肌的吸气最大厚度和呼气最小厚度。膈肌厚度变化率定义为(吸气末厚度 – 呼气末厚度)/ 呼气末厚度。厚度变化率 <20%,提示膈肌麻痹。

2. 腹壁肌肉超声 腹部超声可以直接显示腹部肌肉和腹直肌的3层。超声测量的腹横肌厚度与呼气动作时产生的压力密切相关(通过胃内压变化评估)。此外,腹横肌厚度的增加与肌肉的电活动显著相关。然而,所有这些研究都是在健康受试者中进行的,需要进一步研究以确定超声评估ICU患者呼气肌厚度和功能的可靠性和有效性。

（四）跨膈压

通过使用双球囊导管监测食管内压和胃内压可分别代表胸腔内压及腹内压,二者差值即为跨膈压,即

$$跨膈压 = 腹内压(胃内压) – 胸膜腔内压(食管内压)$$

客观准确测量获得的跨膈压是诊断膈肌麻痹的"金标准"。

（五）膈肌肌电图

通过放置带有多个电极的鼻胃管持续监测膈肌肌电图,其可用于测量呼吸肌负荷、人机同步性以及呼吸效率(如通过潮气量与膈肌电活动的比值来评估)。但其局限在于缺乏正常参考值,易受镇静药影响,且是有创操作。

（六）膈神经刺激

通过刺激膈神经产生颤搐性跨膈压或气道压来评估膈肌肌力,其由于有创且技术操作较难,临床上难以在床旁开展。

二、呼吸肌锻炼

（一）吸气肌训练

吸气肌训练是通过在吸气过程中应用阻力有针对性地增强吸气肌肌力和耐力的一种训练方法。

1. 吸气肌训练方法 目前临床上有多种吸气肌训练方法,包括自主过度通气、阻力负荷和阈值负荷训练。前者主要增强呼吸肌耐力,后二者主要增加呼吸肌肌力。

（1）自主过度通气:又叫持续深快呼吸,要求患者保持最大通气并持续一段时间,通常是15min。在采用该训练方法时,需要密切监测并在吸入气中加入 CO_2 以防止低碳酸血症发生。

（2）阻力负荷训练:为可变孔径、流量依赖型装置。其通过缩小患者呼吸通道的孔径以产生阻力。孔径越小,吸气阻力越大。但是患者产生的吸气流量可影响训练强度,即患者可通过降低吸气流量来减少吸气阻力。

（3）阈值负荷训练:为弹簧负载、非流量依赖型装置。患者必须达到预设的阈值压力才能打开阀门并进行吸气。一旦达到阈值,吸气流量不依赖于患者的努力。

ICU患者的阈值负荷训练通常通过以下两种方式之一实现:通过气管插管或气管切开套管开

口连接训练器和调节呼吸机参数(即增加压力触发灵敏度,使患者必须增加呼吸努力来触发呼吸机送气)。

2. 介入时机 许多重症患者虽然在机械通气超过 7d 能成功撤机,但其吸气肌肌力和耐力可能仍然不足,表现为运动甚至是休息时出现呼吸困难,因此从这个角度来看,建议从机械通气第 7 日开始考虑行吸气肌训练。由于外接吸气肌训练器需要断开呼吸机,若患者的 PEEP 水平较高,断开后易导致肺不张和氧合下降。因此,在为重症患者行吸气肌训练时,须考虑以下几个因素(表 33-2-2)。

表 33-2-2　重症患者有创机械通气超过 7d 介入吸气肌训练符合条件

类型	条件
呼吸机依赖患者	有意识,可配合
	PEEP≤10cmH$_2$O
	FiO$_2$<60%
	呼吸频率 <25 次 /min
	能够在呼吸机上触发自主呼吸
刚撤机的患者	有意识,可配合
	气管切开口周围密封 / 有气管切开口
	FiO$_2$<60%
	呼吸频率 <25 次 /min

3. 训练处方 吸气肌训练的训练方式在不同群体中差异很大,如 COPD 患者和运动员。其主要方式包括高强度以训练肌力为重点的间歇训练和以耐力为重点的训练。由于重症患者的吸气肌易发生疲劳,且肌力训练的基本原则是高负荷、少重复,因此高强度的间歇训练比较适合重症患者。一般初始压力设置为 50% 最大吸气压,之后随呼吸肌功能的恢复而增加。每次训练约 6 组,一组 6 次呼吸。频次为每周 5 次。禁忌证与停止指征如下(表 33-2-3):

表 33-2-3　吸气肌训练禁忌证与停止指征

分类	内容
禁忌证	病情急性加重、经历剧烈疼痛或呼吸困难的患者,或者呼吸困难,气胸、多发肋骨骨折患者或姑息治疗的患者
停止指征	血压变化≥20%;新的心律失常;氧饱和度降低 >10%;肺动脉压(收缩压)>60mmHg;疑似气胸以及可能导致设备或线路脱落或需要增加镇静药的躁动
终止训练	患者达到与其年龄和性别相符的正常 MIP 分数: 男性:MIP=120-(0.41× 年龄) 女性:MIP=108-(0.61× 年龄)

(二)呼气肌训练

目前,有关呼气肌训练对重症患者影响的证据较为有限。事实上,在最近一篇关于重症患者呼气肌的综述中,呼气肌被认为是呼吸系统"被忽视"的部分。在一篇关于重症患者呼吸肌训练的系统回顾中,对 4 项关于呼气肌训练的研究(包括 153 名参与者)进行了荟萃分析,结果显示:与对照组相比,训练组的平均差异为 9cmH$_2$O(95%CI 5~14cmH$_2$O)。然而,呼气肌训练对患者预后的影响需要在重症环境下进一步探讨。

第三节 气道廓清技术

气道廓清技术(airway clearance therapy,ACT)是使用药物或非药物性方法移动和清理气道分泌物,从而减少和控制相关并发症的措施。随着医疗技术的发展,除了常用的胸部物理治疗(chest physical therapy,CPT)外,还涌现出如呼气末正压通气(positive end-expir-atory pressure ventilation)、高频振荡装置、机械性吸 - 呼气(MIE)排痰技术和各种运动方案等。除此之外,在应用各种技术的同时,有效地改善分泌物黏稠度和分泌量的药物性措施也是气道廓清中重要的一部分。

一、气道廓清生理学机制

(一)气道廓清的正常生理学基础

正常的气道廓清需要由通畅的气道、功能性的黏液纤毛摆动、充足的水分和有效的咳嗽机制4部分共同实现。咳嗽作为人体最重要的保护性反射之一,包含4个不同的阶段:刺激期、吸气期、屏气期和咳出期(图33-3-1)。

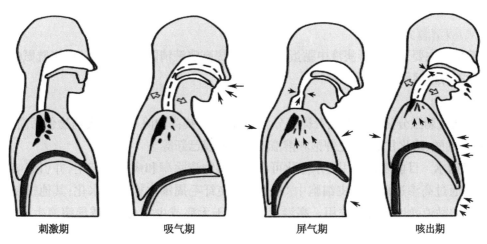

| 刺激期 | 吸气期 | 屏气期 | 咳出期 |

图 33-3-1 咳嗽的4个阶段

第一阶段:各种炎性、机械性、化学性等异常刺激,刺激气道中的感觉纤维,将刺激产生的冲动发送到大脑的延髓咳嗽中枢,从而产生呼吸肌的反射性刺激,启动咳嗽的第二阶段。

第二阶段:正常成年人在受到大脑发放的刺激后产生平均1~2L的吸气量。

第三阶段:反射神经冲动导致声门关闭和呼气肌的强力收缩。

第四阶段:随呼气肌的持续收缩,肺内外高压力差产生高速呼出气流冲击,将分泌物排出体外。

(二)气道廓清的异常机制

任何改变气道通畅度、黏液纤毛转运功能、吸气或呼气肌肌肉强度、分泌物黏稠度或咳嗽反射都可能损害气道廓清能力,导致分泌物潴留。在ICU中,人工气道、气道吸引、湿化不足、过高的FiO_2、全身麻醉药和阿片类药物使用以及基础肺部疾病都会造成气道廓清异常。

二、气道廓清障碍相关的疾病或因素

(一)气道相关疾病

慢性气道疾病,如COPD、哮喘、弥漫性泛细支气管炎、支气管扩张、囊性纤维化等均与慢性炎症有关。此类疾病具有气道黏液高分泌的特点,大量黏液蓄积在气道管腔中,导致气道阻塞、气流受限,加速肺功能的下降。

(二)神经肌肉疾病

引起呼吸肌无力和咳嗽受损的原因较多,包括神经肌肉疾病(neuromuscular disease,NMD)、脊髓损伤、原发性神经疾病和全身无力等。神经肌肉疾病、ICU获得性衰弱均可累及呼吸肌,吸气肌无力可引起肺容积减少,呼气肌无力导致胸膜腔内压不足从而降低咳嗽效率。

(三)外科手术

导致外科术后患者气道廓清障碍的原因众多,主要与手术引起的肺容积减少、膈肌活动受限、黏液纤毛运动受损、疼痛等因素相关。

(四)其他相关疾病

细菌、病毒等感染急性期患者常存在气道廓清障碍,与黏液生成,黏液纤毛转运功能受损,人工气道抑制咳嗽反射,呼吸肌衰弱降低咳嗽效率等因素相关。同时,炎症反应可降低黏液纤毛清除功能、损伤肺泡表面活性物质和改变黏液性质,导致气道反复感染、阻塞和重塑,进一步造成气道廓清能力下降。

三、气道廓清药物治疗

(一)黏液溶解药

黏液溶解药主要通过降低痰液中黏蛋白的黏性,提高痰液清除的效率。乙酰半胱氨酸是目前最常用的非肽类黏液溶解药之一。

(二)祛痰药

祛痰药通过刺激分泌物产生或者提高分泌物含水量,提高清除率。这类药物包括高渗盐水、甘露醇、愈创甘油醚、碘化甘油、碘化钾饱和溶液、氯化铵、溴己新等。

1. 高渗盐水　目前发现应用盐水雾化可增加分泌物清除率和痰液的产生,并引起咳嗽。其作用机制包括通过高渗透压从上皮细胞中“吸水”而使纤毛周围水样层再水化;其他机制还有促进咳嗽以及影响黏液弹性等直接作用。高渗盐水可用于无痰或少痰患者,诱导痰液生成、用于标本采集。

2. 其他药物　愈创甘油醚、碘化甘油、氯化铵、甘露醇等药物被广泛用于非机械通气患者,但尚无良好的临床对照试验支持其用于重症患者,尤其是机械通气患者。

(三)黏液促动剂

此类药物通过增加黏液的运动性,并提高咳嗽运输效能,提高痰液清除率。

(1)β$_2$受体激动剂:选择性β$_2$受体激动剂通过增加气流和纤毛摆动对黏液运动产生影响,来增加黏液清除率,也可通过增加水和黏蛋白的分泌来增加黏液量。

(2)氨溴索:具有抗炎以及刺激肺泡表面活性物质形成的作用,且可以增加纤毛对黏液的清除率。

(四)抗炎药

气道刺激、感染等情况下发生炎症反应,导致黏液腺增生、黏液分泌增多、黏液纤毛转运功能受损,最终导致分泌物潴留。抗炎药如糖皮质激素等可以减少炎症引起的黏液分泌过多,常用的有雾化和全身用药等方法。

(五)抗胆碱药

抗胆碱药主要通过与呼吸道胆碱受体竞争性结合,阻断乙酰胆碱的活性而舒张气道。目前并无大规模的临床研究证实抗胆碱药在气道廓清中的作用。

四、气道廓清评估与治疗

对患者实施气道廓清治疗前均需要进行呼吸功能和排痰障碍原因的评估,明确患者存在的和治疗相关的适应证和禁忌证,从而制订个体化的气道廓清方案。

（一）初始评估

患者基本病史、一般情况、功能评定(肺通气功能、咳嗽相关肌肉功能等)、需求评估(痰液黏度和量)和禁忌证评估等,对机械通气患者还应当考虑患者呼吸支持水平、氧合情况、氧储备功能等。

（二）气道廓清治疗

气道廓清技术可以单独使用也可组合使用。内容包括胸部物理治疗,咳嗽及相关的排出技术,气道正压辅助装置,高频振荡装置,高频胸壁压迫,运动、动员和体力活动。

1. 胸部物理治疗　是目前运用最广的气道廓清技术,分为体位引流、叩击和振动。

（1）体位引流:是将身体摆放成不同体位,通过重力的影响将患者每个肺段的分泌物引流到中央气道,然后通过咳嗽或吸引将它们排出(图33-3-2)。

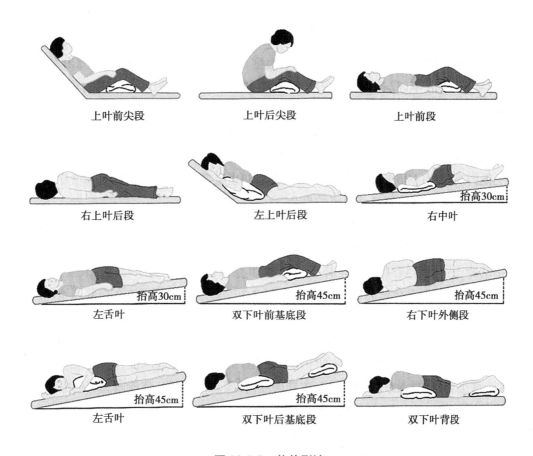

图33-3-2　体位引流

1）适应证:①不能自动改变体位的患者;②与体位有关的氧合变差;③潜在的或已经存在的肺不张;④人工气道;⑤有分泌物清除困难的证据;⑥分泌物清除困难;⑦人工气道内有分泌物潴留的证据;⑧怀疑肺不张是由黏液堵塞引起;⑨囊性纤维化、肺大疱等疾病;⑩存在气道异物;⑪痰液性状和量需要额外处理。

2）禁忌证:见表33-3-1。

表 33-3-1　体位引流禁忌证

禁忌证	所有体位	特伦德伦堡卧位
相对禁忌证	颅内压大于 20mmHg	近期因肺癌手术或放射治疗引起的大咯血
	近期脊髓手术或急性脊髓损伤	颅内压大于 20mmHg
	活动性咯血	未控制的高血压
	脓胸	腹胀
	支气管胸膜瘘	应避免颅内压增高的患者(如神经外科、动脉瘤、眼科手术)
	肺水肿与充血性心力衰竭相关	有吸入风险(管饲或近期进食)
	不能忍受体位变化的老年、困惑或焦虑患者	食管手术
	肺栓塞	胸壁问题(除了之前列出的禁忌证):皮下气肿,近期硬膜外脊髓输注或脊髓麻醉,最近放置经静脉起搏器或皮下起搏器,肺挫伤,肋骨骨髓炎,凝血功能障碍,胸部最近的皮肤移植或皮瓣,胸部烧伤,开放性伤口和皮肤感染,疑似肺结核,支气管痉挛,骨质疏松症,胸痛
	肋骨骨折,伴或不伴连枷胸	
	外伤伤口或组织正在愈合	
	大量胸腔积液	
绝对禁忌证	不稳定的头颈部损伤 活动性出血伴血流动力学不稳定	

3）并发症和处理措施：一旦患者出现低氧血症、颅内压增高、急性低血压、肺出血、肌肉/肋骨或脊柱的疼痛或损伤、呕吐与误吸、支气管痉挛、心律失常等紧急情况,需要及时停止治疗,通知医生,对症处理。

4）注意点：①对囊性纤维化患者和患儿,应避免头低脚高位,以防止颅内压增高,尤其是在咳嗽期间;②头低脚高位应在水平下方 25° 以上;③对重症患者,尤其是机械通气患者,应每 2h 更换 1 次体位;④头低脚高位超过 45° 时必须提供肩部支撑以防止患者从倾斜台上滑落;⑤治疗时间应安排在饭前或饭后至少 2h,以减少呕吐或误吸的机会。

（2）叩击和振动：叩击和振动旨在增加分泌物清除率,包括手动叩击、机械冲击和振动。目前临床上多将 CPT 与其他气道廓清技术联用。

1）手动叩击：呼吸治疗师用手呈杯状,拇指和其余四指合拢并与肋骨平行放置,有节奏地敲击胸壁,双手交替使用,肘部分弯曲,手腕放松（图 33-3-3）。呼吸治疗师应该在局部区域以圆形模式来回敲击 3~5min。

2）机械冲击和振动：对胸壁不适或受伤的急性疾病患者,机械振动可替代手动叩击。机械振动设备的优点是具有相同的频率和可控的叩击力量（图 33-3-4）。①适应证：同体位引流。②禁忌证：明确癌症转移患者,抗凝治疗时,肺结核,皮肤瘀点,骨质疏松,脓胸,肺栓塞,胸部伤口、皮肤移植或烧伤,未经处理的张力性气胸,连枷胸,咯血,急性脊髓损伤,患者不能耐受,安置胸引流管,心功能不稳定,胸部手术术后,颅内压大于 20mmHg,有误吸风险,腹部膨隆,近期行食管手术。

2. 咳嗽及相关的排出技术　大多数气道廓清技术仅有助于将分泌物转移到中央气道,随后需要通过咳嗽或吸引清除。在这方面,有效的咳嗽（或替代的清除措施）是所有气道廓清技术的重要组成部分。咳嗽及相关的气道廓清术也可用于获取诊断分

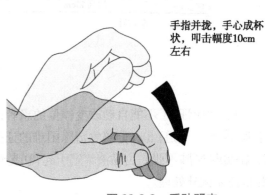

手指并拢,手心成杯状,叩击幅度10cm左右

图 33-3-3　手动叩击

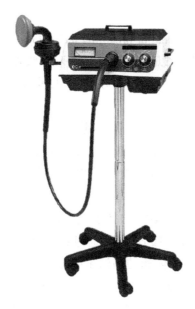

图 33-3-4　机械振动设备

析用的痰标本。

（1）指导性咳嗽：指导性咳嗽是一种经过教导、监督和监测的操作。它旨在帮助无法通过有效自发性咳嗽清除分泌物的患者产生有效咳嗽。它是所有气道廓清技术的常规部分。理论上指导性咳嗽没有绝对的禁忌证，在施行此项措施时需要进行利弊评估（表 33-3-2）。教导患者有效咳嗽的 3 个重要注意事项：①正确姿势的指导；②呼吸控制的指导；③加强呼气肌的练习。

表 33-3-2　指导性咳嗽的禁忌证及潜在并发症

禁忌证	潜在并发症
疑似或已知具有可通过飞沫传播病原体的感染的患者（如结核分枝杆菌） 存在颅内压增高或已知颅内动脉瘤 冠状动脉灌注减少，如急性心肌梗死 急性不稳定的头部、颈部或脊柱损伤 腹部加压的指导性咳嗽的禁忌证：出现反流或误吸风险、急性腹部病理状态（如腹主动脉瘤、裂孔疝）、受孕、出血倾向、未经治疗的气胸 胸部加压的指导性咳嗽的禁忌证：骨质疏松、连枷胸	冠状动脉灌注减少、脑灌注减少、尿失禁、疲劳、肋骨或肋软骨骨折、头痛、视力障碍（包括视网膜出血）、支气管痉挛、肌肉损伤或不适、内脏切除术后切口疼痛、厌食、呕吐、胃食管反流、自发性气胸、纵隔气肿、皮下气肿、咳嗽发作、胸痛、颅内压增高至中线移位

（2）用力呼气技术：帮助清除分泌物，同时减少胸膜腔内的压力变化。该技术对在正常咳嗽期间容易发生气道塌陷的患者特别有用，如 COPD、囊性纤维化或支气管扩张患者。技术流程如下：

1）嘱咐患者做 3~5 次深慢呼吸。通过鼻子吸气，呼气时嘴唇做吹口哨的动作，并且采用腹式呼吸。

2）要求患者做 1 次深吸气，并保持屏气 1~3s。

3）呼气中期迅速用力，把分泌物从外周小气道清除。

4）正常呼吸，收缩腹部和胸部的肌肉，并保证口或声门开放，同时发出"哈"的声音，重复数次。

5）当分泌物进入较大的气道，呼气初期快速呼气，清除较近气道的分泌物，重复此动作 2~3 次。

6）在下次咳嗽前做几次放松的腹式呼吸。

（3）手动辅助咳嗽：手动辅助咳嗽是对胸廓或上腹部区域施加压力，并配合强制呼气，该技术分为胸部加压或上腹部加压两种。在这种技术中，患者尽可能深地吸气，并根据需要使用自充气手动复苏袋或呼吸机施加正压来辅助。在患者吸气结束时，呼吸治疗师突然在横膈膜（外侧肋缘或上腹）下施加压力。这种压力会增加整个呼气过程中的压缩力；通过增加呼出空气的速度来模拟正常的咳嗽机制。

（4）主动循环呼吸技术（active cycle of breathing technology，ACBT）：由呼吸控制、胸廓扩张和用力呼气技术的重复循环组成。其包括以下步骤：①放松和呼吸控制；②3~4次扩胸练习；③放松和呼吸控制；④重复3~4次扩胸练习；⑤重复放松和呼吸控制；⑥进行1~2次强制呼气技术（呼气）；⑦重复放松和呼吸控制。

1）适应证、禁忌证和潜在并发症：同指导性咳嗽。

2）注意点：①术后患者可能需要在胸部或腹部切口部位适当固定；②ACBT与体位引流结合使用时最有益；③ACBT对幼儿（<2岁）或危重患者无效；④ACBT期间气道高反应性患者应谨慎。

（5）自体引流（autogenic drainage，AD）：自体引流是指导性咳嗽的另一种改进，可由受过训练的患者独立执行。在AD期间，患者使用腹式呼吸，通过在3个不同的时间内改变肺容积和呼气气流来动员分泌物。自体引流3个阶段肺体积的肺活量图见图33-3-5。第一阶段包括一个完整的吸气量调整，然后用低肺活量呼吸。这个阶段的目的是松开外围黏液。第二阶段呼吸时肺容积从低到中，以收集中间气道的黏液。第三阶段是排出阶段，黏液准备从大气道排出。

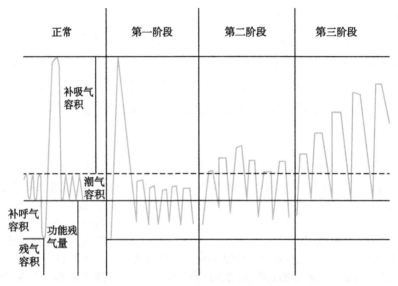

图33-3-5　自体引流3个阶段肺体积的肺活量图

1）适应证、禁忌证和潜在并发症：同指导性咳嗽。

2）注意点：①患者处于坐姿效果最好；②教导患者控制呼气流量以防止气道塌陷，同时通过气流达到黏液集中移动的目的而不是造成喘息；③在完成所有3个呼吸阶段之前，应尽量防止咳嗽产生；④此技术需要患者完全配合，因此推荐用于8岁以上的患者。

（6）机械性吸-呼气排痰技术：MIE装置适用于咳嗽能力减弱的患者，如神经肌肉疾病患者。其通过帮助神经肌肉疾病患者产生有效清除分泌物所需的足够呼气流量来预防呼吸系统并发症。

注意点：①对肌萎缩侧索硬化患者需要排除呼气过程中的气道堵塞或声门塌陷；②对不能进行深呼吸的严重限制性疾病和神经肌肉疾病患者，应根据对患者的评估逐渐增加吸气压力，以避免胸壁肌肉拉伤；③在腹胀的患者中，需要适当降低气道压力；④对循环不稳定的患者要谨慎；⑤有大泡性肺气肿病史或既往气压伤（如气胸或纵隔气肿）的患者禁用MIE。

3. 气道正压辅助装置　被用来帮助松动分泌物和治疗肺不张。作为气道廓清的辅助手段，气道正压辅助装置通常与其他气道廓清技术（如指导性咳嗽）配合使用。

气道正压治疗包括 3 部分,分别是持续气道正压、呼气期正压(PEP)和呼气期气道正压。其中 PEP 在临床应用较多。PEP 装置通过较小的排气孔在呼气相产生阻力,患者呼气时气道内形成 10~20cmH$_2$O 的压力,防止气道塌陷并通过肺泡间侧支通气使被黏液阻塞后的肺区重新充满气体。PEP 设备包括非振荡式和振荡式两种。振荡式设备在患者呼气时提供气道压力的快速振荡。

1)适应证:①减少哮喘或 COPD 患者的气体陷闭;②帮助囊性纤维化或慢性支气管炎患者松动蓄积的分泌物;③预防或治疗肺不张;④在接受气道廓清治疗的患者中,有助于将支气管扩张剂送达作用部位。

2)禁忌证:①患者不耐受(如哮喘或 COPD 急性发作期);②颅内压 >20mmHg;③血流动力学不稳定;④近期面部、口腔或头颅的外伤或手术;⑤急性鼻窦炎;⑥鼻出血;⑦食管手术;⑧活动性咯血;⑨恶心;⑩已知或怀疑鼓膜破裂或其他中耳类相关性疾病;⑪未经处理的气胸。

3)注意点:①患者必须能够深呼吸,即潮气量 >10L/kg(预计体重),以在 PEP 设备治疗期间产生足够的压力、振荡和长时间呼气;②PEP 疗法不能用于幼儿(年龄 3 岁以下)。

4. 高频振荡装置　包括肺内叩击通气(intrapulmonary percussive ventilation,IPV)和呼吸道廓清系统。肺内叩击通气是使用气动设备以 1.7~5.0Hz 的频率向气道输送脉冲式气道正压,在气道内产生叩击振荡,促进气道分泌物松动、排出。另一种高频振荡装置是呼吸道廓清系统设备。呼吸道廓清系统适用于松动分泌物、肺膨胀治疗、治疗和预防肺不张,以及提供辅助给氧治疗。它可以在持续正压呼气模式和持续高频振荡模式之间进行转换,以最大限度地提高治疗效果,减少治疗时间。

(1)适应证:COPD、术后气道管理、支气管扩张、神经肌肉障碍、肺囊性纤维化、哮喘、肺气肿、肺不张以及胸部创伤。

(2)禁忌证:绝对禁忌证是未经处理的张力性气胸。其他相对禁忌证为自发性气胸病史、肺漏气、近期行肺切除术、肺出血、心肌梗死、呕吐。

(3)并发症:过度通气、胃胀气、心输出量减少、颅内压增高、肺内空气潴留增多、过度氧合、气胸、肺漏气、肺出血等。

(4)注意点:呼吸道廓清系统与呼吸机连接使用时,可能存在人机不同步、无效治疗、频繁报警等情况,并将给环路增加额外的持续气流,须调整流量或压力触发,以避免误触发发生。

5. 高频胸壁压迫(high frequency chest wall compression,HFCWC)　HFCWC 器件是一种无源振荡器件。这些设备使用一个由两部分组成的系统:①可变的空气脉冲发生器;②包裹患者整个躯干的不可拉伸的充气背心。通过可充气背心给患者外胸壁提供高频和小容量的气体脉冲使气道分泌物聚集,有利于排出。在囊性纤维化患者中,HFCWC 的分泌物清除率可能会很高。在其他的患者中,患者的依从性和接受度也不错。禁忌证:胸壁不稳定、无法改变体位、不稳定的深静脉血栓或肺动脉栓塞、未经引流的气胸、血流动力学不稳定、近期胸部外科手术或创伤、可疑或存在活动性咯血患者。

6. 运动、动员和体力活动　建议早期活动以减少住院患者的并发症发生率,并建议将其作为辅助治疗手段与其他气道廓清技术联用以帮助气道廓清和获得整体健康益处。

(三)效果评估

评估气道廓清技术效果的方法很多,主要有以下 3 个方面:

1. 分泌物量与黏稠程度的变化。

2. 咳嗽强度评估　对重症患者,特别是神经系统疾病和机械通气患者,咳嗽强度的评估有重要意义。临床常用咳嗽峰流量或呼气峰流量、肺功能指标、咳嗽评分等。

3. 患者临床症状与结局的改变。

第四节　心理康复

在 ICU 住院期间,患者经历了巨大的身体和心理压力,包括严重不适、谵妄、恐惧、缺乏隐私、噪声、疼痛、镇静、睡眠剥夺和异常的 ICU 环境。这些经历会影响患者从严重疾病中恢复,并且可能是一个复杂而漫长的过程。ICU 幸存者的长期整体心理健康情况,包括焦虑、抑郁和创伤后应激障碍症状在内的心理疾病损害了 ICU 幸存者的康复情况,并越来越被视为一个严重的问题。临床医生和研究人员面临的挑战是制订策略,在进行挽救生命的物理治疗的同时,有效管理和治疗这种心理疾病,以最大限度地促进患者的康复。ICU 常见的心理干预措施:ICU 日记、谵妄管理及家庭支持。ICU 日记是 ICU 护士记录的患者在 ICU 内发生的重要事件日记,可为患者提供疾病时期的连贯的时间线,可减少 ICU 患者的焦虑和抑郁,并为提升患者的生活质量提供依据。

ICU 日记应用人群目前无统一规定,主要是机械通气和镇静患者,一般选择在 ICU 超过 3d 的机械通气患者。这部分人群中大部分为成人,少数为儿童。日记开始记录时间无统一标准,大多数为患者进入 ICU 后第 3 日开始,少部分在 2 周后,且平均记录时间为 3d。一般使用 A4 或 A5 尺寸的笔记本。目前,对 ICU 日记内是否可以应用照片存在争议,部分国家允许使用医院、ICU 仪器、护士和患者的照片,部分国家则用通用图片代替。一般日记主要由白班护士记录,物理治疗师、语言治疗师、医生、家属和朋友也参与记录。大多数 ICU 日记只描述日常护理,不被视为正式病历。ICU 医务人员不撰写医疗信息,主要侧重于一般性评论和对环境的描述。

ICU 日记:①医生书写部分包括每日重点治疗、特殊检查(如外出 CT 检查、磁共振检查、气管切开术、纤维支气管镜检查等)、重点关注内容等,需要护士配合治疗及检查的内容,需要患者家属配合治疗及检查的部分。②护士书写部分包括每日重点治疗、特殊检查后患者反应、患者提出的特殊需求、家属叮嘱的特殊关注点,护士实施的关怀措施(如疼痛护理,每日沟通内容,患者生命中的重要时刻如生日、纪念日等),需要家属参与的措施(生活必需品购买、肢体触摸、基础护理等),探视家属被禁止的行为(如触碰呼吸机、ECMO、CRRT 机器、监护仪等重要生命支持仪器)。③家属书写部分包括家属的关怀需求(如探视时间及探视人数的预约、疾病进展的了解需求、特殊时段的陪护需求、24h 不间断循环播放呼唤音频等)。④亲情、医护患互动区,根据患者及家属的需求,可张贴患者的亲人照片、亲属温馨寄语、医护患难忘的温情瞬间。

除此之外建议专业的心理学家参与到重症康复的团队中,根据重症患者的康复过程对其进行相应的心理辅导和干预。

(杨　薇　杨福勋)

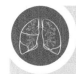

第三十四章　机械通气患者转运

机械通气患者转运是 ICU 的重要工作内容之一。机械通气患者转运的目的是寻求或完成更好的诊疗措施以期改善预后,在决定转运前需要对潜在好处和潜在风险进行充分的评估。机械通气患者转运分为院内转运和院际转运两类:院内转运指在同一医疗单位不同医疗区域之间的转运;院际转运指在不同医疗单位之间的转运。

在过去的几十年间,国内外机械通气患者的转运率不断增长。一方面,机械通气患者的病情一般较为严重,此类患者往往需要在院内各个科室之间进行周转,院内转运在其中必不可少。另一方面,随着分级诊疗的不断深化实施,为了能给危重症患者提供更好的医疗资源以满足病情需要和降低病死率和致残率,危重症患者的院际转运需求呈指数增长。

然而,鉴于危重症患者具有病情危重、病情变化快、常常依赖生命支持手段及转运难度大等特点,转运途中患者病情恶化、发生意外事件甚至死亡的风险非常高。据文献报道,院内转运的不良事件发生率在 22%~70%,院际转运的不良事件发生率可达 31.3%,甚至高达 70%。不良事件主要包括气道梗阻、气管导管移位、低氧血症、氧饱和度降低、严重心律失常、血流动力学不稳定、出血、空气栓塞,甚至导致心搏骤停、呼吸停止等转运不良后果。因此,规范机械通气患者转运流程,解决临床危重症患者转运前、中、后的相关问题,提高转运安全性,降低不良事件的发生率,使医务人员对危重症患者的转运有一个统一的认识十分重要。

为了保障机械通气患者转运安全,降低院内、院际转运不良事件的发生率,转运人员须综合考虑各方面因素。在转运前对患者进行充分的评估,通过仔细的计划,组织专业的转运人员,选择和使用合适的转运设备以及密切监护可以将风险降至最低。国内外不同医疗机构和组织制订和发布了数版转运指南及专家共识,为各级医院提供危重症患者转运的基本原则,以便各医疗机构根据自身现有资源制订危重症患者转运计划并规范临床实施。理想情况下,对所有机械通气患者的转运,无论是院内转运还是院际转运,都必须由经过专门培训的人员进行,并且通过专业人员选择合适的转运设备、执行高效的转运流程,以提高转运过程中患者的安全。本章内容重点阐述转运前评估与准备以及转运过程实施。

第一节　转运前评估与准备

机械通气患者的转运是一件具有风险的临床事件,基于风险因素的多学科合作的分级转运模式在急危重症领域已得到广泛的认可,因此转运前充分的评估与准备是必需的。转运前评估与准备主要包括转运决策、转运分级、风险应对、转运方式、感染与传染防控、转运路径、知情同意、患者准备以及转运前人力、物力准备等。

一、转运决策

转运的终极目的是让患者获得更好的诊治,但是由于在转运过程中患者面临病情加重、医疗资源受限、搬运以及多种不确定性因素,转运会大大地增加患者的安全隐患,因此在制订转运决策时一定要充分权衡获益与风险。机械通气患者往往伴随病情危重,需要多种生命支持手段以及面临多种不确定因素等情况,所以转运决策一般由患者主治及以上医生主导联合呼吸治疗师和重症护士评估后制订。

下列情况不建议实施转运:①通过人工通气、转运呼吸机都不能提供适合的氧合或维持通气;②经常规处理后仍不能维持可接受的血流动力学状态;③未建立人工气道的气道高风险者;④在转运过程中无法监测心肺功能的患者;⑤活动或搬运明确增加风险和危险者。

二、转运分级

由于医疗资源,特别是人力资源,与患者临床转运需求并不能完全匹配,所以分级转运显得尤为重要,能起到事半功倍的效果。参照《急诊危重症患者院内转运共识》,从患者的生命体征、意识状态、呼吸支持、循环支持、临床主要问题及转运时间 6 个方面进行评估,将急危重症患者转运风险由高到低评为 I 级、II 级、III 级 3 个等级,最终等级由生命体征、意识状态、呼吸支持、循环支持、临床主要问题 5 个评估项目中最高级别决定,具体评估内容详见表 34-1-1。根据此分级标准,机械通气患者转运属于 I~II 级,转运风险较高,因此在转运人员和转运装备配备方面都应做好充分的准备,以保证患者转运安全,详见转运人力、物力准备部分。

表 34-1-1　转运分级标准

评估项目	I 级	II 级	III 级
生命体征	在生命支持条件下,生命体征不稳定	在生命支持条件下,生命体征相对稳定	无需生命支持条件,生命体征尚稳定
意识状态 (GCS 评分)	昏迷 <9 分	轻度昏迷 9~12 分	可能存在嗜睡等情况 ≥12 分
呼吸支持	人工气道、呼吸支持条件下,PEEP≥8cmH₂O,FiO₂≥60%	人工气道、呼吸支持条件不高,PEEP<8cmH₂O,FiO₂<60%	无人工气道,可自主咳嗽
循环支持	泵入 2 种及以上血管活性药	泵入 1 种血管活性药	无需血管活性药
临床主要问题	急性心肌梗死、严重心律失常、严重呼吸困难、反复抽搐、致命创伤、主动脉夹层、主动脉瘤等	ECG 怀疑心肌梗死,非 COPD 患者 SaO_2<90%,外科急腹症,剧烈头痛,严重骨折,持续高热等	慢性疾病
转运时间	≥20min	≥10min 且 <20min	<10min

注:前 5 项为主要评估项目,依据 5 项中的最高级别进行分级;转运时间为次要指标,可依据实际情况进行相应调整;$1cmH_2O=0.098kPa$。

三、风险应对

转运前推演转运过程和梳理风险点,并针对风险点提前做好应对策略和转运物力准备将会大大地提高患者转运安全。机械通气患者转运常见风险点主要包括患者呼吸/循环功能恶化、躁动、设备动力不足、设备故障、生命支持管道断开/脱落、职业暴露、转运时间过长以及其他不可预计情况等。表 34-1-2 梳理了常见风险点及其预防和应对措施。

表 34-1-2　机械通气患者转运常见风险点及其预防和应对措施

常见风险点	具体内容	预防措施	应对措施
呼吸/循环功能恶化	心搏骤停、呼吸停止	① 出发前确保患者无明显颅内压增高和发生脑疝的风险 ② 出发前确保患者无明显低血压和休克风险,特别是急性失血性休克和心源性休克 ③ 若使用血管活性药,务必保证血管通路在位、通畅以及输液设备正常工作 ④ 出发前确保患者无明显低氧血症和务必保证人工气道固定在位、通畅和呼吸支持设备正常可用,对气道高风险患者应积极建立人工气道 ⑤ 出发前确保患者无明显的电解质紊乱,特别是血钾、血钙水平 ⑥ 备用血管通路、心肺复苏设备及药物	暂停转运,就地行心肺复苏术,并立即寻求附近具备急救条件的医疗单元的帮助
	低氧血症、高碳酸血症	① 出发前确保患者无明显低氧血症 ② 保证人工气道固定在位、通畅 ③ 保证负压吸引装置可用,按需吸痰,保持患者气道通畅 ④ 保证呼吸支持设备正常工作,特别是维持 O_2 供应 ⑤ 尽量保持呼吸支持力度与转运前一致,特别是维持 PEEP ⑥ 搬动时尽量轻柔,避免体位大幅度变化 ⑦ 备用吸氧流量计、简易复苏球囊及面罩	① 检查、确认患者气道(含人工气道)通畅和呼吸机正常工作 ② 调整呼吸机参数 ③ 评估后必要时行肺复张 ④ 必要时使用简易复苏球囊辅助通气 ⑤ 上述处理后生命体征仍不平稳者,暂停转运,立即寻求附近具备急救条件的医疗单元的帮助
	低血压、心动过速、心律失常	① 出发前确保患者有效循环血量充足,无明显低血压、心动过速、心律失常和发生休克风险 ② 若使用血管活性药,务必保证血管通路在位、通畅以及输液设备正常工作,尽量使用具有蓄电功能的微量泵维持血管活性药泵注 ③ 搬动时尽量轻柔,避免体位大幅度变化 ④ 建立备用血管通路 ⑤ 备用复苏液体、血管活性药以及控制心室率和抗心律失常药物	① 检查、确认患者血管通路通畅和血管活性药泵注正常 ② 判断低血压、心动过速、心律失常的原因,针对性地给予处理 ③ 上述处理后生命体征仍不平稳者,暂停转运,立即寻求附近具备急救条件的医疗单元的帮助
躁动	患者躁动不安	① 出发前确保患者无明显疼痛和不适 ② 维持转运前适当的镇痛、镇静水平 ③ 若患者未使用镇痛、镇静药,备用适当的镇痛、镇静药 ④ 搬动时尽量轻柔,避免造成明显疼痛和不适 ⑤ 转运过程中尽量减少不必要的唤醒	① 排除生理、物理性刺激带来的疼痛和不适 ② 给予一定的心理护理 ③ 上述处理无效者,给予一定镇痛、镇静药负荷剂量后适度加深镇痛、镇静程度
设备动力不足	设备电源、气源不足	① 出发前检查所有用电设备蓄电电量,确保转运时间内电量充足 ② 若转运时间较长,则配备额外蓄电池或准备可提供交流电的转运设备和充电设备 ③ 出发前估算氧气消耗量,并检查氧气瓶内气体量,保证实际气体量是估算气体消耗量的2倍及以上	预判设备动力不足以支持转运时,特别是生命支持设备,则应暂停转运,立即寻求附近具备提供电源和气源的医疗单元的帮助

常见风险点	具体内容	预防措施	应对措施
设备故障	生命支持与监测设备故障	① 出发前检查设备工作状态是否良好,包括转运呼吸机、气瓶减压阀、监护仪、微量泵以及其他特殊生命支持设备,比如 ECMO、心脏起搏器、心室辅助装置等 ② 携带备用设备或者手动替代设备 ③ 转运过程中注意设备保护,避免碰撞、摔落等物理性损伤 ④ 定期对转运生命支持与监测设备进行维护、保养	① 设备故障后患者生命体征相对平稳,快速检测设备故障原因,进行快速维修 ② 设备故障后伴患者生命体征不平稳或设备不能快速维修,立即启用备用设备,若无备用设备,使用简易复苏球囊辅助通气;密切监测患者脉搏频率、强弱和口唇颜色;改微量泵入药物为输液器缓慢滴注等 ③ 上述处理后生命体征仍不平稳者,暂停转运,立即寻求附近具备急救条件的医疗单元的帮助
生命支持管道断开/脱落	人工气道脱落	① 出发前认真检查、确认人工气道位置和固定状态 ② 评估患者意识、躁动情况,携带必要的镇痛、镇静药,并酌情使用 ③ 保持必要的约束,离床时应保持患者上肢活动受控 ④ 搬动时尽量轻柔,且保持呼吸回路在视野范围和预留一定长度,保持对人工气道无牵拉 ⑤ 备用人工气道建立设备	① 患者生命体征平稳:检查是否能够安全重置导管。若能够重新置回,置回后务必检查导管位置和患者生命体征;若不能够置回,给予患者氧疗,在密切监测其生命体征的情况下完成转运 ② 患者生命体征不平稳:立即拔除人工气道,开放气道,应用简易复苏球囊面罩辅助通气,暂停转运,立即寻求附近具备急救条件的医疗单元的帮助
	血管内导管脱落、血液循环管道断开	① 出发前认真检查、确认血管内导管位置和固定状态,对特殊生命支持设备的血管内导管和血液循环管道应做二次固定并检查每个接口 ② 评估患者意识、躁动情况,携带必要的镇痛、镇静药,并酌情使用 ③ 保持必要的约束,离床时应保持患者上肢活动受控 ④ 搬动时尽量轻柔,且保持输液回路和血液循环管道在视野范围和预留一定长度以保持其无张力状态 ⑤ 建立备用血管通路并保持通畅 ⑥ 备用建立血管通路的设备、物资	① 立即给予患者压迫止血,并同时启用备用血管通路或重新建立血管通路 ② 若上述处理不成功且伴随患者生命体征不平稳,暂停转运,立即寻求附近具备急救条件的医疗单元的帮助 ③ 若特殊生命支持设备的血管内导管脱出或血液循环管道断开,立即进入紧急状态,给予患者止血,寻求附近具备急救条件的医疗单元的帮助
职业暴露	砸伤,刺伤,血液、体液暴露	① 规范放置转运设备,避免医务人员被砸伤 ② 规范转运流程,尽可能避免转运过程中进行有创操作 ③ 尽可能保证操作环境安全、稳定 ④ 规范操作,尽可能避免刺伤,血液、体液暴露等 ⑤ 遵循传染病的相关法规和防控原则	按照职业暴露处理流程处置"一挤、二冲、三消毒、四报告",损伤较重者应暂停转运,寻求附近医疗单元的帮助
转运时间过长		① 转运前与接收医疗单元充分沟通 ② 建立危重症患者院内转运绿色通道 ③ 院际转运应根据转运紧急程度、路况、天气等因素充分规划转运方式和转运路线 ④ 确保转运交通工具工作正常,避免交通事故 ⑤ 转运前准备好转运目的所需的必要治疗,比如转运前建立好影像学检查需要的静脉通路等	① 确保转运设备正常运作,维持患者生命体征平稳 ② 预判设备动力状况,若存在不足风险应暂停转运,立即寻求附近具备提供电源和气源的医疗单元的帮助

四、转运方式

转运方式主要包括转运床转运、陆路转运(救护车转运)、空中转运(飞机转运)。转运床转运主要用于院内转运,陆路转运和空中转运主要用于院际转运。院际转运运输方式的选择需要综合考虑患者的疾病特征、转运距离、转运缓急、转运环境、护送人数、携带设备、准备时间、路况和天气以及患者的经济承受能力等。陆路转运的优点是花费少,启动迅速,不易受不良天气状况的影响,转运途中易于监测,患者发生生理紊乱的可能性更低,护送人员更熟悉转运环境;空中转运更适合紧急、长途转运或者当陆路转运困难时,但需要考虑空中转运的准备时间明显延长,起飞前及着陆后仍需要车辆转运,且转运费用较高。空中转运运输工具主要包括直升机和固定翼飞机,直升机转运多用于陆路难以到达或者需要快速、紧急的短距离转运,而固定翼飞机多用于长途转运。

五、感染与传染防控

机械通气患者转运过程中主要面临两方面的感染和传染风险,一是共用转运设备造成的患者间交叉感染,二是传染病患者携带的病原体传播,主要是转运人员的暴露风险。针对前者,每次转运结束后应对所有需要重复使用的转运设备进行消毒,特别是具有特殊感染的患者使用后,比如多重耐药菌感染和传染病患者。所有与患者床单元接触的转运设备,比如转运呼吸机、监护仪、微量泵、氧气瓶、减压阀、负压吸引器等,都需要应用专用的消毒液擦拭外表面,带电精密仪器使用 75% 医用乙醇,其他设备使用 500mg/L 的含氯消毒液;重复使用的呼吸回路应进行专门消毒后使用,对呼吸道传染疾病患者建议使用一次性的呼吸回路;院际转运后应对转运使用救护车或飞机进行全面的清洁、消毒。

在转运传染病患者时,特别是呼吸道传染病患者,转运人员应严格遵循传染病的相关法规和防控原则,一方面避免暴露于患者血液、体液中,另一方面,针对呼吸道传染疾病患者,如 SARS 等,应在呼吸回路中增加过滤器,同时医务人员穿工作服、隔离衣、戴手套、工作帽、医用防护口罩,司机穿工作服,戴一次性外科口罩、手套,且必须及时更换全套防护物品。

六、转运路径

转运前合理规划转运路径有助于缩短转运时间和提高转运安全性。机械通气患者院内转运时需要提前勘探线路,一方面要保证转运床和不能放置在转运床上的转运设备能够顺利通过,特别是路径中的各类门廊和电梯;另一方面建立危重症患者院内转运绿色通道,由专人接送。院际转运除了规划转出医院和转入医院的路线外,还应和转运运输负责人根据路况沟通好路线和备用路线。

七、知情同意

机械通气患者转运是一件具有高风险的临床操作,转运前的有效沟通和获得患者家属、转运人员、接收部门的知情同意都是必要的。转运前应由转运决策者或主管医生向患者家属介绍转运的必要性和潜在风险,获取其知情同意和配合;同时做好团队内部沟通,明确转运时间、目的地、方式以及职责分工;此外,还需要与接收部门沟通,告知患者病情及预计到达时间,以便做好相应接收准备工作。

八、患者准备

转运前患者准备是保证转运安全的重要环节,机械通气患者的准备主要包括循环、呼吸、气道、镇痛、镇静等方面的准备以及对原发疾病需要有针对性地处理。

（一）循环准备

低血容量患者难以耐受转运,转运前必须控制活动性出血等导致低血容量的病因,进行有效的液体复苏,必要时使用血管活性药以维持患者循环功能稳定。待血流动力学基本稳定后方可转运,比如心率基本稳定、无明显心律失常、收缩压≥90mmHg、平均动脉压≥65mmHg。此外,转运前还应建立两条通畅的静脉通路并固定良好。

（二）呼吸准备

首先用床旁专用呼吸机滴定最佳呼吸支持模式及参数,保证患者 SpO_2≥90%、PaO_2≥60mmHg,无明显呼吸窘迫。转运前,换用转运呼吸机以相同或相似条件进行机械通气,观察患者能否耐受并维持恰当的通气和氧合。

（三）气道准备

转运前应仔细评估患者气道风险,对无人工气道但是存在气道高危风险的患者建议积极建立人工气道,以保证转运安全。出发前应充分吸引患者呼吸道分泌物,确保人工气道通畅、固定在位、气囊压力合适。

（四）镇痛、镇静

躁动会大大地增加机械通气患者转运的风险,比如人机对抗、意外拔管、坠床、病情恶化等,因此在转运前应充分评估患者躁动风险,滴定好镇痛、镇静水平。

（五）原发疾病针对性处理

有些原发疾病可能会增加在转运过程中患者发生呼吸/循环功能恶化、躁动、二次损伤等风险,故在转运前应进行针对性处理:①颅内压增高患者必须进行降颅内压处理;②热性惊厥、癫痫患者须控制其发作;③创伤患者在转运过程中应使用颈托等保持脊柱稳定,长骨骨折应行夹板固定;④肠梗阻和机械通气患者尽可能安置鼻胃管;⑤转运时间较长或使用利尿剂的患者须安置尿管;⑥血气胸患者应安置胸腔闭式引流管。

九、转运前人力、物力准备

转运前人力、物力准备是保证转运顺利的必要条件。转运前人力准备主要在于两个方面,一是医疗单元有针对性地培训一批具备重症患者转运能力的医务人员,培训内容应包括基础生命支持、高级生命支持、人工气道建立、机械通气、休克救治、心律失常识别与处理以及转运设备的熟练操作等,根据临床实际情况组建一支专业转运队伍是最好的选择;二是实际转运前,根据患者临床病情确定转运人员,转运机械通气患者必须具备至少一名能够熟练管理气道,如气道内吸引、人工气道建立等,以及能够熟练操作和快速检修转运设备的医务人员。

目前常见的机械通气患者转运人员包括急诊或重症医生、呼吸治疗师或从事呼吸治疗的护士、中央运输、患者家属等,对静脉通路和用药要求高的患者,如使用大剂量血管活性药的患者,还需要护士参与。机械通气患者转运前的物力准备主要包括生命支持设备、生命体征监测设备、抢救设备、备用设备以及相关药物的准备,具体的物力设备及其需求见表34-1-3。

此外,还应保证转运物力设备易于获取、设备随时处于正常待机状态以及完成设备定期检修、维护。

表 34-1-3　机械通气患者转运前物力设备及药物准备

设备分类	设备 / 药物	设备需求 / 药物需求	建议数量
生命支持设备	转运呼吸机	① 有充足的便携能源供应（电池、气源）及充电线等 ② 能够独立控制潮气量和呼吸频率，并能在不同呼吸阻力情况下提供恒定潮气量 ③ 能够提供完的呼吸支持，比如同步完全指令通气或同步间歇指令通气以及非指令通气等 ④ 能够监测压力、流量、容积 ⑤ 具备报警功能 ⑥ 能够提供足够的 PEEP ⑦ 能够提供 100% 氧浓度的氧 ⑧ 便于携带、耐撞 ⑨ 按键不易被误触发	1 台
	氧气瓶	① 提供转运所需的足够氧气量并富余 30min 以上的量 ② 提供转运呼吸机所需的氧气压力	根据氧气需求量选择合适型号的氧气瓶和数量
	压力调节阀、流量表、扳手	① 将氧气瓶压力调节为呼吸机工作压力 ② 保证呼吸支持设备故障时能够为患者或简易复苏球囊提供氧气	1 台 院际转运备用 1 台
	湿热交换器	能够用于转运过程中的气体温、湿化以及过滤	1 套 院际转运备用 1~2 套
	负压吸引器、吸痰管	① 含蓄电池,且有充足的电能 ② 能够充电 ③ 可调节负压大小 ④ 吸痰管型号合适 ⑤ 便于携带、耐撞	1 套
	微量泵、输液器、各型号注射器和三通开关	① 含蓄电池,且有充足的电能 ② 能够充电 ③ 可调节泵速 ④ 便于携带、耐撞 ⑤ 按键不易被误触发	根据用药情况决定数量 院际转运备用 1 套
	其他	临床患者实际需求的特殊生命支持设备,如 ECMO、心脏辅助装置等	根据临床需求决定
生命体征监测设备	心电监护仪	① 能够监测心电图、心率、呼吸频率、脉搏血氧饱和度、无创血压等 ② 具备压力传感器,能够监测动脉血压以及中心静脉压等 ③ 具有储存功能 ④ 便于携带、耐撞 ⑤ 含蓄电池,且有充足的电能 ⑥ 能够充电	1 套
抢救设备	气管插管设备	适宜、可用的喉镜,气管导管,开口器,管芯,牙垫,听诊器,固定胶带,润滑剂	院际转运备用 1 套
	穿刺用物	血管穿刺包、环甲膜穿刺包、止血带、消毒液、无菌敷料	院际转运备用 1 套
	自动体外除颤器	① 便于携带 ② 操作快捷、简单 ③ 有充足能量	院际转运备用 1 套
	简易复苏球囊、加压面罩	① 球囊能够自动膨胀且密闭、不漏气 ② 含匹配的氧气管 ③ 具有储氧袋 ④ 能够提供转运患者需要的潮气量 ⑤ 面罩符合转运患者面部大小	1 套

设备分类	设备/药物	设备需求/药物需求	建议数量
相关药物的准备	静脉输注液体	生理盐水、平衡液、胶体溶液、葡萄糖注射液	1套
	抢救类药物	肾上腺素、阿托品、胺碘酮、多巴胺、利多卡因	
	镇痛、镇静药	阿片类镇痛药、咪达唑仑、丙泊酚	
	其他药物	原发病治疗特殊用药	

第二节　转运过程实施

机械通气患者在转运过程中由于短暂缺乏治疗资源及外周环境突然改变,其往往存在难以预知的病情变化和较大的转运风险,加之在转运过程中应为患者提供必要的监测、治疗措施,并尽可能保持原有监测、治疗措施的连续性,因此转运过程的规范实施将为患者提供安全保障和有效的基础治疗,从而改善患者预后。规范的转运过程主要包括做好团队管理,患者监测、治疗、记录,转运不良事件预防,紧急情况处置以及转运后处理等工作。

一、团队管理

转运过程中转运团队工作效率决定了转运实施的安全性和有效性,明确的团队分工和良好的沟通是团队工作效率的重要保障,不良事件报告分析制度有助于转运质量的持续改进。首先,在转运前应安排好参与此次转运的人员,组成转运团队,具体详见本章第一节"转运前人力、物力准备"部分;其次,明确转运团队成员的分工,特别是团队的总体责任人,一般由经过重症患者转运专业培训的主管医生或责任护士担任,总体责任人应具备转运过程中沟通协调和处置突发应急事件的能力;再次,团队成员各司其职、团结协作,同时做好有效沟通,每个成员都有表达自己意见的机会;最后,转运结束后转运团队应对此次转运进行总结,特别是针对转运不良事件做详细的原因分析,为完善后续转运方案提供依据,达到质量持续提升。

二、患者监测、治疗、记录

转运期间的监测、治疗水平应确保患者的生命安全,尽可能降低转运过程对患者原有监测、治疗的影响,转运过程中不应随意改变已有的监测、治疗措施。转运团队需要记录转运途中患者的一般情况、生命体征、监测指标、接受的治疗、突发事件及处理措施等,并记入病历。应为接收团队提供相关记录,力争做到转运前后监测、治疗的无缝衔接。

在机械通气患者转运期间应至少保证心电监护仪的持续监测,实时获取患者心律、心率、脉搏血氧饱和度、血压、呼吸频率、呼吸节律等基本生命信息。与此同时,需要密切监测呼吸支持状态,包括通气频率、潮气量、每分通气量、气道压力、呼吸机波形、呼吸音、漏气状况、呼吸机工作状态、氧气供应情况以及人工气道位置、固定程度、通畅度等。此外,还须将监护仪、呼吸机、微量泵等的显示屏以及人工气道、呼吸回路等生命支持设备实时暴露在视野范围内。

在机械通气患者转运过程中的震动、搬动以及家属呼唤等刺激可能会加重患者的不适和躁动,因此在转运中可根据需要适当应用镇痛、镇静药,但建议尽可能保留患者自主呼吸。

三、转运不良事件预防

转运过程中防止不良事件发生能够大大地提高机械通气患者转运质量和保障转运环节中人员

安全。转运不良事件主要包括患者疾病情况恶化、设备工作异常、管道脱落、交通事故以及转运人员伤害等，具体可见表34-1-2中梳理的转运风险点。预防转运过程中不良事件需要做到两个方面，一是做好转运过程中的风险预防，详见表34-1-2中风险点的预防措施，另一方面是做好不良事件发生后的原因分析和团队内部的针对性改进和培训。

四、紧急情况处置

因为病情重、转运过程中治疗资源有限以及转运途中不可控因素，所以机械通气患者转运过程中可能发生各种紧急情况，紧急情况的正确处置是患者和转运人员安全的重要保障。机械通气患者在转运过程中常见的紧急情况主要包括患者呼吸 / 循环功能恶化、躁动、设备动力不足、设备故障、生命支持管道断开 / 脱落、职业暴露、转运时间过长以及其他不可预计情况等，具体内容及应对措施详见表34-1-2。

为提高紧急情况处置的成功率，须做到以下几点：①明确紧急情况处置的首要任务是尽全力保证患者和转运人员的人身安全；②加强转运人员的转运医学知识培训和模拟演练；③转运团队总体责任人充分发挥领导力，指挥协调团队成员处置紧急情况；④强化转运团队求救意识，在恰当的时间寻求准确的帮助是转运安全的底线保障，因此转运前要明确知晓转运途中的应急救援点。

五、转运后处理

在机械通气患者转运到目的地或检查性转运返回科室后，首先应确认患者生命体征、人工气道位置以及接回床旁呼吸机后呼吸机工作状态，稳定后方可进行转运后处理。转运后处理主要包括书写转运记录、转运交接以及转运设备整理、消毒等。转运记录应包括患者转运原因，转运前、中、后临床状态及生命体征，转运中重要事件以及转运负责医生姓名等。转运交接方面，转运人员应与接收科室或医院负责接收的医务人员进行正式交接以落实治疗的连续性，交接内容包括患者病史、重要体征、实验室检查、治疗经过，以及转运中有意义的临床事件，交接后应书面签字确认。转运设备使用后整理、消毒详见本章第一节"感染与传染防控"部分。

（梁国鹏　王　鹏）

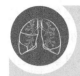

在机械通气过程中,呼吸机报警是非常重要的设置和监测项目。通过报警提示,医护人员可获得关于患者病情变化或者呼吸机设备方面存在问题的信息。合理的报警设置和监测对保障患者获得合适的通气水平,减少正压通气相关的并发症具有非常重要的临床意义。

第一节　呼吸机报警的设置与处理原则

一、呼吸机报警的设置

此设置通常由操作者设置一个设定值或当前值的上下限的一定百分比(一般为 25%)。目前尚缺乏统一公认的报警设置规范,个体差异较大,且不同时期需要根据患者通气状态和通气策略不同进行调整。以下设置方法仅供参考:

1. **低压报警**　常设置在吸气峰压以下 5~10cmH$_2$O。此报警对监测患者管路脱落和系统漏气非常有用。

2. **高压报警**　常设置在吸气峰压以上 5~10cmH$_2$O。当高压报警被激活时,呼吸机会终止送气,呼气阀打开释放多余的气体。

3. **低 PEEP 报警**　常设置为低于 PEEP 水平下 2~5cmH$_2$O。此类报警激活往往提示患者呼吸机管路存在大量泄漏。

4. **窒息报警**　用于监测自主呼吸或强制通气。常见的窒息报警设置时间为 20s。在窒息发生时,后备通气设置可为患者提供完全的呼吸支持,因此应对后备通气进行正确的设置(如潮气量为每千克标准体重 5~8ml),频率 12~20 次/min,并且可能需要设置较高的 FiO$_2$。

5. **FiO$_2$ 报警**　监测 FiO$_2$ 高于或低于设置值时呼吸机会出现 FiO$_2$ 报警,一般无须人为设置。

二、呼吸机报警的处理原则

医护人员由于长期处于紧张的环境,以及职能的差异,往往会对不同仪器的报警有不一样的反应。呼吸治疗师则更倾向于关注呼吸机的报警。由于呼吸机在 ICU 中属于高危设备,呼吸机的故障或人机不协调导致的正压通气相关并发症往往是致命的,因此应该对呼吸机的报警保持警觉。当呼吸机报警时,应该第一时间仔细评估患者状态,确保安全;然后收集和分析相关数据,并快速执行可行的解决方案以最大限度地降低患者风险。实际工作中需要警惕报警疲劳现象。

1. **确保患者安全**　确保患者安全是临床一线医务人员的首要责任和第一原则。无论何时,只要呼吸机出现报警,临床医护人员应首先确保患者得到充分的通气,氧合和循环处于相对安全的状态,然后仔细识别和处理呼吸机的报警。在初始评估期间,医护人员应首先识别报警类型并消除报警声音。然后可以同时通过目视和相关体格检查来快速评估者的意识水平、循环状态、辅助呼吸肌的运动状态和有无胸腹矛盾呼吸、反常呼吸等异常的呼吸运动。肺部听诊是必不可少的体格检查,通过听诊来确定呼吸音是否正常,尤其是湿啰音、哮鸣音、呼吸音消失等。同时要快速确认或排除患者是否存在气胸等可能立即危及生命的呼吸问题,当不确定时需要安排急诊床边胸部 X 线平片或超声等检查来排查。

对床旁监护仪的监测数据(主要涉及患者的循环和氧合方面的指标)也需要进行快速查看并评估。当患者同时出现呼吸和循环指标的恶化时,需要高度警惕某些致命性的临床问题。如果患者表现出明显的呼吸困难、大汗和烦躁,以及呼吸音的恶化和 SpO_2 降低,则需要立即采取措施进行相关处理,比如给予纯氧吸入。当问题无法被即刻解决时,可能需要将患者与呼吸机断开并用呼吸球囊进行手动通气以快速判断和解决呼吸机和患者之间的人机不同步问题。当患者逐渐稳定后,我们必须通过呼吸机回顾之前出现的报警类型和时间,并从相关人员特别是管床护士处获得该时间点前后进行的操作或患者的状态,以判断导致呼吸机报警的原因是否为医源性的,尽可能解决相关隐患。

呼吸球囊一方面可以用于临时保障患者通气;另一方面经验较丰富的操作者可以通过捏球囊时的手感来评估患者胸、肺顺应性和气道阻力的高低,进而快速对患者呼吸力学进行初步评估;但使用时要注意打开减压阀以避免过高的气道压力(压力 >40cmH$_2$O)造成气压伤的发生。需要特别注意的是,如果患者使用了高水平的 PEEP,断开呼吸机可导致肺泡塌陷、氧合下降,此时必须选用带有 PEEP 阀的呼吸球囊。手动通气时其他的风险包括将患者与呼吸机断开时也可能导致患者气道受到污染,从而增加患者发生呼吸机相关性肺炎的风险。因此在使用复苏球囊时,也应特别注意院内感染问题。

当医护人员进行应急处理时,对患者反应的观察非常重要。通常情况下如果处理的措施是积极且正确的,报警问题以及患者潜在的安全隐患可以得到有效解决。相反,临床医生必须立即放弃所尝试的方案并试图在尝试另一种方法之前明确失败的原因。如果问题无法解决,应积极寻求其他专业人员的协助。

2. 确保呼吸机工作正常　在处理报警时,明确问题出现的原因有助于降低再次发生相同报警的风险。医务人员必须逐一排除涉及患者、操作者和呼吸机方面的问题。其中确保呼吸机无故障并工作正常是处理报警事件的基础。如果呼吸机本身有硬件故障,不管是设备本身问题或是使用中出现的各种医源性问题,都可能导致对引起报警的原因的查找效率降低并可能给患者造成通气风险。

如当患者出现高呼出潮气量报警时(图 35-1-1),曲线 A 是正常的容积-时间曲线,而曲线 B 中呼吸机输送的潮气量(容积-时间曲线的吸气相部分)小于呼出的潮气量,如果报警设置值较低,则可能触发呼出潮气量过高报警。导致这种问题的原因很多,比如患者存在主动呼气,也可能由于呼吸机的流量传感器故障或需要校准(尤其是外置式流量传感器)。

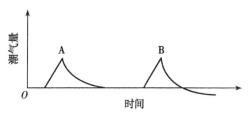

图 35-1-1　高呼出潮气量报警

如果是偶尔几个呼吸周期出现此种报警,则可能是由于患者主动呼气;反之,如果每一次呼吸都表现为呼出明显大于吸入,则要考虑存在呼吸机的硬件问题。如传感器的故障,或者呼吸机校准时将吸入器湿化方式校准为加热湿化器而患者实际使用湿热交换器(HME)等。定期检查、维护和更换相关的呼吸机耗材,可以很大程度上防止呼吸机硬件故障对患者的通气造成危害。

3. 尽早识别患者的突发情况　呼吸困难可以通过进行相关的体格检查来明确,患者症状包括呼吸急促、鼻翼扇动、出汗、辅助呼吸肌的参与、三凹征(胸骨上窝,锁骨上窝和肋间隙凹陷)、胸腹矛盾呼吸或反常呼吸、呼吸音异常、心动过速、心律不齐、低血压或高血压等。

如果患者同时接受了 SpO_2、$PetCO_2$ 监测,则可以通过这些指标来进一步明确当前患者的呼吸状态是否安全。通过对呼吸机波形、气道峰压、平台压和呼出潮气量等改变的识别和分析,可以帮助临床医生确定问题的根本原因。表 35-1-1 列出了机械通气患者突发呼吸窘迫的原因分析。

表 35-1-1　机械通气患者突发呼吸窘迫的原因分析

与患者相关的原因	与呼吸机相关的原因
人工气道问题	呼吸回路泄漏
支气管痉挛	电源故障
分泌物潴留	FiO_2 不足
肺水肿	闭环通气的问题
肺栓塞	医务人员相关的原因
动态肺过度充气	人机不同步
呼吸节律异常	不适当的呼吸机模式
体位的改变	不适当的触发灵敏度
药物相关的问题	不适当的吸气流量设定
腹胀	不适当的转换变量
气胸	不适当的 PEEP 设置
焦虑、谵妄导致的躁动	

当呼吸机报警时患者同时出现明显的呼吸窘迫,则可以尝试通过以下所示的处理方法来确定原因:当患者出现严重人机对抗而无法及时处理时,尽早将患者与呼吸机断开并使用呼吸球囊对患者进行手动通气,以尽可能解决人机对抗时过高的气道压力。断开呼吸机后,如果患者的呼吸状态很快好转,则问题很可能出在呼吸机上,尤其是参数设置不合理;如果问题依然存在,则需要充分考虑患者自身的原因,尤其是可能存在病情的变化。当患者突发严重呼吸窘迫并可能危及生命(比如严重的低血压和低氧血症)时,应该首先考虑机械通气最常见的问题:气胸、气道梗阻(痰液堵塞引起的肺不张最常见)等。

机械通气患者突发严重呼吸窘迫的处理方法:

1. 断开患者与呼吸机的连接。

2. 使用呼吸球囊(连接高流量 O_2)进行手动通气;保持正常的通气压力和频率,如果患者处于高 PEEP 水平(PEEP≥10cmH$_2$O),则需要加装 PEEP 阀等附件。

3. 通过呼吸球囊通气来评估患者呼吸系统顺应性和气道阻力的高低。

4. 快速检查并评估监护仪上的指标和报警类型。

5. 使用吸痰管进行气道内吸引,检查人工气道和自身气道是否通畅。

6. 如果患者存在致命的指标,立即检查并处理最常见的问题即气胸和气道梗阻。

7. 一旦患者的病情稳定下来,进行更详细的评估和处理。

第二节　输入能源报警

现代呼吸机大多数为电控气动型,必须有电源才能控制呼吸机按照预设的参数进行通气。从安全角度考虑,所有呼吸机都必须有备用电源。同时,气体从呼吸机向患者的输送必须有动力,这种动力通常源自高压气源。常见的输入能源报警包括气源报警和电源报警两类。

一、气源报警

高压气源是真正驱动气体进入肺内的动力。绝大多数病房内提供的设备集成了中央供气系统,气源由医院内相关机构(氧气间)预先处理后通过预埋管道加压输送到病房。当缺乏中央供气时,也可以通过储氧钢瓶提供高压氧源,通过呼吸机自带的空气压缩机提供高压空气,但其稳定性欠佳。因某种原因导致输入气源的压力低于呼吸机正常运行需要的气源压力范围时(一般为 0.3~0.5MPa),呼吸机会报警。

当供氧压力不足时(钢瓶氧的消耗或中央供氧流量不能满足呼吸机需求时),呼吸机会出现如供氧压力过低等类似报警。需要特别提醒,当出现供氧压力报警时,呼吸机实际输送的 FiO_2 为 21%,高浓度吸氧患者会面临致命风险,应即刻断开呼吸机进行呼吸球囊外接氧源通气,并立即安排人员检查病房氧源压力并进行相应处理直至问题解决。同时,为防止偶发氧源故障对患者造成的风险,病房内最好有一套备用氧源或一定数量的储氧钢瓶备用。

当供气压力不足时,呼吸机会报警提示供气压力过低,此时实际输送的气体氧浓度为 100%;使用呼吸机自带压缩机进行供气时需要检查压缩机的工作状态,包括散热问题和冷凝水的清理等。某些呼吸机联合使用空气压缩机(或涡轮)和中央供气,当中央供气故障导致压力不足时压缩机可同步启动,则风险相对较小。

大多数的转运呼吸机也属于电控气动呼吸机,与病房内呼吸机不同,它仅有高压氧源供应,当氧压不足时呼吸机会停止送气造成患者窒息。因此,必须在转运前确认患者氧气需求量并备用简易呼吸球囊以保障转运安全。

二、电源报警

当呼吸机从交流电断开时,呼吸机会发出电源报警,如 AC Power Loss。此时应及时查找问题并恢复电源供应,紧急状态下需要使用呼吸球囊手动通气。一般要求所有呼吸机内置备用电源,以防交流电源的意外缺失。电池有一定寿命,需要咨询厂家电池的有效期并进行日常检查和维护,当可用时间不足以满足临床需求时立即更换。同时,应在每个患者的床旁备用简易呼吸球囊以备不时之需。

总之,呼吸机输入能源故障会对患者造成即刻甚至严重的致命性风险,此类报警毫无疑问属于第一梯队。除了对电源、气源等的日常检查、维护、替换外,常规备用相关通气和供氧设备非常重要。

第三节　输出参数报警

正压通气是反生理的通气方式,需要借助设备提供合理水平的高于大气压的压力。而容量或正压过高则可能对呼吸和循环系统带来明显的不利影响,容量或压力不足导致患者通气支持不足。因此,呼吸机输送的气道压力或容量是否合理是影响患者通气是否能顺利完成以及避免压力相关并发症的重要一环。容量、压力和频率报警是机械通气报警里面非常重要的类型。

一、低压报警

低压报警大部分由漏气引起。现代呼吸机性能较强,少量漏气可以由呼吸机的漏气补偿功能予以弥补,一般不会导致低压报警。往往是大量漏气或环路断开才会导致低压报警。

当呼吸机发出低压报警时,临床医生应首先检查并确保患者与呼吸机连接是否正确。如果由于患者无意中的体位变动导致人工气道与呼吸机断开或呼吸机回路断开而发生报警,则重新连接回路即可解决。另外一种常见的原因是患者自主呼吸过强。当患者很用力吸气时,呼吸机可能因为性能或设置等问题不能提供足够的吸气流量,导致呼吸回路压力低于预设的低压报警从而触发报警。

如果低压报警的原因一时不能明确,则可能需要先使用呼吸球囊对患者进行手动通气,然后进行排查,直到找出漏气源并予以妥善处理。一旦确定问题并处理之后应重置报警,并同时确保报警设置在吸气峰压以下 5~10cmH₂O(不同呼吸机可能有不同的设置方法,有些呼吸机的低压报警也可能不能手动调整)。

低压报警的常见原因:

1. 患者未连接

2. 呼吸回路问题

(1)呼吸回路大量漏气。

(2)呼吸机回路的吸气端或呼气端断开。

(3)加湿器、过滤器或积水杯出现泄漏。

(4)内联式定量吸入器漏气。

(5)内联式雾化器漏气。

3. 呼吸机故障

(1)近端压力传感器故障。

(2)流量传感器故障。

(3)呼出气体监测传感器故障。

(4)阀门破裂或泄漏。

(5)阀脱落。

(6)阀门连接不正确。

4. 人工气道相关问题

(1)密闭式吸痰管漏气。

(2)气管导管的气囊充气不足。

(3)指示气囊漏气或断裂。

(4)气管导管的气囊破裂。

(5)气管导管移位到声带上方的上呼吸道。

(6)胸导管漏气。

二、高压报警

呼吸机相关的气压伤均是源于气道压力过高。显而易见,高压报警对防止正压所带来的损伤是极其重要的。现在所有的 ICU 呼吸机都有高压报警设置。高压报警限值通常设定在吸气峰压以上 5~10cmH₂O。导致高压报警被激活的原因可以分为气道相关的情况,患者肺部相关问题或其他相关的情况,与患者 - 呼吸机回路相关的问题等。容积控制通气时由于吸入潮气量的固定和气道压力的可变,常容易出现高压报警。而在压力控制通气模式下,最常见的报警则是容量型报警。

高压报警的常见原因:

1. 气道相关的情况

(1)咳嗽。

(2)气道中分泌物增多。

(3)气管导管(经口气管插管)被患者咬闭。

(4)气管导管在口腔内或喉咙后部扭曲、打折。

(5)气管导管尖端与气管贴壁或贴近气管隆嵴。

(6)气管导管的位置变化,如移位进入右主支气管。

（7）气管导管的气囊充气过大延展至导管末端引起阻塞。

2. 肺部相关问题或其他相关的情况

（1）气道阻力增加,如分泌物、黏膜水肿、肿瘤、支气管痉挛等。

（2）顺应性降低,如气胸、胸腔积液、胸膜炎、腹内压增高等。

3. 与患者 - 呼吸机回路相关的问题

（1）存在人机不同步。

（2）患者回路中冷凝水蓄积。

（3）吸气回路打折。

4. 吸气阀或呼气阀故障

当患者咳嗽或咬闭气管导管时,由于瞬间的呼吸系统顺应性降低和气道阻力增高,呼吸机通常很难及时调整回路气流,导致瞬间的气道压力明显增高,达到高压报警线,从而激活高压声光报警,并立即进行吸呼气的转换(从吸气相转到呼气相,即便通气预设的参数如潮气量、吸气时间没达到预设值)。当大量痰液积聚在患者气道中(尤其是内径更小的人工气道)时,高压报警也可能被激活;此时可以通过吸痰去除分泌物解除报警。如果只咳嗽而没有分泌物,那么通常是暂时性地报警,一般也不需要特别处理。对有咬闭人工气道风险的患者,可以使用牙垫或口咽气道来帮助防止不配合的患者咬闭气管导管。某些商用的气管导管也自带了内置牙垫来预防此种情况。

对意识清醒且较配合的患者,可以告知其咬管带来的窒息风险,这对部分配合的患者可能会有用。但因为人工气道带来的明显不适,大多数患者并不能很好配合,此时适当应用镇痛、镇静药可能是更好的方法。

患者呼吸力学的改变,如气道黏滞阻力（Raw）增加或肺顺应性降低,或自主吸气努力等也会触发高压报警。

常见的导致气道阻力增加的原因:支气管痉挛、气道内痰液潴留、气管黏膜的水肿、气道内外的肿瘤压迫等。需要通过相应手段予以筛查。导致肺顺应性降低的情况很多,常见的包括ARDS、肺炎、气胸、胸膜炎、腹胀和腹水、胸腔积液等。可通过听诊、影像学检查等手段快速筛查可能存在的问题;通过患者力学指标如气道峰压和平台压的变化帮助判断(表35-3-1)。

表 35-3-1　通过气道峰压和平台压的变化评估患者的气道阻力和顺应性

参数	A 患者		B 患者	
	1h 前	现在	1h 前	现在
潮气量 /ml	600	600	600	600
PEEP/cmH$_2$O	5	5	5	5
平台压 /cmH$_2$O	10	10	10	30
气道峰压 /cmH$_2$O	20	40	20	40
静态肺顺应性 /(ml·cmH$_2$O^{-1})	60	60	60	20
动态肺顺应性 /(ml·cmH$_2$O^{-1})	30	15	30	15

如果患者在呼吸机送气阶段时主动呼气,则气道压力会在吸气的中后期明显上升,如果达到高压报警限值则会激活气道高压报警。另外,由于呼吸机参数设置不合理或患者肺部状况的变化(尤其是呼气受限)会导致肺部气体陷闭形成PEEPi,也会导致气道峰压上升并可能触发高压报警。

当呼吸回路存在相关问题时,也可能导致气道压力波动。比如回路中冷凝水的聚集可导致通过回路的气流振荡从而使得气道压力产生明显波动。另外,积水可以导致误触发的产生,呼气不充分,也会明显增加气道峰压,且可能会激活高压报警。呼吸回路阻塞在容量容积控制通气模式下也会导致气道峰压的明显增高,此时通过分析吸气流量可以快速判断。

其他常见的问题,如机械通气患者进行雾化吸入时,雾化药物可以积聚在呼气过滤器或呼气阀上,导致通过过滤器或阀门的气体阻力增加。因此,呼气阀可能无法完全打开。如果阀门出现故障,应立即清洁或更换呼气阀,并重新校准传感器。使用人工鼻时可导致过多的分泌物或冷凝水的积聚,也会导致患者呼气阻力的增加。

总之,无论高压报警的原因如何,患者的安全必须是临床医生优先考虑的问题。任何情况下临床医生都必须确保患者呼吸道通畅,且患者的通气和氧合始终处于安全水平。

三、低 PEEP/CPAP 报警

当在 PEEP 或 CPAP 通气期间,气道压力低于期望的基线时,低 PEEP/CPAP 报警将被激活。最常见的导致 PEEP 过低报警的情况是呼吸机无法补偿回路中的漏气。另一个可能原因是患者主动吸气过强。主动吸气会导致呼吸回路内的极限压力降至报警设定值以下。当呼吸机触发灵敏度设置不当时,也可能导致呼吸机不能及时对患者的吸气努力做出反应,或者呼吸机按需阀可能无法快速地打开以提供匹配患者吸气需求的足够流量,导致呼吸回路压力下降至设置的报警线以下触发低 PEEP 报警。

四、高 CPAP/PEEP 报警

在某些临床情况下可能发生 CPAP/PEEP 水平过高(即高于操作者设定的水平)。如 PSV 模式下可能发生的潜在问题是呼吸回路漏气而意外地输送过高的流量和压力(当存在气管导管的气囊漏气时,PEEP 也会明显增加)。此时呼吸机试图通过增加流量来补偿漏气,而当应用高流量来维持 CPAP/PEEP 水平时可导致气道压力升高,患者可能出现呼吸困难、呼吸急促和心动过速等症状。如果是漏气导致的,通常可以通过消除泄漏来解决该问题。

早期呼吸机上的 PSV 模式,如果气管导管的气囊或患者回路漏气大于 5L/min 时,则整个回路将通过增加流量保持设定的 PSV 水平,从而导致回路中的 CPAP 明显增加。部分呼吸机 PSV 模式下,吸气流量下降至 5L/min 是终止呼吸机 PSV 吸气的常规办法,此时漏气即可能诱发 PEEP 的增高。目前所有上市的呼吸机的 PSV 模式都有相应的安全机制来处理此种问题,如果吸气时间超过预设时间(3~5s),呼吸机也将终止吸气并转换到呼气相,以此防止 CPAP/PEEP 过高的发生。

五、窒息报警

窒息报警提示患者出现了呼吸暂停或呼吸回路断开、系统漏气、触发灵敏度过高或不适当地设置窒息参数等情况。窒息报警还可能伴有低压或低每分通气量报警。一些呼吸机预设的窒息时间为 20s,而有的呼吸机则允许医务人员根据实际情况来灵活设置窒息时间。通常情况下,呼吸机可以根据预设的参数和实际参数的对比来识别某一次呼吸时患者自主触发还是呼吸机强制通气。因此,当窒息报警响起时,最常见的原因是患者在预设的时间段内(窒息时间)没有自主呼吸,此时也就没有产生有效的通气,也可能是患者有呼吸但呼吸机没监测到。在经适当处理患者恢复通气后,临床医生应检查指令通气的频率和机器的触发灵敏度的设置是否合理,以及窒息时间的设置是否过短诱发了窒息报警和窒息通气。

另外一种常见的情况是呼吸回路的脱开或大量漏气使得患者自主吸气时不能有效触发呼吸机产生通气。另外,在存在 PEEPi 的情况下,患者触发呼吸机需要先克服 PEEPi,这可能导致患者无法触发呼吸机。这时如果患者的呼吸机模式设置为自主呼吸模式(如 PSV 或 CPAP 等),呼吸机可能将其解读为呼吸暂停(窒息)。当窒息报警被激活时,几乎所有的呼吸机都将启用备用通气模式。备用通气模式一般只为患者提供最低水平的安全通气,故在使用 SIMV 模式、PSV 模式和 CPAP 模式时,一定要设置好窒息报警时间和窒息期间的备用通气模式及参数,以保证患者的安全。有些呼吸机会在监测到患者的自主吸气努力时就停用备用模式,也有些呼吸机的窒息报警是临床医护对报警做出响应并纠正问题后报警才会消失并转回自主通气模式。

六、高呼吸频率报警

高呼吸频率报警可以由患者的通气驱动或通气需求增加所致。此外,当患者潮气量过低时也可代偿性地出现呼吸频率增快。其他原因包括误触发、报警线设置过低。高呼吸频率报警线在成人中一般设置为 35 次 /min。超过 35 次 /min 的呼吸频率往往提示患者呼吸做功过多或者出现明显的呼吸窘迫,需要临床医生干预。

七、低潮气量报警和高潮气量报警

低潮气量报警与高压报警的原因有相似之处。当采用压力控制通气模式时,患者呼吸系统顺应性的降低或气道阻力的增高都可能导致潮气量降低。而采用容量容积控制通气时,通常潮气量不会降低,气道压力则会明显增高(如气道压力达到了高压报警限制,潮气量也会低于预设值)。通气支持参数设置过低导致患者潮气量降低,也会出现低潮气量报警(如吸气压力 PC 或 PS 设置过低)。某些类型的人机不同步也会导致潮气量下降,有时也会触发低潮气量报警,尤其是快频率的人机不同步。患者 - 呼吸机回路漏气或阻力增加(如回路打折),流量传感器断开或故障等也可能导致低潮气量报警被激活。在定容型通气中,所列原因除了表现为低压报警外,也可表现为低潮气量报警。在定压型通气中,所列举的高压报警原因,由于压力受限,也往往同时表现为低潮气量报警。

高潮气量报警多由患者因素导致,如缺氧、焦虑、疼痛、体温上升、躁动等原因导致患者出现库斯莫尔呼吸或自主呼吸能力增强。此外,代谢性酸中毒、呼吸中枢驱动异常也可以导致高潮气量报警。呼吸机方面,高潮气量报警则与呼吸机支持参数设置过高(吸气压力 PC 或 PS 设置过高)有关。使用外部气源驱动的喷射雾化器也可导致高呼出潮气量报警。处理的办法包括纠正患者的高代谢状态(降温等)、纠正缺氧、纠正代谢性酸中毒、下调呼吸机参数等措施。必要时可以使用镇痛、镇静药。

八、低和高呼出每分通气量报警

当患者的每分通气量低于预设的报警限值时,会出现低呼出每分通气量报警。每分通气量 (VE,L/min) = 潮气量(TV,ml) × 呼吸频率(f,次·min^{-1}),影响患者潮气量和呼吸频率的因素也同时会影响患者的每分通气量。如果患者的每分通气量增加或呼吸机对患者的吸气努力过于敏感(如误触发或触发灵敏度设置过于灵敏),则可能触发高呼吸频率和高每分通气量报警。如果将由外部气源驱动的喷射雾化器与呼吸回路串联式连接,高每分通气量报警也可能被激活,取决于设置的每分通气量报警限值的高低。但是,一定要注意,正常的每分通气量并不代表患者的肺泡通气量足够。

第四节　呼吸机故障相关报警原因与处理

临床上可以依靠相关流程来区分报警原因是否属于呼吸机及回路本身的问题。一种相对快速识别问题的方法是确定患者的呼吸窘迫是否能够通过呼吸球囊手动通气得到缓解。如果呼吸窘迫减轻,那么问题可能与呼吸机或应用的呼吸机管理策略有关。跟呼吸机硬件(包括呼吸回路)有关的常见报警如下。

一、漏气

患者 - 呼吸机回路漏气可能会引起气道压力降低、低潮气量或低每分通气量报警(可以通过分析各种呼吸机波形来验证是否存在漏气)。漏气通常由患者与呼吸机的连接断开引起,包括回路中的各个部件安装不紧密等原因。只要能及时发现,这种问题很容易解决。此外,人工气道的气囊也可能因压力不足(较多见)或破损(极少见)而导致漏气。判断方法:在患者吸气期间,在喉部气管周围听诊是否存在异常气流音,口腔内是否有持续的气泡冒出等。

处理气囊漏气的方法是将气囊压力维持到合理的压力水平。考虑到容易导致误吸的发生,目前不提倡常规使用最小漏气技术等方法充盈气囊。虽然此时气囊压力是足够的,但是人工气道过小也可导致漏气。当此种情况发生时,需要更换更大型号的人工气道来解决。新生儿使用的气管导管是没有气囊的,允许少量的空气通过导管周围泄漏。

人工气道移位到声带上方(上呼吸道)也可能表现出明显的漏气。此时可以通过检查气管导管距离门齿的刻度来初步确定,如果气管导管盘绕在口腔,那么也可以通过检查口腔或者通过吸痰发现人工气道不通畅。

呼吸回路中的各个配件的连接处也可能发生漏气,如积水杯、加热湿化器和人工鼻、过滤器的连接处,密闭式吸痰管,温度探头,串联式定量吸入器的储雾罐,近端气道压力监测管路,PetCO$_2$ 传感器和呼气阀等。较大量的漏气可通过听来确定大致的位置,或者将这些接头处重新安装来排除漏气。

另一种不太常见的漏气源是胸腔闭式引流。在这种情况下,有时可以通过增加向患者输送的潮气量来实现对胸腔闭式引流导致漏气的补偿。进行胸腔闭式引流时,泄漏的气量可以通过比较呼吸机监测到的吸入和呼出潮气量的差值来确定。

漏气检查通常在准备呼吸机时进行,也可以在呼吸机使用时执行。大多数 ICU 呼吸机可以自动执行呼吸机的回路测试。如果在患者通气期间发生漏气,也可以手动执行漏气检查。

在使用呼吸球囊对患者手动通气的同时,临床医生将呼吸机模式改为容积控制通气,潮气量设定为 100ml,流量设定为 20L/min,吸气暂停时间为 2s,压力报警限设置为最大。用无菌纱布阻塞患者 Y 形管连接处。

在送气结束后的暂停时间内呼吸回路的压力应维持在恒定水平,在 2s 的吸气末暂停期间压力下降不超过 10cmH$_2$O。如果压力下降超过此值,则说明出现严重漏气,必须予以纠正。如果无法即刻纠正漏气,则可能需要更换呼吸机。

二、呼吸机不工作和技术错误信息

使用微处理器控制的呼吸机,如果呼吸机的自检系统检测到内部故障,则会显示呼吸机不工作报警和技术错误消息,这种情况最常出现在呼吸机第一次开启时。有时只需要关机再重新打开就可以纠正错误。如果不能,则可能需要更换呼吸机并联系厂家进行检查、维修。

三、其他报警原因与处理

1. 呼气阀问题　呼气阀有可能因为某种原因导致移位,会出现泄漏报警、低压报警或低 PEEP/CPAP 报警,并且患者会出现呼吸困难。但是其他原因也可以导致这些报警,必须明确实际原因。

2. 雾化器对患者 - 呼吸机回路的影响

(1)影响呼气阀的性能:当小容量雾化器输送的药物残留在呼气阀上时,可能导致呼气阀阻塞或开关受限,造成呼气阀发生故障。通常可以在呼气阀之前串联一个细菌过滤器来进行保护,必须定期更换细菌过滤器以避免医源性呼气阻力的增加。

（2）对患者触发的影响:在辅助通气或自主呼吸期间,患者必须产生一个小的吸气努力使得呼吸回路中的压力或流量降低,以触发呼吸机启动送气过程。当在患者和传感器之间放置一个外部气源驱动的喷射雾化器时,回路中的压力或流量很难达到触发灵敏度水平,触发呼吸机送气将更加困难。

当在 VC-CMV 模式下连接外部雾化器时,患者也可能发生触发困难。这可能不是一个特别严重的临床问题,因为设定的呼吸频率和容量确保患者即使没有触发,也能获得足够的每分通气量;但是,PSV 和 VSV 等自主呼吸模式没有后备频率,雾化导致的触发困难可能会给患者带来较大影响。因此临床医生应仅使用呼吸机制造商提供的配套雾化器,尽可能不用外接气源的雾化方式,或改用定量吸入器、超声雾化器或振动筛孔雾化器。

3. 光线和电磁干扰　一些监测设备和呼吸机控制器是通过光学检测器工作的。当暴露在强光下时,如通过窗户照射进来的阳光,即使患者的状态没有发生变化,也可能会发出声音报警。这种情况可能发生在容量监测装置、脉搏血氧饱和度仪和其他光敏设备上。

发射射频的电子设备,如手机,可能会干扰医疗设备的运作。医院通常禁止在 ICU 等可能发生问题的地方使用手机、对讲机和类似设备。已知这些装置会干扰呼吸机、输液泵、烟雾探测器和遥测设备的功能。其他可能受影响的医疗设备包括心电监护仪、除颤器和透析装置等。医院应确定制造商提供的内置安全措施,以防止电磁干扰。

(何国军)

第三十六章 呼吸机管理

　　尽管急危重症及呼吸支持技术在不断提高,但呼吸道感染的发病率仍然非常高,是最常见的医院获得性感染之一。我国大规模的医院感染横断面调查结果显示,住院患者中医院获得性感染的发病率为3.22%~5.22%。大规模的研究结果也显示,ICU中呼吸机相关性肺炎(VAP)的发病率为2.5%~40.0%,病死率为13.0%~25.2%。

　　呼吸机是经常被用到的急救设备,尤其在各病区的监护病房。同时呼吸机也是各种微生物容易定植的地方,如果清洁、消毒不到位,不仅会导致VAP,也会导致微生物的院内传播。呼吸机的维护和消毒主要指专职人员负责对呼吸机各部分进行清洁、消毒、调试和校正,排除故障,以确保呼吸机正常运转,并延长其使用寿命。因此,做好有效的呼吸机清洗、消毒及管理,对医院感染的防控及患者治疗都是非常重要的。规范化呼吸机的清洗、消毒流程亦是保障患者安全的一项重要措施。

第一节　呼吸机使用前自检和日常维护

一、呼吸机使用前自检

　　目前临床使用的绝大多数呼吸机均要求在使用前进行自检,其目的是保证呼吸机的正常工作,减少呼吸机漏气的发生率,并对呼吸回路的阻力及顺应性做出一定的补偿,确保呼吸机每次送气的准确性。不同品牌的呼吸机检测内容大同小异,可大致分为硬件检测、报警检测、呼吸机回路检测等项目。在进行检查时,先连接气源,再连接电源,接着将模拟肺和湿化器包括在内的外部管道整套接入。基础的检查内容包括以下方面:

　　(一)电源检查

　　检查电源是否与呼吸机所标的额定电压相符,再检查主机、空气压缩机、湿化器的插头与插座是否插紧。呼吸机正常工作时,机器对地的漏电流要低于500μA,接地电阻要低于0.1Ω。

　　(二)气源检查

　　将模拟肺和呼吸管道与呼吸机连好,在A/C模式下,将氧浓度设为100%,潮气量设置为1 000ml以上。当呼吸机对模拟肺进行充气时,观察呼吸机中氧气气源的压力变化,如果下降大于10%或者出现了气源低压的报警,这就表示氧气气源的压力不够或者是流量出现偏低现象;同样的道理,氧浓度设为21%时,可以检查空气气源的压力和它的流量情况是否存在异常。

　　(三)安全报警检查

　　当外界意外停电,启用备用电池时,机器应立即报警;当空气或氧气其中一种气体缺失时,机器也应立即报警。回路漏气检查,若超过漏气限值,须检查管道各个接头、湿化罐等。

　　在时间紧迫的急救情况下,可以简单地对机器进行上述检查,便可对机器状况做出判断。在常规呼吸机使用前都需要进行全面自检,呼吸机在临床使用中的类型有很多,品牌型号也是多种多样,但是在检查和维护其安全性能上确实大同小异。呼吸机的自检过程大致分为以下3类：

1. 通电自检 主要用于对呼吸机电路硬件完整性和非操作引起的系统故障检查。通电自检对系统出错的检测不需要用户的干预,当开机或重新启动时,呼吸机自动运行,正常情况下通电自检检查用时7.25s。

2. 快速自检 主要测试患者管道的漏气情况,对患者管道进行定标和测量呼出过滤器的阻抗。公司建议使用者在以下情况下运行快速自检程序：

（1）每隔15d。

（2）在更换患者时。

（3）在更换患者呼吸管路或修改配置时(包括湿化器类型变化,内嵌集水杯的添加或移除,或呼吸管路的类型或样式发生变化)。

按照先后顺序,其自检内容：流量传感器测试、管道压力测试、管道漏气测试、呼出端过滤器测试、管道阻力测试和顺应性测试。快速自检过程需要操作者的少量参与,但不需要额外的测试设备。

（四）扩展自检

扩展自检(extended self-test,EST)主要用于检查呼吸机全部气路和部分电路(包括单独呼吸力学数据的监测、传感器、压缩机和电源部分等),包含了通电自检和快速自检检查中的一些项目。当呼吸机长时间运行(6个月)、维修、更换呼吸机配件或保养后,都需要进行EST检查。

每项自检存在3种结果。PASSED则说明自检通过,呼吸机功能和状态完全正常,可安全用于患者;ALERT则提示自检过程中存在一些小问题,必须检查呼吸机外部回路是否存在漏气或其他可能影响临床使用的情况,若此时在最后的操作界面选择OVERRIDDEN跳过,呼吸机重新启动后仍可使用和进行调节;FAILURE则提示存在较大的安全隐患,此时呼吸机将不能使用,需要重新进行自检直至检查通过或联系专业工程师进行维修。

二、呼吸机的日常维护

作为一种抢救和治疗急危重症患者的医疗设备,确保呼吸机运行的稳定性和安全性是极其重要的。实践证明,临床使用呼吸机过程中的问题大多是由于操作不当或缺乏对呼吸机规范化的维护和保养所造成的。因此呼吸机的日常维护也越来越被医务人员所重视。

对呼吸机的日常维护须遵循以下原则：专人保管呼吸机,确保呼吸机的清洁并处于备用状态;呼吸机各配件和管路安装妥当,避免松动导致脱落使其污染或损坏;移动呼吸机时避免动作粗暴和过分牵拉;开关呼吸机时应严格遵循操作流程,避免对呼吸机元件造成损坏;及时添加和更换湿化水,定期检查湿化器状态,避免对温度传感器的损害。

此外,还应按照呼吸机产品说明书,定期对呼吸机进行检修、通电,并进行功能测试。如部分呼吸机厂家建议如果呼吸机部件的使用频率低于常规频率,1年内必须对其进行至少1次预防性维护。正常操作情况下预防性维护时间约为5 000h。完成工作时间到下一次预防性维护之前的时间显示在用户界面的状态菜单下面。在进行预防性维护前,必须执行常规和扩展清洁。常规清洁主要包括外观清洁及散热风扇清洁。扩展清洁主要指更换预防性维护保养套件。保养套件包括进气气源过滤器、压力传感器过滤器、氧电池过滤器、硅口箍套。

当存在维护不当的情况时,呼吸机运行过程中则可能出现使用故障。在实际维修过程中,由于软件造成呼吸机故障的出现率比较低,此处主要讨论常见的设备硬件故障。

（一）空气压缩机故障导致空气压力低

在使用呼吸机前,氧气和空气管路一定要与高压的氧气源和空气源相连接,呼吸机送出的气体就来自高压气源,要注意检查高压气源的压力表,保持压力在正常工作范围(0.3~0.5MPa)。空气压缩机故障时在呼吸机界面上出现报警提示:没有空气供应或空气压力低。报警原因是空气压缩机送出的压力小于0.26MPa。须检查空气压缩机是否运行,如果空气压缩机还在继续工作,则需要检查各个部件是否存在大量漏气,在没有明显漏气的情况下,分析空气压缩机的工作原理及结构图则不难发现造成该故障的原因是气水分离器排水口无法正常闭合。

通常在气水分离器排水时,由于污水中含有大量灰尘等杂质,在水分蒸发干后残余的杂质会固化,使其排水口在压缩机工作时无法正常关闭而出现大量漏气。所以这个故障出现的频率是非常高的。定期对气水分离器做清洁可以降低该故障的发生率。但由于气水分离器的安装位置使其拆装非常困难,很多厂家则选择在其出现故障后,用新的气水分离器将其替换。

(二)空氧混合比例阀故障

该故障现象是呼吸机氧浓度不准,无法正确调节氧浓度,更换氧电池后仍无法解决问题。由于各个厂家在空氧混合比例阀的设计和材料上存在差异,不同品牌呼吸机上出现的概率差异较大。

(三)流量传感器故障

呼吸机的流量传感器故障是最为常见的硬件故障之一,所有的呼吸机都会有3个流量传感器。3个流量传感器分别监测空气、氧气和呼出的流量。空气、氧气流量传感器主要监测空气、氧气的流量,用来调节空氧的混合浓度以及机器输送给患者的流量,并计算输送给患者的潮气量。呼出流量传感器用于监测患者呼出潮气量。不管是通过空气压缩机还是通过涡轮,提供的气体都是经过过滤的,相对患者呼出的气体要干净很多,所以在使用过程中通常出现流量传感器故障的是呼出流量传感器。

吸入部分的流量传感器,损坏原因大多是由于气源受到污染或由于流量传感器本身的质量问题。而呼出流量传感器的损坏基本是由患者呼出气体的影响造成的。呼吸机的自检都是比较全面的,每次开机机器会自动运行开机自检,使用前还有使用前检测。一旦流量传感器有损坏,呼吸机都会在第一时间做出提示。通过自检可以看到具体的传感器故障,发现故障后及时更换相应的传感器即可。

(四)压力传感器故障

呼吸机的压力传感器主要有吸入压力传感器、呼出压力传感器、大气压力传感器。其分别用来监测吸入压力、呼出压力、大气压力。大气压力传感器主要用于呼吸机的海拔补偿。吸入和呼出压力传感器每次在开机时都会做自动校零,在呼吸机运行中传感器也会做定时校零,校零时间间隔每个厂家会有不同。一旦校零失败,呼吸机便会出现报警提示。压力传感器的监测值不准的情况比较少见,如果遇到两个压力监测数值偏差大的情况,应首先排除呼吸气路漏气,其次最好使用监测设备对机器进行计量监测。

(五)氧浓度检测故障

呼吸机的氧气浓度检测大都是由氧电池通过化学反应来检测的。氧电池亦有使用寿命,常规氧电池使用寿命在1年左右。当氧电池耗尽或即将耗尽时,呼吸机的氧浓度测量值和设置值就会发生较大偏差,若偏差超过10%,可判断为氧电池已经失效。如果氧浓度测量值与设置值比较偏差超过2%,但小于10%,则须定标。如果校准通过,则可以继续使用一段时间,如果未通过,请及时更换氧电池。

(六)加温湿化器故障

为了提高吸入气体的湿度,主动湿化器通过一个电加热器件加热湿化罐内水产生水蒸气,来提高吸入气体的温度及湿度。电加热器件会监测湿化罐内的温度,或者测量气体经过湿化罐加温、加湿后出罐口的温度。一般在送气回路的 Y 形口端会安置温度探头,电加热器件会根据监测到的进气端温度自动调整湿化罐的加热温度,以使气体达到所需要的饱和湿度,这类湿化器称为有反馈系统的加热湿化器。在进气端无温度监测的加热湿化器称为无反馈系统的加热湿化器。湿化器温度检测是防止湿化瓶内温度过高或过低的保险装置。温度过高可能引起呼吸道烧伤。温度过低不利于气体的加温和湿化,理想的温度检测是保持湿化器温度恒定在所需要的范围内,一般在 30~40℃。

湿化器故障常见种类包括:温度过高或者过低报警、保险丝烧坏、加热导丝损坏、温度传感器损坏、漏气、漏水等。高温报警多由于温度设置不当、加水不及时、仪器故障等引起;低温报警除仪器故障引起外,应注意下列问题:①呼吸机管道连接不当,如误将湿化器连接到呼气回路上,温度探头连接到 Y 形管呼气端或呼吸共同端上等;②Y 形管上温度探头脱落或方向朝下;③加热导丝电源线与呼吸机湿化器脱开;④呼吸机回路有泄漏等。应及时处理,仪器故障及时找设备人员维修。

呼吸机其他硬件故障根据品牌不同或多或少存在一定差异。通过对以上故障的提示和原因分析,可以看出呼吸机自检和日常维护的重要性。呼吸机自检不但包括硬件的检查还有呼吸回路的检测,呼吸回路的检测可以有效地减少呼吸回路漏气现象,亦可对呼吸回路造成的损耗进行补偿,保障呼吸机每次给患者输送气体的准确性。

第二节　清洁和消毒

空气经过空气过滤装置与氧气进入空氧混合室混合,混合后的气体经过呼气阀、细菌过滤器进入湿化器进行湿化,然后进入患者肺部。患者呼出的气体,主要经 Y 形管到达呼气阀单向流动,经呼吸流量传感器排入环境中,其中呼气阀可以防止呼出的气体逆流。患者呼出的少量气体可以经过呼气管路逆流,但有呼吸过滤器及吸入阀的阻挡,不会进入呼吸机内部管路。呼吸机的清洁和消毒大致分为日常清洁和终末消毒两部分,根据呼吸机的组成部分,以下将按照呼吸机外表面、外部回路、内部回路及其他特殊元件的顺序进行叙述。

一、呼吸机外表面

呼吸机外表面主要包括呼吸机屏幕、操作者界面、万向臂架、电源线、高压气源管路等。在每日清洁时通常使用湿润的纱布擦拭即可。当呼吸机外表面存在严重污染或呼吸机用毕需要终末消毒时,用 75% 医用乙醇擦拭,但触摸屏式操作面板,用湿润的纱布擦拭即可,切勿使用过氧化氢清洁屏幕,以防损坏屏幕后面的过滤器材料使液体进入呼吸机内部。

二、呼吸机外部回路

呼吸机外部回路主要包括呼吸机管路、螺纹管、湿化器、集水杯、雾化器等。呼吸机管路正常情况下破损较少见,主要是痰液污染,痰液污染时及时更换,更换应彻底拆卸,尽快送供应室清洗、消毒。特殊感染患者(结核分枝杆菌、耐药菌、人类免疫缺陷病毒、乙型肝炎病毒等)使用的呼吸机管路应单独清洗,建议使用一次性管路。如临床怀疑使用呼吸机的患者感染与呼吸机相关时,应立即更换、清洗、消毒,必要时对呼吸机内部进行消毒。在日常呼吸机回路更换或终末消毒时,操作人员应做好个人防护,如佩戴口罩、帽子、手套,必要时还需要佩戴防护镜、穿好隔离衣等。应尽可能将连接部分彻底拆卸,如湿化器内芯中有使用湿化纸应清除干净。

清洗前应仔细检查管道内有无痰痂、血渍、油污及其他污物。如管路中有痰痂或血渍等污物,需要用酶液浸泡后再使用专用刷彻底清洁干净方可进行下一步消毒。消毒方法首选清洗消毒机,也可根据呼吸机外部回路中各配件的厂家说明和各单位的具体情况选择合适的消毒方式或消毒液。特殊感染患者使用的呼吸机管路(包括结核分枝杆菌、人类免疫缺陷病毒、乙型肝炎病毒、耐甲氧西林金黄色葡萄球菌等耐药菌群感染等)应单独进行清洗、消毒。采用消毒液浸泡方法消毒后的管路和配件,应用无菌水彻底冲洗。呼吸机外部回路消毒完成后,晾干或烘干装入清洁袋内,干燥并密封保存备用。通常消毒后各配件的有效保存时间为1周。

三、呼吸机内部回路

《呼吸机临床应用》(WS 392—2012)提出:推荐在呼吸机吸气端安装过滤器;对于有呼吸道传染可能的情况(如结核、流行性感冒等),应在呼气端安装过滤器;吸气端及呼气端均安装过滤器的呼吸机内置管路一般不需要常规清洗、消毒。对于疑似或者确诊结核患者,应在呼气端放置细菌过滤器,避免污染呼吸机和周围环境。因此,在送气口及排气口均安装过滤器的呼吸机内置管路一般不需要常规清洗、消毒,可根据呼吸机的特点由厂家工程师定期保养、维修,时间按各厂商的要求而定,定期更换呼吸机的皮囊、皮垫、细菌过滤器等。通常呼吸机每工作1 000h,应进行全面检修及消耗品的更换,并将每一次更换的消耗品名称和更换时间进行登记,建立档案,以备核查。

四、其他特殊元件

需要清洁或消毒处理的呼吸机特殊元件主要包括位于呼气端的流量传感器和空气过滤网。经过呼吸机吸气系统的气体一般都会经过一个过滤器,因此气流一般既清洁又干燥。但呼出气流往往含有许多微生物或病原菌,因此会污染呼气端的流量传感器,在呼吸机终末处理时,应对其进行清洁和消毒。根据结构和原理上的差别,将呼吸机的呼出流量传感器分成3类:超声流量传感器、热丝式流量传感器、压差式流量传感器。不同的呼出流量传感器在维护、消毒及管理上存在一定的差异。

(一)超声流量传感器

部分呼吸机在呼气端使用外部过滤器时,可在使用后擦拭外表面并立即在热水(温度<35℃)中漂洗呼出流量模块(呼出盒)并消毒。立即漂洗有助于去除呼出盒上的微小颗粒,并使患者交叉感染的可能性降至最低。处理后,应始终确保让呼出盒处于干燥状态。如果呼出盒未完全干燥,则有可能不能通过使用前检查。须注意,切勿使用高压气流将呼出盒吹干,否则内部的管路可能会被损坏。

在未使用外部过滤器时,呼出盒可用消毒剂进行浸泡消毒或高温高压灭菌,但高温高压灭菌会对呼出盒造成一定的损坏,减少使用寿命,因此厂家建议优先选择浸泡消毒。

浸泡消毒前先进行漂洗,让水从各部件中流过,以达到在水中彻底清洗各部件的目的。使用热水(温度<35℃)漂洗呼出盒以去除诸如血渍或其他积存的有机物质,然后将其浸泡在消毒剂中,消毒剂有醇类(乙二醇或异丙醇)等。消毒后在水中彻底清洗各部件以去除所有残留的消毒剂,让水从各部件中流过,并将呼出盒浸入水中小心晃动,用手握住呼出盒垂直方向上下颠倒并倾斜,重复此操作3~4次。呼出盒中若有矿物质沉积会影响其性能,因此对呼出盒彻底漂洗非常重要。而化学品的沉积则会对患者造成危害,并导致泄漏,对材料产生额外应力。如果不用消毒剂也可用医药盘消毒器进行消毒,将呼出盒放置在一个医药盘消毒器中用热水清洗各部件,水的温度在85~95℃。

呼出盒清洗后须干燥方能使用,通常先小心晃动并倾斜呼出盒5~7次后,然后可选择连接呼吸机和模拟肺运行10min,或在温度不超过70℃的干燥箱中让呼出盒干燥1h,或在室内空气中自然干燥12~14h(取决于周围条件)。

(二)热丝式流量传感器

热丝式流量传感器相对于其他传感器而言,一旦在使用过程中沾水就容易损坏。根据其特性,有些品牌呼吸机采用了丢弃式流量传感器,此流量传感器不能用高压灭菌锅消毒,也不能蒸汽灭菌。厂家建议可采用70%乙醇溶液浸泡消毒1h。流量传感器经乙醇浸泡消毒后至少需要晾干30min,

否则残余乙醇气体遇到校正过程中产生的火花会损坏传感器,消毒并成功校正后,流量传感器就能重复使用。但在使用过程中由于水蒸气的影响以及消毒过程中对流量传感器的影响,会致使其寿命相对缩短。在流量传感器前端的呼出阀,属于外置类呼出阀,可以拆卸后用净水彻底冲洗,最好使用去离子水。充分振荡后将水去除晾干。晾干后置于134℃蒸汽灭菌。

有的呼吸机会在流量传感器之前加呼出过滤器和模块来避免流量传感器的损坏。特点是热丝式流量传感器和呼出阀内置,在患者呼出回路和呼吸机呼出部分之间增加了一个呼出过滤器。呼出过滤器的下方有一个积水杯用于过滤呼出回路中的水,呼出过滤器的上方有加热模块对呼出过滤器进行加热,减少水蒸气在呼出过滤器及呼吸机呼出部分中的冷凝现象,从而延长呼出流量传感器的寿命。这类呼吸机的过滤器是可重复使用的过滤器,可以利用132℃的高压蒸汽作用20min进行灭菌,灭菌结束后请确保呼出过滤器是干燥的。建议不要采用化学消毒方法,或使其暴露于环氧乙烯气体下。在再次使用之前,需要检查过滤器的阻力。该类过滤器使用寿命常规为高温高压消毒100次或使用1年。

(三)压差式流量传感器

压差式流量传感器在精度上与热丝式流量传感器及超声流量传感器有一定的差距,所以这种传感器一般出现在中低端的呼吸机中。这种流量传感器的监测部分往往都在呼吸机内部,通过两根测压软管与呼吸机外部的流量传感器相连。所以在平时使用中须经常检查测压管内是否有水珠现象。但随着呼吸机的发展,很多厂家为了避免这种情况的发生,会在测压管内增加冲洗支路。呼吸机外部的流量传感器一般都可以进行浸泡消毒或高温高压消毒。

除此之外,呼吸机终末处理时应检查呼吸机主机和空气压缩机的空气过滤网,避免灰尘堆积造成细菌繁殖,必要时进行清洗或及时更换新的过滤网。

五、患者使用后消毒

呼吸机的清洗与消毒是临床安全使用呼吸机的可靠保证,如果清洗与消毒的方法不当,可能损害呼吸机元器件,无法保障呼吸机的正常运转,也直接关系着各种感染的发生率,影响危重患者综合救治的成功率。特别是特殊感染患者,如新型冠状病毒感染患者使用后的呼吸设备,应严格按照消毒和灭菌规范进行终末处理。

常规使用后的呼吸机终末消毒可大致分为4部分,即呼吸机外表面、外部回路、内部回路和特殊元件。

(一)呼吸机外表面彻底消毒

可选用75%医用乙醇擦拭消毒,或者过氧化氢或苯扎氯铵湿巾擦拭(呼吸机屏幕可用)。新型冠状病毒对紫外线和热敏感,56℃ 30min以及乙醚、75%乙醇、含氯消毒剂、过氧乙酸和氯仿等脂溶剂均可有效灭活病毒。

(二)外部回路消毒

呼吸机外部回路主要包括呼吸管路、连接管、湿化器、集水杯、雾化器等。呼吸机外部回路是和患者呼吸系统直接连接的部分,也是受污染最直接、最严重的部分。建议使用一次性呼吸机回路,使用完毕后按照一次性医疗废物进行销毁处置。若使用的是可重复用呼吸回路,则应该做好消毒措施。对新型冠状病毒感染患者使用的回路,推荐1:(25~50)的含氯消毒剂液(含氯制剂1 000~2 000mg)浸泡消毒(回路)和高温高压(过滤器)灭菌。

(三)确认氧源和空气源的洁净

中央供气系统通常安装过滤网。对使用空气压缩泵或涡轮机提供高压空气的呼吸机,为避免环境中的灰尘和致病菌,多数呼吸机在入气端装有空气过滤网,部分带有高效过滤器。

终末处理时建议常规更换呼吸机主机和空气压缩机的空气过滤网,以及呼吸回路的过滤器。一次性过滤器丢弃至指定医疗垃圾桶;对可重复消毒的过滤器可用高温高压(132℃高压蒸汽作用20min)灭菌,并参照设备供应商的建议定期更新。呼吸机气路为单向开放气路,无须使用专用设备进行内部环路消毒。

(四) 传感器、呼气阀消毒

需要清洁或消毒处理的呼吸机特殊元件主要是位于呼气阀和呼气端的流量传感器。单回路转运呼吸机的主动呼气阀非一次性耗材,使用结束后须拆卸进行终末消毒并进行常规性能检测。

不同的呼出流量传感器一般都可以进行浸泡消毒或高温高压消毒,但在维护、消毒及管理上存在一定的差异。对超声流量传感器在消毒前使用热水(温度 <35℃)漂洗呼出盒以去除诸如血渍或其他积存的有机物质。建议优先选择 75% 乙醇溶液等浸泡消毒。压差式流量传感器通常在呼吸机外部,通过两根测压软管与呼吸机内部的监测部分相连,终末处理时应将外部的传感器连同呼气阀一起消毒。热丝式流量传感器由于沾水易损坏,不能用高压灭菌锅消毒和蒸汽灭菌。厂家建议可采用 75% 乙醇溶液浸泡消毒 1h,并在浸泡消毒后至少需要晾干 30min。

第三节 管理模式

呼吸机是目前大型医院必备的抢救和治疗设备,在临床中应用非常广泛。对呼吸机的管理常规有分散管理和集中管理两种模式。

以往很多医院都是分散管理,呼吸机分散使用,一般是全院各科室分散申购呼吸机,分散管理使用,形成一些科室的呼吸机长期处于闲置状态,而另一些科室因呼吸机使用频率高则常处于短缺的状态,造成了资源的浪费。呼吸机属于各科室的固定资产,借用手续复杂,给临床带来很多不便。各科室由于呼吸机使用频次差异很大,应用呼吸机的水平相差也较大,操作人员专业技能掌握不娴熟,造成人为误操作率高,存在很多安全隐患。呼吸机使用后分散在临床各科室,当前一些医院部分科室没有建立呼吸机管理使用制度,如对呼吸机的整机维护,对附件、管道和滤网的清洁等,无相应管理制度,极易造成机器故障。

先进的医疗设备对当代医院的发展及运作而言具有非常重要的意义,但是仅仅拥有先进的医疗设备是远远不够的,越先进的设备就越需要专业水平高的人才去管理,因此医院需要具备一个专业、高素质的医疗设备管理技术团队。呼吸机虽然在设计方面非常全面、性能优秀,并具备参数与设定功能,但这些功能难以用来取代一名具有丰富呼吸疾病临床经验及扎实理论基础的专业技术人员。只有加强呼吸机的集中式科学化管理,才能有效提高机器利用率及完好率,使呼吸机功能得到充分发挥。随着我国医疗技术的高速发展,机械通气设备在设计方面越来越智能化,这对技术人员的专业性提出了更高的要求。此外,呼吸机所治疗的对象大部分为急危重症患者,呼吸机的有效性会直接影响到患者的生命安全,为了能够最大限度地减少呼吸机对患者造成的伤害,降低风险,必须统一标准化集中管理。

呼吸机集中管理指医院将所有使用的呼吸机统一集中起来,由专业人员或者科室按照存储、供应、调节使用、终末处理、保养等进行管理。呼吸机集中管理能够最大限度发挥呼吸机利用效率,受过专业培训的专职医生、护士或者呼吸治疗师,熟悉呼吸机性能、原理和操作,能够保证呼吸机治疗效果,避免因为机器不熟悉带来的使用风险。另外,专人保养和维护,能够保证呼吸机处于安全、稳定的运行状态,保证患者的安全。

呼吸机的购置从医院规模、经济实力及临床需要出发。科室需要使用呼吸机时,由专业科室专人进行治疗和管理,比如像部分医院单独成立呼吸治疗科管理全院呼吸机,呼吸治疗师专业管理机械通气患者,从呼吸机的日常维护,到患者上机、参数调节、定时巡视、撤机、使用后消毒等。专职人员负责登记、运行及清洁、消毒等系列工作。建立呼吸机维护使用管理制度,可使呼吸机集中管理;建立定期保养、定期检查和维护登记制度,可使呼吸机管理工作有章可循,保证呼吸机处于良好的状态。

（徐培峰　葛慧青）

[1] 罗自强,管又飞. 生理学[M]. 10 版. 北京:人民卫生出版社,2024.

[2] 崔慧先,刘学政. 系统解剖学[M]. 10 版. 北京:人民卫生出版社,2024.

[3] 万学红,卢雪峰. 诊断学[M]. 10 版. 北京:人民卫生出版社,2024.

[4] 葛均波,王辰,王建安. 内科学[M]. 10 版. 北京:人民卫生出版社,2024.

[5] 黄国英,孙锟,罗小平. 儿科学[M]. 10 版. 北京:人民卫生出版社,2024.

[6] 詹庆元. 呼吸支持与重症肺炎[M]. 北京:北京大学医学出版社,2024.

[7] 陈德昌,管向东,康焰,等. 重症医学(2024)[M]. 北京:中华医学电子音像出版社,2024.

[8] 解立新,谢菲. 呼吸重症监护工作手册[M]. 北京:清华大学出版社,2024.

[9] 梁宗安,夏金根. 呼吸治疗教程[M]. 2 版. 北京:人民卫生出版社,2023.

[10] 刘大为. 重症医学临床思维[M]. 北京:人民卫生出版社,2023.

[11] 安纽尔·梅恩. 动脉血气分析临床手册[M]. 纪世召,译. 天津:天津科技翻译出版有限公司,2023.

[12] HESS D R,KACMAREK R M. 机械通气精要:第 4 版[M]. 袁月华,译. 上海:上海科学技术出版社, 2023.

[13] 陆国平,陈超. 儿童机械通气[M]. 人民卫生出版社,2023.

[14] 于凯江,杜斌. 重症医学[M]. 2 版. 北京:人民卫生出版社,2022.

[15] 李为民,陈霞. 呼吸系统与疾病[M]. 2 版. 北京:人民卫生出版社,2022.

[16] 王辰,陈荣昌. 呼吸病学[M]. 3 版. 北京:人民卫生出版社,2022.

[17] 中国医疗保健国际交流促进会急诊医学分会,中华医学会急诊医学分会,中国医师协会急诊医师分会,等. 急性心力衰竭中国急诊管理指南(2022)[J]. 中国急救医学,2022,42(8):648-670.

[18] 王小亭,刘大为. 超声血流动力学监测[M]. 北京:人民卫生出版社,2021.

[19] 胡雯,马向华. 临床营养学[M]. 北京:科学出版社,2021.

[20] 葛慧青,应可净. 呼吸治疗:理论与实践[M]. 杭州:浙江大学出版社,2021.

[21] 美国心血管 - 肺康复协会. 呼吸康复指南:评估、策略和管理:第 5 版[M]. 席家宁,姜宏英,译. 北京:北京科学技术出版社,2020.

[22] 邵肖梅,叶鸿瑁,丘小汕,实用新生儿学[M]. 5 版. 北京:人民卫生出版社,2019.

[23] 中国医师协会呼吸医师分会危重症专业委员会,中华医学会呼吸病学分会危重症医学学组,《中国呼吸危重症疾病营养支持治疗专家共识》专家委员会. 中国呼吸危重症患者营养支持治疗专家共识[J]. 中华医学杂志,2020,100(8):573-585.

[24] SMIT M R,MAYO P H,MONGODI S.Lung ultrasound for diagnosis and management of ARDS[J]. Intensive Care Med,2024,50(7):1143-1145.

[25] FRANCHINEAU G,JONKMAN A H,PIQUILLOUD L,et al. Electrical impedance tomography to monitor hypoxemic respiratory failure[J]. Am J Respir Crit Care Med,2024,209(6):670-682.

[26] ROBERTS K J,GOODFELLOW L T,BATTEY-MUSE C M,et al. AARC clinical practice guideline: spontaneous breathing trials for liberation from adult mechanical ventilation[J]. Respir Care,2024,69(7): 891-901.

[27] PINSKY M R. Discovering the clinical relevance of heart-lung interactions [J]. Anesthesiology,2024,140 (2):284-290.

[28] VAN DER WAL L I,GRIM C C A,DEL PRADO M R,et al. Conservative versus liberal oxygenation targets in intensive care unit patients(ICONIC):a randomized clinical trial [J]. Am J Respir Crit Care Med, 2023,208(7):770-779.

[29] SINGER P,BLASER A R,BERGER M M,et al. ESPEN practical and partially revised guideline:clinical nutrition in the intensive care unit [J]. Clin Nutr,2023,42(9):1671-1689.

[30] KHAN A,FRAZER-GREEN L,AMIN R,et al. Respiratory management of patients with neuromuscular weakness:an American college of chest physicians clinical practice guideline and expert panel report [J]. Chest,2023,164(2):394-413.

[31] LI J,LIU K,LYU S,et al. Aerosol therapy in adult critically ill patients:a consensus statement regarding aerosol administration strategies during various modes of respiratory support [J]. Ann Intensive Care, 2023,13(1):63.

[32] FRISVOLD S,COPPOLA S,EHRMANN S,et al. Respiratory challenges and ventilatory management in different types of acute brain-injured patients [J]. Crit Care,2023,27(1):247.

[33] COUDROY R,FRAT J P,EHRMANN S,et al. High-flow nasal oxygen alone or alternating with non-invasive ventilation in critically ill immunocompromised patients with acute respiratory failure:a randomised controlled trial [J]. Lancet Respir Med,2022,10(7):641-649.

[34] APFELBAUM J L,HAGBERG C A,CONNIS R T,et al. 2022 American society of anesthesiologists practice guidelines for management of the difficult airway [J]. Anesthesiology,2022,136(1):31-81.

[35] KLOMPAS M,BRANSON R,CAWCUTT K,et al. Strategies to prevent ventilator-associated pneumonia, ventilator-associated events,and nonventilator hospital-acquired pneumonia in acute-care hospitals:2022 update [J]. Infect Control Hosp Epidemiol,2022,43(6):687-713.

[36] ZIAKA M,EXADAKTYLOS A. Brain-lung interactions and mechanical ventilation in patients with isolated brain injury [J]. Crit Care,2021,25(1):358.

[37] STAHL K,SCHENK H,KÜHN C,et al. Extracorporeal membrane oxygenation in non-intubated immunocompromised patients [J]. Crit Care,2021,25(1):164.

[38] DUAN J,ZHANG X F,SONG J P. Predictive power of extubation failure diagnosed by cough strength:a systematic review and meta-analysis [J]. Crit Care,2021,25(1):357.

[39] MA M,FEELEY T,MCCAULEY P,et al. Acute respiratory failure in immunosuppressed patients admitted to ICU [J]. J Crit Care,2021,63:26-31.

[40] ROBBA C,POOLE D,MCNETT M,et al. Mechanical ventilation in patients with acute brain injury: recommendations of the European society of intensive care medicine consensus [J]. Intensive Care Med, 2020,46(12):2397-2410.

[41] HESS D R,MACINTYRE N R, GALVIN W F,et al. Respiratory care:principles and practice [M]. 4th ed. Burlington:Jones and Bartlett Learning,2020.

[42] GRASSELLI G,BRIONI M,ZANELLA A. Monitoring respiratory mechanics during assisted ventilation[J]. Curr Opin Crit Care,2020,26(1):11-17.

[43] CATALÁ-RIPOLL J V,MONSALVE-NAHARRO J Á,CUESTA-MONTERO P,et al. Diaphragmatic dysfunction in patients with acute ischemic stroke and mechanical ventilation [J]. Crit Care,2020,24(1): 127.

［44］CAIRO J M. Pilbeam's mechanical ventilation:physiological and clinical applications ［M］.7th ed. St. Louis:Elsevier,2019.

［45］STERIADE A T,JOHARI S,SARGAROVSCHI N,et al. Predictors of outcome of noninvasive ventilation in severe COPD exacerbation ［J］. BMC Pulm Med,2019,19（1）:131.

［46］BISSETT B,LEDITSCHKE I A,GREEN M,et al. Inspiratory muscle training for intensive care patients:a multidisciplinary practical guide for clinicians ［J］. Aust Crit Care,2019,32（3）:249-255.